T0092385

Leben mit Demenz

Gerald Gatterer · Antonia Croy

Leben mit Demenz

Praxisbezogener Ratgeber für Pflege und Betreuung

2. Auflage

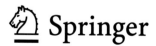 Springer

Gerald Gatterer
Institut für Alternsforschung, Sigmund Freud
Privatuniversität Wien
Wien, Österreich

Antonia Croy
Wien, Österreich

ISBN 978-3-662-58266-4   ISBN 978-3-662-58267-1   (eBook)
https://doi.org/10.1007/978-3-662-58267-1

Die Deutsche Nationalbibliothek verzeichnet diese Publikation in der Deutschen Nationalbibliografie; detaillierte bibliografische Daten sind im Internet über http://dnb.d-nb.de abrufbar.

Fotonachweis Cover(c) Adobe Stock, Robert Kneschke

Planung/Lektorat: Renate Eichhorn
Springer ist ein Imprint der eingetragenen Gesellschaft Springer-Verlag GmbH, DE und ist ein Teil von Springer Nature.
Die Anschrift der Gesellschaft ist: Heidelberger Platz 3, 14197 Berlin, Germany

Geleitwort eines Betroffenen

Leben mit Teilleistungsschwächen – eine Bestandsaufnahme

Ich, Herr M., 78 Jahre alt mit einer leichten Demenz, möchte allen Betroffenen mit diesem Vorwort Mut machen, ihr Leben trotz kognitiver Beeinträchtigungen erfüllt zu leben. Dazu einige Ausschnitte aus meinem Leben mit den Bereichen kognitives Training, Arbeit gegen die Depression, Leben in der Familie usw.

Wir, sprich ich, beginnen den heutigen Tag leicht fröhlich. Es ist mit gelungen, die CD „Cog Check" zu öffnen, sie funktionierte mit kleinen Störungen, und ich konnte eine Reihe von Aufgaben entsprechend der vorgegebenen Vorlagen erfolgreich bearbeiten. Bravo!
Bin jetzt um 11:45 beim Sortieren der erforderlichen Notwendigkeiten, um einen neuen Word-Text zu schreiben. Mehr möchte ich heute nicht geistig bearbeiten, da ich aus meiner Sicht bereits gestern Abend vieles zustande gebracht habe. Hier in der Anlage ein Brief an einen Lions Freund, den ich um einen Gefallen für meine Enkeltochter ersuche.

Lieber B., vorweg ein glückliches Neues Jahr. Meine Enkelin A. S. ist ein halbes Jahr auf Schüleraustausch in Japan und wird von einer ganz liebevollen Gastfamilie betreut. Der Familienchef, Hr. Y., ist Lions Member und hat ein fantastisches Besichtigungsprogramm für A. samt Gastfamilie in Japan organisiert (sie kamen gerade von 3 Tage Flugreise zum Mount Fuji) und ich denke, Herr S. wäre erfreut über eine Lions-Wimpel des Lions Club vom Großvater von A. aus dem fernen Europa/Austria/Bruck-Mur.

Ich ersuche Dich daher, mir einen Brucker Lions-Wimpel und evtl. Abbildungen/Fotos von unserem Lions Club zu übermitteln. A., die bereits ganz gut in Japanisch ist, kann das dann an Herrn S. übergeben, evtl. mit völkerverbindenden Grußworten von unserem Club für den Toyohashi Naka Lions Club in Toyohashi City.

Meine Adresse: R. M., …

Mit lieben Grüßen

Also diese vielen Textteile mit einem ca. für 5 min reichenden Kurzzeitgedächtnis (KZG künftig abgekürzt) festzuhalten, reicht mir für heute und gestern. Nachträglich finde ich das Zusammenführen der erforderlichen Angaben erstaunlich und notiere das als positiv.

Heute im Musikverein: Valery Gergiev mit Tschaikowsky 1. Sinfonie und Scheherazade von Rimsky-Korsakov war sehr begeisternd. Die Melodien sicher bekannt, wurden fein herausziseliert, die erste Geigerin (Konzertmeisterin) war perfekt, und wir erlebten, wie in der Generalprobe das Werk nochmals wie erneuert vor unseren Ohren neu geschaffen wurde. Mit der tollen Akustik des Musikvereins. Beeindruckend. Jetzt fühl ich mich erschöpft und innerlich unruhig.

01.11.2019. Hab grad den Cog-Check-Test mit einigen Treffern absolviert und kann von gestern ergänzen – auch gestern hab ich mir das ganze im Detail durchgelesen und dann einiges – Karten merken, Zahlen zusammenzählen – gemacht. Ist mühsam, aber es geht. Hab nicht gedacht, dass 9 Ziffern zusammenzählen, so schwierig ist…

Das Fokussieren auf eine bestimmte Tätigkeit, konkret einen Schlüssel suchen, ist mir fast nicht möglich. Ich muss innehalten, mich ganzheitlich auf alles einlassen, warten und dann taucht es (= das Gesuchte) auf.

Im Dezember machte ich eine wichtige Erfahrung: Ich konnte mir etwas Erzähltes, nicht selbst Erlebtes, merken. Tochter M. erzählte mir am Telefon von Problemen, die Annika mit ihrer Gastfamilie hatte wegen Einladungen zu Flugreisen. A. wollte lieber nicht wegfliegen, alle redeten auf sie ein und warfen ihr Undankbarkeit vor usw. 3 Wochen später fiel mir das wieder ein, war eine Verknüpfung von einer von mir nicht erlebten, nur erzählten Geschichte – Beweis für neue Merkfähigkeit.

Täglich mache ich mir mehrfach bewusst, den Fokus auf das, was ich kann, zu richten und nicht auf das, was ich vermisse. Umprogrammieren von Defiziten auf Achtsamkeit, von Fehlern zu was ist ok, was tut dir gut, was hast du Positives erledigt, was ist gelungen, geglückt – und immer wieder wiederholen.

Grün ist die Hoffnung

Ich hoffe auf glückliches Zusammenleben mit Frau und Kindern. Enkelkinder sind bei mir immer Glücksbringer. Ich brauche mehr Zeit zum Glücklichsein. Es gibt zwar genügend Zeit für Glücksmomente, aber es gibt bei mir immer „Abers". Ich will sie nicht mehr. Wer hilft da? Wer? Eigene Arbeit an meinen Gefühlen? Wieso wich die so oft unbeschwerte Arbeitszeit einer beschwerten Pensionszeit? Ich fühl mich nicht nach Pension – habe mehr zu denken, analysieren, zu ärgern, mehr Stress als in der Zeit als Manager oder Trainer. Warum? U-Bahnen, S-Bahnen, Abfahrtstermine, Nichterledigtes machen neuen Stress – Wozu? Warum? – Wer treibt mich? Ich oder W? Das ist dringend, zu lösen. Die Verluste der letzten 3 Jahre sollten durch die Gewinne in dieser Zeit längst ausgeglichen sein.

Problem mit Fixierungen: z.B. von 1962 bis 2022 sind wie viele Jahre = 60 Jahre; von 1962 bis 2019 38 + 19 = 57, Problem wenn nur Kopffixierung.

Die Salutogenese – Leben in Gesundheit

Im Gegensatz zu Pathogenese. Suche nach Faktoren, die gesund erhalten. Bewegung, z. B. 1 × täglich 20–30 min, anstrengend soll es sein. Wann fühle ich mich gut? Wie fühle ich mich, wenn ich gesund bin? ORF-1-Kongress zur Salutogenese-Gesundheitsentstehung: Bewegung, Entspannung, Meditation, Strukturiertheit des Alltags, finanzielle Sicherheit, soziale Kontakte. Patientenressourcen = Talente, Stärken, Fähigkeiten, die vorhanden sind. Die Sinnfrage!! Wichtig, wie ist der Handlungsspielraum? (Dr. Götz).

Es gibt mehrere Wirklichkeiten. Und es gibt Zufälle. Zum Beispiel 3 Personen mit identischen Vor- und Zunamen erscheinen in den Todesnachrichten einer Zeitung, und doch ist nicht von der Frau Rohra aus BRD die Rede, deren von mir vermuteten Ableben mich schwer depressiv werden ließ. Zumindest 8 Tage lang. Genaue Recherchen sind doch immer wieder erforderlich und helfen gegen Trugschlüsse.

Ich fühl mich gut, denn ich verwende die gesunden Teile meines Gehirns. Fokus auf alles, was positiv ist, ist was mir und anderen Menschen gut tut. Ich hab begonnen und jetzt beendet Rohras Buch zu lesen und die Audio-CD angehört. Es gibt, vermute ich, 10 Unterarten von Lewy-Body-Demenz. Ich habe sicher eine spezielle! Spannend!

Heute öffnen sich mir neue Räume.

„Sooo tief taucht der Wal …" Freies Singen ist angesagt. Der Text fließt von selbst. Rapper machen das. Keine Noten, freie Melodien. Ein neues Gefühl der Freiheit tut sich auf … oder fühle ich mich am Rande des Wahnsinns? Im besonderen Sinn der Worte Wahn und Wal.

Eine Stunde Singen und ich fühle mich wie neu geboren. Ich nehme dieses neue Geschenk von wo immer an. Ich schmeiße den Kontrollfreak in mir weg. Dennoch – schreiben fiel schon leichter, Buchstaben fügen sich nicht von selbst zu Worten. Blöd aber ist so…

Heute 19.11.2019, 18:00. Wir nehmen jetzt alles, so wie es kommt. Kann sowieso nichts mehr vorbestimmen. Bin ich was froh, dass das Hirn von selbst denken kann. Ein E-Mobile in meinem Hirn mit automatischer Steuerung und ich sitze daneben und schaue mir zu, was dabei herauskommt.

Sensationelles neues Leben!

Ein neues Glücksgefühl (?) spüre ich – und eine tiefe innere Zufriedenheit. Wie wird das, wenn ich jetzt meine Abendtabletten nehme? Was hat Einfluss auf was?

19:00 mir geht's noch immer gut. Das Radio bringt die Geschichte einer 99-jährigen Wienerin aus der Gestettengasse, die rechtzeitig nach Palästina ausgewandert ist, da sie die Gefahren der aufkommenden Nationalsozialisten rechtzeitig erkannte. Was Positives. Eine Frau Rosenberg spricht von einer Fahrt mit „der Elektrischen", fühl mich in die Kindheit versetzt.

Viel Arbeit. Ich muss mir ständig bewusst machen, den Fokus auf das zu richten, was ich kann, und nicht auf das, was ich vermisse!

Umprogrammieren von Defiziten auf Achtsamkeit, von Fehler zu was ist ok, was tut dir gut, was hast du Positives erledigt, was ist besonders gut gelungen, geglückt. Und immer wieder wiederholen und üben! Ich hab jahrzehntelang auf Probleme und Fehler schon im Ansatz geachtet, bin ziemlich perfekt darin.

2019-12-14. Ich kann Gedachtes nicht länger als 10 sec festhalten, so ca., daher Lösungen sofort niederschreiben. Es sei denn ich verbinde das Denkkonstrukt mit einem Prozess! Frage: Wie setze ich ein einzelnes Bit in einen Prozess um bzw. ein?

Schreiben verbraucht viel Energie. War früher weniger ein Problem. Meine Augen tränen öfters und können nur schwer Buchstaben festhalten. Bewegung und das Umsetzen einer geplanten Aktivität schaffen tiefe Zufriedenheit. Kopf wird klarer, Blick hellt sich auf, Fröhlichkeit lässt mich singen!

2019-12-16. Unerwartete Ereignisse bewirken Unruhe und Ängste vor Unbekannten, welche ich nicht steuern kann. Beim Nachdenken darüber steh ich vor der Frage: Ist es überhaupt notwendig, was zu steuern? Und wenn was? Zunehmend mache ich die Erfahrung, fast alles kommt mit Zeitverzögerung auf mich zu. Siehe meine abendlichen Tabletten: Ich vergesse sie regelmäßig, aber wie oft so auch gestern, um 23:50 fallen sie mir ein, ich stehe auf, stelle fest, ich habe Tabletten nicht eingenommen und nehme sie eben ein! Termin ist vor dem Schlafengehen und das ist erst um 24:00 Uhr. Vergessen habe ich die Aricept im letzten Jahr nie, Kontrolle durch das Fach für die Nachttablette! Also es gibt doch Gewissheiten, auch wenn diese unbewusst wann immer auftauchen!

Also: Vertraue Dir und Deinen Instinkten, Gefühlen, auch weil oder deswegen weil Du sie nicht mehr kontrollieren kannst!!

Year's end im TV: Thementag in 3 SAT – Bono mit U2 (eine Band), der Teufel in Gestalt der Showmen und Brutallos dieser Erde: Er ist dort, wo das Böse ist, wo die Grenzen gezogen und dichter gemacht werden, wo Zäune verhindern, das Menschen zu Menschen kommen. Closed Borders – The Evil in Gestalt unserer Diktatoren, Machtgeilen, Besessenen, Herrschsüchtigen, Machos wie Trump, Putin, Orban, Erdogan und andere.

That's it!

Ein erstes PS vom 2019-06-22

Ich höre immer öfter, wie schwierig es im Alter ist, etwas Neues anzugehen. Eine Sache ist, sich von Bestehendem, Altem zu lösen/trennen, eine zweite, sich Neues zu eigen machen. Also was Neues, Unbekanntes, zu Vertrautem zu machen. Das ist für viele 20-, 30-Jährige mitten im Berufsleben oft ziemlich schwierig; für mich, der ich jeden neuen Aufbewahrungsort, eine unbekannte U-Bahnstation sofort nach 10 sec vergessen habe, vorerst unmöglich! Die Panik, die mich überkommt, kann ich nur auflösen, wenn ich Folgendes mache:

- Ich halte inne, spüre mich und meinen Atem, die Luft, die mich umgibt, und sag zu mir: „Ich bin ruhig, ich kann warten…"
- Dann beginne ich, in mich hinein zuspüren. Was taucht auf? – letzte Gedanken, Empfindungen.
- Ich vermeide, an ein Wort, einen Begriff, etwas Festgehaltenes zu denken – ich kann das Wort, das vorher gedachte, nicht rekonstruieren, es ist im Hier und Jetzt weg!

- Ich mache mir meine Kernkompetenz bewusst: In mir, in meinen Verstand oder Hirn, in meiner Seele oder irgendwo in mir tauchen alle Begriffe, Namen, Gegenstände, U-/S-Bahnstationen, Schlüsseletuis, Konzertkarten usw. auf, aber ungeordnet!
- Dann halte ich fest und spreche laut oder leise zu mir: „Roland, wenn du die letzte Woche und dann die letzten 2–4 Wochen bewußt wahrnimmst, dann frage dich: Was hab ich verzweifelt gesucht? Was bereitet mir panikartige Hitzewallungen, was ich bis heute vermisse, nicht gefunden habe oder dafür keinen Ersatz gefunden habe."

Wenn du dann feststellst – alles Wichtige hab ich rechtzeitig gefunden, was ich nicht habe, war nicht wichtig, manches wurde ersetzt auch mit anderen Verknüpfungen und führte zu einer neuen, oft besseren Lösung – So what, lieber Roland – was ist dein Problem? Die Ungeduld, das Zuvielwollen, zuviel gleichzeitig noch immer? Noch zu glauben, du kannst alles. „Sigar, sigar" sagt der Grieche und in der Muße kommt die Lösung! Hektik verursacht nur Herzklopfen, aber bringt keine Lösungen!

Geleitwort der 1. Auflage

Dieses Buch ist von zwei Autoren geschrieben worden, die sich durch ihre langjährige praktische Erfahrung in der Betreuung von Demenzpatienten auszeichnen und sich seit vielen Jahren für bessere Diagnostik, Therapie und Betreuung von Demenzkranken, aber auch deren Angehörigen und Betreuungspersonen in Österreich und über unsere Grenzen hinausgehend einsetzen. Diese Erfahrung und das Bemühen um Praxisrelevanz beseelt das vorliegende Werk, welches seinem Anspruch, Leitfaden für die Betreuung dementer Patienten zu sein, in vollem Umfang gerecht wird. Das Buch richtet sich nicht nur an den professionellen Helfer, sondern in gleichem Maße auch an die Angehörigen und Betreuungspersonen der Patienten. Den Autoren gelingt es vorzüglich, die komplexen wissenschaftlichen Grundlagen für den Leser in einfacher und gut verständlicher Form aufzubereiten und spezielle Kenntnisse über die Betreuung des Demenzpatienten in den verschiedenen Stadien seiner Erkrankung zu vermitteln. Zahlreiche aus dem Alltag gegriffene praxisrelevante Hilfestellungen, welche die oft schwierige Betreuung von Demenzpatienten erleichtern, geben diesem Buch eine Sonderstellung unter den zahlreichen Publikationen zum Thema Demenz, deren Hauptaugenmerk sonst ja meist den theoretischen Grundlagen der Erkrankung gilt.

Familien wollen wissen, was ihren Angehörigen fehlt, wenn sie unter Gedächtnisverlust oder anderen Abbausymptomen intellektueller Leistungen leiden. Sie wollen auch wissen, wie sie mit der Erkrankung umgehen können, und sie wollen für die Zukunft planen. Es ist wichtig, dass alle in der Betreuung von Demenzpatienten involvierten Personen verstehen, dass eine exakte Diagnosestellung bei Patienten mit Gedächtnisproblemen die Basis für jegliches weitere Vorgehen einschließlich der Etablierung entsprechender Therapien bildet. Gedächtnisprobleme können viele Ursachen haben, manche davon sind reversibel oder können, wie dies auch bei der Alzheimer-Krankheit der Fall ist, in ihrem Verlauf günstig beeinflusst werden. Der Patient, seine Angehörigen und die professionellen Betreuer müssen über die Erkrankungen bestmöglich informiert werden und brauchen langfristige Unterstützung und Rat. Wenn Familien unterstützt werden, fällt die Betreuung der Personen, für die sie sorgen, leichter. Dieses Buch stellt eine wichtige Informationsquelle über das Wesen von demenziellen Syndromen und ihre Behandlungsmöglichkeiten dar und wird den Betreuungspersonen der Patienten ein hilfreicher Ratgeber bei ihrer oft langjährigen und aufopfernden Aufgabe sein.

Univ.-Prof. Dr. Reinhold Schmidt
Neurologische Universitätsklinik
Medizinische Universität Graz
Präsident der Österreichischen Alzheimer Gesellschaft

Vorwort

Rund 115.000 bis 130.000 Österreicher leiden unter einer demenziellen Erkrankung. Diese Krankheit ist aktuell noch primär eine Erkrankung des höheren Lebensalters betrifft jedoch auch immer mehr jüngere Menschen und wird infolge der demografischen Entwicklung auch in Zukunft weiter ansteigen. Durch neue Behandlungsmöglichkeiten ist es aber möglich, den Verlauf der Erkrankung zu verändern und damit auch mehr Lebensqualität für die betroffenen Menschen zu erreichen. Des Weiteren formulieren auch immer mehr von einer Demenz betroffene Menschen ihre Bedürfnisse hinsichtlich ihrer Behandlung und Betreuung.

Durch einen an einer Demenz erkrankten Menschen werden aber auch die Angehörigen und Betreuungspersonen sehr belastet. Bestehende therapeutische und psychosoziale Hilfen werden oft nicht aufgegriffen, das „Verdrängen" ist in vielen Fällen groß.

Das vorliegende Handbuch soll deshalb helfen, einen offenen, positiven und selbstbewussten Umgang mit dieser Krankheit zu finden, vorhandene Möglichkeiten und Hilfen aufzugreifen und Antworten auf verschiedene Fragen zu finden.

Das Buch gliedert sich in zwei große Bereiche, einen eher theoretisch wissenschaftlichen, der Grundinformationen zur Krankheit vermitteln soll, und einen zweiten, größeren Teil, der dem praktischen Umgang mit der Krankheit und dem Erkrankten gewidmet ist. Ebenso wichtig ist es hier, auch die Bedürfnisse der betroffenen Menschen darzustellen. Der Aufbau orientiert sich an den Stadien des Verlaufes und gibt wichtige Hinweise zum Umgang mit verschiedenen Problembereichen aus der Sicht verschiedenster Fachdisziplinen und auch aus der Sicht der Angehörigen. Wichtige Teile sind grafisch hervorgehoben und erleichtern die Orientierung. Die einzelnen Kapitel wurden in der 2ten Auflage überarbeitet und aktualisiert. Weiters sind ein Kapitel für Kommunikation mit Menschen mit Demenz und ein Kapitel für Betroffene dazugekommen. Im Angang finden sich neuentwickelte Verfahren zur raschen Demenzdiagnostik und der Erhebung von Bedürfnissen.

Beim Lesen des Buches werden Sie rasch feststellen, dass Sie mit Ihren Ängsten, Leiden und Sorgen nicht alleine sind. Demenz ist zwar eine Krankheit, die derzeit noch nicht geheilt werden kann, deren Verlauf aber bei rechtzeitiger Behandlung stark positiv beeinflusst werden kann. Die wichtigste Botschaft ist auch der Titel dieses Buches „Leben mit Demenz"!

Ybbs/Donau und Wien   Gerald Gatterer
im Mai 2020   Antonia Croy

Danksagung

Die Autoren danken den Mitwirkenden der 1. Auflage Gabriela Neubauer, Michael Schmieder, Hans Georg Zapotoczky (†) und Sabine Hofer-Freundorfer für die Überlassung ihrer Beiträge zur weiteren Bearbeitung für diese 2. Auflage.

Inhaltsverzeichnis

Über die Autoren

Croy, Antonia, Mag. Wien, Österreich
E-mail: antoniacroy@chello.at

Gatterer, Gerald, Univ. Doz. Dr. Sigmund Freud Privatuniversität Wien; Institut für Alternsforschung und Sozialtherapeutisches Zentrum Ybbs (Wiener Gesundheitsverbund), Psychosoziale Rehabilitation, Österreich
E-mail: gerald.gatterer@wienkav.at

Teil I
Theoretischer Teil

Einleitung

1

Jeder von uns hat schon öfter erlebt, dass ihm entfallen ist, was er gerade sagen wollte. Auch so manche Telefonnummer kann man sich nicht und nicht merken. Solche Konzentrationsschwierigkeiten sind oft verbunden mit Übermüdung oder Unaufmerksamkeit, aber prinzipiell besteht kein Grund zur Besorgnis.

Mit zunehmendem Alter können zwar verschiedenste Organe, wie z. B. die Sinnesorgane, in ihrer Leistung abnehmen, jedoch das gesunde alternde Gehirn ist mit seinem Netzwerksystem von Nervenzellen und Verschaltungen so flexibel, dass bis ins hohe Alter kaum ein Nachlassen der Gedächtnisleistung merkbar wäre. Trotzdem kommt es häufig zu einem Nachlassen des Neugedächtnisses, der Geschwindigkeit der Denkabläufe und der Umstellbarkeit. Dies ist u. a. durch verminderte geistige, körperliche und soziale Aktivität bedingt. Der wohlverdiente Ruhestand hat schon so manchen Gesunden kränklich gemacht. Nicht nur körperliche Aktivität ist wichtig, sondern auch eine rege Betätigung des Gedächtnisses. Viele Leute ziehen sich zurück, vermeiden soziale Kontakte und gehen keinen Hobbys nach. Wenn die Unzufriedenheit sich dann ausweitet, kann sogar die Gesundheit unter Langeweile leiden. Das Gedächtnis braucht Reize und Impulse, um leistungsfähig zu bleiben. Dieses Nachlassen der Merkfähigkeit und der geistigen Beweglichkeit alleine ist jedoch keine Erkrankung und kann durch kognitives und körperliches Training, spezielle geistige Betätigung, soziale Kontakte und Interaktion und Kommunikation, aber auch durch das Ausbrechen aus alten Gewohnheiten und Automatismen wieder aufgehoben werden. Eine Erkrankung könnte aber vorliegen, wenn die Bewältigung des täglichen Lebens durch diese Gedächtnisstörungen merklich beeinträchtigt ist und auch gut eintrainierte Verhaltensweisen plötzlich schwer fallen. Deshalb ist es wichtig, neben einem verantwortungsvollen Umgang mit der körperlichen Gesundheit auch geistig fit zu bleiben. Dazu gehören eine selbstkritische Beobachtung und regelmäßige Besuche beim Arzt. Dadurch kann eine Therapie rechtzeitig eingeleitet werden. Bei einer weiter fortgeschrittenen Erkrankung ist es wichtig,

© Springer-Verlag GmbH Deutschland, ein Teil von Springer Nature 2020
G. Gatterer und A. Croy, *Leben mit Demenz*,
https://doi.org/10.1007/978-3-662-58267-1_1

das Leben möglichst lange so beizubehalten, wie es immer war. Dazu gehört aber, dass der Mensch mit Demenzerkrankung immer als Mensch mit seinen Bedürfnissen und nicht nur als Kranker wahrgenommen wird. Bei sehr schwierigen Betreuungssituationen kann auch eine stationäre Aufnahme und Behandlung notwendig sein. Diese sollte sich auch an den Bedürfnissen des Menschen mit Demenz orientieren. In diesem Buch wird versucht, die Krankheit Demenz und die Bedürfnisse von Menschen mit Demenz im Verlauf der Erkrankung möglichst praxisrelevant aus der Sicht des Betroffenen aber auch der Behandler darzustellen.

▶   Altern ist kein genereller Prozess des Verlustes, sondern kann durch körper-
        liche, geistige und soziale Aktivitäten positiv beeinflusst werden. Im Rahmen
        einer Demenz ist es wichtig, den Menschen mit seinen Bedürfnissen zu
        sehen und individuelle Behandlungs- und Betreuungsmodelle einzusetzen.

Veränderungen von Leistungen im höheren Lebensalter

2

Inhaltsverzeichnis

Was ist „Altern"? – Oft wird Altern mit dem Abbau geistiger, körperlicher und sozialer Funktionsfähigkeit gleichgesetzt. Dieses „Defizitmodell" des Alterns ist jedoch nach neuesten Forschungsergebnissen nicht gültig. Vielmehr ist Altern ein dynamischer Prozess mit vielen Veränderungen, die dauernd eine neue Anpassung erfordern.

2.1 Körperliche Veränderungen

Im körperlichen Bereich kommt es z. B. häufig zu einer Reduktion der Muskelmasse, einem Abbau von Bindegewebe, einer verminderten Temperaturregulation und so zu bekannten Veränderungen, wie einer Reduktion der Sehkraft, dem Verlust der zweiten Zähne oder dem Poröswerden der Knochen. Auch die Anzahl der Nervenzellen im Gehirn nimmt im Alter genau so wie die Gehirndurchblutung und die Konzentration von Botenstoffen (Neurotransmitter) ab. Trotzdem ist es nicht so, dass alle älteren Menschen von diesen Veränderungen in gleichem Ausmaß betroffen werden. Trotz einer vermehrten Häufigkeit von Erkrankungen gibt es viele ältere Menschen, die körperlich weitgehend rüstig altern. Generell kann man davon ausgehen, dass alle jene

© Springer-Verlag GmbH Deutschland, ein Teil von Springer Nature 2020
G. Gatterer und A. Croy, *Leben mit Demenz,*
https://doi.org/10.1007/978-3-662-58267-1_2

körperlichen Funktionen, die eine rasche Anpassung des Körpers erfordern, im Alter schlechter werden, dass jedoch vieles durch regelmäßiges Training und Übung verbessert bzw. erhalten werden kann. In den meisten Fällen kann aber der alternde Organismus weiterhin die an ihn gestellten Forderungen ausreichend erfüllen. Die Daten des Österreichischen Seniorenberichts (2012) zeigen, dass ein Großteil der Senioren den eigenen Gesundheitszustand als gut oder sehr gut einschätzt. In der Gruppe der 65- bis 74-Jährigen sind es mehr als 50 %, bei den 75- bis 84-Jährigen noch immer 36 %. Auch die Lebenserwartung ab der Geburt steigt immer mehr und lag im Jahr 2018 (Statista 2018) bei ca. 80 Jahren für Männer und bei 84 Jahren für Frauen.

Allerdings nehmen in der Gruppe der 65- bis 74-jährigen Senioren auch Beschwerden zu. So leiden rund 50 % unter Wirbelsäulenproblemen und Bluthochdruck. Des Weiteren geben mehr als 40 % der Frauen und 25 % der Männer dieser Altersgruppe Arthrose/ Arthritis an. Ebenso steigt der Anteil der Menschen mit Übergewicht. Schwere gesundheitliche Beeinträchtigungen und funktionelle Einschränkungen treten jedoch erst im späteren Lebensalter auf. Die häufigsten Krankenhausaufenthalte ergeben sich aufgrund von Herz-Kreislauf-Erkrankungen oder Erkrankungen des Bewegungsapparats. Menschen im sehr hohen Alter sind deutlich mehr von chronischen Krankheiten betroffen, die sich auch auf die Lebensqualität im Alltag auswirken. So haben 10–20 % der 75- bis 84-Jährigen Probleme mit Aktivitäten des täglichen Lebens. Etwa 130.000 Menschen leiden in Österreich unter irgendeiner Form von Demenz (Österreichischer Demenzbericht 2014).

Im Jahr 2018 bezogen 454.805 Menschen in Österreich Pflegegeld (Hauptverband der Österreichischen Sozialversicherungsträger 2019). Davon entfielen rund 28 % auf Stufe 1, 22 % auf Stufe 2, 18 % auf Stufe 3, 15 % auf Stufe 4, 11 % auf Stufe 5, 4 % auf Stufe 6 und 2 % auf die Stufe 7, also jene mit dem höchsten Pflegebedarf. Das Ziel der Gesundheitspolitik ist eine weitere Verbesserung der Gesundheit älterer Menschen, insofern kommt präventiven Maßnahmen eine große Bedeutung zu (s. Kap. 5).

▶　Im Alter kommt es vermehrt zu biologischen Veränderungen und Abbauprozessen, die jedoch durch präventive Maßnahmen und körperliches Training verbessert werden können.

2.2　Veränderungen der geistigen Leistungen

Auch im Bereich der geistigen Leistungen kann man nicht von einem generellen Leistungsabbau sprechen. Die im Alter oft erlebte Vergesslichkeit ist primär durch eine allgemeine Verlangsamung der Verarbeitung von Information bedingt. Dabei spielen aber sekundär auch Faktoren wie Aufmerksamkeit, Wachheit, Konzentrationsfähigkeit und Anpassungsfähigkeit, und die Flexibilität des Denkens eine wichtige Rolle. Dies bedeutet, dass ältere Menschen Informationen mit mehr Anstrengung wahrnehmen und verarbeiten müssen. Alle diese Fähigkeiten werden unter dem Begriff

„Speed-Funktionen" oder „fluide Funktionen" zusammengefasst. Diese sind im Alter generell einem stärkeren Abbau unterworfen und können als Prozesse des „normalen Alterns" angesehen werden.

Anders verhält es sich mit bereits erworbenem Wissen. Das Altgedächtnis, lebenspraktische und gut trainierte Fähigkeiten, soziale Funktionen und viele alltägliche Automatismen bleiben auch im höheren und höchsten Lebensalter weitgehend erhalten. Diese „Power-Funktionen" oder „kristallisierten Fähigkeiten" sind weitgehend altersstabil. Sie sind bis ins hohe Lebensalter trainierbar und ermöglichen eine Kompensation von Defiziten in den anderen Bereichen.

▶   Geschwindigkeitsorientierte Leistungen werden im Alter schlechter. Gut eintrainiertes Wissen bleibt jedoch lange erhalten.

2.3   Veränderung der Gedächtnisleistungen

Viele Dinge, an die wir uns erinnern, sind kein fix gespeichertes Bild, sondern entstehen durch das Verknüpfen von vielen Einzelinformationen, die oft in unterschiedlichen Bereichen des Gehirns gespeichert sind. Um dies zu veranschaulichen, soll an dieser Stelle kurz die Wahrnehmung und Speicherung von Informationen vereinfacht dargestellt werden (Oswald et al. 2007) (Abb. 2.1).

▶   Wahrnehmungsprozesse sind die Grundlage des Lernens.

- *Wahrnehmung:* Damit Information gespeichert und weiterverarbeitet werden kann, muss sie zunächst einmal über unsere Sinne wahrgenommen werden. Dies erfolgt über unsere Sinnesorgane (Augen, Ohren, Haut usw.) und stellt somit den ersten Schritt zum Speichern im Gedächtnis dar. Jeder Mensch hat sechs Sinne (Gesichtssinn, Gehörsinn, Tastsinn, Geruchssinn, Geschmackssinn und Gleichgewichtssinn), die Informationen von der Außenwelt (Reize) zur Speicherung in unserem Gedächtnis vorbereiten. Dies geschieht aber nicht direkt, sondern über Zwischenschritte. Die meisten Informationen werden über das Auge aufgenommen, dann folgt das Ohr. Die anderen Sinne liefern wesentlich weniger Informationen, sind aber oft für die differenzierte Wahrnehmung und das differenzierte Speichern wichtig. Die sinnliche Wahrnehmung stellt allerdings kein direktes Abbild der Realität dar wie ein Foto, sondern eine gefilterte und durch eigene (Vor-)Erfahrungen veränderte (subjektive) Realität, die in einem Netz von Nervenzellen gespeichert ist. Dieser Prozess beginnt bereits unmittelbar nach unserer Geburt und führt zu einer Fülle von Verbindungen (Netzwerken). So nimmt etwa ein Kind nach der Geburt Dinge noch verkehrt wahr und kann Größenunterschiede

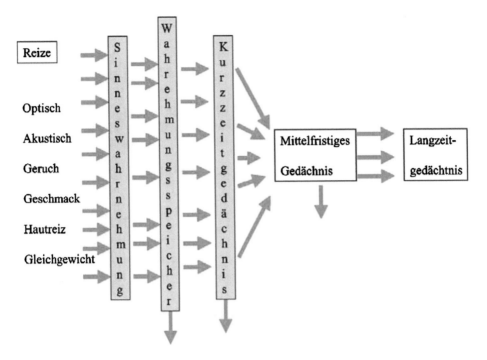

Abb. 2.1 Verarbeitung von Informationen

durch unterschiedliche Entfernungen noch nicht erkennen. Erst durch
spätere Erfahrungen werden diese Fähigkeiten erworben. Die Grundlage
für diese Prozesse sind also unsere Sinnesorgane zur Wahrnehmung und
unser Gehirn mit seinen Nervenzellen zur Speicherung dieses Wissens.
Die unterschiedliche Lernfähigkeit von Menschen hängt somit einerseits
von deren Fähigkeit zur Wahrnehmung von Informationen, andererseits
von der Fähigkeit zum Speichern von Wissen ab. Vieles davon ist durch
die Erbanlage (Genetik) bestimmt, es spielen aber auch viele Umweltfaktoren und gezieltes Training eine wesentliche Rolle. So werden durch
mehr Eindrücke in den ersten Lebensmonaten und Jahren bessere „Basis-
verknüpfungen" der Nervenzellen im Gehirn gebildet. Es werden somit
bessere „Netzwerke" (Synapsenverbindungen) hergestellt, die später
genutzt werden (Abb. 2.2). Je älter der Mensch wird, umso schwieriger
wird es, neue Vernetzungen zu bilden, obwohl dies prinzipiell bis ins hohe
Alter möglich ist. Insofern ist es also wesentlich, seine geistigen Fähigkeiten bereits ab der Kindheit und bis ins hohe Alter zu trainieren.

Je stärker Nervenzellen verästelt und mit anderen verbunden sind, umso
leistungsfähiger ist das Gehirn.

- *Informationsverarbeitung und -speicherung:* Auf unsere Sinnesorgane strömt eine Fülle von Informationen ein. Nicht alles davon wird

Abb. 2.2 Signalübermittlung
zwischen zwei Nervenzellen

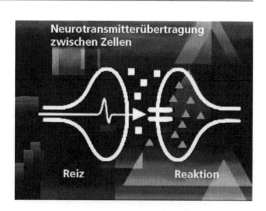

auch von uns wahrgenommen. Zunächst kommt die Information in den
sensorischen Informationsspeicher (Wahrnehmungsspeicher), der bereits
unwichtige Informationen herausfiltert, ohne dass wir selbst es oft
bemerken. So werden z. B. Hautempfindungen unserer Kleidung nach
einiger Zeit nicht mehr wahrgenommen. Ähnlich verhält es sich mit
gleichbleibenden Geräuschen oder optischen Eindrücken. Dies ist eine
Schutzmaßnahme, um unser Gehirn nicht zu überfordern.

- *Kurzzeitgedächtnis:* Nur ein Teil der Informationen kommt in das Kurzzeitgedächtnis und kann dort automatisch nebeneinander und gleichzeitig
  für etwa 10–20 s gespeichert werden, um dann wieder zu verblassen,
  wenn sie nicht als besonders wichtig für eine weitere Speicherung eingestuft wird. Dieses Gedächtnis hat einen Umfang von etwa 7 Einheiten
  und wird etwa beim Behalten von Telefonnummern oder bei Gesprächen
  benötigt.
- *Mittelfristiges Speichern:* Nur ein kleiner Teil dieser Informationen wird
  in den mittelfristigen Speicher übernommen. Dies sind entweder von uns
  als besonders wichtig eingestufte oder auch stärker emotional besetzte
  Informationen. In diesem Speicher können Informationen einige Stunden
  bis zu Tagen erhalten bleiben. Aber auch aus diesem Speicher gehen die
  Informationen wieder verloren, wenn wir sie nicht weiterverarbeiten,
  wiederholen oder anders strukturieren bzw. besonders betonen.
- *Langzeitspeicherung:* Diese Weiterverarbeitungsprozesse führen dazu,
  dass Engramme als Langzeitgedächtnis gebildet werden. Es kommt
  sozusagen zu strukturellen Veränderungen in unserem Gehirn, wodurch
  Informationen und Wissen in unserem wahrscheinlich lebenslänglich
  wirksamen Langzeitspeicher übernommen werden. Grundlage für diesen
  Vorgang sind bewusste oder auch unbewusste Lern- oder Verarbeitungs-
  prozesse. Wissen wird dabei aber ebenfalls nicht 1:1 abgespeichert,
  sondern mit bereits bestehenden Inhalten verknüpft. Man kann sich dies
  wie in einer Bibliothek vorstellen, wo Grundablagestrukturen gebildet

werden und Neues sinnvoll eingeordnet wird. Fehler oder Schwierigkeiten beim Abrufen können deshalb sowohl durch Probleme bei der Verarbeitung, der Strukturierung oder der direkten Speicherung bzw. dem Abrufen (nicht finden) bedingt sein. Das Langzeitgedächtnis dürfte infolge der Zahl von Nervenzellen in unserem Gehirn nahezu unerschöpflich sein. Trotzdem ist es für die Vereinfachung der Verarbeitung von Informationen sinnvoll, diese möglichst gut zu strukturieren, um ein einfaches Abrufen zu ermöglichen. Dieses besteht z. B. darin, einzelne Informationen zu Gruppen zusammenzufassen, logische Verbindungen zu anderen Inhalten herzustellen, sie emotional zu koppeln oder mit bildhaften Inhalten zu verbinden. Dies gelingt umso besser, je besser unser Gedächtnis trainiert wird.

- *Gedächtnis im Alter:* Die Gedächtnisleistungen im Alter sind ebenfalls keinem generellen Abbau unterworfen. Generell ist es so, dass das unmittelbare Behalten von Informationen (sensorischer Informationsspeicher/Kurzzeitgedächtnis) weniger beeinträchtigt ist als das mittelfristige Gedächtnis. Ebenfalls schwieriger wird das Neulernen und Neuspeichern von Informationen und das langfristige Speichern im Langzeitgedächtnis. Hierbei dürften einerseits Probleme bei der Aufnahme von Informationen, der Weiterverarbeitung und Strukturierung bzw. beim Abrufen und Wiederfinden eine Rolle spielen. Das Abrufen von gut gespeichertem Wissen ist jedoch bei normaler Alterung weitgehend unbeeinträchtigt erhalten. Normalerweise ist auch ein sehr alter Mensch ohne weiteres in der Lage, sich neue Informationen zu merken und sie weiterzuverarbeiten. Er braucht nur etwas länger und sollte dies in kleineren Einheiten tun.

- *Gedächtnisleistungen bei Demenz:* Nur im Rahmen von krankhaften Veränderungen des Gehirns, etwa einer Demenz, kommt es zu stärkeren und starken Einbußen im Gedächtnis, die auch die selbstständige Lebensführung erschweren.

Gedächtnisleistungen sind einem unterschiedlichen Alterungsprozess unterworfen. Krankhafte Veränderungen treten nur im Rahmen einer Demenz auf.

2.4   Ursachen von Gedächtnis- und Konzentrationsproblemen

Oft kommt es vor, dass man sich Dinge und Informationen nicht so gut merkt, wie man möchte. Das gilt nicht nur für das höhere Lebensalter. Viele Ursachen dieser Störungen sind jedoch nicht primär organisch bedingt. Oft spielen Faktoren wie Müdigkeit, Überforderung, fehlende Motivation, psychische Störungen, aber auch Umweltfaktoren eine wesentliche Rolle. Bei vielen Konzentrationsproblemen wirken meist mehrere Faktoren zusammen, die sich gegenseitig bedingen und verstärken.

Vor der Diagnose einer Demenz sollten deshalb folgende Ursachen abgeklärt werden:

- Organische Faktoren: Minderbegabung, Sinnesbeeinträchtigungen, Müdigkeit, Erschöpfung, Medikamente, Drogen, Alkohol, Ernährung, Flüssigkeitsbilanz, interne medizinische Erkrankungen, Schmerzen etc.
- Psychische Faktoren: psychische Krankheiten, Stress, fehlende Motivation, Desinteresse, Nervosität, Ängste, Sorgen, Überforderung etc.
- Soziale Faktoren: Vorurteile, Erwartungen, Antipathie, Konflikte, Atmosphäre etc.
- Umweltfaktoren: Lärm, Licht, Unterbrechungen, Temperatur, Tageszeit, Arbeitsplatz, andere äußere Einflüsse etc.

Einige dieser Faktoren, die vor der Diagnose einer Demenz abgeklärt werden müssen, sollen an dieser Stelle genauer betrachtet werden.

Die häufigste Ursache für Konzentrations- und Gedächtnisstörungen ist Müdigkeit und Erschöpfung. Hier kann Sauerstoffmangel, zu hohe Zimmertemperatur, zu wenig Schlaf, aber auch zu viel Schlaf oder körperliche bzw. psychische Überforderung eine Rolle spielen.

Auch die Motivation spielt eine entscheidende Rolle. Dinge, die uns nicht interessieren, merken wir uns meist schlechter als interessante. Für manche Menschen ist auch die Tageszeit wesentlich. Manche sind ausgesprochene Morgenmuffel, andere abends nicht belastbar. Weiter gibt es physiologische Tiefs nach dem Essen und am Nachmittag.

Auch psychische Faktoren spielen eine wesentliche Rolle. Depressionen, Ängste, Nervosität und Angespanntheit führen zu Leistungsminderungen. Hier helfen oft Entspannungsübungen und Meditation bzw. Psychotherapie.

An äußeren Faktoren sind v. a. Lärm, Ablenkung und schlechte Lichtverhältnisse zu nennen. Auch eine unbequeme Sitzgelegenheit oder gar Bettlägerigkeit kann die geistige Leistung beeinflussen.

Organische Faktoren, wie Minderbegabung, Sinnesbeeinträchtigungen (sehen, hören usw.), Schmerzen, aber auch ein schlechter Ernährungsstatus oder zu wenig Flüssigkeit, führen ebenfalls zu schlechteren Leistungen. Auch soll die negative Wirkung von oft notwendigen Medikamenten auf die geistige Leistungsfähigkeit nicht unterschätzt werden. Besonders zu beachten sind Beruhigungsmittel, Herz-Kreislauf-Medikamente, Entwässerungsmittel, Abführmittel und Psychopharmaka. Auch die Wirkung von Alkohol ist nicht unbedingt einem guten Gedächtnis zuträglich.

▶   Konzentrations- und Gedächtnisstörungen können viele Ursachen haben, die behandelt werden können.

2.5   Emotionale und soziale Veränderungen

Oft wird auch im emotionalen und sozialen Bereich von Defiziten berichtet. Dies ist aber nicht generell der Fall, vielmehr spielen auch hier verschiedene Faktoren eine Rolle. So kann es infolge von Lebensereignissen wie Verwitwung und Auszug der Kinder oder auch den mit Krankheit verbundenen Veränderungen der Lebenssituation zu emotionalen Reaktionen kommen. Diese hängen jedoch stark von individuellen Verarbeitungsprozessen und Problemlösestrategien ab. Prinzipiell unterscheiden sich ältere Menschen in ihren emotionalen Reaktionen nicht von Jüngeren, es zeigt sich jedoch ein Ansteigen von depressiven Erkrankungen und Somatisierungstendenzen. Im Rahmen der sozialen Veränderungen ergeben sich neue Rollenbilder und Lebensaufgaben, auf die sich die betroffenen Personen neu einstellen müssen. Hier zeigt sich eine Differenzierung in die eher traditionell älteren Menschen und die jungen Alten (Gatterer 2018a, b). Ebenso verändern sich im Verlauf von alternden Ehen die Beziehungsmuster oder diese müssen neu definiert werden. So unterscheidet Gatterer (2018a, b) „funktionale Beziehungen", die primär der Bedürfnisbefriedigung dienen, von „bindungsorientierten Beziehungen", die an Liebe und Wertschätzung gekoppelt sind. Bei „Austauschbeziehungen" steht das „Kosten-Nutzen-Prinzip" der Beziehung im Vordergrund. „Emotionale Beziehungen" sind durch das Vorhandensein starker Emotionen (positive und negative) charakterisiert, während bei „rollenspezifischen Beziehungen" die Erfüllung der Rolle (Ehemann, Ehefrau, Oma, Opa etc.) im Vordergrund steht. „Objektbeziehungen" sind durch ein meist emotionsloses Nebeneinanderleben charakterisiert. „ICH-orientierte Beziehungen" dienen nur zur eigenen Bedürfnisbefriedigung in allen Bereichen und sind oft mit Ausübung von physischer und psychischer „Macht und Gewalt" in der Beziehung verbunden. „Dependente Beziehungen" hingegen schützen vor dem Alleinsein. Im höheren Lebensalter finden sich vermehrt funktionale und Objektbeziehungen. Bei der Pflege von Menschen mit Demenz treten häufig rollenspezifische Beziehungen auf. Die Grundbedürfnisse bleiben im Alter und im Rahmen einer Demenz jedoch meist unverändert.

▶   Im emotionalen und sozialen Bereich kommt es nicht zu einem generellen Abbau der Fähigkeiten, jedoch sind durch Veränderungen der sozialen und körperlichen Faktoren Anpassungsprozesse an neue Lebensbedingungen und Rollen notwendig. Grundbedürfnisse bleiben jedoch unverändert, auch wenn sie im Rahmen einer Demenz nicht mehr artikuliert werden können.

2.6   Gesundheit und Krankheit (Normalität) im Alter

Die WHO (Ottawa-Charta der WHO 1986, 1998, S. 1) definiert Gesundheit mit „Health means more than freedom from disease, freedom from pains, freedom from untimely death. It means optimum physical, mental and social efficiency and wellbeing." Insofern handelt es sich bei diesen Begriffen um sehr dynamische, komplexe Faktoren, die Bereiche wie Lebenszufriedenheit, Körperlichkeit, Anpassungsfähigkeit etc. beinhalten.

Normalität wird dabei unter folgenden Gesichtspunkten diskutiert (Gatterer 2018a):

- *Medizinische Sicht:* Medizinisch gesehen wird Gesundheit oft mit dem Fehlen von Krankheiten, dem Fehlen von Symptomen, Symptomgruppen oder Syndromen, über Normwerte (z. B. Blutzucker) und das Kriterium der „Funktionsfähigkeit" definiert. Das ist bei jüngeren Menschen zwar ebenfalls nicht immer einfach, bringt bei älteren Menschen mit Demenz jedoch einige Probleme, wie etwa die Problematik „darf ein älterer Mensch mit Diabetes und Demenz Süßspeisen essen, oder müssen wir dies mit Gewalt verhindern"?
- *Statistische Sicht:* Statistisch gesehen wird „Normalität" durch die Häufigkeit des Vorhandenseins von bestimmten Verhaltensweisen definiert. Dadurch entstehen teilweise auch soziale Normen und Rollenbilder (z. B. Sauberkeit). Diese definieren sich durch
  - die Art des Verhaltens in einer bestimmten Situation,
  - der Stimmung, dem Antrieb, dem Denken und sonstiger Verhaltensaspekte (Schlaf, Essen, Trinken etc.),
  - deren Häufigkeit, Intensität und Dauer,
  - dem Kontext, in dem es stattfindet (örtlicher Rahmen, Kultur, Situation etc.),
  - den soziale Normen dieser Region,
  - der Erklärbarkeit und Nachvollziehbarkeit und
  - dem Leiden des Betroffenen (oder der Umwelt).

  Im Alter und bei Menschen mit Demenz ergibt sich unter Berücksichtigung des statistischen Normbegriffes oft die Problematik, dass dadurch Verhaltensweisen, die für sich nicht pathologisch sind, als nicht altersadäquat oder im Rahmen der Demenz als pathologisch angesehen werden. Das gilt teilweise auch für „normale" Verhaltensweisen bei Menschen mit Demenzerkrankung (z. B. Sexualität und Demenz). Insofern können auch statistische Kennzahlen keine eindeutige Auskunft über die „Gesundheit" oder „Normalität" geben.
- *Soziale Norm:* Diese orientiert sich an gesellschaftlichen Normen und Gesetzen. Sie ist zeitlichen Veränderungen unterworfen und wird der Lebenssituation der aktuell lebenden Menschen angepasst. Hierzu gehören auch Ethik und Moral. Oft werden diese Normen unabhängig von statistischen oder gesundheitlichen Aspekten durch Übereinkunft du politische Entscheidungen getroffen und die Gesellschaft hat sich daran zu orientieren. Bei älteren Menschen und Menschen mit Demenzerkrankung ergibt sich oft die Problematik der Stigmatisierung durch die Diagnose. Ebenso stellen die Grundrechte auf Freiheit und Autonomie mit der gleichzeitigen Verantwortung der Gesellschaft für den Schutz von hilfsbedürftigen Menschen ein Problem dar. Dadurch werden „normale" Verhaltensweisen im gesellschaftlichen Kontext leicht pathologisiert, da der Betreffende nicht der Norm der Gesellschaft entspricht bzw. sein Verhalten von anderen als gefährlich ei gestuft wird. Auf diese Problematik wird auch im Kapitel Ethik eingegangen.
- *Individuelle Normen:* Diese treffen alle Menschen für sich selbst oder Andere im Rahmen der Definition von Individualität und „Ich". Man sieht sich sozusagen als Maß für Normalität an und vergleicht sich mit den anderen. Zusätzlich tritt

das Problem der „subjektiven" Sicht von Gesundheit und Krankheit auf. Diese Problematik ist gerade bei der Betreuung von Menschen mit Demenz dadurch gegeben, da diese als „Kranke" von „Gesunden" betreut werden, die dadurch auch ihre „Normalität" als Ziel der Behandlung des Menschen mit Demenz sehen. Dadurch kann aber auch leicht subtile Gewalt entstehen z. B. bei der von den Betroffenen nicht gewollten Behandlung von störenden Verhalten im Rahmen stationärer Betreuungsstrukturen.

▶   Gesundheit und Krankheit (Normalität) orientieren sich an medizinischen, statistischen, gesellschaftlichen und individuellen Normen. Aus diesen Definitionen ergeben sich jedoch oft auch Probleme, da Menschen mit Demenz oft wieder „normal" gemacht werden sollen, bzw. sich in „normalen Strukturen" integrieren sollen.

Literatur

Gatterer G (2018a) Umgang mit Krisen bei Demenz. Pflege Professionell: 73–78
Gatterer G (2018b) Liebe, Partnerschaft und Sexualität im Alter. Psychologie in Österreich 4: 292–299
Hauptverband der Österreichischen Sozialversicherungsträger (2019) Statistisches Handbuch der Österreichischen Sozialversicherung 2019. https://www.sozialversicherung.at/cdscontent/load? contentid=10008.555191. Zugegriffen: 23. Dez. 2019
Höfler S, Bengough T, Winkler P, Griebler R (Hrsg.) (2015) Österreichischer Demenzbericht 2014. Bundesministerium für Gesundheit und Sozialministerium, Wien. https://goeg.at/sites/goeg.at/ files/2017-06/oesterreichischer_demenzbericht_2014.pdf. Zugegriffen: 23. Dez. 2019
Oswald WD, Gatterer G, Fleischmann UM (2007) Gerontopsychologie. Springer, Wien
Seniorenbericht   (2012)   https://www.gesundheit.gv.at/aktuelles/archiv-2012/seniorenbericht. Zugegriffen: 23. Dez. 2019
Statista   (2018)   https://de.statista.com/statistik/daten/studie/18642/umfrage/lebenserwartung-in-oesterreich/. Zugegriffen: 23. Dez. 2019
WHO (World Health Organization) (1986, November) Ottawa charter for health promotion. International Conference on Health Promotion, the move towards a new public health, 1986, Ottawa, Ontario, Canada. https://apps.who.int/iris/bitstream/handle/10665/59557/Ottawa_Charter_G.pdf. Zugegriffen: 23. Dez. 2019

Die Demenz

3

Inhaltsverzeichnis

© Springer-Verlag GmbH Deutschland, ein Teil von Springer Nature 2020
G. Gatterer und A. Croy, *Leben mit Demenz*,
https://doi.org/10.1007/978-3-662-58267-1_3

3.1   Was ist eine Demenz?

Das Wort „Demenz" stammt vom lateinischen Wort „dementia" ab und bedeutet so viel
wie ohne Geist oder ohne Verstand. Eine Demenz ist das Resultat eines Krankheitsprozesses und bezeichnet heute eine Kombination von verschiedenen Beschwerden, die
bei verschiedenen Krankheiten vorkommen können. Das Leitsymptom ist die Gedächtnisstörung, die am Anfang nur das Kurzzeitgedächtnis betrifft, später sind aber auch
weitere kognitive Funktionen wie Orientierung, Sprache, Auffassungsgabe, Urteilsvermögen, Lernfähigkeit und das Altgedächtnis involviert. Oft ist dies auch mit Veränderungen der Grundpersönlichkeit verbunden. Die häufigste Ursache für eine Demenz
stellt die Alzheimer-Krankheit dar.

Unter einer Demenz versteht man nach den aktuellen internationalen Diagnose-
kriterien (International Statistical Classification of Diseases, 10. Revision [ICD-10];
Diagnostic and Statistical Manual of Mental Disorders, 5. Auflage [DSM-5]) ein
Syndrom als Folge einer chronisch fortschreitenden Erkrankung des Gehirns, in dessen
Verlauf es zur Beeinträchtigung vieler höherer kortikaler Funktionen wie Gedächt-
nis, Denken, Orientierung, Auffassung, Rechnen, Lernfähigkeit, Sprache und Urteils-
vermögen (kognitive Symptome) kommt. Damit verbunden kommt es auch zu
Beeinträchtigungen in den Alltagsfertigkeiten wie Haushaltsführung, Einkaufen,
Kochen, Körperpflege, Ankleiden usw. und den damit in Zusammenhang stehenden
Aktivitäten des täglichen Lebens, sodas dieser nicht mehr selbstständig bewältigt werden
kann. Diese Beeinträchtigungen sind oft von einer Verschlechterung der emotionalen
Kontrolle, des Sozialverhaltens und/oder der Motivation begleitet (Dilling et al. 1991).
Diese nichtkognitiven Symptome des Erlebens, Befindens und Verhaltens werden auch
als BPSD („behavioral and psychological symptoms of dementia") bezeichnet (Österr.
Demenzbericht 2014).

Die Demenz ist insofern ein erworbener Zustand, dessen Ursache eine fassbare organische Hirnschädigung ist und der zu einer globalen Beeinträchtigung intellektueller Funktionen in unterschiedlichen Schweregraden führt, die das Leben des betroffen Menschen so stark beeinträchtigt, dass seine selbstständige Lebensführung erschwert wird. Sie muss von angeborenen kognitiven Beeinträchtigungen oder solchen, die durch Substanzen oder psychische Störungen akut verursacht werden, abgegrenzt werden.

Symptome der Demenz
Demenz ist ein klinisches Zustandsbild, ein Syndrom, das auf viele verschiedene Ursachen zurückgeführt werden kann. Es besteht aus folgenden Symptomen:

- Abbau der Gedächtnisleistungen (Langzeit- und Kurzzeitgedächtnis).
- Einbuße und Verlust intellektueller Fähigkeiten, des abstrakten Denkens und des Urteilsvermögens. Die Kritikfähigkeit ist beeinträchtigt. Diese betrifft auch die eigene Störung, welcher der Betroffene uneinsichtig gegenübersteht.
- Manifestation von „Werkzeugstörungen", d. h. von Aphasie (Wortfindungs-störungen), Apraxie und Agnosie.
- Veränderungen in der Persönlichkeit und dem Verhalten.
- Die Demenz ist keineswegs eine normale Alterserscheinung, die jeden mehr oder minder betrifft, sondern Folge einer Hirnerkrankung, die häufiger im Alter auftritt.

Diese Beeinträchtigungen verschiedener Funktionen haben eine Verschlechterung der Lebensqualität des Betroffenen zur Folge. Auch die Befindlichkeit ist verändert. Der Betroffene kann depressiv, reizbar, missmutig oder auch unmotiviert heiter und distanzlos sein. Dies wirkt sich auf sein Sozialverhalten aus. Das Gehirn steuert eben die Beziehung des Menschen zu sich selbst und zu seiner Umwelt.

▶ Der Begriff „Demenz" bezeichnet insofern nicht eine spezielle Krankheit, sondern eine Reihe von Symptomen und Störungen der höheren kortikalen Funktionen, die von verschiedenen Gehirnerkrankungen verursacht werden können. Einige dieser Krankheiten kann man behandeln. Deshalb ist eine genaue Diagnose beim Erstauftreten der Symptome wichtig.

3.2 Häufigkeit

Nach aktuellen Schätzungen leben heute in Deutschland etwa 1,3 Mio. Menschen mit Demenz. In Österreich sind es rund 130.000 und in der Schweiz 120.000. Im Durchschnitt kommen somit rund 1500 Menschen mit Demenz auf 100.000 Einwohner. Dieser Anteil dürfte sich durch die ständig alternde Gesellschaft in allen Ländern bis zum

Jahr 2050 verdoppeln. In Österreich schätzt man die Zahl auf etwa 168.000 (Wancata 2003a). Die Demenz ist die häufigste psychische Erkrankung im Alter. Ihre Häufigkeit beträgt bei 60-Jährigen etwa 3–4 %, steigt mit zunehmendem Alter exponentiell an und erreicht bei 90-Jährigen etwa 35 %. Dabei stehen die Demenzen vom Alzheimer-Typ und die zerebrovaskulären Erkrankungen im Vordergrund (Berlin-Institut für Bevölkerung und Entwicklung, Demenz-Report 2011). Das Alter ist dabei der wichtigste Risikofaktor (Abb. 3.1). So leidet im Alter zwischen 65 und 69 Jahren jeder Zwanzigste an einer Demenz, aber zwischen 80 und 90 ist schon fast jeder Dritte betroffen. Im noch höheren Lebensalter gibt es keine gesicherten Untersuchungen. Die Zahlen schwanken hier zwischen 30 % und 50 %, wobei die Diagnosekriterien oft unterschiedlich sind. Frauen sind hierbei aufgrund der höheren Lebenserwartung mehr gefährdet. Obwohl die Demenz eine Erkrankung des höheren und höchsten Lebensalters ist, können auch junge Menschen von einer Demenz betroffen sein (Österr. Demenzbericht 2014).

Man kann diese Tatsache auch anders – optimistischer – betrachten. Zwei Drittel der Menschen, die dieses hohe Alter erreichen, sind von dem Problem nicht betroffen! Die durchschnittliche Lebenserwartung wird immer länger. Daraus ergibt sich die Tatsache, dass der Anteil gerade jener Altersgruppe, in welcher das Problem der Demenz zunimmt – eben der über 65-Jährigen und v. a. der noch älteren –, an der Gesamtbevölkerung in naher Zukunft deutlich zunehmen wird. Diese Entwicklung wird bis ungefähr zur Mitte des 21. Jahrhunderts prognostiziert. Im EU-Raum rechnet man bis zum Jahr 2025 mit einer 50 %igen Zunahme der 60- bis 80-Jährigen, einer 100 %igen Zunahme der 80- bis 90-Jährigen und einer 200 %igen Zunahme der über 90-Jährigen. Etwa ein Drittel der Gesamtbevölkerung wird mehr als 60 Jahre alt sein.

Der Zuwachs in der geriatrischen Altersgruppe wird überwiegend bei der weiblichen Bevölkerung sein. In diesem Zusammenhang muss man bedenken, dass schon jetzt die

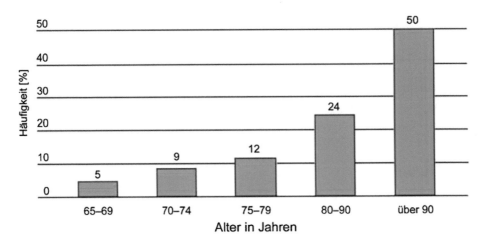

Abb. 3.1 Häufigkeit der Demenz in Abhängigkeit vom Alter

Hälfte der pflegenden Angehörigen – überwiegend Frauen – mehr als 65 Jahre alt ist und selbst an einer Krankheit leidet.

Die genauen Ursachen für die Entstehung einer Demenz sind noch nicht bis ins Letzte geklärt. Erbliche Faktoren können genauso eine Rolle spielen wie negative Umwelteinflüsse und andere schädliche Faktoren, die auf das Gehirn einwirken. Man kennt heute über 50 verschiedene Krankheiten, die zu einer Demenz führen können.

▸   Die Demenz steigt mit dem Alter an. Durch die steigende Lebenserwartung ist insofern mit einer Zunahme des Anteils von Menschen mit Demenz zu rechnen.

3.3   Ursachen

Die Ursachen der Demenz sind vielfältig (Wancata et al. 2003b; Jahn und Werheid 2015; DGPN 2016). Global kann man (primäre) hirnorganische und (sekundäre) nichthirnorganische Demenzformen unterscheiden.

Die **primären Formen** treten am häufigsten auf und machen 90 % aller Demenzfälle bei über 65-Jährigen aus. Dabei kommt es zu neurodegenerativen oder vaskulären (gefäßbedingten) Veränderungen im Gehirn, die, wenn sie stärker auftreten, zu kognitiven Defiziten führen. Spezialisten unterscheiden, ob die Nervenzellen des Gehirns „degenerieren", also ohne äußerlich erkennbare Ursache untergehen – wie bei der **Alzheimer-Krankheit** –, oder ob sie z. B. wegen Durchblutungsstörungen schwere Schäden erlitten haben (eine solche Form wird als **vaskulärer Demenztyp** bezeichnet). Mit zunehmendem Alter treten häufig **Mischformen** der vaskulären und neurodegenerativen Demenzen auf.

Bei den **sekundären Demenzen** ist der geistige Verfall Folge einer anderen organischen Erkrankung wie einer Hirnverletzung, einer Hirngeschwulst oder einer Herz-Kreislauf-Krankheit. Auch Medikamente in einer Überdosis (z. B. Schlafmittel, Schmerzmittel) und Gifte sowie Alkohol oder andere Drogen können dazu führen. Wenn die Grunderkrankung wirksam behandelt wird, Giftstoffe das Gehirn nicht mehr belasten oder Verletzungen geheilt sind, normalisiert sich meist die geistige Leistungsfähigkeit.

Zu den sekundären Demenzen zählen die früher unbehandelbare progressive Paralyse, ferner Enzephalopathien, die durch Alkoholsucht, Drogen- und Medikamentensucht bedingt sind, metabolische und endokrine Erkrankungen (Schilddrüsenunterfunktion, Hyper- wie Hypoparathyreoidismus, Vitamin-B12-Mangel, Folsäure-Mangel), intrakranielle Erkrankungen (wie Tumore, Subduralhämatome, Enzephalitiden, kardiovaskuläre und pulmonale Störungen). Das Ausmaß einer Demenz, die diese Erkrankungen hervorrufen, hängt u. a. von der Größe der Hirnschädigung ab und wie schnell die Therapie einsetzen konnte.

▶   Es gibt primäre und sekundäre Demenzformen. Bei ersteren gehen Gehirn-
       zellen durch verschieden Gehirnerkrankungen direkt zugrunde. Bei den
       sekundären Demenzformen treten die Störungen als Resultat anderer Krank-
       heiten auf. Werden diese rechtzeitig behandelt, können die Störungen oft
       wieder gebessert werden. Das Ausmaß der Störung hängt von der Größe und
       Lage der Schädigung des Gehirns ab.

In 10 % aller Demenzformen handelt es sich um mehr oder weniger reversible
Störungen, während 90 % Demenzformen ausmachen, die derzeit irreversibel sind, d. h.
nicht geheilt werden können (Tab. 3.1). Davon sind 55–75 % degenerativen Demenzformen zuzuzählen; 45–60 % stellen eine senile Demenz vom Alzheimer-Typ (SDAT)
dar; 5–10 % treten bereits vor dem 65. Lebensjahr auf, werden als präsenile Demenz
oder Alzheimer-Krankheit bezeichnet; 1–5 % sind als präsenile Erkrankungen auf andere
Ursachen zurückzuführen (z. B. Morbus Pick, Chorea Huntington). Bei den präsenilen
Formen spielen genetische Faktoren eine Rolle. Bei 15–25 % der Demenzen liegen
zerebrovaskulären Erkrankungen (Arteriosklerose, Hochdruck) zugrunde, 10–20 %
beruhen sowohl auf vaskulären wie degenerativen Ursachen.
    Einen Überblick über mögliche Ursachen einer Demenz gibt Abb. 3.2.
    Das ICD-10 (Dilling et al. 1991) unterscheidet folgende Untergruppen:

- F00 Demenz bei Alzheimer-Erkrankung:
    – F00.0 mit frühem Beginn,
    – F00.1 mit spätem Beginn,
    – F00.2 atypische oder gemischte Form,
    – F00.9 nicht näher bezeichnet.
- F01 Vaskuläre Demenz:
    – F01.0 mit akutem Beginn,
    – F01.1 Multiinfarktdemenz (vorwiegend kortikal),
    – F01.2 subkortikal vaskulär,

Tab. 3.1 Demenzformen und ihre Häufigkeit

Demenzform	Häufigkeit (in %)
Reversible, rückbildungsfähige Demenzen	10
Irreversible, fortschreitende Demenzen	90
Davon	
• Degenerative Demenzformen	55–75
• Senile Demenz vom Alzheimer-Typ	45–60
• Präsenile Demenzen	5–10
• Zerebrovaskuläre Demenzen	15–25
• Vaskuläre und degenerative Demenzen(Mischformen)	10–20

Untergruppe	Beispiel
Primär-degenerative Demenzen	Senile Demenz vom Alzheimertyp Alzheimersche Krankheit Picksche Krankheit Parkinsonsche Krankheit Chorea Huntington Lewi-Body-Demenz
Vaskuläre Demenzen	Multi-Infarkt-Demenz Hypoxische, anoxische Hirnschädigungen Zerebrovaskuläre Insuffizienz
Mischformen	Alzheimer und Multi-Infarkt-Demenz
Infektionskrankheiten	Progressive Paralyse Herpes simplex Enzephalitis Creutzfeldt-Jakob-Krankheit Aids
Entmarkungskrankheiten	Multiple Sklerose
Chromosomenerkrankungen	Down-Syndrom
Traumatische Hirnschädigungen	Hirnkontusionen Dementia pugilistica
Tumoren	Hirntumoren
Hydrozephalus	Verschlusshydrozephalus Kommunizierender Hydrozephalus
Stoffwechselerkrankungen	Niereninsuffizienz Schilddrüsenerkrankungen Nebennierenerkrankungen
Mangelkrankheiten	Pellagra Vitamin-B$_{12}$-Mangel Folsäuremangel
Intoxikationen	Medikamente Alkohol Kohlenmonoxid Schwermetalle Organische Lösungsmittel

Abb. 3.2   Untergruppen der Demenz

- F01.3 gemischt vaskulär (kortikal und subkortikal),
- F01.8 andere,
- F01.9 nicht näher bezeichnete.
- F02 Demenz bei anderenorts klassifizierten Erkrankungen:
  - F02.0 bei Pick-Erkrankung,
  - F02.1 bei Morbus Creutzfeldt-Jacob,
  - F02.2 bei Morbus Huntington,
  - F02.3 bei Morbus Parkinson,
  - F02.4 bei HIV-Erkrankung,
  - F02.8 bei anderen Erkrankungen.
  - F03 Nicht näher bezeichnete Demenz.

Zur Beschreibung und Klassifikation der nichtkognitiven Symptome/BPSD wird die 5. Stelle im ICD-10 verwendet. Die 5. Stelle beschreibt das Erscheinungsbild einer Demenz (F00–F03) mit zusätzlichen Symptomen:

- F0x.x0 ohne zusätzliche Symptome,
- F0x.x1 andere Symptome, vorwiegend wahnhaft,
- F0x.x2 andere Symptome, vorwiegend halluzinatorisch,
- F0x.x3 andere Symptome, vorwiegend depressiv,
- F0x.x4 andere gemischte Symptome.

Das DSM-5 (APA 2013) ersetzt die Diagnosegruppe Demenz durch den Begriff „neuro-kognitive Störungen" („neurocognitive disorders", NCD). Der Begriff Demenz wird nicht weiter verfolgt. Die differenzialdiagnostische Unterscheidung erfolgt nur noch zum Delir. Neurokognitive Störungen umfassen auch Frühstadien demenzieller Entwicklungen und werden deshalb in leichte, ohne Beeinträchtigung der Selbstständigkeit und schwere, mit Beeinträchtigung der Selbstständigkeit unterteilt. Weiter erfolgt bei beiden Formen eine Einteilung in solche mit/ohne Verhaltensstörungen und die entsprechenden Ursachen (z. B. aufgrund von Alzheimer-Krankheit, frontotemporal, mit Lewy-Körpern, vaskulär, aufgrund von Schädel-Hirn-Trauma, substanz- bzw. medikamenteninduziert, aufgrund Prionenkrankheit, AIDS [erworbenes Immunschwäche-syndrom], Parkinson-Krankheit, Huntington-Krankheit, andere medizinische Faktoren und multiple Ätiologien). Die Diagnose der NCD erfordert eine neuropsychologische Testung der Bereiche komplexe Aufmerksamkeit, exekutive Funktionen, Lernen und Gedächtnis, Sprache, perzeptuell-motorische Fähigkeiten und soziale Kognition mit möglichst standardisierten Verfahren.

Insofern ist es bei der Diagnostik der Störung auch wichtig anzugeben, welche Diagnosekriterien hier berücksichtigt wurden.

3.4   Beschreibung der Demenzformen

3.4.1   Alzheimer-Krankheit

Die Alzheimer-Demenz wurde von dem bayrischen Nervenarzt Alois Alzheimer Anfang des 20. Jahrhunderts genau untersucht und 1907 erstmals als eigenständige Erkrankung beschrieben und aufgezeichnet. Die genaue Ursache der Alzheimer-Krankheit ist bisher nicht bekannt. Wenn Menschen mit Alzheimer-Erkrankung erstmals durch massive Vergesslichkeit auffallen, dann hat das Gehirn meist schon eine über Jahre während, schleichende Veränderung hinter sich. Unbemerkt sterben im Gehirn die Nervenzellen und ihre Verbindungen ab. Der Zerfall beginnt im Gehirn an denjenigen Orten, die mit Gedächtnis und Informationsverarbeitung zu tun haben. Hier wird Erlerntes (alte Informationen) mit Sinneseindrücken (neuen Informationen) vernetzt. Durch den Verlust an Nervenzellen und Botenstoffen können die eintreffenden neuen Sinneseindrücke nicht mehr richtig verarbeitet und mit dem bereits Gelernten nicht mehr sinnvoll verknüpft werden. Ein wichtiger Botenstoff (Neurotransmitter), der bei der Alzheimer-Erkrankung in zu geringen Mengen produziert wird, ist das Acetylcholin. Durch den Mangel an Acetylcholin werden die Speicherung und der Abruf von Informationen erheblich beeinträchtigt. Ebenfalls von großer Bedeutung für die Nervenzellen ist der Transmitter Glutamat. Etwa 70 % aller Neuronen des Gehirns arbeiten damit, und wichtige Schaltstellen des Gehirns sind von Glutamat abhängig. Außerdem kommt es zu einer Verminderung der Dichte der Umschaltstellen (Synapsen) von einer Nervenzelle zur anderen im Bereich der Hirnrinde um 30–50 % (Abb. 3.3). Die Folge ist ein generelles Defizit der höheren Hirnleistungen, wie z. B. der Gedächtnisleistung, der Sprache, des Denkens, der räumlichen Orientierungsfähigkeit und des praktischen Handelns.

▶ Die bekannteste und häufigste Krankheit, welche eine Demenz verursacht, ist die Alzheimer-Krankheit (ca. 55 %). Dabei gehen Nervenzellen zugrunde (Hirnatrophie). Es kommt zu einer Verminderung des Botenstoffes „Acetylcholin".

Typisch für die Alzheimer-Krankheit sind folgende Veränderungen der Gehirnsubstanz:

- eine diffuse Verminderung der Zahl der Nervenzellen in der Großhirnrinde (Hirnatrophie; Abb. 3.4),
- die Einlagerung von „senilen Plaques", die aus dem sog. Amyloid (schädliche Eiweißverbindungen) gebildet sind,
- eine degenerative Veränderung der Neuronen in Form von sog. „Neurofibrillen".

Die Ursachen der Alzheimer-Krankheit sind noch nicht geklärt. Experten gehen davon aus, dass in etwa der Hälfte der Demenzerkrankungen Risikofaktoren vorliegen

Abb. 3.3 Synapse

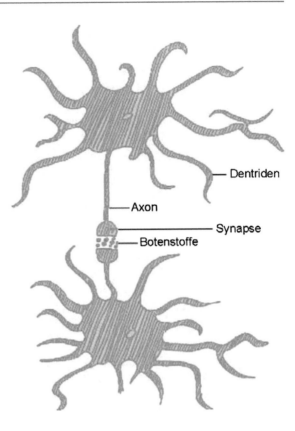

Abb. 3.4 ab Gehirnatrophie
bei einem Menschen
mit Alzheimer-Demenz.
Ansicht von oben (**a**) und
Frontalschnitte (**b**) zeigen
verflachte Hirnwindungen
sowie vertiefte und verbreiterte
Hirnfurchen

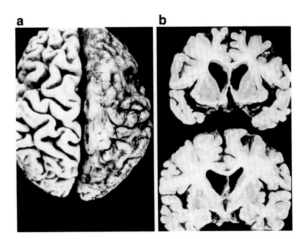

(Barnes und Yaffe 2011). Geforscht wird zurzeit an Fragen zu genetischen (also im Erbgut angelegten) Einflüssen, Ablagerungen kleiner, störender Partikel (Beta-Amyloid) in bestimmten Gehirnbereichen, dem Einfluss von Hormonen (v. a. des weiblichen Geschlechtshormons Östrogen), Mangel an Botenstoffen (= Neurotransmitter), freien Radikalen („giftige" Stoffwechselendprodukte), Entzündungsprozessen im Gehirn und Umwelteinflüssen. In Zukunft wird man vielleicht, dank der Alzheimer-Forschung, ein besseres Verständnis über Krankheitsursachen und Behandlungsmöglichkeiten haben. Die Diagnose erfolgt derzeit durch den Ausschluss anderer Demenzursachen und spezifischer Marker. Eine endgültige Diagnose ist erst nach dem Tod des Betroffenen möglich.

▶   Die Ursachen der Alzheimer-Krankheit sind noch nicht geklärt. Es dürften
       genetische, umweltbedingte und andere Faktoren eine Rolle spielen.

Als gesichert können derzeit folgende Ergebnisse angesehen werden:

• Das Alter: Die Zahl von Menschen mit Demenz vom Alzheimer-Typ (DAT) steigt
  mit zunehmendem Alter an. Alle 5,1 Jahre verdoppelt sich die Prävalenz für die
  Erkrankung.
• Das Geschlecht: Frauen sind etwas häufiger betroffen als Männer. Frauen werden aber
  auch generell älter.
• Die soziale Schicht und die Bildung stellen keine gesicherten Risikofaktoren dar. Es
  gibt jedoch Hinweise darauf, dass Personen, die ihr Gehirn und ihren Körper mehr
  trainieren, ein etwas geringeres Risiko aufweisen.
• Familie: Eine genetische Belastung ist wahrscheinlich.
• Die Wahrscheinlichkeit für Angehörige ersten Grades, an DAT zu erkranken, liegt
  zwischen 33 % und 50 %. Es gibt Familien mit frühem (vor 50 Jahren), spätem (nach
  60 Jahren) und dazwischenliegendem oder variablem Krankheitsbeginn. Eine rein
  genetische Ursache liegt jedoch nur bei etwa 5 % der Fälle vor.
• Das Alter der Eltern stellt keinen Risikofaktor dar.
• Die Stellung in der Geschwisterreihe ist nicht als Ursache gesichert.
• Down-Syndrom: Menschen mit Down-Syndrom, die über 40 Jahre alt sind, zeigen in
  etwa 20 % im Gehirn ähnliche histopathologische Veränderungen.
• Kopfverletzungen stellen einen gewissen Risikofaktor dar.
• Die Ergebnisse hinsichtlich der Wohnregion sind nicht einheitlich. Städter sind
  häufiger betroffen als Personen am Land. New Yorker eher als Londoner. Japaner und
  Russen sind weniger betroffen als Amerikaner und Westeuropäer. Hierbei sind jedoch
  unterschiedliche diagnostische Kriterien zu beachten.
• Erhöhte Blutdruckwerte, Übergewicht, Rauchen, Alkohol und Diabetes stellen
  generell Risikofaktoren für eine Demenz dar. Die Beziehung zur Alzheimer-Krankheit
  ist nicht einheitlich geklärt.
• Aluminium: In Gehirnen von Menschen mit Alzheimer-Erkrankung wurden vermehrt
  Aluminiumablagerungen gefunden. Es gibt aber keinen eindeutigen Zusammenhang.

Trotzdem sollten bei bestehender Krankheit aluminiumhältige Präparate vermieden werden.

- Freie Radikale und andere giftige Substanzen sowie Umweltbelastungen werden für viele Krankheiten diskutiert.
- Psychische Störungen, v. a. Depressionen: Der Zusammenhang zur DAT-Entstehung ist nicht eindeutig geklärt. Es finden sich jedoch häufig Depressionen am Beginn der Demenzerkrankung bzw. auch in deren Verlauf.
- Eine Slow-Virus-Erkrankung als Ursache für die Alzheimer-Krankheit ist nicht gesichert.
- Ein Zinkdefizit als kausaler Faktor ist nicht erwiesen, obwohl eine Abnahme der Zinkkonzentration in Gehirnen von Menschen mit Alzheimer-Erkrankung festgestellt wurde.

Der Verlauf der Erkrankung ist individuell, die Symptome setzen aber meist schleichend ein und schreiten allmählich fort. Bei frühem Beginn ist dieses Fortschreiten meist rascher als bei alten und sehr alten Menschen.

▶   Die häufigste Ursache einer Demenz ist die Alzheimer-Krankheit. Diese beginnt meist schleichend (wahrscheinlich schon 20 Jahre vor einer Demenzdiagnose) und schreitet allmählich fort.

Verlauf der Alzheimer-Demenz
Reisberg et al. (1988) beschreiben den „normalen" Verlauf der Erkrankung in 7 Stadien (Abb. 3.5).

Die Krankheit entwickelt sich aus dem normalen Leistungsniveau eines Erwachsenen heraus *(Stadium 1)* zu einem Bereich, in dem die Betroffenen über subjektive Beschwerden klagen *(Stadium 2)*. In beiden Stadien sind die klinischen Symptome der Alzheimer-Krankheit derzeit noch nicht gesichert feststellbar.

Das Übergangsstadium *(Stadium 3)* kennzeichnet jene Phase, in der klinische Symptome einer kognitiven Minderleistung bereits festgestellt werden können. Dieses Stadium wird von einigen Autoren auch als „mild cognitive impairment" (MCI; leichte kognitive Beeinträchtigung) bezeichnet.

Ab dem *Stadium 4* wird die klinische Diagnose „Demenz" gestellt. Die Betroffenen haben hier bereits größere Schwierigkeiten bei der Bewältigung des Alltags.

Im *Stadium 5* ist das Alleinleben zu Hause nur mehr schwer möglich. Es treten leichte Verwahrlosungszeichen auf. Oft auch Harninkontinenz.

Im *Stadium 6* gehen die Fähigkeiten, grundlegende Alltagsaktivitäten selbständig aus-zuführen, verloren. Es kommt zu Schwierigkeiten beim Anziehen, beim Waschen und bei der Ernährung (selbständiges Essen). Am Ende des Stadiums 6 kommt es zu Stuhl-inkontinenz, d. h. die Kontrolle über die Darmfunktion geht verloren.

Alzheimer-Stadium	Beschreibung	Dauer des Stadiums
1	Normal, keine Beschwerden	–
2	Subjektive Beschwerden	–
3	Mitarbeiter / Angehörige bemerken eine reduzierte Arbeitsleistung; Schwierigkeit, sich an fremden Orten zurecht zu finden	7 Jahre
4	Verminderte Fähigkeiten, komplexe Aufgaben durchzuführen (z. B. ein Abendessen, Geldgeschäfte, einkaufen, …	2 Jahre
5	Selbständiges Überleben ohne fremde Hilfe ist nicht gewährleistet; Probleme bei Auswahl der Kleidung, …	1,5 Jahre
6	Verlust grundlegender Fähigkeiten des Alltags (Anziehen, Waschen, Toilettengang, Urinkontrolle, Darmkontrolle, Sprache, …	2,5 Jahre
7	Verlust der Sprache und der Motorik; neurologische Ausfälle	6 Jahre und mehr

Abb. 3.5 Stadien der Alzheimer-Demenz

Das *Stadium 7* ist durch eine massive Beeinträchtigung der Sprachfunktion gekennzeichnet. Sie reduziert sich, bis nur mehr die Produktion einzelner Worte oder Wortteile möglich ist. Zuletzt geht die Sprache ganz verloren. Es treten auch neurologische Störungen auf. Der Betroffene verliert die Fähigkeit zu gehen, zu sitzen, zu lächeln oder den Kopf zu heben.

3.4.2 Vaskuläre Demenz

Vaskuläre Erkrankungen gelten als zweithäufigste Ursache (ca. 20 %) einer Demenz. Ursache sind Durchblutungsstörungen bzw. Verstopfungen kleiner Blutgefäße im Gehirn (Gehirninfarkte), die auch zu einem Schlaganfall führen können. Deren Ursache ist die Arteriosklerose. Risikofaktoren sind Übergewicht, Bluthochdruck und Zuckerkrankheit sowie ein erhöhter Cholesterinspiegel im Blut. Durch eine verminderte Sauerstoffversorgung von Gehirnarealen werden die Funktionen der betroffenen Areale gestört. Sind größere Bereiche betroffen kommt es zur sog. vaskulären Demenz.

Diese Form der Demenz wird durch viele kleine, zum Teil unbemerkte Schlaganfälle verursacht. Dadurch kommt es zu einer Unterbrechung der Durchblutung bestimmter Hirnbereiche. Die betroffenen Gehirnabschnitte sind besonders für die Kontrolle des Gedächtnisses, der Sprache und der Lernfähigkeit verantwortlich. Die Symptome sind deshalb lokalisationsabhängig. Obwohl sich die Symptome von Person zu Person und über die Zeit hinweg erheblich unterscheiden können, treten bei den meisten Betroffenen Sprachprobleme, Konzentrationsstörungen, Stimmungsschwankungen, epileptische Anfälle und Halbseitenlähmung oder Lähmung der Arme und Beine auf.

Der Beginn der Erkrankung ist eher plötzlich (klarer abgrenzbar), der Verlauf meist stufenförmig mit Phasen der Verbesserung, des Gleichbleibens oder auch der Verschlechterung (Abb. 3.6).

▶   Die vaskuläre Demenz beginnt meist plötzlich und schreitet stufenweise fort.
        Bluthochdruck, Rauchen und Diabetes stellen Risikofaktoren dar.

Negative Umstände oder Verhaltensweisen, welche die Entstehung bzw. das Fortschreiten dieser Erkrankungen vorantreiben (sog. Risikofaktoren), sind

● deutlich erhöhte Blutfette (Cholesterin),
● Rauchen,
● Zuckerkrankheit (Diabetes),
● Bluthochdruck,
● Ovulationshemmer,
● Bewegungsmangel.

Eine Kombination der zwei häufigsten Demenzursachen – der Alzheimer-Krankheit und der vaskulären Demenz – wird bei etwa 20 % der Fälle angenommen.

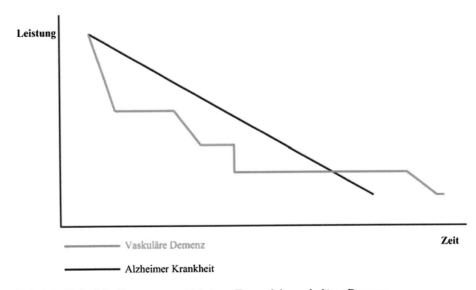

Abb. 3.6 Verlauf der Demenz vom Alzheimer-Typ und der vaskulären Demenz

3.4.3   Weitere Demenzformen

Neben der Alzheimer-Demenz und der vaskulären Demenz gibt es etwa 55 weitere Erkrankungen, die mit demenzähnlichen Krankheitszeichen einhergehen. Bei diesen eher seltenen Erkrankungen wird das Gehirn zwar in ähnlichen Bereichen, jedoch aus anderen Gründen beeinträchtigt.

3.4.4   Demenz und Parkinson-Krankheit

Von 10 Demenzkranken leiden 3 unter steifen Bewegungen, wie wir sie von der Parkinson-Krankheit kennen. Dies bedeutet jedoch nicht, dass bei den Betroffenen zusätzlich eine Parkinson-Krankheit aufgetreten ist. Bei der Parkinson-Krankheit treten die steifen Bewegungen (Rigor) typischerweise gemeinsam mit einem unwillkürlichen, rhythmischen Zittern der Hände (Tremor) und einer allgemeinen Bewegungsstarre (Akinese) auf, was für Demenzkranke eher untypisch ist.

Eine Parkinson-Erkrankung mit besonders schwerem Verlauf kann das Gehirn so verändern, dass bei den Betroffenen demenzartige Krankheitszeichen auftreten. Dies tritt jedoch nur bei etwa 20 % der Parkinson-Erkrankten auf.

▶   Eine Parkinson-Krankheit führt nicht unbedingt zu einer Demenz.

3.4.5   Lewy-Body-Demenz

Bei dieser seltenen Demenzform werden Gehirnteile durch Ablagerungen von kleinen Eiweißteilchen (Lewy-Körper) geschädigt. Durch die Ablagerungen kann das Gehirn in den betroffenen Bereichen nicht mehr richtig arbeiten. Die dadurch entstehenden Störungen treten allerdings nur phasenweise auf. Besonders Gedächtnis und Handlungsfähigkeit sind betroffen. Häufig zeigen diese Menschen auch einem Parkinson ähnliche Symptome und reagieren übermäßig stark auf Medikamente gegen Verhaltensauffälligkeiten (Neuroleptika oder Antipsychotika).

▶   Personen mit Lewi-Body-Demenz reagieren besonders sensitiv auf Medikamente gegen Verhaltensstörungen (Neuroleptika).

3.4.6   Morbus Pick

Unter Morbus Pick wird eine Gruppe von Demenzformen zusammengefasst, die alle durch einen Abbau von Nervenzellen im Stirn- und Schläfenbereich (Frontotemporallappen) des Gehirns, dem Sitz unserer emotionalen Kontrollfunktionen, entstehen. Im Gegensatz

zu anderen Demenzformen stehen hier Veränderungen der Persönlichkeit und des Sozial-
verhaltens (Antriebsminderung, Enthemmung) im Vordergrund. Praktisches Geschick und
Gedächtnis bleiben zunächst relativ gut erhalten. Betroffene fallen also weniger durch
„Vergesslichkeit" als vielmehr durch „merkwürdige Verhaltensweisen" auf.

▶   Menschen mit einer Pick-Erkrankung zeigen vermehrt Verhaltensauffällig-
         keiten und emotionale Störungen.

Weitere Faktoren, die zur Entwicklung einer Demenz führen können, sind u. a. das
Gehirn betreffende Infektions- und Tumorerkrankungen, Vergiftungen etc. Sie machen
allerdings nicht mehr als ca. 10 % aller Demenzerkrankungen aus. Dazu zählen

- endokrine Störungen (z. B. Schilddrüsenerkrankung),
- Infektionen (z. B. Lues, AIDS),
- Hirntumor, Hydrozephalus,
- Schlafapnoe,
- Vitamin-B_{12}- und Folsäuremangel,
- Depression,
- chronischer Alkoholismus,
- Drogen,
- HIV (unbehandelt).

Infolge ihrer Bekanntheit soll auf drei Erkrankungen näher eingegangen werden.

3.4.7 Creutzfeldt-Jakob-Krankheit

Diese Demenzerkrankung ist sehr selten, tritt sporadisch auf und ist übertragbar. Die
Übertragung erfolgt aber nur über die Aufnahme von „infiziertem" Material. Sie kann
in jedem Lebensabschnitt auftreten und ist in ihrem Verlauf meist rascher und symptom-
reicher. Charakteristisch sind typische Veränderungen des EEG.

3.4.8 Demenz und Alkohol

Durch eine Alkoholkrankheit wird auch das Gehirn geschädigt. Als Zeichen der
Schädigung treten herabgesetztes Erinnerungsvermögen, eingeschränkte Planungs- und
Handlungsfähigkeit und zeitweise enthemmtes Verhalten auf. Häufig ist das mittel-
fristige Gedächtnis, also die Übertragung vom Kurzzeit- in das Langzeitgedächtnis,
gestört. Im Endstadium kann sich daraus eine demenzähnliche Erkrankung entwickeln
(Wernicke-Korsakow-Syndrom).

3.4.9 Depressionen

Depressionen zeigen häufig ähnliche Symptome wie eine beginnende Demenz. Antriebsarmut, fehlendes Interesse, schlechte Stimmung und eine Verlangsamung der Denkprozesse und der Konzentrationsfähigkeit können leicht zur Fehldiagnose „Demenz" führen („Pseudodemenz"). Eine genaue Unterscheidung ist nur durch den Fachmann möglich. Diese erfolgt meist in Kooperation zwischen Arzt und Psychologen. Eine genaue Diagnostik ist jedoch zur Einleitung einer entsprechenden Therapie mittels Antidepressiva notwendig. Mit den modernen Medikamenten (Serotoninwiederaufnahmehemmer etc.) und psychotherapeutischen Maßnahmen ist die Depression heilbar.

▶ Depressionen können ähnliche Symptome wie eine Demenz im Anfangsstadium zeigen („Pseudodemenz").

3.5 Was verändert sich wie? Differenzialdiagnostische Überlegungen

3.5.1 Demenz vom Alzheimer-Typ

Die Demenz vom Alzheimer-Typ (DAT) ist zunächst durch eine Beeinträchtigung des Kurzzeit- wie Langzeitgedächtnisses und der räumlichen Orientierung gekennzeichnet. Sie beginnt schleichend und verläuft meist chronisch fortschreitend. Erste Symptome treten in fremder Umgebung auf. Später kann sich der Betroffene auch in einer ihm sonst vertrauten Umgebung nicht mehr zurechtfinden. Wortfindungsstörungen, der Gebrauch von Flickworten treten auf. Doch auch andere Störungen als kognitive sind zu beobachten. Der Antrieb ist verändert (Antriebshemmung alterniert mit Antriebssteigerung), zeitweise treten Erregungszustände auf, daneben ist die emotionale Befindlichkeit gestört (unkritische Heiterkeit wechselt mit Verzweiflung), die Kontrolle über emotionale Äußerungen versagt, der Schlaf-Wach-Rhythmus ist beeinträchtigt, zeitweise können Wahnideen und Halluzinationen auftreten. Während die Alltagskompetenz kontinuierlich schlechter wird, flackern die anderen erwähnten Symptome nur gelegentlich auf. Vor den Gedächtnis- und Orientierungsstörungen macht sich im zeitlichen Verlauf eine Geruchsstörung bemerkbar. Die Harmonie der Gesamtpersönlichkeit, die bei einem gesunden Menschen überzeugt, ist gebrochen.

Reisberg hat die beim Menschen feststellbare psychosoziale Entwicklung von der Kindheit bis zum Erwachsenen beim Menschen mit DAT rückläufig gesehen (Retrogenese) und ein sehr einfühlbares Modell des Verhaltens geboten (Abb. 3.7). Ein DAT-Kranker ist am Beginn seines Leidens einem Adoleszenten von 13–19 Jahren gleichzusetzen, d. h., er ist nicht mehr in der Lage, eine berufliche Position auszuführen. Dauert die Erkrankung an, gerät der Betroffene zunächst in einen Zustand, in dem er unfähig wird, mit Geld umzugehen (entsprechend einem 8- bis 12-jährigen Kind), dann

Entwicklung des Menschen (Dauer ca. 20 Jahre)				Alzheimer-Krankheit (Dauer ca. 20 Jahre)				
	Ungefähres Alter	Dauer bei der Entwicklung	Erworbene Fähigkeiten	Verlorene Fähigkeiten	Alzheimer Stadium (FAST)	Dauer bei der Alzheimer Kht.	Entwicklungsalter des Patienten	Notwendige Betreuung
Erwachsener	Erwachsener	Weitere Ausformung	Beruf ausüben	Kein Problem	1		Erwachsen	keine
Erwachsener	Erwachsener	Weitere Ausformung	Beruf ausüben	Leichte subj. Probleme	2		Erwachsen	keine
Erwachsener	13–19	7 Jahre	Beruf ausüben	Beruf ausüben	3 (MCI)	7 Jahre	19–13 Jahre (Erwachsener)	keine
Späte Kindheit	8–12	5 Jahre	Einfache Finanzaktionen	Einfache Finanzaktionen	4 (leicht)	2 Jahre	12–8 Jahre (späte Kindheit)	Unabhängiges Überleben möglich
Mittlere Kindheit	5–7	2,5 Jahre	Kleidung auswählen	Kleidung auswählen	5 (mäßig)	1,5 Jahre	7–5 Jahre (mittlere Kindheit)	Person braucht Unterstützung um zu überleben
Frühe Kindheit	5 4 4 3–4,5 2–3	4 Jahre	Anziehen Waschen Toilette Urinkontrolle Darmkontrolle	Anziehen Waschen Toilette Urinkontrolle Darmkontrolle	6a (mittelschw.) 6b 6c 6d e	2,5 Jahre	5–2 Jahre (frühe Kindheit)	Person braucht vollzeitliche Begleitung
Säuglings-alter	15 Monate 1 Jahr 1 Jahr 6–10 Monate 1–3 Monate	1,5 Jahre	5–6 Worte sprechen 1 Wort sprechen Gehen Sitzen Lächeln Kopf aufrecht halten	5–6 Worte sprechen 1 Wort sprechen Gehen Sitzen Lächeln Kopf aufrecht halten	7a (schwer) 7b 7c 7d 7e	7 Jahre	15 Monate bis Geburt (Geburt bis Säuglingsalter)	Person benötigt vollzeitliche Pflege und Betreuung

Abb. 3.7 Retrogenese-Theorie nach Reisberg. (Reisberg et al. 2002)

eigene Kleidung auszuwählen (entsprechend einem 5–7 Jahre alten Kind); schließlich entspricht der Mensch mit DAT einem 5–2 Jahre alten Kind, d. h., er ist unfähig, sich ohne fremde Hilfe anzuziehen, sich zu reinigen, das entsprechende Toiletten-service durchzuführen, also Harn und Stuhl zu kontrollieren. Zuletzt befindet sich der DAT-Kranke auf dem Niveau eines Säuglings, spricht wenige Worte oder keines mehr, kann weder gehen noch sich aufsetzen, weder lachen noch den Kopf aufrecht halten. Diese Einteilung ermöglicht einen besseren emotionalen Zugang zum Kranken. Wichtig ist weniger die Feststellung, welche mentalen Fähigkeiten der Betroffene noch auf-weist, als vielmehr die gefühlsmäßige Annäherung, die Vermittlung von Zutrauen und Vertrauen. In diesem Zusammenhang sind auch sexuelle Beziehungen nicht unwichtig. Sexuelle Bedürfnisse können bei Menschen mit DAT gesteigert sein, ihre Erfüllung kann den Gesamtzustand des Erkrankten vorübergehend verbessern. Es ist eben aus-schlaggebend, auf Wünsche und Intensionen des Kranken in jeder Weise einzugehen. Die Qualität der Partnerbeziehung vor Ausbruch der Erkrankung ist sicherlich mit ent-scheidend.

3.5.2 Vaskulär verursachte Demenz

Die Symptomatik, d. h. die Beeinträchtigung bei vaskulärer Demenz ist von der-jenigen der geschilderten Alzheimer-Krankheit verschieden (Tab. 3.2). Der Beginn der Symptomatik ist akut. Schon in der Vorgeschichte sind Durchblutungsstörungen

Tab. 3.2 Gegenüberstellung der Demenz vom Alzheimer-Typ (DAT) und der vaskulären Demenz

DAT	Vaskuläre Demenz
Im Vorfeld: Geruchsbelästigung	
Schleichender Beginn	Akuter Beginn
Eher unauffällige Vorgeschichte	Positive Vorgeschichte mit Gefäßerkrankungen
Chronisch fortschreitender Verlauf	Schrittweise und schwankender Verlauf
Keine neurologische Symptomatik	Lokalisationsabhängige neurologische Herdzeichen, z. B. Hemiparese
Gedächtnisstörungen und räumliche Orientierungsstörungen	Aufmerksamkeitsstörungen, Wortfindungsstörungen
Werkzeugstörungen (Aphasie, Apraxie, Agnosie)	Werkzeugstörungen
Erregungszustände	Antriebsstörungen, Persönlichkeitsveränderungen
Emotionale Befindlichkeit gestört	Affektinkontinenz (Zwangslachen, Zwangsweinen)
Wahnideen, Halluzinationen	Depressive Episoden

und Gefäßerkrankungen (Hypertonie, transiente ischämische Attacken, Schlaganfälle, Herzinfarkte) erhebbar. Hinweisend sind Nikotinabusus, Diabetes mellitus und Hyperlipoproteinämie. Häufig lassen sich neurologische Herdzeichen, wie Hinweise auf Halbseitensymptomatik, feststellen. Aufmerksamkeitsstörungen sind häufiger als Gedächtnisstörungen, sie werden von Affektinkontinenz (Zwangslachen bzw. Zwangsweinen), Veränderungen der Schlafgewohnheiten, Antriebslosigkeit und Tagesmüdigkeit begleitet. Die kognitive Leistungsfähigkeit unterliegt Schwankungen innerhalb eines Tages und ist nicht notwendigerweise progredient beeinträchtigt. Häufig reagiert der Betroffene auf diese Beeinträchtigungen mit depressiven Störungen. Wichtig und ausschlaggebend ist die Gesamtbetreuung des an Demenz leidenden Menschen, die sich an der Frage seiner Akzeptanz und emotionalen Integration entscheidet. Tätigkeiten sind häufig nicht beeinträchtigt. Neue oder selten praktizierte hingegen sind massiver gestört. Man spricht dann auch von lakunärer Demenz.

Ein nicht geringer Anteil von Menschen mit Demenz weist eine kombinierte Demenz vom Alzheimer-Typ und vaskulären Typ auf. Die Häufigkeit dieser kombinierten Demenzform beträgt etwa 20 %.

Es gibt einige Kriterien, die eine Unterscheidung dieser beiden Formen erlauben: Sie betreffen den Krankheitsbeginn (akut oder schleichend), den Verlauf (stetig progredient oder intermittierend verstärkt bzw. abgeschwächt), neurologische Symptome (fehlend oder vorhanden), den Charakter der kognitiven Störungen (kortikal – subkortikal), Art und Ausmaß von Persönlichkeitsveränderungen und Verhaltensauffälligkeiten, motorische Störungen, Grad der Funktionseinbußen im Alltag. Es wurde eine eigene

Ischämieskala von (Hachinski et al. 2012; Rosen 1984) entwickelt, die eine Mischform bestätigt, wenn sowohl Symptome der Multiinfarktdemenz (vaskulären Demenz)
sowie der SDAT vorliegen. Heute wird die Meinung vertreten, dass die Mehrzahl aller
Demenzkranken über 70 Jahre diese kombinierte Demenzform aufweist.

3.5.3 Demenz und Depression

Besonders am Beginn einer demenziellen Erkrankung kann eine depressive Störung
auftreten. Da einige Symptome von Demenz und depressiver Störung ähnlich sind, ist
eine genauere Differenzierung wichtig, v. a. weil depressive Episoden behandelbar sind
(Leyhe und Lang 2013) (Tab. 3.3).

Tab. 3.3 Gegenüberstellung der Depression und Demenz

	Depression	Demenz
Beginn	Akut, Auslöser	Schleichend
Verlauf	Reversibel	Irreversibel, progredient mit Schwankungen
Anamnese	Depressive Episoden in der Vor-geschichte	Keine
Motivation	Schwer motivierbar	Leicht bereit zu neuen Aufgaben, versagt dann rasch
Emotion	Schuldgefühle, Trauer	Konfabulation, Beschuldigung Anderer
Affektiv	Nicht ansprechbar, in die negative Skala gerückt	Affektlabil, affektinkontinent
Angst	Versagensangst	Selten, evtl. Angst vor bestehenden Situationen
Schlaf	Schlafverkürzung, Durchschlafschlaf-störungen, bzw. Tagesmüdigkeit	Umkehr des Wach-Schlaf-Rhyth-mus, Schlafbedürfnis am Tag
Suizidideen	Nachweisbar	Fehlen
Wahnideen und Halluzinationen	Stimmungskongruent, Schuld-, Verarmungs- und Versündigungswahn	Eher wechselnden Inhalts, manchmal optische Halluzinationen
Motorik	Gehemmt oder agitiert	Abendliche Unruhe
Kognitionen	Konzentrationsstörungen, Ent-scheidungslosigkeit, Selbstunsicher-heit	Orientierungsstörungen, Merk-fähigkeitsstörungen
Krankheitseinsicht	Leidensdruck stark	Keine Krankheitseinsicht, Kritik-losigkeit
Familiär	Belastungen mit Depressionen	Keine
Alltagskompetenz	Verminderung eher Antriebsbedingt	Eingeschränkt bei fehlender Ein-sicht

Der Depressive steht seinen Symptomen unsicher gegenüber; seine Entschlusslosigkeit hindert ihn an klaren eindeutigen Angaben. Der Demente hingegen ist oft kritiklos, erklärt sich schnell bereit, Aufgaben zu übernehmen, die er dann jedoch nicht ausführen kann.

Der Depressive wehrt sich zunächst. Seine Versagensangst lässt ihn zögern. Wenn er aber etwas tut, wächst seine Arbeitsleistung mit dem Pensum. Er fühlt sich nachher auch oft besser. Im Zweifelsfall ist es durchaus möglich, Antidepressiva zu geben, die heutzutage relativ nebenwirkungsfrei sind und daher gut vertragen werden. Tritt eine Besserung im Befinden des Menschen ein, ist der Entscheidungsprozess Depression – Demenz zugunsten der Depression geklärt.

3.6   Erste Symptome. Wann sollte man zum Arzt gehen?

Verlangsamung, Vergesslichkeit und Denkstörungen bis hin zur Verwirrtheit müssen nicht immer das Vorliegen einer Demenz ankündigen. Die Altersdepression kann ähnliche Symptome hervorrufen, die durch eine antidepressive Therapie behandelt werden können. Die typische allgemeine Verlangsamung, wie sie bei der Parkinson-Erkrankung vorkommt, darf nicht unmittelbar zur falschen Diagnose einer Demenz führen, da in vielen Fällen durch gezielte Behandlung eine merkbare Verbesserung bewirkt werden kann.

Als **Warnsymptome** für eine Demenzerkrankung können u. a. folgende Punkte angenommen werden:

- Vergessen von Dingen, die erst kürzlich passiert sind, von Terminen und aktuellen Ereignissen,
- schlechtes Erinnern von Namen und Gesichtern,
- Verlegen von persönlichen Gegenständen (Schlüssel, Brille etc.),
- reduzierte Initiative zum Treffen von Entscheidungen,
- Schwierigkeiten beim Zurechtfinden in unvertrauter Umgebung,
- Schwierigkeit beim Ausüben gewohnter Aktivitäten (Beruf, Haushalt etc.),
- Sprachprobleme, Verwendung von „Füllwörtern",
- zeitliche und räumliche Desorientierung,
- eingeschränkte Urteilsfähigkeit und Schwierigkeit beim Treffen von Entscheidungen,
- Probleme beim abstrakten Denken,
- Persönlichkeitsveränderungen,
- Verlust der Eigeninitiative,
- nachlassendes Interesse an Arbeit oder Hobbys,
- Stimmungs- und Verhaltensveränderung.

Diese Veränderungen können erste Hinweise auf eine Demenz sein. Sie können aber auch andere Ursachen haben. Wenn mehrere dieser Punkte zutreffen, konsultieren Sie bitte Ihren Arzt.

3.7   Verlauf der Demenz

Der weitere Verlauf einer Demenz (Abb. 3.8) geht in **drei Stadien** vor sich.

Im **ersten Stadium** steht die Vergesslichkeit im Vordergrund, der Mensch kann Gegenstände, wie seine Brille oder Schlüssel, öfters nicht finden. Ihm entfallen Namen und Ereignisse, die erst kurze Zeit zurückliegen, das Kurzzeitgedächtnis ist beeinträchtigt. Der Mensch wirkt deprimiert und hat den Eindruck, nicht mehr gebraucht zu werden. Die Kranken finden sich nur schwer in unvertrauter Umgebung zurecht. Auch die zeitliche Orientierung (Datum und Uhrzeit) ist gestört. Im täglichen Leben führt dies zu einer Beeinträchtigung bei der Durchführung komplexer Tätigkeiten.

Konkret sind folgende Bereiche betroffen:

- Das Gedächtnis, v. a. das Speichern neuer Informationen. Charakteristisch hierfür ist das Wiederholen von Sätzen oder Tätigkeiten, ohne dass dies direkt bewusst ist.
- Die Sprache, v. a. die Wortfindung und die Konkretheit und Präzision des Ausdruckes.
- Das Denkvermögen, besonders das logische und schlussfolgernde Denken.
- Die Orientierung, v. a. die örtliche und zeitliche Orientierung. Der Betroffene findet sich in einer neuen Umgebung nur schwer zurecht. Er weiß Datum und Uhrzeit nicht.
- Der Antrieb. Hier kann Passivität, Untätigkeit, aber auch eine Getriebenheit auftreten.

Viele Erkrankte reagieren auf diese ersten krankheitsbedingten Veränderungen mit Beschämung, Ärger, Angst oder Niedergeschlagenheit.

Im **zweiten Stadium** bestehen dann schon deutliche Gedächtnislücken, die den Erkrankten verunsichern. Der Mensch ist im täglichen Leben schon deutlich eingeschränkt und auf Hilfe angewiesen. Zudem werden das Sprechen und auch die Bewegung zusehends schwierig für den Erkrankten, obwohl die Fähigkeiten an sich vorhanden wären. In diesem Stadium müssen auch Angehörige und

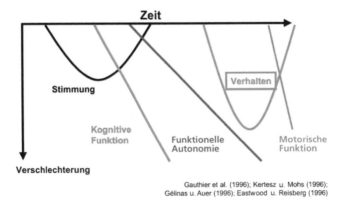

Gauthier et al. (1996); Kertesz u. Mohs (1996);
Gélinas u. Auer (1996); Eastwood u. Reisberg (1996)

Abb. 3.8 Veränderungen im Verlauf der Demenzerkrankung. (Modifiziert nach Gauthier et al. 1996; Kertesz und Mohs 1996; Gélinas und Auer 1996; Eastwood und Reisberg 1996)

Betreuer mit Änderungen der Lebenssituation rechnen. Oft kommt es zu einer sog. Tag-Nacht-Umkehr. Der Kranke ist rastlos, irrt herum und leidet unter starken Stimmungsschwankungen. Besonders betroffen sind:

- Das Gedächtnis, der Betroffene vergisst nun auch bereits die Namen vertrauter Personen.
- Die Alltagsfunktionen, es kommt zu Schwierigkeiten beim Ankleiden, beim Baden, bei der Zubereitung und Einnahme von Mahlzeiten und bei der Benutzung der Toilette.
- Die zeitliche und örtliche Orientiertheit, der Betroffene verwechselt Vergangenheit und Gegenwart. Er findet sich auch in der häuslichen Umgebung nur mehr schwer zurecht. Außer Haus ist er weitgehend hilflos. Automatismen sind jedoch durchaus möglich.
- Die Wahrnehmung, hier treten Sinnestäuschungen auf oder auch illusionäre Verkennungen, z. B. das Sehen nicht vorhandener Personen.
- Der Antrieb, hier besteht oft eine ausgeprägte Unruhe, die Erkrankten wandern ziellos umher, suchen ständig etwas oder drängen aus der Wohnung.

Dieses Stadium ist für Angehörige und Betreuer oft besonders belastend. Einerseits ist der Kranke noch nicht bettlägerig, andererseits erfordert seine Betreuung besonders viel Aufwand und Aufsicht. Hier kann es leicht zu einer Überforderung der Helfer kommen.

Im **dritten Stadium** besteht schließlich eine vollkommene Hilflosigkeit, die den Kranken nicht mehr alleine existenzfähig macht. Nahe stehende Menschen werden nicht erkannt, der Erkrankte leidet oft an Sinnestäuschungen oder sogar Wahnideen. Das Zeitempfinden ist völlig zerstört. Zusätzlich tritt meistens die Unfähigkeit auf, Harn und/ oder Stuhl zu halten. Die Probleme betreffen auch das Schlucken und Essen. Der Kranke ist allein völlig hilflos und muss ständig betreut werden. Hier ist oft die Unterstützung professioneller Helfer bzw. eine stationäre Betreuung notwendig.

Dieses Stadium ist charakterisiert durch

- Probleme beim Essen, auch mit Hilfe,
- Schluckstörungen,
- die Unfähigkeit, Familienmitglieder zu erkennen,
- Beeinträchtigungen beim Gehen und die Gefahr von Stürzen,
- den Verlust der Kontrolle über Blase und Darm,
- Veränderungen der Persönlichkeit (Stimmung, Sexualität …),
- manchmal zerebrale Krampfanfälle.

Im Endstadium der Krankheit kommt es zu einem Verfall der körperlichen Kräfte. Die erkrankten Menschen werden bettlägerig. Die Gefahr von Infektionen nimmt zu. Die häufigste Todesursache bei der Alzheimer-Krankheit ist eine Lungenentzündung.

Besondere Schwierigkeiten ergeben sich oft dadurch, dass Menschen mit Demenz ihre Grundbedürfnisse nicht immer aufschieben oder auch formulieren können und deshalb leicht von den normalen Tagesabläufen überfordert sind. Hier ist eine individuelle Betreuung wichtig, um Konflikten vorzubeugen.

▶   Die Betreuung und Behandlung sollten sich an den Stadien der Demenz bzw.
    den von Reisberg beschriebenen, notwendigen Unterstützungsmaßnahmen
    orientieren und erfordern deshalb eine ausführliche multidisziplinäre
    Diagnostik. Im Mittelpunkt steht der Mensch mit Demenz.

3.8   Wie wird eine Demenz diagnostiziert?

Vergesslichkeit kann auch Ausdruck einer Konzentrationsstörung sein, die bei Überarbeitung, Depressionen, chronischem Schlafmittelgebrauch, Alkoholabusus und auch schon bei Schlafentzug beobachtet werden kann. Vergesslichkeit ist noch kein Beweis für das Vorliegen einer Demenz. Auch andere Veränderungen, wie Einbußen im Kurzzeitgedächtnis, Abnahme des Arbeitstempos, verzögerte Reaktionszeit, Verminderung der Intelligenz, Verlangsamung von Lernprozessen, sind Ausdruck normaler Alterungsprozesse und kein Hinweis für das Vorliegen einer Demenz. Ebenso ist ein Verwirrtheitszustand noch keine Demenz und kann viele Ursachen haben.

Für das Vorliegen einer Demenz vom Alzheimer-Typ sprechen andere Symptome, z. B. die Abnahme des Geruchssinnes, Orientierungsstörungen (Unfähigkeit, sich in einer bislang vertrauten Umgebung zurechtzufinden), ein rascher Abfall der Merkfähigkeit, was dazu führt, dass der Betroffene den zeitlichen Zusammenhang seines bewussten Erlebens verliert, das sich nur mehr bruchstückhaft darstellt. Diese Veränderungen können den Erkrankten panikartig in Unruhe und Rastlosigkeit versetzen, das Gefühl für seine Sicherheit geht verloren. Lebensereignisse können nicht mehr eingeordnet werden, sondern schweben zusammenhanglos bedrohlich im momentanen Erleben des Kranken. Das Bewusstsein zerbricht in seine zeitlichen und inhaltlichen Dimensionen. Der Betroffene ist unfähig, in seine Symptomatik Einsicht zu nehmen, er ist krankheitsuneinsichtig und kann sich selbst nicht mehr verstehen. Der weitere Verlauf der Erkrankung wird auch durch Lebensereignisse bestimmt, die sich in der Folge der Störung ergeben können: Partnerprobleme (emotionale Abkehr des gesunden Partners), Abwenden der Kinder, Abschieben des Kranken in ein Pflegeheim etc. Der Betroffene selbst ist oft nicht in der Lage, seine Störung einzusehen und entsprechende Reaktionen zu setzen. Diese Aufgabe fällt den Angehörigen zu. Angesichts der zeitlichen Drucksituation, die in ärztlichen Praxen heute oft vorherrscht, „gelingt" es Kranken mit DAT nicht selten, ihre scheinbar ungestörte „Fassade" im Verhalten aufrechtzuerhalten. Da eine rechtzeitige, „frühe" Diagnosestellung (und damit ein früherer Behandlungsbeginn) wichtig ist, wird dadurch die Situation des Menschen mit Demenz verschlechtert. Die Angehörigen sind deshalb aufgefordert, rechtzeitig entsprechende Schritte zu setzen, aber den Betroffenen immer miteinzubeziehen.

3.8.1 Allgemeine Aspekte der Diagnostik

Wenn die ersten Symptome einer Demenz auftreten, sind sie oft für den Betroffenen nicht ersichtlich, bzw. er versucht, sie zu verleugnen und zu kaschieren. Insofern kommt den Angehörigen bei der Frühdiagnostik eine wesentliche Funktion und Aufgabe zu. Auf diese wird in Kap. 12 noch genauer eingegangen.

▶ Der Hausarzt ist meist der erste Ansprechpartner, wenn es um die Verdachtsdiagnose Demenz geht.

Die Demenz verläuft chronisch fortschreitend und beeinträchtigt – wie bereits erwähnt – die höheren Gehirnfunktionen: Gedächtnis, Denken, Orientierung, Auffassung, Rechnen, Lernfähigkeit, Sprache und Urteilsvermögen. Die Vigilanz, das Wachsein, als Voraussetzung des Bewusstseins ist nicht beeinträchtigt. Die Störungen sind meist begleitet von einer Verschlechterung der emotionalen Kontrolle, des Sozialverhaltens oder der Motivation. Diese Symptome müssen schwerwiegend genug sein, um die soziale Funktion der Betroffenen zu stören. Dies hängt auch von den kulturellen Gegebenheiten ab, in welchen sie leben. Bei der Demenzdiagnose sind falsch positive Zuordnungen zu vermeiden, insbesondere bei der Depression und bei der Parkinson-Erkrankung geschehen sie immer wieder: Mangelnde Motivation, Verlangsamung des Antriebs und der Motorik, allgemeine körperliche Schwäche und Ermüdbarkeit, die Symptome dieser Krankheiten sein können, täuschen den Verlust intellektueller Fähigkeiten wie bei einer Demenz nur vor.

Als das markanteste diagnostische Hauptkriterium gilt die **Störung des Gedächtnisses.** Sie betrifft typischerweise die Aufnahme, das Speichern und die Wiedergabe neuer Information. Erst später im Verlauf kommt es zum Verlust von früher gelernten, länger vertrauten Gedächtnisinhalten. Aber, wie gesagt, Demenz ist nicht nur eine Gedächtnisstörung. Die Verarbeitung von neuen Informationen wird schwierig bis unmöglich – die Betreffenden können sich nicht mehr als nur einem Stimulus zuwenden, sie sind nicht in der Lage, einem Gespräch mit mehr als nur einer Person zu folgen, sie können die Aufmerksamkeit von einem Thema zum anderen nicht mehr verlagern. Im Unterschied zur so genannten akuten Verwirrtheit (Delir), die ähnliche kognitive Symptome aufweist, bei der es sich aber um einen im Grunde reversiblen, durch verschiedene exogene Faktoren ausgelösten Zustand handelt, ist bei der Demenz die Vigilanz ungestört, das Bewusstsein klar, die Symptome bestehen länger. Für die sichere klinische Diagnose einer Demenz wird eine Symptomdauer von mindestens 6 Monaten verlangt (ICD-10).

Im DSM-5, der neusten Fassung des international gebräuchlichen „Diagnostic and Statistical Manual", wird der Begriff Demenz durch die Kategorie „neurokognitive Störungen" ersetzt (s. Übersicht).

Neurokognitive Störungen (nach DSM-5)
Beeinträchtigungen werden in folgenden Bereichen erfasst:

- Komplexe Aufmerksamkeit: Vigilanz, selektive Aufmerksamkeit, geteilte Aufmerksamkeit, Verarbeitungsgeschwindigkeit
- Exekutive Funktionen: Planen, Entscheiden, Arbeitsgedächtnis, Fehlerkontrolle, mentale Flexibilität etc.
- Lernen und Gedächtnis: Immediatgedächtnis, Kurz-/Langzeitgedächtnis (inkl. freier Abruf, Abruf mit Hinweisreizen, Wiedererkennen)
- Sprache: expressive Sprache (inkl. Benennen, Fluenz, Syntax), rezeptive Sprache
- Visuokonstruktive-perzeptuelle Fähigkeit: Zeichnen, visuelle Perzeption
- Soziale Kognition: Emotionen erkennen, „theory of mind", Verhaltenskontrolle

Die neurokognitiven Störungen werden als leicht bezeichnet, wenn sie zwar stärker als der normale Alterungsprozess sind, aber keine Beeinträchtigung des Alltagslebens zur Folge haben. Schwere neurokognitive Störungen haben bereits negative Auswirkungen auf das Leben, sodass Betreuungsbedarf gegeben ist. Ebenso werden Verhaltensstörungen erfasst. Sie dürfen nicht nur während eines Delirs (einer „kurzfristigen Verwirrtheit") auftreten. Als Ursachen werden die Alzheimer-Krankheit, frontotemporale Erkrankungen, vaskuläre Erkrankungen und Schädel-Hirn-Traumata, substanz- bzw. medikamenteninduzierte Ursachen, HIV-Erkrankung, Prionenerkrankungen, Parkinson, Lewi-Body- und Hutington-Erkrankungen, andere medizinische Ursachen und multifaktorielle Ätiologien angeführt. Insofern kommt hier der multiprofessionellen Diagnostik inkl. einer ausführlichen testpsychologischen Untersuchung eine wesentliche Bedeutung zu.

Dies alles muss im Verlauf einer ausführlichen Demenzdiagnostik abgeklärt werden und erfordert die Zusammenarbeit unterschiedlicher Fachdisziplinen sowie eine gute Kooperation von Erkrankten und Angehörigen.

Die Diagnose der Demenz beinhaltet:

- eine ausführliche Anamnese inkl. Informationen über Beginn und Verlauf der Erkrankung,
- eine medizinische Untersuchung inkl. Blutparameter, neurologischem und psychiatrischem Status sowie bildgebenden Verfahren (CT, MRT, evtl. funktionale Bildgebung und EEG),

- eine testpsychologische Untersuchung der geistigen Leistungsfähigkeit, der Befindlichkeit und der Selbständigkeit
- wenn möglich eine Außenanamnese (Angehörige),
- ein Gentest ist derzeit nicht State of the Art, da dadurch zwar eine genetische Disposition erfasst werden kann, diese aber nicht zum Ausbruch der Erkrankung führen muss.

Zur Diagnostik der kognitiven Leistungsfähigkeit verfügt die Neuropsychologie über eine Reihe psychometrischer Testverfahren. Diese sind genauso notwendig wie eine gründliche internistische und neurologische Untersuchung inkl. EKG und EEG, die Bestimmung einiger Laborparameter sowie die Anwendung bildgebender Verfahren, wie die Computertomografie (CT) oder die Magnetresonanztomografie (MRI), von denen zumindest eines angewandt werden sollte. Die sog. Positronenemissionstomografie (PET) und die Single-Photon-Emissions-Computertomografie (SPECT) sind spezialisierten Zentren vorbehalten, sie sind funktionsberechnende (PET) und funktionsdarstellende (SPECT) Verfahren, mit welchen die Durchblutung, der Stoffwechsel, die Glukoseverteilung und die Rezeptorendichte und Aktivität von Gehirnarealen untersucht werden kann – sie ergeben v. a. differenzialdiagnostische Hinweise.

Die Laboruntersuchungen dienen zunächst dem Ausschluss von Krankheiten, die u. a. auch eine kognitive Symptomatik aufweisen können. Derzeit gibt es noch keinen sicheren Labortest zum Nachweis der Alzheimer-Krankheit. Der Nachweis bestimmter, bei der Alzheimer-Krankheit vermehrt vorkommender Peptide und Proteine in der Gehirnflüssigkeit, z. B. das Tau-Protein oder das A-Beta-42-Peptid, kann bei erfüllter Demenzdiagnose dazu beitragen, die derzeit bei der klinischen Diagnostik noch vorhandene Rate von ca. 10 % Fehldiagnosen zu reduzieren. Der Nachweis einer bestimmten, das sog. Apolipoprotein-E-Gen (ApoE) betreffenden, genetischen Konstellation, die dann in Abhängigkeit vom Alter für die Manifestation der Alzheimer-Krankheit prädisponiert ist, könnte zu deren Frühdiagnose führen. Mangels einer nachhaltig wirksamen, prophylaktischen bzw. therapeutischen Interventionsmöglichkeit ergäben sich aus diesem Wissen derzeit aber hauptsächlich nur ethische Probleme.

Die erwähnten diagnostischen Verfahren ermöglichen auch die Differenzialdiagnose zwischen der Alzheimer-Krankheit und der vaskulären Demenz bzw. anderen Demenzformen und psychischen Erkrankungen.

▶ Eine ausführliche, multiprofessionelle Diagnostik soll die Ursachen und den Schweregrad der kognitiven Beeinträchtigung abklären. Sie erfolgt am besten in spezialisierten Zentren, wie etwa einer Memory-Klinik.

3.8.2   Medizinisch orientierte Demenzdiagnostik und Differenzialdiagnostik

Die medizinische Diagnostik stellt meist den Beginn der Demenzdiagnostik dar. Sie beinhaltet eine ausführliche Anamnese. Vor allem der Krankheitsbeginn und der Verlauf können wesentliche Aufschlüsse über die Ursachen der kognitiven Störungen geben, ebenso bereits bestehende Krankheiten, die eine Demenz mit verursachen können. Eine internistische Untersuchung inkl. EKG und einer Blutuntersuchung sollen andere Krankheiten und infektiöse, toxische und andere im Blutbefund sichtbare Ursachen ausschließen.

Eine ausführliche neurologische Untersuchung (Reflexe, bildgebende Verfahren usw.) hilft, verschiedenste hirnorganische Krankheiten (Tumore, Epilepsie, etc.) zu erfassen. Durch eine psychiatrische Anamnese sollen behandelbare psychische Krankheiten als Ursache für die kognitive Störung ausgeschlossen werden.

Bildgebende Verfahren stellen bei der Differenzialdiagnostik verschiedener Demenzformen eine wesentliche Rolle dar.

Die *Computertomografie* (CT) ist völlig schmerzfrei und eine Art „Röntgen" des Gehirns. Hier wird der Abbau von Hirngewebe (Hirnatrophie, Ventrikelerweiterungen und Verbreiterung der Sulci) sichtbar. Das ist ein Hinweis auf eine Demenz, jedoch kein eindeutiges Diagnosekriterium, da eine Hirnatrophie im hohen Alter auch auftreten kann, ohne dass die betreffende Person dement ist. Durch eine CT können auch Hinweise zur Differenzialdiagnostik zwischen einer Demenz vom Alzheimer-Typ und einer vaskulären Demenz erhalten werden. Erstere ist durch eher allgemeine Veränderungen charakterisiert, letztere weist in der CT mehrere kleine Bereiche mit geringerer Dichte auf.

Die *Magnetresonanztomografie* (MRT) ist in ihrer Auflösung etwas besser als eine CT und wird deshalb oft vorgezogen. Die berechneten Werte der weißen Substanz scheinen mit dem Schweregrad der Erkrankung zu korrelieren. Auch sie gibt Hinweise für die Differenzialdiagnostik zwischen DAT und Multiinfarktdemenz.

Die *Single-Photon-Emissions-Computertomografie* (SPECT) ist eine mit radioaktiven Markern durchgeführte, funktionelle Darstellung des Gehirns und insofern der CT und MRT etwas überlegen, jedoch auch aufwendiger.

Die *Positronenemissionstomografie* (PET) ist ebenfalls ein Verfahren zur Messung der Hirnaktivität (Glukoseverbrauch, Sauerstoff etc.) durch radioaktiv markierte Substanzen. Sie stellt eine sehr aufwendige und deshalb seltener verwendete, diagnostische Maßnahme dar. Weiter können unruhige Menschen mit einer PET nicht untersucht werden.

Elektrophysiologische Maße: Manche EEG-Parameter, wie eine Verlangsamung mit Theta-Betonung, können Hinweise auf eine Demenz sein, treten jedoch auch bei ca. 1/3 der über 60-Jährigen ohne pathologische kognitive Veränderungen im Sinne einer Demenz auf. Eine eindeutige Trennung von normalem und pathologischem Altern mittels EEG scheint nur in manchen Fällen möglich.

Ein normales EEG kann jedoch Hinweis auf eine Pseudodemenz (Depression) sein. Weiter dient das EEG auch zum Ausschluss anderer Erkrankungen, wie etwa Epilepsie, Enzephalitis, Tumoren oder toxischer/metabolischer Einwirkungen.

Computergestützte EEG-Analysen („brain electric activity mapping") geben ein Bild der Hirnaktivität. Eine Verlangsamung symmetrisch über der vorderen Schädelhälfte spricht eher für eine senile Demenz. Jedoch hat sich dieses Verfahren nicht richtig durchgesetzt.

Medizinische Diagnostik bei Verdacht auf Demenz
- Anamnese und Außenanamnese
- Klinischer Status
- Internmedizinische Untersuchung
- Blutbefunde
- Bildgebende Verfahren
- Neurologische und/oder psychiatrische Untersuchung

Zur Abgrenzung einer Demenz vom Alzheimer-Typ von einer vaskulären Demenz wird neben der medizinischen Diagnostik der Ischämie-Score von Hachinski et al. (2012) herangezogen (s. Übersicht).

Ein Score >7 spricht für eine Multiinfarktdemenz, <4 für eine primär degenerative Demenz. Ein Score zwischen 4 und 7 lässt eine Mischform vermuten.

Mit endgültiger Sicherheit lässt sich eine Alzheimer-Krankheit jedoch nur durch eine Gewebeprobe aus dem Gehirn oder durch die Untersuchung des Gehirns des Erkrankten nach dessen Tode feststellen. Die Sicherheit der klinischen Diagnose zu Lebzeiten beträgt aber etwa 90 %.

Ischämie-Skala nach Hachinski et al. (2013)
Es werden 13 klinische Merkmale betrachtet, die bei Vorhandensein jeweils mit 1 oder 2 Punkten bewertet werden:

- Plötzlicher Beginn der kognitiven Defizite (2 Punkte)
- Schrittweise kognitive Verschlechterung (1 Punkt)
- Wechselhafter Verlauf der Symptomatik (2 Punkte)
- Nächtliche Verwirrtheit (1 Punkt)
- Persönlichkeit ist eher erhalten (1 Punkt)
- Depression (1 Punkt)
- Körperliche Beschwerden (1 Punkt)
- Emotionale Inkontinenz (1 Punkt)
- Anamnestisch Hypertonie (1 Punkt)
- Anamnestischer Schlaganfall oder Schlaganfälle (2 Punkte)
- Vorliegen einer extrazerebralen Arteriosklerose (1 Punkt)
- Neurologische Herdsymptome (2 Punkte)
- Neurologische Herdzeichen (2 Punkte)

3.8.3 Psychologische Diagnostik

Obwohl eine eindeutige Diagnose der Alzheimer-Demenz erst nach dem Tod der betroffenen Person möglich ist, können aufgrund psychologischer und medizinischer Untersuchungen sowie anhand des Beginns und Verlaufs der Erkrankung etwa 90 % der Demenzen bereits vorher richtig erkannt werden.

Die klinisch-psychologische Untersuchung verschiedener geistiger Leistungen durch einen Psychologen stellt hierbei einen wesentlichen Faktor dar, v. a. bei der Früh-diagnostik der Demenz. Durch diese Untersuchungen soll

- eine Abgrenzung zwischen „normalem" und „krankhaftem" geistigem Abbau im Alter ermöglicht werden,
- der Schweregrad der Demenz bestimmt werden,
- eine Abgrenzung zur Depressionen erfolgen,
- die Selbständigkeit und Eigenverantwortung erhoben werden,
- eine Grundlage für medizinische Therapien und geistige Trainingsprogramme gebildet und deren Wirksamkeit überprüft werden und
- der Verlauf der Erkrankung quantifiziert werden.

Ein psychologischer Test besteht meist aus verschiedenen Fragen zu Orientierung (zeitlich, örtlich, zur Situation und zur eigenen Person), Verständnis und Auffassung, Konzentrationsfähigkeit, logischem Denken und Geschwindigkeit der Denkabläufe und beinhaltet Gedächtnisaufgaben und Aufgaben zu Rechnen, Schreiben, Zeichnen. Ebenfalls erfasst wird die Fähigkeit, alltägliche Verrichtungen des Lebens (Alltagsfertigkeiten) selbständig durchzuführen. Diese Fragen sind standardisiert und reichen von sehr einfachen Untersuchungen, etwa mittels des Mini-Mental-State-Fragebogens, des Uhren-Tests (s. Anhang) oder des Alters-Konzentrations-Tests, bis zu schwierigeren und zeitaufwendigeren Untersuchungen, wenn auch eine Unterscheidung zwischen verschiedenen Demenzformen angestrebt wird. Meist werden diese Fragen direkt vom Psychologen vorgegeben, manche Untersuchungen erfolgen jedoch auch bereits über den Computer. Dadurch ist eine schnellere Auswertung und Befundung gegeben. Die Erfassung der Alltagsfähigkeiten erfolgt entweder durch eine Selbsteinschätzung der betreffenden Person oder mittels einer Beurteilung durch eine Bezugsperson, die den Patienten gut kennt.

Relevante Faktoren bei der Durchführung psychologischer Tests
Folgende Faktoren sind bei der Durchführung psychologischer Tests zu berücksichtigen:

- Es sollten nur solche Verfahren verwendet werden, deren Eignung für die entsprechende Fragestellung und Patientengruppe erprobt und gewährleistet ist. Abzuraten ist vom unreflektierten Einsatz von Verfahren, die für jüngere Personen entwickelt wurden bzw. keine adäquate Normierung für den höheren Altersbereich aufweisen.

- Durch eine zu lange Durchführungszeit und damit verbundene Ermüdungserscheinungen wird die tatsächliche zerebrale Leistungsfähigkeit oft unterschätzt. Insofern sollten nur die Verfahren verwendet werden, durch die eine möglichst rasche Beantwortung der Fragestellung gewährleistet wird.
- Es sollten nur solche Testverfahren verwendet werden, die den spezifischen Bedürfnissen des Alterspatienten hinsichtlich Sehfähigkeit, Motorik, Belastbarkeit, Schwierigkeit der Aufgaben, Motivation, etc. entsprechen.
- Einerseits ist durch die Erfassung der Arbeitsgeschwindigkeit, des Neugedächtnisses bzw. der Interferenzleistung (Umstellbarkeit) als Maß der zerebralen Leistungsfähigkeit eine relativ sensitive Diagnostik von frühzeitigen geistigen Abbauerscheinungen (Demenz) möglich. Andererseits werden diese Parameter auch von anderen Faktoren, wie etwa Depressivität, Motivation, Hörvermögen und feinmotorischen Funktionen, beeinflusst.
- Gut eintrainierte Fähigkeiten (z. B. Wortschatz) ermöglichen hingegen eine gute Abschätzung des aktuellen geistigen Potenzials.
- Viele Verfahren vernachlässigen die Tatsache der teilweise stark reduzierten kognitiven Leistungsfähigkeit dementer Probanden, sodass nur besonders leistungsfähige und rüstige Probanden untersucht werden können. Es stehen nur wenige Tests zur Verfügung, die den gesamten kognitiven Bereich älterer Menschen (gute Leistungsfähigkeit bis zu schwerer Demenz) abdecken.
- Durch die starke Abhängigkeit mancher Verfahren von sonstigen körperlichen Erkrankungen (Tremor, Sprachstörungen etc.) sollen nur solche Verfahren Verwendung finden, die durch zusätzliche Krankheiten möglichst wenig beeinflusst werden.
- Für Verlaufsuntersuchungen sollten nur Verfahren mit Parallelformen eingesetzt werden. So eignen sich manche Testverfahren, z. B. Mini-Mental-Status, gut für eine rasche globale Einschätzung des Demenzgrades, sind jedoch nicht für Testwiederholungen nach kurzer Zeit geeignet, da ein Übungseffekt auftritt.
- Weiter ist zu beachten, dass sich die Messbereiche einzelner Verfahren im Verlauf des Alterungsprozesses und durch Begleiterkrankungen ändern können, sodass im höheren Lebensalter andere kognitive Funktionen erfasst werden als bei jüngeren Probanden. Dies gilt etwa für Depressionsfragebögen mit somatischen Fragen, aber auch für Orientierungsfragebögen, die im Rahmen eines Krankenhausaufenthaltes erst nach einigen Tagen objektive Ergebnisse liefern.

Psychometrische Testverfahren lassen sich hinsichtlich ihrer Messbereiche in Leistungstests und Befindlichkeitstests sowie Verfahren zur Erfassung von Alltagsaktivitäten unterteilen. Erstere geben Auskunft über Fähigkeiten, wie etwa Gedächtnis, Konzentrationsfähigkeit und Wortfindung. Mittels Befindlichkeitsskalen können verschiedene Faktoren des Befindens, wie Stimmung, Antrieb, Angst und dergleichen erfasst werden. Hinsichtlich der Art der Beurteilung erfolgt häufig eine Unterscheidung in Fremd- und Selbstbeurteilungsverfahren (Gatterer 2007).

▶   Eine neuropsychologische Untersuchung mittels Mini-Mental-Status oder
     Uhren-Test und die Abklärung einer Depression mittels einer Depressions-
     skala stellen Screeninguntersuchungen zur Erfassung einer Demenz dar.
     Ausführlichere Untersuchungen z. B. mittels CERAD geben genauere
     Informationen über die kognitive Leistungsfähigkeit.

Der folgende Abschnitt soll eine praxisrelevante Darstellung der Möglichkeiten und
Grenzen psychologischer Diagnostik geben, insofern werden nur erprobte Verfahren
dargestellt. In Anlehnung an Gatterer (1997) lassen sich die im Rahmen der Psychodiagnostik verwendeten Erhebungsinstrumente in die nachfolgenden Gruppen unterteilen.

3.8.3.1 Psychometrische Diagnostik mittels Fremdbeurteilungs- und Ratingskalen

Sie stellen die einfachste und rascheste Form der Diagnostik durch die Beobachtung,
Beschreibung und Einstufung des Patientenverhaltens nach bestimmten Kriterien
dar. Ein Vorteil dieser Verfahren ist deren breite Einsatzmöglichkeit sowohl bei leicht
als auch schwer dementen Probanden. Sie eignen sich für die globale Erfassung von
Einzelfunktionen, ein rasches Demenzscreening sowie eine globale Einstufung des
Demenzgrades. Probleme ergeben sich bei diesen Skalen jedoch hinsichtlich der Test-
gütekriterien, wie Objektivität, Reliabilität und Validität. Eine Verbesserung der
Übereinstimmung der Beurteilung lässt sich durch ein Ratertraining und zwar durch die
Begutachtung standardisierter Fälle von schwer, mittel und leicht dementen Personen,
durch eine Operationalisierung der zu beurteilenden Kriterien und die Diskussion von
Abweichungen erzielen. Als weiteres Problem bei diesen Skalen ergibt sich ihre starke
Abhängigkeit vom Allgemeinzustand eines Patienten. So zeigt es sich, dass Personen mit
schlechtem körperlichen Allgemeinzustand meist auch als stärker kognitiv beeinträchtigt
eingestuft werden.
   Die wichtigsten Verfahren dieser Gruppe sind die Reisberg-Skalen (Reisberg et al.
1988; dt. Ihl und Frölich 1991). So ermöglicht die Global Deterioration Scale eine
Quantifizierung des Schweregrades der Demenz auf einer 7-stufigen Skala, während
mittels der Brief Cognitive Rating Scale einzelne Funktionsbereiche genauer erfasst
werden können. Das Functional Assessment Staging ist zur Beschreibung schwer
dementer Personen geeignet. Alle drei Skalen können einzeln, aber auch ergänzend
zueinander eingesetzt werden. Weitere Skalen finden sich in CIPS (1996) und Skalen
und Scores in der Neurologie (Masur 1995).

3.8.3.2 Fremdbeurteilung verschiedener Verhaltensweisen und von Alltagsaktivitäten

Verfahren dieser Gruppe erfassen neben rein kognitiven Variablen, wie etwa Orientiertheit, Gedächtnis usw., auch nichtkognitive Funktionen, wie etwa Angst und Depression.
Zu dieser Gruppe von Testverfahren können auch sog. Skalen zur Erfassung von Alltagsaktivitäten (ADL-Skalen) und IADL-Skalen („instrumental activities of daily living")

gezählt werden (Katz 1983). ADL-Skalen werden meist von einer Bezugsperson (Verwandte, Pflegeperson) des Patienten ausgefüllt und umfassen normalerweise jene Bereiche aus dem Alltag, die ein älterer Mensch selbständig bewältigen muss, wenn er nicht der Hilfe anderer bedarf (Waschen, Anziehen etc.). ADL-Skalen sind insofern immer Pflegebedürftigkeitsskalen und unterscheiden daher nur bezüglich der Pflegebedürftigkeit, nicht jedoch innerhalb der Gruppe der selbständigen Personen. Der Vorteil dieser Skalen liegt in einer direkten Aussage über die wichtigsten Fähigkeiten, die ein Mensch zur selbständigen Lebensführung benötigt.

IADL-Skalen erfassen Handlungen höheren Komplexitätsniveaus, wie etwa Erledigung des Haushalts, Telefonieren oder Regelung finanzieller Angelegenheiten. Sie sind in dieser Hinsicht also sensitiver für Veränderungen bei rüstigen Probanden und werden dadurch auch vermehrt im geriatrischen Assessment eingesetzt.

Hierzu gehören die ADL-Skala nach Katz (1983), der Barthel-Index (Mahoney und Barthel 1965) sowie die Nurses Observation Scale for Geriatric Patients (NOSGER) (Spiegel und Brunner 1991). Ergänzend zum Barthel-Index hat sich der Neuromentalindex (Müller et al. 2000) zur Erfassung von Fähigkeitsstörungen in den Bereichen Bewusstsein, Kontaktfähigkeit, Orientierung, Verhalten, Emotion, Kommunikation, Gedächtnis, Problemlösung, Wahrnehmung und Nachtruhe bewährt. Ein sehr umfangreiches Testinstrument zur Erfassung der Selbständigkeit stellt der FIM (Funktionale Selbständigkeitsmessung; IVAR 1997) dar, der die Bereiche Selbstversorgung, Blasen-Darm-Kontrolle, Transfer, Fortbewegung, Kommunikation sowie soziale und kognitive Fertigkeiten berücksichtigt.

3.8.3.3 Screeningverfahren zur Verdachtsabklärung demenzieller Störung

Dabei handelt es sich um sog. Demenztests (vgl. Cooper 1988). Der Grundgedanke dieser Verfahren liegt in der psychometrischen Erfassung des sog. klassisch-phänomenologischen Demenzbegriffes. Sie stellen meist bereits „höherwertige" psychodiagnostische Verfahren dar. Die erfassten Aufgabengruppen orientieren sich an den Leitkriterien einer Demenz (vgl. DSM-IV, ICD-10) und erfassen deren wichtigste kognitive Bereiche, wie z. B. Gedächtnis, Orientierung, Wortfindung, Motorik und Rechenfähigkeit. Sie sollen eine globale Quantifizierung der kognitiven Leistungsfähigkeit des untersuchten Probanden ermöglichen. Diese Verfahren sind meist an einer Kontrollgruppe „normaler" älterer Menschen normiert und geben Grenzwerte für die Abgrenzung von normalen und pathologischen Alterungsprozessen an sowie nach Angabe einzelner Autoren (Folstein et al. 1975) auch eine Abgrenzung zu depressiven Erkrankungen mit kognitiven Beeinträchtigungen („Pseudodemenz"). Weiter ermöglichen sie eine Einstufung des Schweregrades der Demenz. Bei Einhaltung der entsprechenden Testdurchführungskriterien sind diese Verfahren hinreichend objektiv, reliabel und valide. Sie geben jedoch nur eine globale Information über das kognitive Leistungsniveau der untersuchten Person. Zudem fehlen meist Parallelformen, sodass bei

Testwiederholungen mit Lerneffekten zu rechnen ist. Ein weiteres Problem dieser Verfahren liegt in ihren vorwiegend verbalen Aufgabenstellungen. Dadurch ergeben sich Probleme in ihrer Durchführung bei Patienten mit sprachlichen Ausfällen und möglicher Demenz (z. B. nach einem Schlaganfall). Diese Tests zeigen meist eine geringe Sensitivität bei klinisch nicht auffälligen Personen (zu leichte Aufgaben), sie vernachlässigen soziodemografische Variablen. Der Vorteil dieser Verfahren liegt in ihrer einfachen Handhabung und dem im Vergleich zum Aufwand relativ hohen Aussagewert. Insofern sind sie die im Rahmen von Memory-Kliniken und des geriatrischen Assessments am häufigsten verwendeten Tests.

Das bekannteste Verfahren dieser Gruppe ist der Mini-Mental-Status-Test (Folstein et al. 1975), ein aus 30 Aufgaben bestehender Test, der die Bereiche Orientierung, Gedächtnis, Rechenfähigkeit, Konzentrationsfähigkeit, Sprache, Motorik und Schreiben erfasst. Ab einem Grenzwert von 24 (bei jüngeren Menschen 26) wird die Verdachtsdiagnose Demenz gestellt. Seit 2010 gibt es eine neue Version der MMSE (MMSE-2; Folstein et al. 2010), die in verschiedenen Parallelformen und einer Kurz- und Langversion vorliegt und Normen ab 18 Jahren enthält. Folstein et al. geben an, dass diese Version auch zur Früh- und Differenzialdiagnostik geeignet ist. Die Cut-Off-Normen wurden von der vorherigen Version übernommen. Etwas sensitiver für den Bereich der Frühdiagnostik ist der Kurztest für zerebrale Insuffizienz (Lehrl und Fischer 1985), der aus zwei Subtests des Syndrom-Kurztests (Erzigkeit 1989) besteht. Für Personen mit sprachlichen Beeinträchtigungen (Aphasie) wurde der Alters-Konzentrations-Test (Gatterer 1990, 2008) entwickelt. Dieser kann sowohl zur Erfassung der Konzentrationsfähigkeit aber auch zur nonverbalen Demenzdiagnostik verwendet werden. Er liegt in mehreren Parallelversionen vor und hat Normwerte von 60–90 Jahren und verschiedene Untergruppen (Aphasiker, Rüstige, Pflegeheimbewohnerinnen). Weitere Verfahren dieser Gruppe sind der Test zur Früherkennung von Demenzen mit Depressionsabgrenzung (TFDD; Ihl et al. 2000), der Mini-Cog (Scanlan et al. 2001) und der DemTect (Kessler et al. 2000). Der Rapid-Dementia-Screening-Test ist eine verkürzte Form des DemTect (Kalbe 2002). Alle diese Tests sind in etwa 8–10 min durchführbar und belasten den Probanden nur geringfügig. Sie sind in ihrer Empfindlichkeit etwas sensitiver für den Bereich der leichten kognitiven Störungen, woraus sich auch die Gefahr einer falsch positiven Diagnose ergibt. Screeningverfahren können insofern eine ausführliche testpsychologische und medizinische Untersuchung bei Demenzverdacht nicht ersetzen.

3.8.3.4 Interviewverfahren zur Diagnose bzw. Differenzialdiagnose von organischen Psychosyndromen

Verfahren dieser Gruppe bestehen meist aus einer Fragensammlung, die charakteristische klinische Merkmale einer bestimmten Diagnose (meist ICD-10 oder DSM-IV) erfassen. Sie beinhalten biografische Daten, Fragen zum Verlauf oder zur psychiatrischen und neurologischen Symptomatik der Erkrankung und verschiedene kognitive Aufgaben. Ziel dieser Verfahren ist eine Unterscheidung verschiedener Formen demenzieller Erkrankungen im Sinne einer Differenzialdiagnose oder die Abgrenzung von Demenz und Depression. Da sie an bestimmten Merkmalskategorien orientiert sind, sind sie in ihrer Anwendung meist problemlos. Kritisch muss einerseits die Relevanz und Zuverlässigkeit solcher Skalen betrachtet werden. Andererseits ermöglichen solche Skalen doch eine Vermutungsdiagnose und sind insofern für weitere diagnostische und therapeutische Maßnahmen hilfreich.

Das wichtigste Verfahren dieser Gruppe ist das SIDAM (Interviewverfahren zur Diagnose bzw. Differenzialdiagnose der Demenz vom Alzheimer-Typ) (Zaudig und Hiller 1995). Das SIDAM besteht aus einem Fragebogenteil und einigen kognitiven Aufgaben. Es enthält sowohl eine MMSE als auch eine Skala für eine zerebrovaskuläre Gefährdung (Hachinski-Skala). Die Durchführung beträgt jedoch bereits über 30 min.

3.8.3.5 Kognitive psychometrische Tests und Testbatterien
Vor allem in den letzten Jahren wurden vermehrt psychometrische Tests für geriatrische Probanden entwickelt. Es handelt sich hierbei meist um Verfahren, die an den Erkenntnissen experimentell psychologischer Forschung über den Alterungsprozess (Speed/Power-Funktionen) orientiert sind. Sie sind an Normpopulationen geeicht, entsprechen hinsichtlich Objektivität, Reliabilität und Validität den Ansprüchen psychometrischer Verfahren und liegen in mehreren Parallelformen vor. Sie ermöglichen eine sehr genaue Erfassung von Einzelfunktionen, sind in ihrer Durchführung jedoch meist aufwendiger und bei schwerer dementen Personen nicht mehr durchführbar.

Ihr Einsatzbereich erstreckt sich auf eine Quantifizierung der kognitiven Leistungsfunktionen, die Abgrenzung pathologischer von normaler Alterung und die Evaluation von Therapiemaßnahmen. Weiter werden diese Verfahren oft auch als Grundlage für ein kognitives Training verwendet.

Verfahren dieser Gruppe sind die Tests des Nürnberger-Alters-Inventars (Oswald und Fleischmann 1995), der Kurztest zur Erfassung von Gedächtnis- und Konzentrationsstörungen (SKT; Erzigkeit 1989) sowie die ADAS (Alzheimer's Disease Assessment Scala; Rosen et al. 1984; dt. Ihl und Weyer 1994). Ein weiteres, v. a. im Bereich der deutschsprachigen Memory-Kliniken verwendetes Verfahren ist die CERAD (Consortium to Establish a Registry for Alzheimer's Disease; Morris et al. 1988; dt. Thalmann et al. 2000), die derzeit weiter evaluiert wird und in der aktuellen deutschen Version vorliegt (CERAD-plus online; Memory Clinic Basel 2000). Weiter wird sie durch neue Verfahren ergänzt.

Ein neuer Kurztest zur klinischen Gedächtnisprüfung ist die Zehn-Wort-Merkliste (Reischies et al. 2000), die sich nach eigenen Erfahrungen gut in der Frühdiagnostik bewährt. Der Vorteil dieses Verfahrens gegenüber herkömmlichen Gedächtnisaufgaben besteht in der Kopplung der verbalen Speicherung mit einer bildlichen Vorstellung.

3.8.3.6 Neuropsychologische Verfahren
Diese Tests sollen entweder im Rahmen einer Testbatterie eine eingehende Analyse psychischer Funktionen in ihrer gesamten Spannbreite ermöglichen (von der Psychomotorik bis zu den Denkprozessen) oder neuropsychologische Partialsyndrome erfassen,

wie etwa Sprache oder Rechts-Links-Störungen und dergleichen. Meist sind sie in ihrer Durchführung für demente Probanden zu aufwendig und langwierig oder erfassen neuropsychologische Symptome, die in der Demenzdiagnostik von untergeordneter Bedeutung sind. Probleme ergeben sich weiter auch durch die oft fehlende spezifische Altersnormierung sowie nicht altersadäquate Aufgabenstellungen. Das einzige Verfahren, das derzeit Einzug in die Diagnostik bei älteren Menschen gefunden hat, ist der Uhren-Test in seinen verschiedenen Versionen (Monsh et al. 1997). Hierbei wird der Proband aufgefordert, eine Uhr mit einer bestimmten Uhrzeit zu zeichnen. In verschiedensten Untersuchungen hat sich der Uhrentest meist in Kombination mit der MMSE als sensitiv für die Früherfassung einer Demenz erwiesen.

3.8.3.7 Depressionsskalen

Depressive Symptome treten sowohl bei älteren Menschen als auch bei demenziellen Erkrankungen gehäuft auf. Insofern erscheint es also notwendig, depressive Erkrankungen von demenziellen Prozessen abzugrenzen, da für erstere sowohl pharmakologische als auch psychotherapeutische Behandlungsmöglichkeiten zur Verfügung stehen. Da Depressionen im Alter oft durch körperliche Symptome gekennzeichnet sind, ist die Abgrenzung zu solchen Krankheiten oft schwierig. Der Ausschluss einer affektiven Störung gehört deshalb zu einer wichtigen Aufgabe der Psychometrie im Rahmen der Diagnostik psychischer Störungen im höheren Lebensalter. Zu diesem Zweck stehen eine Anzahl unterschiedlich geeigneter Fremd- und Selbstbeurteilungsskalen zur Verfügung, wie etwa im Bereich der Selbstbeurteilung das Beck-Depressions-Inventar (Beck et al. 1961; Hautzinger et al. 1995) die allgemeine Depressionsskala (Hautzinger und Bailer 1999) sowie als spezifisch für ältere Menschen entwickelte Selbstbeurteilungsskala die Geriatric Depression Scale (Yesavage et al. 1983). Sie ermöglichen bei kognitiv wenig beeinträchtigten älteren Menschen eine relativ gute Abschätzung der Stimmungslage. Für die Geriatric Depression Scale liegen auch Versionen für Personen mit Sehstörungen (Galaria et al. 2000) und Pflegeheimbewohner (Sutcliffe et al. 2000) vor. Einschränkend sind bei Selbstbeurteilungsskalen jedoch die Problematik der Lesbarkeit und Verständlichkeit, die Abhängigkeit der Fragen von den Diagnosesystemen und die Abgrenzung echter somatischer Beschwerden von psychischen Erkrankungen anzumerken.

Als Fremdbeurteilungsskalen werden häufig die Hamilton-Depressions-Skala (Hamilton 1960) und der Cornell-Depressions-Fragebogen (Alexopoulos et al. 1988) eingesetzt. Diese ermöglichen auch bei Personen mit demenziellen Erkrankungen eine Einschätzung der Stimmungslage, sind aber hinsichtlich ihrer Messgenauigkeit und Gültigkeit unter Selbstbeurteilungsskalen anzusetzen. Weiter ergibt sich bei diesen Skalen die Abhängigkeit der Einstufung von der subjektiven Sicht des Beobachters, weshalb zur genaueren Analyse mehrere Beurteiler herangezogen werden sollten. Bei größeren Studien erscheint ein Ratertraining zur Objektivierung der Einstufung zielführend.

Bei Selbstbeurteilungsskalen steigen die Durchführungsschwierigkeiten mit steigendem Alter an (Nowotny et al. 1990). Vor allem treten Verständnisschwierigkeiten, Probleme mit Antwortkategorien, Antworttendenzen und Probleme mit der Gestaltung des Testmaterials auf. Insofern sollten bei sehr alten Pobanden oder solchen mit demenziellen Erkrankungen Fremdbeurteilungsskalen vorgezogen werden. Unterscheidungsmerkmale zwischen Depression und Demenz stellen

- die subjektiv stärker wahrgenommene kognitive Beeinträchtigung bei depressiven Patienten,
- die heterogenere Leistung bei verschiedenen Testverfahren bzw. Testwiederholungen bei Depressionen,
- die primäre Verlangsamung der Denkabläufe bei sonst besserem Leistungsniveau,
- die Verbesserung der Testleistungen bei Depressiven im Verlauf der Untersuchung,
- ausgeprägtere Sprachstörungen (Wortfindungsstörungen) bei Demenzen,
- die Leistungsunterschiede bei Wiedererkennensaufgaben („Ja-Sage-Tendenz" bei Demenzen) dar (s. auch Fleischmann 2000).

3.8.3.8 Skalen zur Erfassung von Angststörungen

Für die Diagnostik von Angststörungen bei älteren Menschen liegen derzeit noch keine altersspezifischen diagnostischen Verfahren vor. Epidemiologische Untersuchungen (Maercker 2002) zeigen jedoch, dass Angststörungen im Alter wesentlich verbreiteter sind als ursprünglich angenommen. Angst tritt hierbei oft als Begleitsymptomatik bei körperlichen Krankheiten oder anderen psychischen Krankheiten auf. Für den Bereich des höheren Lebensalters können folgende Verfahren verwendet werden: Das Beck-Angstinventar (Beck et al. 1988; dt. Margraf und Ehlers 2001) erfasst somatische, kognitive und verhaltensspezifische Manifestationen von Angst und ist für ältere Menschen normiert. Das State-Trait-Angstinventar (Laux et al. 1981) ermöglicht eine Erfassung von Zustandsangst und allgemeiner Angst. Auch hier liegen Normwerte für Personen über 60 Jahre vor. Weiter haben sich die Self-Rating Anxiety Scale (Zung 1971; dt. in CIPS 1996) und die Hamilton Anxiety Scale (Hamilton 1959; in CIPS) bewährt.

3.8.3.9 Skalen zur Erfassung der Lebensqualität älterer Menschen

Die Erfassung der Lebensqualität bei älteren Menschen ist durch das Fehlen eines spezifischen Konstruktes gekennzeichnet. Insofern erfassen Skalen zu diesem Bereich sehr unterschiedliche Faktoren, wie körperliche, soziale und emotionale Funktionen, subjektive Gesundheit und psychisches Wohlbefinden, aber auch subjektives Altern. Hier wären entsprechende Verfahren aus dem Nürnberger-Alters-Inventar (Oswald und Fleischmann 1995), die WHOQOL-100 und WHOQOL-BREF (Angermeyer et al. 2000) und die Skalen zur Lebensqualität (SEL; Averbeck 1997) auch für ältere Menschen geeignet.

3.8.3.10 Skalen zur Erfassung von Verhaltensauffälligkeiten bei Demenzen

BPSD („behavioral and psychological symptoms of dementia") treten bei Patienten mit demenzieller Erkrankung im gesamten Verlauf mit einer Inzidenz von 90 % auf. Hierbei stehen psychologisch/psychiatrische Symptome, wie Verwirrtheit, Halluzinationen, Paranoia, Depression, Angst und Verkennungen, aber auch Verhaltensauffälligkeiten, wie Aggression, Wandertrieb, Schlafstörungen, Essstörungen, dauerndes Fragen und Unruhe am Abend („shadowing" oder „sun downing"), im Vordergrund. Die im Bereich der deutschsprachigen Memory-Kliniken am häufigsten verwendete Skala ist das NPI (Neuropsychiatric Inventory; Cummings et al. 1994). Es erfasst einen Großteil obiger Bereiche sowohl nach der Häufigkeit als auch der Dauer und der Schwere. Eine ebenfalls gut operationalisierte Skala ist die CERAD Behavior Rating Scale for Dementia (Tariot et al. 1995). Ebenfalls in Studien bewährt hat sich die Behavioral Pathology in Alzheimer's Disease Rating Scale (BEHAVE-AD; Reisberg et al. 1987). Weitere Skalen sowie ein breiter Überblick über BPSD finden sich in Finkel et al. (2000).

3.8.3.11 Computerunterstütztes Testen

Computerunterstützte Testverfahren haben sich bisher im Bereich der klinisch-psychologischen Diagnostik im höheren Lebensalter noch nicht richtig durchgesetzt. Eine Ursache ist einerseits im relativ hohen finanziellen Aufwand beim Ankauf dieser Testbatterien zu sehen, andererseits auch in den Vorbehalten von Psychologen, diese Tests bei älteren Menschen einzusetzen. Eigene Erfahrungen zeigen, dass bei ausreichend großen Bildschirmen, einer altersgerechten Bedienung („touchscreen"), nur leichten kognitiven Beeinträchtigungen und der Anwesenheit des Psychologen beim Testen auch ältere Menschen computerunterstützt testbar sind. Der Vorteil liegt in der schnellen Auswertung, der Möglichkeit, adaptiv zu testen, und einer lebensnäheren Testsituation.

Testbatterien finden sich etwa bei Schuhfried und bei Hogrefe. Schuhfried bietet auch einen Test zur Früherkennung bei demenzieller Erkrankung an (https://www.schuhfried.de/wts/neuro/neurologische-stoerungen/demenz-test-set/). Eine Testbatterie für leichte kognitive Beeinträchtigungen ist der Crook-Test (Crook et al. 1992).

3.8.3.12 Frühdiagnostik

Eine besondere Problematik im Rahmen der psychometrischen Erfassung kognitiver Defizite im Alter stellt die Erfassung einer sog. leichten kognitiven Beeinträchtigung („mild cognitive impairment", MCI) dar. Hierunter wird eine Störung verstanden, die noch nicht die Kriterien einer Demenz zeigt, jedoch bereits Beeinträchtigungen im sozialen, emotionalen und kognitiven Bereich aufweist (Stoppe 2002). Diese ist durch eine für die jeweilige Altersgruppe zwar unterdurchschnittliche Gedächtnisleistung, im Gegensatz zu demenziellen Erkrankungen jedoch nicht progrediente Störung charakterisiert. Störungen anderer kognitiver Funktionen treten nicht auf. MCI wird jedoch oft auch als Vorstufe bzw. Erstsymptomatik einer Demenz angesehen und diagnostiziert.

▶   Als „mild cognitive impairment" wird ein Zustand bezeichnet, der noch nicht die Kriterien einer Demenz zeigt, jedoch bereits Beeinträchtigungen im sozialen, emotionalen und kognitiven Bereich aufweist.

Eine Untersuchung solcher leichter kognitiver Beeinträchtigungen erfordert besonders sensitive Tests. Diese sind v. a. geschwindigkeitsorientiert, beinhalten viele Gedächtnis- und Umstellungsaufgaben und sollen durch die Verwendung von Depressionsskalen auch eine Abklärung depressiver Erkrankungen ermöglichen. Zur Erfassung eines MCI werden oft auch computerunterstützte Testverfahren eingesetzt. Ein besonders sensitiver Test ist der Test „Geteilte Aufmerksamkeit" und der „Farb-Wort-Test" aus dem NAI.

Während die psychometrische Diagnostik einer Demenz durch das Setzen statistischer (z. B. Altersnormen; Cut-Off-Scores) und klinischer (z. B. ICD-Kriterien) Parameter relativ gut abgesichert werden kann, ergeben sich bei MCI wesentliche Einschränkungen. Hierzu gehören:

- Das Fehlen einer eindeutigen Definition von MCI. So werden oft verschiedenste kognitive Defizite, Verhaltensauffälligkeiten („mild social impairment") und psychische Auffälligkeiten („mild emotional impairment") unter diesem Begriff subsummiert.
- Ebenso kann die Frage, ob es sich hierbei um eine spezifische Form eines „gutartigen" (benignen) Altersabbaus oder die Erstsymptomatik einer Demenz handelt, als nicht geklärt angesehen werden.
- Auch die Abgrenzung zu kognitiven Beeinträchtigungen, die durch eine depressive Symptomatik bedingt sind, ist oft nur schwer möglich.
- Da kognitive Funktionen unterschiedlich stark altern (stärkerer Abbau bei Speed-Funktionen, geringerer Abbau bei Power-Funktionen), erhebt sich auch die Frage nach der Wertigkeit von Defiziten hinsichtlich deren klinischer Relevanz.
- Weiter spielt gerade in diesem Bereich die Frage nach dem „prämorbiden" (ursprünglichen) Intelligenzniveau eine wesentliche Rolle.
- Ferner kann natürlich die Problematik des negativen Einflusses körperlicher Erkrankungen, gerade bei alten und sehr alten Menschen, auf die kognitiven Leistungen nicht unerwähnt bleiben.
- Zuletzt kann die Notwendigkeit einer Frühdiagnostik bei Demenzen nicht genug betont werden.

Psychometrische Diagnostik bei fraglicher Demenz
Hinsichtlich des diagnostischen Vorgehens bei der psychometrischen Diagnose einer fraglichen Demenz hat sich folgender Ablauf bewährt (Gatterer 2007):

1. Erhebung von Vorinformationen (Biografie, Krankheiten, Sehfähigkeit, Hören, Verlauf etc.).
2. Definition einer möglichst konkreten Fragestellung (Demenz, Depression, MCI).
3. Auswahl der entsprechenden Testverfahren (Fragestellung, Sensitivität, Fähigkeiten des Klienten, intervenierende Variablen).

Erfassung der Zielvariablen auf einer möglichst breiten Ebene (kognitiv, emotional, Verhalten, Selbstbeurteilung, Fremdbeurteilung).

Folgende Überlegungen sollen helfen, die für den Bereich des MCI optimalsten Verfahrens auszuwählen:

• Geschwindigkeitsorientierte Verfahren sowie Verfahren, die eine Neuorientierung erfordern (Interferenzleistung), ermöglichen eine sehr sensitive Diagnostik kognitiver Defizite. Die Leistungen depressiver Patienten sind jedoch ebenfalls vermindert.
• Die Herabsetzung von Cut-Off-Scores verbessert die Sensitivität (z. B. MMSE), jedoch sind viele Verfahren hierfür nicht normiert. Insofern sollte eine Folgeuntersuchung nach etwa 3 Monaten bei Demenzverdacht erfolgen.
• Die Kombination von Verfahren (z. B. Uhren-Test, MMSE) erhöht die Sicherheit der Diagnose, wenn unterschiedliche kognitive Bereiche erfasst werden.
• Neue, für diesen Bereich entwickelte Testverfahren sind meist effizienter.
• Screeningverfahren können erste Hinweise auf einen Abbauprozess geben, sollten jedoch eine ausführliche psychometrische Untersuchung nicht ersetzen.
• Die Auswahl der Testverfahren sollte unter Berücksichtigung der Praktikabilität und klinischen Relevanz für den Alltag des Betroffenen erfolgen.

Unter diesen Aspekten können folgende Verfahren als geeignet angesehen werden:

• *Kurztests und Screeningverfahren:* Durch eine Erhöhung des Cut-Off- Wertes auf 26 Punkte (bei manchen Autoren auch 28 Punkte bei jüngeren Probanden) kann der Mini-Mental-Status (Folstein et al. 1975) als bedingt geeignet angesehen werden. Der MMSE-2 (Folstein et al. 2010) scheint hier besser geeignet. Unter dieser Skalierung wird dann der Bereich 24–26 (28) als MCI bezeichnet. Neue Verfahren dieser Gruppe sind der Test zur Früherkennung von Demenzen mit Depressionsabgrenzung (TFDD; Ihl et al. 2000), der Mini-Cog (Scanlan et al. 2001) und der DemTect (Kessler et al. 2000). Der Rapid-Dementia-Screening-Test ist eine verkürzte Form des DemTect (Kalbe 2002). Ein neuer Kurztest zur klinischen Gedächtnisprüfung ist die Zehn-Wort-Merkliste (Reischies et al. 2000), die sich nach eigenen Erfahrungen gut in der Frühdiagnostik bewährt. Der Vorteil dieses Verfahrens gegenüber herkömmlichen Gedächtnisaufgaben besteht in der Kopplung der verbalen Speicherung mit einer bildlichen Vorstellung. Der Uhren-Test in seinen verschiedenen Versionen (Monsch et al. 1997) wird häufig als Kurzdiagnostikum eingesetzt. Hierbei wird der Proband aufgefordert, eine Uhr mit einer bestimmten Uhrzeit zu zeichnen. In verschiedensten Untersuchungen hat sich der Uhrentest meist in Kombination mit der MMSE als sensitiv für die Früherfassung einer Demenz erwiesen.

- Für Personen mit sprachlichen Beeinträchtigungen steht als einziges Verfahren der *Alters-Konzentrations-Test* (AKT; Gatterer 1990, 2008) zur Verfügung. Er ist jedoch für den Bereich der Frühdiagnostik nur bei Durchführung mehrerer Parallelformen geeignet.

- Etwas aufwendiger in der Durchführung ist das *SIDAM* (Interviewverfahren zur Diagnose bzw. Differenzialdiagnose der Demenz vom Alzheimer-Typ) (Zaudig und Hiller 1995). Es hat bereits in der Normierung über den SISCO-Score den Bereich des MCI definiert. Die Durchführung beträgt jedoch bereits über 30 min.

- Weiter können *neue psychologische Tests* zur Klärung dieser Fragestellung herangezogen werden. Verfahren dieser Gruppe sind die kognitiven Tests des „Nürnberger-Alters-Inventars" (Oswald und Fleischmann 1995), v. a. der Farb-Wort-Test, der Zahlen-Verbindungs-Test und die Gedächtnisaufgaben. Hierbei ist jedoch die schon ältere Normierung ein Problem. Ebenfalls ein älteres Verfahren, das sich jedoch aus seiner Konzeption als Speed-Test mit Berücksichtigung des prämorbiden Intelligenzniveaus bewährt, ist der Kurztest zur Erfassung von Gedächtnis- und Konzentrationsstörungen (SKT; Erzigkeit 1989). Ein weiteres, v. a. im Bereich der deutschsprachigen Memory-Kliniken verwendetes Verfahren ist die CERAD (Consortium to Establish a Registry for Alzheimer's Disease; Morris et al. 1988; dt. Thalmann und Monsch, die derzeit weiter evaluiert wird und in der aktuellen deutschen Version vorliegt (CERAD-plus online).

▶   Als Standard der Psychodiagnostik wird in vielen Kliniken die Mini-Mental-State, der Uhren-Test und eine Depressionsskala (Geriatrische Depressions-Skala) durchgeführt. Für Frühstadien ist die CERAD zu empfehlen.

Manchmal ist die Durchführung psychologischer Tests durch mangelnde Motivation des Patienten nur erschwert möglich. In diesen Fällen kann es dem Patienten helfen, wenn sich der nichterkrankte Partner mit untersuchen lässt.

Eine umfangreiche testpsychologische und medizinische Untersuchung wird meist in einer sog. **Memory-Klinik oder Gedächtnisambulanz** durchgeführt (Abb. 3.9). Hierbei handelt es sich um eine Spezialabteilung im Rahmen einer psychiatrischen, neurologischen oder geriatrischen Institution, die alle für die Diagnose der Demenz notwendigen Untersuchungen durchführt, sodass die Belastung für den Patienten geringer ist. Einige Beispiele der erwähnten psychologischen Tests finden sich im Anhang (s. A3). Oft bieten diese Abteilungen auch eine weitere Therapie und Betreuung an, sowohl für die Patienten als auch für die Angehörigen. Alle anfallenden Untersuchungen können jedoch auch ambulant durchgeführt werden.

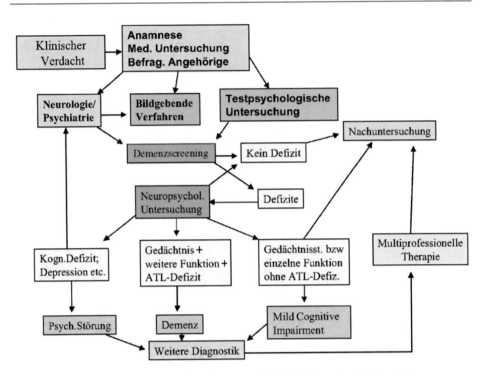

Abb. 3.9 Flussdiagramm Diagnostik der Demenz. *ATL* Aktivitäten des täglichen Lebens

3.9   Was kann man tun?

Je früher mit dem Patienten therapeutisch etwas geschieht, umso besser ist es für ihn. Es ist wichtig, dass die Angehörigen vor der Diagnose Demenz nicht Angst haben und sie übergehen wollen. Noch immer gelangen die meisten Patienten (und ihre Angehörigen) zu spät zu kompetenten Helfern.

Man kann 5 Hauptziele der Behandlung von Patienten mit Demenz anführen:

1. einen psychosozialen Zugang schaffen,
2. eine klare Erfassung der Bedürfnisse der Betroffenen (Mensch mit Demenz, Partner, Betreuer),
3. Verzögerung des Abbaus von Ganglienzellen durch Acetylcholinesterasehemmer, Glutamatantagonisten und Ginkgo-biloba-Extrakt,
4. Beeinflussung von nichtkognitiven Symptomen sowie Verhaltensstörungen (Unruhe, Aggression, Angst), Störungen des Wach-Schlaf-Rhythmus, Halluzinationen und Wahnideen, Stimmungsabfall, Depression, Antriebsstörungen durch (atypische) Neuroleptika (Antipsychotika), Antidepressiva und nichtmedikamentöse Maßnahmen,
5. eine entsprechende Gestaltung der Umwelt.

Ad 1: Grundlage für eine gute Behandlung von Menschen mit Demenz ist eine stabile, wertschätzende und vertrauensvolle Beziehung. Darauf bauen auch psychosoziale Maßnahmen auf. Es sind psychologische wie psychotherapeutische (vorwiegend verhaltenstherapeutische) Methoden bekannt, die einerseits in kognitiven Übungen bestehen (Training der vorhandenen kognitiven Fähigkeiten des Patienten), andererseits einen emotionalen Ausgleich, Verminderung von Angst und Aggression, Beeinflussung von Verhaltensstörungen etc. bewirken wollen. In diesem Zusammenhang muss noch einmal auf die Beschreibung der Retrogenese (der Rückbildung) von Reisberg verwiesen werden. Dabei geht es um die emotionale Annahme des sich allmählich zum Kleinkind zurückbildenden Menschen. Die Schwierigkeit für den Betreuer besteht darin, dass dieser jetzt zum Kleinkind gewordene Elternteil – Partner – Freund einmal ganz anders – nämlich als Erwachsener – erlebt worden ist.

Ad 2: Bedürfnisse (Gatterer 2019) stellen im Leben von Menschen zentrale Konzepte für die Lebensgestaltung und Lebenszufriedenheit dar. Insofern ist es wichtig, diese sowohl bei den von der Demenz betroffenen Menschen aber auch deren An- und Zugehörigen zu erfassen und therapeutisch zur berücksichtigen. Dadurch können Konflikte in der Betreuung vermindert werden.

Ad 3: Bei leichten bis mittelschweren Formen der SDAT und der vaskulären Demenz haben Acetylcholinesterasehemmer einen den weiteren Abbau von Ganglienzellen verzögernden Effekt. Memantin, ein Glutamatantagonist, bewirkt auch bei schweren Abbaustadien dieser beiden Demenzformen einen verbessernden Effekt auf kognitive Leistungen, auf Verhaltensstörungen und Anforderungen des Alltags. Dieselbe Wirksamkeit wird auch Ginkgo-biloba-Pflanzenextrakten zugeschrieben.

Ad 4: Mithilfe sog. atypischer Neuroleptika (die unter Berücksichtigung der erforderlichen niedrigeren Dosierung keine extrapyramidalen Nebenerscheinungen hervorrufen), wie Risperidon oder Quitiapin, können Wahnideen und Halluzinationen, Unruhezustände, Aggressivität und auch Angst reduziert oder völlig verhindert werden. Bei depressiven Störungen und Angstzuständen sind Antidepressiva angezeigt, bei denen sich selektive Serotoninwiederaufnahmehemmer (SSRI) oder noradrenalin- und serotoninspezifische Wiederaufnahmehemmer (SNRI) besonders bewährt haben. Eine Kombination mit nichtmedikamentösen Behandlungsstrategien (z. B. Verhaltenstherapie) wird empfohlen.

Ad 4: Durch eine gezielte Gestaltung der Umwelt (Milieutherapie) können frühzeitige Aufnahmen in eine vollstationäre Betreuung vermieden bzw. eine bessere Betreuung in einer solchen erreicht werden.

Genauer wird auf diese Maßnahmen im praktischen Teil des Buches eingegangen.

▶   Die Behandlung von Menschen mit Demenz erfolgt multiprofessionell und multikausal. Grundlage hierfür sind Beziehungsaufbau und Bedürfnisorientierung.

3.10   Wo findet man Hilfe?

Eine Demenzerkrankung ist sowohl für den Betroffenen selbst als auch seine
Angehörigen eine massive Belastung. Insofern ist es notwendig, rechtzeitig Hilfe
und Beratung einzuholen. Je nach dem Stadium der Erkrankung sind unterschiedliche
Ansprechpartner wesentlich.

Zu Beginn der Erkrankung
Der Beginn der Erkrankung ist in vielen Fällen mit einem Schock und den damit verbundenen psychischen Phänomenen verbunden. Häufig werden die ersten Symptome
der Demenz, v. a. der Alzheimer-Demenz, verleugnet und damit nicht wahrgenommen.
Dadurch wird aber eine frühzeitige Diagnostik und damit verbundene Therapie verzögert. Da in diesem Stadium noch keine wesentlichen Beeinträchtigungen der Lebensführung vorliegen, erscheint es auch wichtig darauf hinzuweisen, dass durch eine
Therapie die Selbständigkeit und Lebensqualität lange erhalten werden kann. Weiter ist
bei manchen Demenzformen auch eine Verbesserung möglich. Erste Ansprechpartner
sind hier die Hausärzte und Fachärzte. Sie weisen auch zu weiteren Untersuchungen,
wie etwa einer testpsychologischen Untersuchung oder bildgebenden Verfahren, zu. In
manchen Städten gibt es dazu spezielle Zentren, wie Memory-Kliniken oder Gedächt-
nisambulanzen. Gerade die Mitteilung der Diagnose erfordert Zeit und Einfühlungsvermögen vonseiten der Fachleute. Als Betroffener und Angehöriger ist es hier wesentlich
auch nachzufragen, falls etwas nicht gleich verstanden wurde. Es ist keine Schande,
über eine Krankheit Auskunft zu verlangen, sondern sogar ein Recht. Hilfe können auch
Selbsthilfegruppen bieten, da durch Gespräche mit anderen Betroffenen offene Fragen
leichter geklärt werden können. Außerdem erhält man dadurch das Gefühl, nicht allein
zu sein. Zur Krankheitsbewältigung und Bearbeitung psychischer Krisen erscheinen
auch psychologische und psychotherapeutische Gespräche wichtig. Ebenso kann die
Behandlung mit einem Antidepressivum hier hilfreich sein. Fragen Sie einfach Ihren
behandelnden Arzt nach entsprechenden Adressen. Informationen können auch die
Berufsverbände der Psychologen und Psychotherapeuten geben.
   Folgende Aspekte sind gerade am Beginn der Erkrankung wichtig:

- Schaffung einer vertrauensvollen Beziehung,
- Aufklärung über die Erkrankung,
- eine möglichst frühe Diagnostik,
- Einleitung einer entsprechenden Therapie,
- Bearbeitung der psychischen Belastungen und Erfassung der Bedürfnisse,
- das Leben weiterleben, da dies den Verlauf positiv beeinflusst,
- Miteinbeziehung der Angehörigen,
- Vorbereitung auf das Fortschreiten der Erkrankung durch das Treffen wesentlicher
  Entscheidungen (Testament, Patientenverfügung etc.).

Bei fortschreitender Demenz

Im fortgeschrittenen Stadium sind die Fähigkeiten bereits stärker beeinträchtigt. Häufig wird hier auch bereits die Unterstützung durch mobile Dienste nötig. Heimhilfe, Essenszustelldienste, mobile Krankenpflege etc. helfen sowohl dem Erkrankten als auch seinen Angehörigen und Betreuern. Scheuen Sie sich nicht, diese Hilfen rechtzeitig anzufordern. Pflegepersonen können auch kompetente Hilfe bei der Bewältigung von Pflegeproblemen, wie Inkontinenz, Ernährung, Kleidung etc., geben. Gerade als Angehöriger neigt man dazu, sich zu überfordern. Betroffene hingegen erkennen oft die Notwendigkeit der entsprechenden Unterstützung nicht und lehnen sie deshalb ab. Hilfe bieten hier die entsprechenden Hilfsorganisationen, soziale Stützpunkte aber auch die Selbsthilfegruppen. Manchmal sind auch leichte Umbauten und Sicherungsmaßnahmen in der Wohnung notwendig. Hilfe und Beratung bieten hier den Angehörigen Selbsthilfegruppen, die auch die entsprechenden Adressen von Firmen haben. In diesem Stadium sollte auch das Pflegegeld (falls nicht schon vorher geschehen) beantragt bzw. erhöht werden. Die begonnene Therapie ist fortzusetzen, bzw. es muss oft auf ein anderes Medikament umgestellt werden. Setzen Sie dieses nicht selbständig ohne Ihren behandelnden Arzt ab, wenn es nicht den gewünschten Erfolg bringt. Oft dauert es länger, bis der Patient anspricht, bzw. auch die Verzögerung des Krankheitsverlaufes ist ein positiver Effekt. Da in diesem Krankheitsstadium oft Verhaltensauffälligkeiten auftreten, ist manchmal die Einbeziehung eines Facharztes für Neurologie oder Psychiatrie und eine entsprechende Therapie notwendig. Falls nicht schon früher geschehen, sollten hier auch Überlegungen für eine evtl. später notwendige stationäre Betreuung getroffen werden. Gerade Heime unterscheiden sich oft sehr wesentlich in ihren Angeboten, und häufig ist im gewünschten Heim nicht kurzfristig ein Platz frei. Außerdem ist zu diesem Zeitpunkt der Erkrankung auch noch die Mitentscheidung des Erkrankten möglich. Ähnlich verhält es sich mit Sachwalterschaft und Patientenverfügung.

In diesem Stadium sind folgende Faktoren zu beachten:

- Fortsetzung bzw. Umstellung der Therapie,
- Behandlung von Verhaltensauffälligkeiten,
- Pflegegeld bzw. soziale Unterstützungen anfordern,
- vermehrte Integration der Angehörigen und Entlastung durch mobile Dienste,
- Vorbereitung auf eine möglicherweise notwendige stationäre Betreuung,
- Anpassung der Wohnung,
- Erwachsenenschutzvertretung bzw. Patientenverfügung.

Bei schwerer Demenz

Im Stadium der schweren Demenz wird oft eine Betreuung in einem Heim notwendig bzw. müssen ambulante Hilfen verstärkt werden. Falls die finanzielle Möglichkeit besteht, ist 24-h-Betreuung eine gute Alternative, da hierbei die bekannte Umgebung erhalten bleibt und somit Sicherheit bietet. Hier beginnt auch das richtige Abschiednehmen. Gerade durch Verhaltensauffälligkeiten und körperliche Gebrechlichkeit des

Patienten kommt es leicht zu einer massiven Überforderung der Betreuungspersonen. Wichtig ist hier v. a., als Betreuer selbst gesund zu bleiben und nicht zu vereinsamen. Machen Sie selbst auch Urlaub. In dieser Zeit kann der Patient in einem Heim kurzfristig betreut werden. Solche Urlauberbetten oder Kurzzeitpflegebetten bieten fast alle Heime an. Informationen geben die sozialen Stützpunkte.

Wesentliche Faktoren in diesem Stadium sind:

- Reflexion der Grundbedürfnisse des Erkrankten, da nicht mehr Gesundheit sondern Lebensqualität im Vordergrund steht,
- Verstärkung der Unterstützung,
- stationäre Betreuungsformen,
- Psychohygiene für Betreuer/Angehörige,
- Abschied nehmen.

▶ Bei der Diagnostik und Behandlung von Menschen mit demenziellen Erkrankungen müssen sowohl medizinische, psychologische, pflegerische, soziale und Umweltfaktoren berücksichtigt werden. Diese Maßnahmen werden im praktischen Teil des Buches noch genauer besprochen.

Literatur

Alexopoulos GS, Abrams RC, Young RC, Shamoian C (1988) Cornell scale for depression in dementia. Biol Psychiatry 23:271–284
American Psychiatric Association (Hrsg) (2013) DSM-5. Diagnostic and statistical manual of mental disorders, 5. Aufl. American Psychiatric Publishing, Washington, D.C.
Angermeyer MC, Kilian R, Matschinger H (2000) WHOQOL-100 und WHOQOL-BREF. Hogrefe, Göttingen
Averbeck M, Leiberich P, Grote-Kusch MT, Olbrich E, Schröder A, Brieger M, Schuhmacher K (1997) Skalen zur Erfassung der Lebensqualität (SEL). Swets & Zeitlinger B.V., Swets Tests Services, Frankfurt a. M.
Barnes DE, Yaffe K (2011) The projected effect of risk factor reduction on Alzheimer's disease prevalence. Lancet Neurol 10(9):819–828
Beck AT, Epstein N, Brown G, Steer RA (1988) An inventory for measuring clinical anxiety: psychometric properties. J Clin Consult Psychol 56:893–897
Beck AT, Ward C, Mendelson M, Mock J, Erbaugh J (1961) An inventory for measuring depression. Arch Gen Psychiatry 4:561–571
Berlin-Institut für Bevölkerung und Entwicklung (2011) Demenzreport. https://www.berlin-Institut.org/fileadmin/user_upload/Demenz/Demenz_online.pdf
Collegium Internationale Psychiatriae Scalarum (CIPS) (Hrsg) (1996) Internationale Skalen für Psychiatrie
Cooper B (1988) Epidemiological research on dementia: problems of case-finding and diagnosis. Z Gerontopsychologie und Psychiatrie 1:193–203

Crook TH, Youngjohn JR, Larrabee GJ (1992) Multiple equivalent test forms in a computerized everyday memory battery. Arch Clin Neuropsychol 7:221–232

Cummings J, Mega M, Gray K et al (1994) The neuropsychiatric inventory: comprehensive assessment of psychopathology in dementia. Neurology 44:2308–2314

DGPN (2016). S3-Leitlinie „Demenzen". https://www.awmf.org/uploads/tx_szleitlinien/038-013l_S3-Demenzen-2016-07.pdf. Zugegriffen: 13. Sept. 2019

Dilling H, Mombour W, Schmidt MH (Hrsg) (1991) WHO – Internationale Klassifikation psychischer Störungen. ICD-10 Kapitel V, Klinisch diagnostische Leitlinien. Verlag Hans Huber, Bern

Erzigkeit H (1989) Kurztest zur Erfassung von Gedächtnis- und Aufmerksamkeitsstörungen. Beltz, Weinheim

Finkel SI (2001) Behavioral and psychological symptoms of dementia (BPSD): a current focus for clinicians, researchers, caregivers, and governmental agencies. In: Miyoshi K, Shapiro CM, Gaviria M, Morita Y (Hrsg.) Contemporary Neuropsychiatry. Springer, Tokyo. https://doi.org/10.1007/978-4-431-67897-7_32

Fleischmann UM (2000) Gerontoneuropsychologie – Diagnostik, Therapie und Interventionen. In: Sturm W, Hermann M, Wallesch CW (Hrsg) Lehrbuch der klinischen Neuropsychologie. Swets & Zeitlinger, Frankfurt, S 663–673

Folstein MF, Folstein SE, McHugh PR (1975) „Mini-Mental State". A practical method for grading the cognitive state of patients for the clinician. J Psychiatr Res 12:189–198

Folstein MF, Folstein SE, White T, Messer MA (2010) MMSE-2. Testzentrale. https://www.test-zentrale.de/shop/mini-mentalr-state-examination-2nd-editiontm.html. Zugegriffen: 21. Dez. 2019

Galaria II, Casten RJ, Rovner BW (2000) Development of a shorter version of the geriatric depression scale for visually impaired older patients. Int Psychogeriatr 12(4):463–471

Gatterer (2019) Bedürfnisorientierte Betreuungsstrukturen für ältere Menschen und mit Demenzerkrankungen.Pflege Professionell. https://pflege-professionell.at/beduerfnisorientierte-betreuungsstrukturen-fuer-aeltere-menschen-und-mit-demenzerkrankung. Zugegriffen: 23. Dez. 2019

Gatterer G (1990) Alters-Konzentrations-Test (AKT). Hogrefe, Göttingen

Gatterer G (1997) Psychodiagnostische Verfahren. In: Alzheimer Morbus (Hrsg) Weiss & Weber. Beltz, Weinheim, S 645–688

Gatterer G (Hrsg) (2007) Multiprofessionelle Altenbetreuung, 2. Aufl. Springer, Wien

Gatterer G (2008) Der Alters-Konzentrations-Test, 2. Aufl. Hogrefe, Göttingen

Hachinski V, Oveisgharan S, Romney AK, Shankle WR (2012) Optimizing the Hachinski Ischemic Scale. Arch Neurol 69(2):169–175

Hamilton M (1959) The assessment of anxiety states by rating. Br J Med Psychol 32:50–55

Hamilton M (1960) Hamilton depression scale. A rating scale for depression. J Neurol Neurosurg Psychiat 23:56–62

Hautzinger M, Bailer M (1999) Allgemeine Depressionsskala (ADS) Beltz, Göttingen

Hautzinger M, Bailer M, Keller F, Worall H (1995) Das Beck Depressions Inventar (BDI). Huber, Bern

Höfler S, Bengough T, Winkler P, Griebler R (Hrsg) (2015) Österreichischer Demenzbericht 2014. Bundesministerium für Gesundheit und Sozialministerium. Wien. https://goeg.at/sites/goeg.at/files/2017-06/oesterreichischer_demenzbericht_2014.pdf. Zugegriffen: 23. Dez. 2019

Ihl R, Frölich L (1991) Die Reisberg-Skalen (GDS, BCRS, FAST) (dt.). Beltz, Weinheim

Ihl R, Grass-Kapanke B (2000) Manual – Test zur Früherkennung von Demenzen mit Depressionsabgrenzung (TFDD). Libri Books on Demand, Hamburg

Ihl R, Weyer G (1994) Alzheimer's Disease Assessment Scale (ADAS). Deutschsprachige Bearbeitung. Beltz, Weinheim

IVAR (Internationale Vereinigung für Assessment in der Geriatrie) (1997) FIM. Funktionale Selbständigkeitsmessung. Klinik Bavaria, Straubing

Jahn T, Werheid K (2015) Demenzen. Hogrefe, Göttingen

Kalbe E, Calabrese P, Schwalen S, Kessler J (2002) Der Rapid Dementia Screening Test (RDST). Ein ökonomisches Verfahren zur Erkennung möglicher Demenzpatienten. Psychology 28:94–97

Katz S (1983) Assessing selfmaintenance: activities of daily living, mobility, and instrumental activities of daily living. J Am Geriatr Soc 721–727

Kessler J, Calabrese P, Kalbe E, Berger F (2000) Demtect: Ein neues Screening-Verfahren zur Unterstützung der Demenzdiagnostik. Psychology 26(6):343–347

Laux I, Glanzmann R, Schaffner P, Spielberger C (1981) Das State-Trait-Angstinventar (STAI). Beltz, Göttingen

Lehrl S, Fischer B (1985) Kurztest für cerebrale Insuffizienz (c.I.-Test). Vless, Ebersberg

Leyhe T, Lang U (2013) Demenz und Depression – eine schwierige aber wichtige Differentialdiagnose. Psychiatrie & Neurologie 3/2013. https://www.rosenfluh.ch/psychiatrie-neurologie-2013-03/demenz-und-depression-eine-schwierige-aber-wichtige-differenzialdiagnose. Zugegriffen: 15. Aug. 2019

Maercker A (Hrsg) (2002) Alterspsychotherapie und klinische Gerontopsychologie. Springer, Berlin

Mahoney FI, Barthel DW (1965) Functional evaluation. The Barthel Index. Md State Med J 14:61–65

Margraf J, Ehlers A (2001) Beck Angstinventar. Deutsche Version. Beltz, Göttingen

Masur H (1995) Skalen und Scores in der Neurologie. Thieme, Stuttgart

Memory Clinic Basel (2002) CERAD-plus online. Geriatrische Universitätsklinik, Basel. https://www.memoryclinic.ch/de/main-navigation/neuropsychologen/cerad-plus/auswertungprogramme/cerad-plus-online/. Zugegriffen: 21. Dez. 2019

Monsch AU, Thalmann B, Ermini-Fünfschilling D, Stähelin HB, Spiegel R (1997) A combination of the Clock Drawing Test (CDT) and the Mini-Mental-Status Examination (MMSE) helps to improve the screening for dementia. J Int Neuropsycholo Soc 3(1):16 (abstract)

Morris JC, Mohs RC, Rogers H, Fillenbaum G, Heyman A (1988) Consortium to establish a registry for Alzheimer's disease (CERAD) clinical and neuropsychological assessment of Alzheimer's disease. Psychopharmacol Bull 24(4):641–652

Müller C, Atria M, Voller B, Auff E (2000) Der Neuromentalindex. Ein Additivinstrument zum Barthel-Index zur Erfassung von Fähigkeitsstörungen der psychisch-mentalen Grunddimensionen in der Neurorehabilitation. Der Nervenarzt 12(71):963–969

Nowotny B, Schlote-Sautter B, Rey ER, Usadel KH (1990) Anwendung von Selbstbeurteilungsinstrumenten bei älteren Krankenhauspatienten. Z Gerontologie 23:214–217

Oswald WD, Fleischmann UM (1995) Nürnberger-Alters-Inventar (NAI), 3. überarbeitete und ergänzte Aufl. Hogrefe, Göttingen

Reisberg Barry (1988) Functional assessment staging (FAST). Psychopharmacol Bull 24(4):653–659

Reisberg B, Borenstein J, Salob SP, Ferris SH (1987) Behavioral symptoms in Alzheimer's disease: phenomenology and treatment. J Clin Psychiatry 48(Suppl):9–15

Reischies FM, Kühl KP, Krebs M (2000) Zehn-Wort-Merkliste mit Imaginations-Einspeicherhilfe. Z Gerontopsychologie Psychiatrie 13(1):30–37

Reisberg B, Franssen EH, Souren LEM, Auer SR, Akram I, Kenowsky S (2002) Evidence and mechanisms of retrogenesis in Alzheimer's and other dementias: management and treatment import. Am J Alzheimer's Dis Other Dementias 17(4):202–212

Rosen WG, Mohs RC, Davis KL (1984) A new rating scale for Alzheimer's disease. Am J Psychiatry 141:1356–1364

Scanlan J, Borson S (2001) The Mini-Cog: receiver operating characteristics with expert and naive raters. Int J Geriatr Psychiatry 16:216–222

Spiegel R, Brunner C, Ermini-Fünfschilling D et al (1991) A new behavioral assessment scale for geriatric out- and in-patients: The NOSGER (Nurses's Observation Scale for Geriatric Patients). J Am Geriatic Soc 39:339–347

Stoppe G (2002) Mild cognitive impairment. 7. Treffen der deutschsprachigen Memory Clinics/Gedächtnissprechstunden. Göttingen

Sutcliffe C, Cordingley L, Burns A, Mozley CG, Bagley H, Huxley P, Challis D (2000) A new version of the geriatric depression scale for nursing and residential home populations: the Geriatric Depression Scale (Residential) (GDS-12R). Int Psychogeriatr 12(2):173–181

Tariot PM, Mack JL, Patterson MB et al (1995) The behavior rating scale for dementia of the consortium to establish a registry for Alzheimer's disease. The behavioral pathology committee of the consortium to establish a registry for Alzheimer's disease. Am J Psychiatry 152(9):1349–1357

Thalmann B, Monsch AU, Bernasconi F, Schneitter M, Aebi C, Camachova-Davet Z, Stähelin HB (2000) The CERAD Neuropsychological Assessment Battery (CERAD-NAB) – a minimal data set as a common tool for German-speaking Europe. Poster presented at the international conference on Alzheimer disease and related disorders, Washington, D.C., USA (175.81 KB)

Wancata J, Meise U, Marksteiner J (2003a) Grauzone. Die Versorgung Alter psychisch Kranker. VIP-Verlag, Innsbruck

Wancata J, Musalek M, Alexandrowicz R, Krautgartner M (2003b) Numbers of dementia sufferers in Europe between the years 2000 and 2050. Eur Psychiatry 18(6):306–331

Yesavage JA, Brink TL, Rose TL et al (1983) Development and validation of a geriatric depression screening scale. A preliminary report. J Psychiatry Res 17:37–49

Zaudig M, Hiller W (1995) Strukturiertes Interview für die Diagnose der Demenz vom Alzheimer-Typ, der Multi-Infarkt- (oder vaskulären) Demenz und Demenzen anderer Ätiologie nach DSM-III-R und ICD-10. Huber, Bern

Ethische Aspekte und Überlegungen zur Betreuung demenziell erkrankter Menschen

4

Inhaltsverzeichnis

Jeder Mensch, der – sei es im privaten oder beruflichen Umfeld – in Kontakt mit demenziell erkrankten Menschen kommt, spürt sehr rasch, welch großes Feld der ethischen Fragestellungen sich auftut. Ziel dieses Beitrags ist es, einen Teil dieser Fragestellungen zu benennen und sie auf ihren ethischen (Konflikt)Gehalt zu untersuchen.

Die ethischen Fragestellungen an die Basis der pflegenden und betreuenden Menschen zu bringen, ist ein großes Anliegen dieses Beitrags. Dort, wo jeden Tag die alltäglichen ethischen Dilemmata sichtbar werden, dort benötigen wir Antworten auf drängende Fragestellungen, die das Leben und das Sterben betreffen.

Im Weiteren wird der Beitrag Möglichkeiten aufzeigen, wie ethische Fragestellungen in einem Heim bearbeitet werden können.

Die Beachtung ethischer Aspekte soll helfen, die Betreuung zu optimieren und am Betreuten zu orientieren.

© Springer-Verlag GmbH Deutschland, ein Teil von Springer Nature 2020
G. Gatterer und A. Croy, *Leben mit Demenz,*
https://doi.org/10.1007/978-3-662-58267-1_4

4.1   Allgemeine Aspekte der Ethik

Die „Entdeckung" des Themas Demenz durch die Ethik erfolgte erst in jüngster Zeit (Alzheimer Europe 2011).

Ethische Fragestellungen in der Psychiatrie waren schon längere Zeit Gegenstand der Diskussionen.

Die Zunahme der demenziellen Erkrankungen führte nun auch zu einer intensiveren Auseinandersetzung mit den in diesem Bereich drängendsten Fragen.

Da jedoch die Demenzethik v. a. in Verbindung mit der Pflegeethik gebracht wurde, fehlte bis heute eine intensive ausschließliche Auseinandersetzung.

Die sich präsentierenden Problemkreise sind von höchster Brisanz und außerordentlicher Tragweite. Stellen sich doch im Umgang mit Menschen mit Demenz viele grundsätzliche Fragen, die der Klärung bedürfen. Es ist eben oft nicht eindeutig klar, was das moralisch Richtige ist.

- Sind Willensbekundungen eines demenziell Erkrankten zu respektieren?
- Ist darauf Rücksicht zu nehmen, was ein Erkrankter zu Zeiten vorhandener geistiger Fähigkeiten wollte?
- Ist den Wünschen der Angehörigen, die stellvertretend für den Patienten sprechen, Folge zu leisten?
- Wie kann der Wille des Erkrankten erfüllt werden?

Die Suche nach dem, was moralisch geboten ist, was wir als moralisch richtig bezeichnen, erfolgt immer auf dem Hintergrund der Frage, was Ethik an und für sich ist.

▶   Ethik handelt von Normen und Werten, ist ein Nachdenken über unser Tun auch unter dem Gesichtspunkt der Menschenwürde. Werte leiten unser Handeln an, sie bestimmen unser Tun.

Ethik befasst sich mit diesen Werten und Normen in Kontext der tatsächlich vorhandenen Möglichkeiten.

Niemand kann gleichzeitig alles tun. Wir müssen immer wieder neu suchen, was unter den vorhandenen Möglichkeiten dem Wohl des Menschen am meisten dient.

So kann im pflegerischen Alltag eine minimale „Warm-satt-sauber-Pflege" bei sehr geringem Personalbestand für die direkt Pflegenden moralisch durchaus vertretbar sein, da die vorhandenen Möglichkeiten keine andere Pflege zulassen.

Es stellt sich im pflegerischen Alltag immer wieder heraus, dass Ethik eingesetzt wird, um moralisch etwas einzufordern. So werden drohende Zustände als unethisch bezeichnet, um Forderungen Nachdruck zu verleihen.

„Wenn wir Frau Meier nicht den neuen Schaukelstuhl geben können, ist das unethisch."

Hinter solchen, vielleicht sogar begründeten Forderungen steht die Haltung, dass ich ja schon moralisch handeln würde, wenn ich könnte.

Derjenige, der die Forderung erhebt, sagt damit aus, dass er das moralisch Gebotene vertritt. In der Umkehrung vertritt der andere Teil das moralisch nicht Gebotene, das Unmoralische also.

Es ist vor solchen dialektischen Kunstgriffen Vorsicht geboten. Im Umgang zwischen Menschen kann es durchaus unterschiedliche Auffassungen geben, was Moral ist. Wir unterscheiden dabei die sog. konventionelle Moral. Sie ist die Summe von Vorstellungen, die in einer Gruppe gelten.

Im Gegensatz dazu sprechen wir von der sog. individuellen Moral. Diese stimmt nicht immer und in allen Punkten mit der konventionellen Moral überein. Die eine als moralisch richtig und demnach die andere als moralisch falsch zu betrachten, entspringt einer Diskussionskultur, die keine objektiven Betrachtungsweisen zulässt.

Gerade wenn eine Diskussion über den moralisch richtigen Weg stattfinden soll, darf die Wertung moralisch-unmoralisch so nicht stattfinden, will man Diskurs nicht von Beginn an verhindern.

Ethik sucht demnach Antwort auf die Frage, welche moralischen Urteile begründet oder nicht begründet, richtig oder falsch sind.

4.2   Ideale

Ein intensive Auseinandersetzung scheint ebenfalls mit den in uns wohnenden Idealen und Idealbildern von Nöten.

Wir Menschen sind geprägt von diesen Idealen, wie wir sein sollten, wie wir gerne wären und wie wir wollten, dass uns die anderen sehen, und wir glauben tief in uns, dass mit der Erreichung eines Idealzustandes das Glück sich wie von selbst einstellen wird.

Vor allem in der Pflege von Menschen mit Demenz, wenn Orientierung fehlt, was das Gute, das Richtige sein könnte, brauchen wir Ideale, an denen wir Halt finden können. Und diese Ideale gehen immer von einem Idealzustand aus, den wir gar nie erreichen können. Und es besteht die Gefahr, dass nicht erreichbare Ideale uns zu einem Zustand führen, der geprägt wird durch viele Frustrationen, dass wir es ja sowieso nicht gut können. Gerade heute, wo wir zu wissen glauben, wie die Pflege und Betreuung von Menschen mit Demenz aussehen könnte, besteht die Gefahr, dass wir die Ansprüche an uns selbst und an unsere Kollegen in einer Weise wachsen lassen, sodass nur der tiefe Fall in die typischen Merkmale des Burn-outs folgen kann.

4.3   Glück

Daran anschließend ist eine vertiefte Auseinandersetzung mit der Frage nach dem Glück notwendig. Wie und ob es erreicht werden kann. Vor allem bei pflegendem Personal zeigen sich häufig Fantasien, in denen durchaus damit kokettiert wird, für das Glück anderer Menschen verantwortlich zu sein. In unseren Ethikausbildungen für Pflegende stellen wir immer wieder diese Fragen, ob unsere Arbeit darauf ausgerichtet sein soll, Glück zu vermehren oder Unglück zu verhindern.

Pflegende, die ausschließlich daran glauben, dass sie für das Glück der ihnen anvertrauten Menschen zuständig seien, kommen rasch an den Punkt, an dem sie feststellen müssen, dass sie ihr primäres Ziel gar nie erreichen können. Das Glück des anderen kann mir durchaus ein Anliegen sein, aber zu dessen Erreichung sind eben doch noch andere, v. a. patienteneigene Ressourcen als nur eine dafür hoch motivierte Pflegekraft notwendig.

Es stellt sich daran die Frage, welcher Motivation solch ein Streben „ich mach dich glücklich" entspringt. Welch eine Allmachtsfantasie liegt solchen Denkweisen zugrunde und welche Gefahr geht im Alltag von solchen Fantasien aus, denen sich demenzerkrankte Menschen nur sehr indirekt widersetzen können und die auch von Vorgesetzten nur sehr schwierig zu erkennen sind.

Die Verhinderung von Unglücklichsein scheint dagegen eher ein durchaus guter, sinnvoller Motivator für Betreuende zu sein.

Die meisten in der Arbeit mit Menschen mit Demenz angewendeten Strategien und Techniken sind darauf angelegt, Traurigkeit und Unglücklichsein zu verhindern, z. B. Validation, Kontaktarbeit und basale Stimulation.

Im Wechselspiel von Hoch und Tief des Alltags kommt einer Reduktion von traurigen und depressiven Verhaltensweisen durchaus ein sehr hoher Stellenwert zu. Erst wenn die Erfüllung der emotionalen Grundbedürfnisse stattgefunden hat, kann sich auch ein demenzerkrankter Mensch seinen anderen Bedürfnisbefriedigungen zuwenden.

4.4   Wie den Bedürfnissen der verschiedenen Anspruchsgruppen gerecht werden?

Demenzethik befasst sich auch mit dem Dilemma, dass nicht alle Werte immer gleichzeitig realisiert werden können, bzw. oft auch sich gegenseitig in die Quere kommen. Vor allem im alltäglichen Umgang mit und zwischen Menschen mit Demenz tritt dieses Dilemma sehr häufig auf. Wie sehr lasse ich einen Patienten gewähren, wenn er nach seinem Bedürfnis handelt? Lass ich ihn handeln, wenn andere Menschen dadurch bedroht werden? Darauf ist die Antwort zwar einfach, dass es nicht geboten ist, jemanden handeln zu lassen, wenn der andere dadurch einen offensichtlichen Schaden erleidet. In der Praxis ist dies jedoch nicht immer so einfach. Wie gehen wir damit um, wenn zwei demenzerkrankte Personen sich sexuell näher kommen? Geschieht dies in der Öffentlichkeit einer Institution, so gibt es sicher Menschen, die sich moralisch daran stören, dass dies öffentlich geschieht. Es kann aber auch diskutiert werden, ob diese beiden dies auch so tun würden, wenn sie nicht erkrankt wären, und ob wir aus dieser Perspektive nicht eingreifen sollten. Drittens kann davon ausgegangen werden, dass sich durch das Verhalten, zumindest bei den Ehepartnern, durchaus verständliche Argumente nennen lassen, warum das Heim solches Verhalten unterbinden soll.

Welche Perspektive wir nun einnehmen, es lassen sich durchaus für jede Argumente finden, die einen Entscheid zugunsten des einen und zuungunsten des anderen rechtfertigen.

Nehmen wir ausschließlich die Sichtweise der Menschen mit Demenz ein, geben wir ihnen eine sehr große Macht, da, demenziell bedingt, zwar alles erlaubt ist, aber die Bedürfnisse der Partner nicht berücksichtigt werden. Dies kann dann durchaus als sehr hilflos und ausgeliefert erlebt werden.

Welche Perspektive ist die moralisch „Richtige"?

Kann es die moralisch richtige Perspektive geben?

Pflegende neigen in der Regel dazu, v. a. Sichtweisen einzunehmen, von denen sie sich den größten Vorteil für den („ihren") Patienten versprechen. Dies jedoch dann nur, solange ihr eigenes moralischen Empfinden nicht gestört wird. So kann in dem beschriebenen Beispiel bei der einen Pflegenden die Sichtweise der Patienten im Vordergrund stehen, bei einer anderen die Perspektive der gesunden Partner, die sich in ihrer Partnerschaft zutiefst verletzt fühlen, wenn der Kranke die Ehe einseitig de facto für beendet erklärt hat.

Arbeitsteams stehen häufig vor solchen Fragestellungen, und es ist notwendig, dass den Pflegenden die notwendigen Werkzeuge in die Hand gegeben werden, damit sie sich gemeinsam auf die Suche nach möglichen Wegen aufmachen können, dass sie lernen und sich darin üben, dass es die einzige richtige Lösung nicht geben kann, und dass es alltäglich geschehen kann, dass wir uns von mehreren Möglichkeiten für eine entscheiden müssen.

Stellvertreter

Alle, die mit Menschen mit Demenz und deren Angehörigen zu tun haben, erleben immer wieder, wie schwierig eine Unterscheidung zwischen den Bedürfnissen von Angehörigen und denen der Erkrankten ist.

Können Angehörige per se als die idealen Stellvertreter betrachtet werden?

Die Diskussion über die Rolle von Angehörigen in der Betreuung von Menschen mit Demenz beginnt sich nur sehr vorsichtig durchzusetzen. Die tatsächlich immensen Belastungen, die diese Menschen oft aushalten und ertragen, führten über Jahre dazu, dass alles, was Angehörige tun, per se gut ist und nicht hinterfragt werden darf.

Die Liebe allein wurde als Garant einer optimalen Betreuungssituation gewertet. Betreuung und Pflege zu Hause in jedem Fall besser als im besten Heim, lautete die Devise. Das Leid, welches Angehörige zu ertragen haben, erzwingt scheinbar eine Schonhaltung. Dass sehr oft der Angehörige und nicht der Mensch mit Demenz im Vordergrund steht, wird rasch übersehen.

Die Liebe allein ist kein Garant für eine Sichtweise, die v. a. das Wohl des Erkrankten im Auge hat.

Die Pflege und Betreuung von Menschen mit Demenz stellt wohl eine der schwierigsten Aufgaben dar, denen Menschen sich stellen bzw. sich stellen müssen.

Schwierig v. a. deshalb, da das demenzielle Chaos des Erkrankten immer auch seine direkte Umgebung mit einbezieht. Und diesem Einbezug kann man sich nicht widersetzen. Der Betroffene kann keine Normen, keine Abmachungen anerkennen, da er den Gehalt einer Abmachung, einer Norm nicht erfassen kann. So legt er immer wieder unbewusst neue Grenzen, Normen fest. Die betreuende Umwelt kann dies jeweils nur akzeptieren, da eine Diskussion darüber mit den Betroffenen ab einem fortgeschrittenen Krankheitsstadium unmöglich, ja sogar konfliktfördernd ist.

Ein Beispiel aus dem häuslichen Bereich

Ein 75-jähriger Mann, mittelschwer dement, lebt mit seiner 68-jährigen Ehefrau zu Hause.

Die Frau betreut ihn liebevoll seit Jahren. In den letzten Wochen nehmen verschiedene Störungen zu. So steht er nachts mehrfach auf und will zur Arbeit. Sie beruhigt ihn immer wieder, stößt aber rasch an die Grenzen des Verständnisses. Er versteht sie nicht. Im Verlaufe der schwierigen Zeit erkennt er sie nicht mehr. In seiner subjektiven Welt glaubt er, selbst viel jünger zu sein. Als Folge davon empfindet er seine echte Ehefrau als zu alt.

Seine subjektive Ehefrau ist in seiner Perspektive jung, jünger als er selbst.

Nachts glaubt er deshalb jeweils, dass eine fremde Frau neben ihm im Bett liegt, und daraus entstehen Konflikte, die sich eben nicht durch Erklären und Beruhigen lösen lassen.

Die Belastungsgrenzen der Ehefrau kommen bedrohlich näher.

Niemand kann seine Aufgaben gut erfüllen, wenn er in dauernder Überforderung steht. Niemand kann auf der distanzierten Ebene reagieren, wenn er selbst als Teil des Problems definiert wird, ob er das will oder nicht.

Grenzen, Regeln, Abmachungen, die innerhalb einer Ehe jahrelang gegolten haben, wenn dies alles keine Gültigkeit mehr hat, wenn diese Abmachungen vom Erkrankten einseitig und brutal aufgekündigt werden, führt dies zu tiefen Verletzungen des eigenen Selbst des Gesunden.

Ist in solchen Momenten tatsächlich davon auszugehen, dass der Gesunde ausschließlich das Wohl des Kranken vor Augen hat? – Wohl kaum.

In diesem Feld von gegenseitigen Abhängigkeiten entwickeln sich rasch asymmetrische Abhängigkeitsbeziehungen. Der Mensch mit Demenz kann nicht entscheiden, wer ihn betreut, dass er gehen will etc. Die Entscheidungsmacht liegt formal ausschließlich beim Gesunden.

Macht und Machtlosigkeit sind dabei sehr eng miteinander verbunden.

Der Frage der Stellvertretung kommt in solchen Momenten eine grundlegende Rolle zu. Wie entscheidet sich der Stellvertreter, wenn es um den Zeitpunkt der Heimplatzierung geht, wenn über finanzielle Dinge entschieden werden muss, wenn Fragen der lebensverlängernden Maßnahmen besprochen werden müssen. Die Suche nach Antworten bei solch komplexen Fragestellungen darf nicht den Angehörigen alleine überlassen werden. Es ist eine besondere Form der Begleitung der Patienten und der

Angehörigen notwendig. Die sehr hohe Verletzlichkeit der direkt Betroffenen braucht einen sehr sorgsamen Umgang mit den beteiligten Menschen, dem Angehörigen ebenso wie dem Menschen mit Demenz.

Ethisches Leitbild einer Institution
Wie kann das ethische Leitbild einer Institution aussehen?

Für Institutionen, die auch Menschen mit Demenz betreuen, stellt sich früher oder später die Frage, wie man mit den schwierigen Situationen rund um Demenz umzugehen gedenkt.

Ziel eines Leitbildes ist die Auseinandersetzung mit all den Fragestellungen eines Leitbildes unter dem Gesichtspunkt der Ethik, z. B. Einkauf, Ökologie, Nachhaltigkeit, Lohnsystem etc.

Ziel eines ethischen Leitbildes ist v. a., als Institution ein Zeichen zu setzen, was ihr wichtig ist, was sie klären will, was sie festlegen will, wie etwas gehandhabt werden soll. Solch ein Leitbild ist zum einen eine Klärung nach außen, zum anderen und hauptsächlich eine Klärung nach „innen".

Die Arbeit an und mit einem ethischen Leitbild ist nicht so zu verstehen, dass eine Gruppe von Mitarbeitern stellvertretend ein Leitbild entwirft und „macht", sondern sie ist ein dauernder Prozess innerhalb einer Institution, an dem alle beteiligt werden, die in ethischen Spannungsfeldern arbeiten, und das sind „alle".

Ein ethisches Leitbild umfasst dabei nicht nur den Bereich „Menschen mit Demenz", sondern auch alle das Heim betreffenden relevanten ethischen Fragestellungen.

Wenn ein Leitbild Fragen bearbeiten soll von „Menschen mit Demenz", sind daraus auch Fragen zu entwickeln für „Menschen ohne Demenz". Sie, die geistig Gesunden, sind ja sehr häufig mit schwierigen Alltagssituationen konfrontiert, denen sie nicht oder nur sehr bedingt ausweichen können. Eine Diskussion mit den Menschen über diese Situation kann Zeichen einer hohen Unternehmenskultur sein.

Die zwingend zu bearbeitenden Fragestellungen beziehen sich v. a. auf die Haltungen zu Fragen der Demenz.

Über allem steht die Klärung der Frage: Was ist Würde?

Eine ausführliche Diskussion über den Würdebegriff steht am Beginn jeder Leitbildarbeit. Hier muss der Einzelne und die Institution klären und sich erklären. Es muss definiert werden, was unter Würde verstanden wird, und es muss eine gemeinsame Sprache dazu entwickelt werden.

Daraus resultieren mehrere Bereiche, die bearbeitet werden müssen.

4.5   Betreuungs- und Pflegekonzept

Als erstes und vorrangig: Wie wollen wir mit Menschen mit Demenz umgehen, was wollen, was können wir für sie tun?

Eine Organisation muss sich nun erklären, muss sich damit auseinandersetzen, wie sie sich den Weg vorstellt, den sie mit ihren kranken Menschen gehen will.

Das geht von dem Ansatz in der Betreuung, von den Fragen der Autonomie, von den Aspekten der Personalschulung, der Personaldotierung, der Verantwortung des Einzelnen gegenüber diesen Menschen, bis zu den Fragen der Finanzierung, des „Wertes" eines Menschen und dem Sinn von Krankheit und Tod.

Palliativkonzept
Welche Pflege, welche Medizin wollen wir am Lebensende?

Die Auseinandersetzung mit dem Sterben, mit Fragen der Lebensverlängerung, Zwangsernährung und dem Einsatz des medizinisch Machbaren in Institutionen rückt immer wieder rasch in den Vordergrund der Diskussionen, wenn in den deutschsprachigen Ländern Deutschland, Österreich, Schweiz gemeinsam diskutiert wird. Die historisch verschiedenen Erfahrungen mit Leiden, mit „unwertem Leben", verhindern oft eine offene Diskussion darüber, wie Leben zu Ende gehen kann und soll.

In der Praxis sind hauptsächlich Fragen, welche die Ernährung von Menschen mit Demenz betreffen, Auslöser für solche Diskussionen. Solange jemand noch selbst genügend Nahrung zu sich nehmen kann, ist keine Diskussion über die Ernährung nötig, nur dann, wenn eine unterschiedliche Auffassung darüber besteht, was „genügend" im Alltag heißt.

Oft ist ein großer Widerspruch zu spüren zwischen dem, was Pflegende als geboten betrachten, und den formalen Vorschriften der Gesetzgeber.

Ist Lebensverlängerung um jeden Preis die tatsächlich moralisch vertretbarste Variante?

Vornehmlich in der Frage, PEG-Sonde (perkutane endoskopische Gastrostomie) ja oder nein, entzünden sich die Fragestellungen und zeigen sich die unterschiedlichen Handlungsweisen zwischen Deutschland, Österreich und der Schweiz. Zum einen wird Leben als höchstes Gut betrachtet, das zu schützen unsere primäre Aufgabe ist. Zum anderen wird als höchste Pflicht die Vermeidung von unnötigem Leid betrachtet.

Die Diskussion in der Schweiz stützt sich auf folgende Argumente (SAMW 2019):

Maßgebend ist v. a. der mutmaßliche Wille des Patienten. Da in der Regel keinerlei Patientenverfügungen vorliegen, muss man sich besonders auf diese Mutmaßlichkeit abstützen. Es gibt in der Regel Bekannte, Freunde, Familienangehörige, die Auskunft geben können über Aussagen zu dieser Haltung. Ferner kann davon ausgegangen werden, dass nur sehr wenige Menschen eine Lebens- und Leidensverlängerung in diesem Sinne wünschen.

Ein weiterer wichtiger Punkt ist die Frage, was unsere Aufgabe sein soll. Sehen wir v. a. die Quantität, möglichst lange zu leben, oder sehen wir die qualitativen Aspekte des Lebens? Es geht zu keinem Zeitpunkt darum, aktive Sterbehilfe zu leisten oder Beihilfe zum Suizid. Im pflegerischen Alltag geht es um die Menschen, die in allen Bereichen auf Unterstützung angewiesen sind, die in ihren Betten liegen, denen wir Nahrung löffelchenweise eingeben und die sich dennoch verschlucken, dauernd und immer wieder.

Es geht um Menschen, die ihren Willen nicht mehr so äußern können, dass wir auch tatsächlich verstehen, was sie meinen.

Ein palliatives Konzept, welches diese Fragen auch miteinschließt, braucht gemeinsame Diskussion und gemeinsam entwickelte Leitlinien, nicht Direktiven und Verordnungen aus bürokratischen Erwägungen.

4.6   Entwicklung von ethischen Richtlinien zu freiheitseinschränkenden Maßnahmen in der Schweiz

Freiheitseinschränkende Maßnahmen in Institutionen sind im Bereich Demenz nicht selten. Fixationen, sedierende Medikamente, Vortische – die Reihe der Maßnahmen ist nicht unbeträchtlich. Es ist eine vertiefte Auseinandersetzung darüber nötig, warum wir solche Maßnahmen anwenden (müssen) und wie wir damit umgehen wollen. So ist es im Alltag doch nicht dasselbe, ob ich einem bettlägerigen alten Menschen mit Demenz beidseitig ein Bettgitter montieren will, damit er beim Drehen nicht aus dem Bett fällt, oder ob ich einem mobilen Kranken ein Bettgitter montiere, damit er endlich liegen bleibt. Wer kann intervenieren, wenn ein Arzt sedierende Medikamente verordnet und jeder auf der Abteilung dies als unprofessionell empfindet?

Gerade dieser große Bereich ruft nach Richtlinien, Handlungsanweisungen, die den Menschen brauchbare Instrumente zur Bearbeitung solcher Fragestellungen in die Hand geben.

Wie gehen wir mit den (berechtigten) Ansprüchen von Angehörigen um?

Sind Angehörige tatsächlich die „idealen Stellvertreter"? Was sollen wir tun, wenn etwas gefordert wird, das wir nicht leisten können?

Ethikbeauftragte im Heim – ein Werkstattbericht
Mit der Einführung der Richtlinien zu freiheitseinschränkenden Maßnahmen wurde auf den neuen Abteilungen die Funktion der Ethikbeauftragten geschaffen.

Diese sind an ihrem Arbeitsort zuständig für die Einhaltung der festgelegten Maßnahmen. So wurde bei einer Bewohnerin, die sehr stark sturzgefährdet war und bereits zwei große Frakturen erlitten hatte, festgelegt, dass sie für eine bestimmte Zeitdauer am Tage fixiert werden darf. Festgelegt wurde auch die Höchstdauer und Anzahl der Fixationspausen.

Die Aufgabe der Ethikbeauftragten bezieht sich auf die Einhaltung dieser festgelegten Maßnahmen. Sie kontrolliert die Protokolle, schaut für die Einhaltung der Kontrollüberprüfungen, ob die Maßnahmen überhaupt noch nötig sind.

Als wichtig zeigt sich, dass die Ethikbeauftragte nicht als „ethisches Gewissen" der Abteilung zuständig gemacht wird für alles, was Mitarbeitende irgendwo anonym deponieren wollen. Die normalen Hierarchiestufen dürfen nicht untergraben werden.

So entstehen auf den Abteilungen verantwortungsvolle Aufgaben, die unabhängig jeglicher pflegerischer Diplome den arbeitenden Menschen zusätzlichen Sinn in der Arbeit geben können. Das Interesse an ethischen Fragestellungen steigt, und die arbeitenden Menschen fühlen sich und werden in ihrer Arbeit ernst genommen, und in den dazu angebotenen Schulungen werden sich neu stellende Fragen diskutiert.

Ethische Aspekte in der Betreuung demenzerkrankter Menschen intensiver zu betrachten, lohnt sich in jedem Falle.

Der vorliegende Text kann nur Aspekte der ethischen Fragestellungen aufzeigen und die einzelnen Bereiche nur in sehr gestraffter Form berücksichtigen.

Ethik im Alltag zu positionieren und nicht in den theoretischen Höhen, ist die Hauptaufgabe in der angewandten Demenzethik. Ethik kann dann Verbindlichkeiten schaffen. Die Verantwortung nimmt zu, für den Einzelnen und für die Organisation.

Demenzethik heißt hier nichts anderes, als Verantwortung zu übernehmen, zu garantieren, dass Menschen mit Demenz nicht oder immer weniger auf irgendeine Weise missbraucht werden können. Ethisches Denken unterstützt dieses Anliegen.

Genauere Informationen finden Sie für die Schweiz unter SAWM (Schweizerische Akademie der Medizinischen Wissenschaften 2019).

4.7 Möglichkeiten der Vertretung für Menschen mit Demenz in Österreich

Menschen mit Demenz werden in erster Linie von nahestehenden Familienmitgliedern betreut und gepflegt. Pflegende und betreuende Angehörige stehen immer wieder vor schwierigen ethischen Fragen und Entscheidungen, die das Leben des erkrankten Menschen betreffen. Sie stehen den Betroffenen nahe, kennen ihre Eigenheiten, Ängste, Einstellungen und Fähigkeiten. Sie unterstützen und begleiten die Betroffenen, können aber auch überfürsorglich, bestimmend, bevormundend sein und Macht oder Druck ausüben.

Sie sind sich bewusst, dass sie in vielen Bereichen nicht nach dem Willen oder den Wünschen der Betroffenen handeln. Menschen mit Demenz sind oft gegen ihren Willen in einer Tagesbetreuungseinrichtung, lehnen fremde Betreuungspersonen ab, sind oft wenig wertschätzendem Umgang und mangelndem Respekt ausgesetzt. Ihre finanziellen Angelegenheiten werden von anderen Personen übernommen, sie dürfen nicht mehr Auto fahren und ihr Lebensalltag ist insgesamt fremdbestimmt.

Es stellt sich die Frage, wieweit die Eigenverantwortung des Menschen mit Demenz erhalten bleiben kann, bzw. welche Bereiche sie umfasst. Das Zugeständnis von Autonomie und Entscheidungsmöglichkeiten hängt von unterschiedlichen Faktoren ab, wie Krankheitsstadium, Persönlichkeit, Umfeld, persönlichen und gesellschaftlichen Werten und weitgehend auch von den Angehörigen und Betreuungspersonen. Menschen mit Demenz sind besonders verletzlich. Sie haben ein hohes Schutzbedürfnis. In fortgeschrittenen Stadien der Demenz, bei der Übersiedlung in eine Pflegeeinrichtung und am Lebensende des kranken Familienmitgliedes brauchen Angehörige intensive Beratung und Unterstützung beim Treffen von rechtsethischen Entscheidungen, auch solchen, die Leben und Sterben betreffen.

Mit Hilfe von Experten und Beratern wird nach Antworten und Lösungen gesucht.

Der Gesetzgeber hat verschiedene rechtliche Möglichkeiten zum Schutz der betroffenen Menschen festgelegt.

Das Erwachsenenschutzgesetz (ersetzt seit 01.07.2018 das Sachwalterrecht) legt gemäß der UN-Behindertenrechtskonvention Ziele für die Vertretung von Menschen mit kognitiven Einschränkungen fest:

- Selbstbestimmung und mehr selbstgewählte Vertretung,
- stärkere Berücksichtigung des Willens des Betroffenen,
- gerichtliche Bestellung eines Vertreters nur als letzte und eingeschränkte Möglichkeit (max. für 3 Jahre),
- Beschränkung der Geschäftsfähigkeit nur als Ausnahme.

Die 4 Säulen der Vertretung sind:

1. Die Vorsorgevollmacht.
2. Die gewählte Erwachsenenvertretung – die Vertretungsperson(en) wird/werden vom Betroffenen gewählt.
3. Die gesetzliche Erwachsenenvertretung durch bestimmte nahe Angehörige. Diese ist angelehnt an die ehemals gültige Vertretungsbefugnis nächster Angehöriger, wurde aber erweitert und klarer geregelt.
4. Die gerichtliche Erwachsenenvertretung durch eine gerichtlich bestellte Person entspricht der ehemaligen Sachwalterschaft.

Die Stellvertreter, ob gewählt, gesetzlich oder gerichtlich, haben sich am mutmaßlichen Willen und an den Wünschen der vertretenen Person zu orientieren.

Die Fähigkeit zur Selbstbestimmung ist zu fördern, das neue Gesetz möchte diese Selbstbestimmung stärken.

Ärzte sollen die Patienten in ihrer Urteilsfindung unterstützen, auch wenn es fraglich erscheint, ob ein Patient entscheidungsfähig ist.

Grund und Bedeutung einer medizinischen Behandlung sind auch nichteinwilligungsfähigen Personen zu erklären. Broschüren und Vorlagen sind auch in leichter Sprache erhältlich (https://www.justiz.gv.at/web2013/home/justiz/erwachsenenschutz).

4.8   Menschen mit Demenz und klinische Forschung

Ein weiteres Thema das zahlreiche ethische Aspekte aufweist, betrifft die Frage, ob Menschen mit Demenz in klinische Forschung mit einbezogen werden sollen und wollen, insbesondere wenn die betroffene Person nur mehr teilweise einwilligungsfähig ist. Hier gibt es einige wichtige Punkte zu klären:

- Was ist das Ziel der Forschung?
- Hilft sie unmittelbar der betroffenen Person (oder ihren Betreuungspersonen)?
- Profitieren diese direkt davon? Beispielsweise durch positive Auswirkung auf Symptome?
- Ist sie ohne Nutzen für die Person?
- Führt sie evtl. zu Schaden?
- Dient sie zukünftigen Generationen von Betroffenen und Pflegenden?
- Oder gibt es einen gesellschaftlichen Nutzen?

Wesentliche Faktoren zum Schutz des Wohlergehens des Menschen mit Demenz sind unbedingt zu beachten. Dazu gehören die Wahrung von Würde und Integrität, Respekt vor der Person und Achtung des Personseins. Die erhöhte Verletzlichkeit der betroffenen Menschen muss berücksichtigt, Transparenz und Ehrlichkeit, Vertraulichkeit und Verschwiegenheit müssen stets gewährleistet sein. Auch der Umgang mit Angehörigen soll einfühlsam und informativ sein.

Ängste, Unbehagen, Unruhe, Schmerzen und herausfordernde Verhaltensweisen des betroffenen Menschen stellen besondere Anforderungen bzw. Herausforderungen für Ärzte oder anderes Gesundheitspersonal, das eine Studie durchführt, dar. Willensäußerungen der Menschen mit Demenz sind unbedingt zu respektieren, auch wenn es um eine Beendigung der Teilnahme an einer Studie geht. Menschen mit Demenz sind in hohem Maß schutzbedürftig, in vielen Fällen ist die Teilnahme an klinischer Forschung abzulehnen. Sie haben aber auch das Recht an klinischer Forschung teilzunehmen. Viele Betroffene äußern den Wunsch nach Teilnahme an Forschung, auch wenn diese nicht unmittelbar zu ihrem persönlichen Nutzen ist. Die betroffenen Personen wollen evtl. auch ohne ihre Angehörigen befragt werden, wollen ihre persönliche Meinung frei äußern können.

Die speziellen Merkmale und Folgen der demenziellen Erkrankung erfordern spezielle Kenntnisse im Umgang und in der Kommunikation seitens der Forscher.

In der Kommunikation mit den betroffenen Menschen sind ein sensibler Umgang und eine einfache, klare und verständliche Sprache notwendig. Ausreichend Zeit, Geduld und spezielle Fähigkeiten im Umgang und in der Kommunikation mit Menschen mit Demenz seitens des Arztes und des Interviewers sind erforderlich. Information muss mehrmals gegeben und auch schriftlich zum Nachlesen zur Verfügung gestellt werden.

Im Bereich der Forschung sollte stets nach den Grundprinzipien – möglichst geringes Risiko, möglichst geringe Belastungen, möglichst großer Nutzen für die betroffenen Menschen – gehandelt werden.

▶   Zusammenfassend kann gesagt werden, dass gerade bei einer demenziellen Erkrankung die Feststellung, ob die Person nicht mehr einsichts- und einwilligungsfähig ist, von außen getroffen wird. Wer entscheidet darüber? Die Angehörigen, der Arzt, das Gericht? Die Krankheit ist gekennzeichnet von langsam abnehmenden und auch wechselnden Fähigkeiten, etwas zu verstehen und den eigenen Willen zu äußern. Sind alle Bereiche betroffen, gibt es eine Vorsorgevollmacht zu diesem Thema?

Literatur

Alzheimer Europe (2011) The ethics of dementia research, Report 2011
Schweizerische Akademie der Medizinischen Wissenschaften (SAMW) (2019). https://www.samw.ch/de/Publikationen/Richtlinien.html. Zugegriffen: 1. Febr. 2020

Teil II
Praktischer Teil

Prävention demenzieller Erkrankungen

5

Inhaltsverzeichnis

5.1 Ist Prävention von Demenzerkrankungen möglich?

Nach Bickel (2003) sind Demenzerkrankungen heute bereits die Hauptursache für dauerhafte schwere Pflegebedürftigkeit und für die Inanspruchnahme von stationärer Langzeitversorgung im Alter. Die Ursachen demenzieller Erkrankungen sind dabei vielfältig. Sie reichen von organischen Krankheiten, externen Ursachen, bis zu Defiziten, die durch den

© Springer-Verlag GmbH Deutschland, ein Teil von Springer Nature 2020
G. Gatterer und A. Croy, *Leben mit Demenz,*
https://doi.org/10.1007/978-3-662-58267-1_5

Lebensstil ausgelöst werden können. Weiter kann das Vorhandensein eines oder mehrerer Risikofaktoren (z. B. genetische, vaskuläre, lebensstilassoziierte) zu Erkrankungen führen, die ebenfalls als Risikofaktoren für die Entstehung einer Demenzerkrankung gelten (Norton et al. 2014). Insofern soll an dieser Stelle der Aspekt der Prävention demenzieller Erkrankungen vom Gesichtspunkt der Krankheitsursache diskutiert werden.

Durch die anhaltenden demografischen Veränderungen infolge verminderter Geburten und dem Ansteigen der Lebenserwartung werden die Belastungen des Gesundheits- und Sozialsystems in der Zukunft ansteigen. Demenzerkrankungen und damit verbundene Pflege- und Betreuungsbedürftigkeit stellen insofern eine Herausforderung für die Gesellschaft dar. Therapeutische Maßnahmen können derzeit den Krankheitsprozess verlangsamen, bei manchen Demenzarten stoppen und in einer kleinen Zahl von Fällen auch vorübergehend Verbesserungen bewirken. Da bei der Hauptgruppe der Demenzerkrankungen, der Alzheimer-Krankheit, noch unklar ist, ob die vielen innovativen Behandlungsansätze, wie etwa die Impfung, praktikabel und erfolgreich sein werden, versprechen am ehesten präventive Maßnahmen eine Milderung der andernfalls kaum zu bewältigenden, künftigen Versorgungsaufgaben. Diese erscheinen v. a. deswegen aussichtsreich, weil Demenzerkrankungen mit enger Altersassoziation und manche Demenzformen, wie etwa die alkoholische Demenz, durch externe, den Lebensstil betreffende Faktoren bedingt sind. Diese Risikofaktoren können in genetische (Vulnerabilität und Resilienz), vaskuläre (Hypertonie, Diabetes mellitus, Hyperlipidämie, Depression, Adipositas), lebensstilassoziierte (Bewegung, mediterrane Ernährung, Alkohol, Rauchen) und soziodemografische (geringe Schulbildung, niedere Ausbildung, geringe intellektuelle Betätigung, wenig Sprachkenntnisse) unterteilt werden. Nach Norton (2014) könnte unter Berücksichtigung dieser Faktoren das Demenzrisiko um 1/3 gesenkt werden.

Da die größte Zahl von Neuerkrankungen im hohen bzw. sehr hohen Lebensalter auftritt, kann durch eine vergleichsweise geringe Verzögerung des Erkrankungsalters erreicht werden, dass die Erkrankung nicht mehr zu Lebzeiten auftritt. Insofern sollte darauf geachtet werden, möglichst gesund zu altern. Die Zahl von vermeidbaren Alzheimer-Fällen in Europa liegt laut der Metaanalyse von Norton et al. (2014) zwischen 3,0 Mio. und 3,9 Mio. von insgesamt 7,2 Mio. Fällen. Ähnliche Zahlen werden auch für alle anderen Demenzformen (Barnes und Yaffe 2011; Norton et al. 2014) vermutet.

Modellrechnungen, z. B. Brookmeyer et al. (1998), nehmen an, dass durch einen generellen Aufschub des Erkrankungsalters um 2,5 Jahre der Krankenbestand um mehr als 20 % vermindert und durch einen Aufschub um 5 Jahre nahezu halbiert werden könnte. Insofern kommt auch der Therapie von frühen kognitiven Störungen eine wesentliche Bedeutung zu.

▶   Durch präventive Maßnahmen könnte der Anteil von demenzerkrankten Personen um 30 % vermindert werden. Eine frühzeitige Therapie kann den Krankheitsverlauf positiv beeinflussen.

Gegenwärtig ist jedoch noch ungewiss, mit welchen Maßnahmen solche Erfolge zu erzielen sind. Epidemiologische Studien geben zwar Hinweise auf eine ganze Reihe modifizierbarer Risikofaktoren, kontrollierte Studien liegen in vielen Fällen jedoch nicht vor. Insofern beziehen sich die angeführten Überlegungen auf Ergebnisse aus anderen Bereichen, etwa die Prävention von Krankheitsbildern sowie exogene Faktoren, die zu einer Demenz führen können. Durch eine hohe Beziehung zwischen vaskulären und degenerativen Krankheitsprozessen sind Ansatzpunkte für Interventionen mittels einer Kontrolle kardiovaskulärer Risikofaktoren gegeben. Ebenso können die Vermeidung schädigender Faktoren, ein gesünderer Lebensstil und psychosoziale Faktoren zu einer Reduzierung des Demenzrisikos führen.

Aussagen über die Wirkung präventiver Maßnahmen beziehen sich v. a. auf die Vermeidung von Risikofaktoren.

Ob und in welchem Umfang die Beeinflussung dieser Risikofaktoren aber tatsächlich eine Verringerung der Demenzen nach sich zieht, wird erst anhand der Resultate von kontrollierten Interventionsstudien beurteilt werden können. Ein Überblick findet sich auch im Österreichischen Demenzbericht, der S3-Leitlinie Demenzen, in Bikel (2003) sowie in Gebhard und Mir (2019).

5.2 Medizinische Aspekte

Rauchen
Rauchen stellt einen Hauptrisikofaktor für die Entstehung vaskulärer Erkrankungen und somit einer vaskulären Demenz dar. Ob Rauchen auch die Entstehung der Alzheimer-Demenz begünstigt, ist eine vielfach untersuchte, jedoch noch nicht abschließend beantwortete Frage.

▶   Rauchen ist ein Risikofaktor für das Entstehen einer vaskulären Demenz.

Alkoholkonsum
Die Beziehungen zwischen Alkoholkonsum und Demenz oder kognitiver Leistungsfähigkeit beziehen sich primär auf die Entwicklung einer alkoholischen Demenz bei langjährigem, erhöhtem Alkoholkonsum. In manchen Studien werden auch präventive Aspekte von geringem Alkoholkonsum angegeben, jedoch ist dies nicht gesichert und es besteht auch die Möglichkeit, dass es sich hier um einen Kohortenfehler (gesunde Menschen trinken kleine Mengen von Alkohol) handelt.

▶   Alkohol ist ein Risikofaktor für die Entwicklung einer alkoholischen Demenz. Zusammenhänge mit der Alzheimer-Erkrankung sind nicht gesichert.

Antioxidanzien
Freie Radikale sind hochreaktive Moleküle (z. B. Hydroperoxyde, Peroxyde und Stick-
stoffverbindungen), die als Zwischenprodukte des Zellstoffwechsels entstehen. Sie gehen
mit anderen in der Zelle vorkommenden Elementen Verbindungen ein und verändern
dadurch Struktur und Funktion von Enzymen und Proteinen, d. h. freie Radikale lassen
die Zellen im übertragenen Sinne „verrosten". Versuche bei Mäusen durch die Gabe
von Antioxidanzien und die hohe Gabe von Vitamin C und E erhöhten deren Lebenserwartung, die jedoch im Rahmen der maximalen Lebenserwartung der Spezies blieb.

▶   Freie Radikale werden als ein biologischer Faktor des Alterns und als ein
     möglicher Faktor zur Entstehung der Alzheimer-Demenz diskutiert.

Oxidativer Stress wird verursacht durch das vermehrte, die Kapazität der natürlichen
Abwehrmechanismen übersteigende Vorkommen von freien Radikalen. Im Alter ver-
ringert sich die physiologische Abwehr gegen oxidativen Stress, während oxidative
Schädigungen der Desoxyribonukleinsäure (DNA) von Lipiden und Proteinen
zunehmen. Die ausreichende Aufnahme von Antioxidanzien wie Vitamin C, E und
Beta-Carotin, die imstande sind, die freien Radikale zu inaktivieren, spielt deshalb eine
wichtige Rolle (zit. nach Bikel 2003).
     Der Zusammenhang zwischen substituierten oder durch die Nahrung aufgenommenen
Radikalfängern und dem Auftreten einer Demenz ist nicht eindeutig geklärt. Die
Resultate vorliegender Untersuchungen sind sehr uneinheitlich. Einige Forscher stellten
zwar einen von der Substitution von Vitamin D, C und E ausgehenden Schutz vor dem
Auftreten von vaskulären Demenzen und von Mischformen fest, es ergab sich jedoch
kein Zusammenhang mit der Alzheimer-Demenz.

▶   Vitamin C, E und Beta-Carotin sind imstande, freie Radikale zu inaktivieren.
     Wesentlich ist jedoch die Menge der Substanz. Eine direkte Kausalität zur
     Prävention ist daraus aber nicht abzuleiten.

Die Empfehlung einer Nahrungsergänzung durch Vitaminpräparate mit anti-
oxidativen Eigenschaften ist angesichts dieser Befunde schwierig zu rechtfertigen.
Kontrollierte Studien zum Effekt anderer antioxidativ wirkender Substanzen, wie z. B.
Ginkgo-Extrakten, sind im Gange.

▶   Die Substitution von Vitamin B6, B12 und Folsäure kann positive Aus-
     wirkungen auf die kognitive Leistungsfähigkeit haben.

Hypertonie
Ein erhöhter Blutdruck ist der bedeutsamste kardiovaskuläre Risikofaktor und ein
wichtiger Risikofaktor für die Entstehung einer vaskulären Demenz. Insofern sollte auf

eine regelmäßige Kontrolle und entsprechende Therapie geachtet werden. Weiter sollen etwa 7 % der Alzheimer-Erkrankungen auf diesen Risikofaktor zurückzuführen sein.

▶   Ein erhöhter Blutdruck ist der bedeutsamste kardiovaskuläre Risikofaktor und ein wichtiger Risikofaktor für die Entstehung einer vaskulären Demenz. Wesentlich ist die Dauer des unbehandelten Intervalls.

Diabetes mellitus
Diabetische Patienten leiden häufiger als Nichtdiabetiker unter Hypertonie und erhöhten Blutfetten (Hyperlipidämie). Sie weisen auch ein erhöhtes Schlaganfallrisiko auf. Dieses erhöhte Risiko für alle Formen des Schlaganfalls wird jedoch nur zum Teil über diese Zusatzrisiken erklärt. Untersuchungen an älteren Menschen zeigen, dass Diabetes ebenfalls mit kognitiven Beeinträchtigungen und einem zunehmenden Leistungsrückgang verbunden ist. Die Zusammenhänge mit der Alzheimer-Erkrankung dürften jedoch nur gering sein.

▶   Diabetes ist ein Risikofaktor für eine vaskuläre Demenz. Die Zusammenhänge mit der Alzheimer-Demenz sind nicht völlig geklärt.

Hyperlipidämie
Nach einigen Autoren (Daviglus et al. 2011; Etgen et al. 2011) können Hyperlipidämie bzw. Hypercholesterinämie im mittleren Lebensalter Risikofaktoren für das Auftreten von milden kognitiven Beeinträchtigungen sowie späteren Demenzerkrankungen sein. Insofern stellt die Ernährung einen gewissen protektiven Faktor dar. Hierbei wird die mediterrane Ernährung als besonders günstig angesehen, da Fischkonsum infolge der mehrfach ungesättigten Fettsäuren das Risiko einer Demenz und insbesondere einer Alzheimer-Demenz reduzieren soll.

▶   Eine mediterrane Ernährung kann das Risiko für eine Demenzerkrankung senken.

Nahrungsergänzungsmittel
Der präventive und therapeutische Effekt von Nahrungsergänzungsmitteln ist weitgehend ungeklärt. Weder für Lecithin noch für NADH (Nicotinamid Adenin Dinucleotid Hydrid, auch Coenzym 1 genannt) gibt es Nachweise für die klinische Wirksamkeit.

▶   Der präventive und therapeutische Effekt von Nahrungsergänzungsmitteln ist weitgehend ungeklärt.

Östrogene, nichtsteroidale Antirheumatika
Hormone werden häufig in Zusammenhang mit der Entwicklung einer Demenz diskutiert. Studien weisen unterschiedliche Ergebnisse auf. Östrogene und nichtsteroidale

Antirheumatika können entsprechend dem Österreichischen Alzheimer-Konsensus-Papier derzeit weder zur Prävention noch zur Behandlung der Alzheimer-Demenz empfohlen werden. Bei Hormonsubstitution wird bei Frauen auch ein erhöhtes Krebsrisiko berichtet.

▶   Eine Hormontherapie stellt keinen Schutzfaktor gegen Alzheimer-Demenz dar.

5.3   Psychosoziale Faktoren

5.3.1   Körperliche, geistige und soziale Aktivität

Ein Mangel an Bewegung zählt nach Norton et al. (2014) zu den größten Risikofaktoren für eine Demenzerkrankung. Ebenso weisen Personen mit geringer Bildung und geistig weniger anspruchsvollen beruflichen Anforderungen ein größeres Demenzrisiko auf. Die Gründe dafür sind unklar, und mehrere Erklärungen, die sich wechselseitig nicht ausschließen müssen, sind denkbar. Bevorzugt wird diese Assoziation jedoch so interpretiert, dass durch eine vermehrte geistige Tätigkeit eine höhere Reservekapazität, z. B. in Form einer größeren Synapsendichte, erworben werden könne. Die höhere Reservekapazität gestatte es dem Einzelnen, den Folgen des demenziellen Krankheitsprozesses länger zu widerstehen und später Symptome zu zeigen als jemand, der sich nur eine geringere Reservekapazität erwerben konnte. Körperliche Aktivität hingegen hat eine vorteilhafte Auswirkung auf den Zustand des Herz-Kreislauf-Systems und gilt als ein Protektionsfaktor gegenüber vaskulären und vielen anderen chronischen Erkrankungen.

Auch wenn man die Fehleranfälligkeit von Beobachtungsstudien berücksichtigt, ist aus mehreren Längsschnittstudien der letzten Jahre ein allgemeiner Zusammenhang zwischen Aktivitäten geistiger, körperlicher und sozialer Art und einer verminderten Demenzinzidenz abzuleiten. Und zwar scheint es, als würde jede der genannten Arten von Aktivität einen Beitrag zum Schutz vor demenziellen Entwicklungen leisten. Alle drei Tätigkeitskategorien reduzierten in verschiedenen Studien gleichermaßen das Demenzrisiko. Weiterhin zeigt sich ein positiver Zusammenhang zwischen dem Ausmaß der Aktivitäten und der Verminderung des Demenzrisikos. Aktivitäten führen meist auch zu einer positiveren Lebenseinstellung und dürften sich somit auch über ein positiveres Selbstbild im Alter günstig auf die geistige Leistungsfähigkeit auswirken (Barnes et al. 2013).

Auch die Ausbildung ud Berufsbildung dürfte eine präventive Wirkung haben. So zeigen Studien, dass Personen mit mehr als 15 Jahren Ausbildung ein geringeres Risiko für eine Demenz haben, als Personen mit einer Ausbildungsdauer von weniger als 12 Jahren (Deuschl und Maier 2009). Ebenso haben intellektuell herausfordernde Aktivitäten (Dorner et al. 2007; Daviglus et al. 2011) und vermehrte kognitive Beschäftigung während des Lebens eine präventive Wirkung. Auch Mehrsprachigkeit wird infolge der verstärkten kognitiven Leistung eine präventive Wirkung zugesprochen (Medscape Medical News 2013).

Ähnliche Ergebnisse zeigt die SIMA-Studie (Oswald et al. 1995, 2005), wobei hier die besten Wirkungen mit einem kombinierten Programm aus Gedächtnis- und Psychomotoriktraining erzielt werden konnten. Neue Studien aus den Vereinigten Staaten von Amerika belegen ebenfalls die positive Wirkung von körperlichen und geistigen Aktivitäten auf den Alterungsprozess.

▶   Psychosoziale Faktoren (mangelnde körperliche, geistige und soziale Aktivität) spielen bei der Entstehung der Demenz eine wesentliche Rolle.

5.4   Klinisch-psychologische Aspekte

Klinisch-psychologische Maßnahmen stellen im Rahmen der Auseinandersetzung mit dem Alterungsprozess und der Prävention von Störungsbildern einen wesentlichen Faktor dar. Sie sollten dabei sowohl bereits im Bereich der Prävention von Störungsbildern (Gerontoprophylaxe), aber auch deren Behandlung (Rehabilitation im engeren Sinn) und im multiprofessionellen Management funktioneller Restzustände (Behandlung nichtreversibler Störungsbilder, z. B. Demenz) Anwendung finden. Studien zur Effizienz sind nur in geringem Ausmaß vorhanden, jedoch können die Ergebnisse klinischer Beobachtungen und solche aus Langzeitstudien zum Alterungsprozess gewisse Ansätze bieten.

Im Vordergrund psychologischer Maßnahmen steht der Aufbau von Kompetenz in den verschiedensten Lebensbereichen durch das Erkennen und Nützen von Ressourcen. Wichtig ist dabei jedoch nicht nur das objektive Ausmaß an Fertigkeiten (körperlich, psychisch, kognitiv, sozial), sondern deren subjektive Bewertung. Erst dadurch wird eine Reaktivierung dieser Fähigkeiten und Fertigkeiten durch ein gezieltes Fördern, Neueinüben und Trainieren möglich.

Die Durchführung *klinisch-psychologischer Maßnahmen* im höheren Lebensalter sollte hypothesengeleitet erfolgen. Dabei können sowohl biologische als auch psychologische Alternstheorien (Gatterer 2007; Oswald et al. 2008) als Grundlage herangezogen werden. Als wesentliche Theorien im Rahmen der psychologischen Behandlung haben sich hierbei auf biologischer Ebene.

- der metabolische Ansatz (der Stoffwechsel als Ursache des Alterungsprozesses) und
- die Organtheorien (Altern durch Alterung der Organe bzw. des Organismus)

sowie auf psychologischer Ebene

- die Aktivitätstheorie (positive Auswirkungen von körperlichen, sozialen und kognitiven Aktivitäten),
- die kognitive Alternstheorie (subjektive Bewertung des Alterns und seiner Veränderungen),

- das Kompetenzmodell (Nützen von Ressourcen),
- die Kontinuitätstheorie (Beibehaltung von bewährten, alterskonformen Lebensstilen) und
- das ökologische Modell (altersadäquate Lebensraumgestaltung)

bewährt.

Die auf diesen theoretischen Überlegungen aufbauenden Maßnahmen sind sehr heterogen und lassen sich grob folgenden Modellen zuordnen (Gatterer 2008):

Präventive Maßnahmen zur Verhinderung von Störungen im Alter sind meist verbal orientiert und betreffen ein gezieltes Training der gefährdeten Funktionen. Dies sind in erster Linie Übungen, die geschwindigkeitsorientiert sind, die einzelnen Bereiche des Gedächtnisses und die Flexibilität der Denkabläufe bzw. den Einsatz dieser Fähigkeiten im Alltag betreffen. Sie haben das Ziel, Abbausyndrome zu verhindern und Kompetenz zu erhalten. Eine Kombination mit psychomotorischen Übungen (Bewegung und Koordination) ist zu empfehlen. Wesentlich ist in diesem Bereich eine gezielte Beratung über biologische, psychologische und soziale Veränderungen im Rahmen des Alterungsprozesses, um rechtzeitig Maßnahmen zu setzen.

5.4.1 Klinisch-psychologische Ansätze im engeren Sinn

Klinisch-psychologische Ansätze im engeren Sinn zielen auf ein direktes Üben der gefährdeten oder betroffenen Fähigkeiten ab. Dabei sollen durch gezielte Übungen von Gedächtnisleistungen, der Geschwindigkeitsfunktionen, der Flexibilität der Denkabläufe und anderer kognitiver Fertigkeiten pathologische Alterungsprozesse vermieden bzw. verzögert werden. Dies geschieht am besten durch Trainingsprogramme zum regelmäßigen Üben von Basisleistungen der Informationsaufnahme und -verarbeitung. Dazu zählen das Gedächtnistraining aus dem SIMA-Projekt (Oswald und Rödel 1995; Oswald 2005), das Gehirn-Jogging von Lehrl und Fischer (1989), das Konzentrationstraining von Rigling (1988), welches auch eine Online-Version für zuhause anbietet, *Geistig fit ins Alter 1–4* (Gatterer und Croy 2001, 2003, 2007, 2018 mit CD bzw. Online-Version), das spielerische Gedächtnistraining von Stengel (1982, 1989) und die darauf aufbauenden Trainingsprogramme. Ein sehr spannendes und interessantes Buch stellt hierbei Martin Oberhausers *Abenteuer Gedächtnis* (2000) dar, welches in Form eines Krimis einen spielerischen Zugang zu einem Gedächtnistraining bietet. Computerunterstützte Trainingsprogramme sind etwa die Programme von Schuhfried (CogniPlus; https://www.schuhfried.at/cogniplus/) und Marker Software (Cogpack®; http://www.markersoftware.com/), von Brain Company (https://www.thebraincompany.net/) bzw. diverse andere Verfahren. Vor Einsatz solcher Trainings sollte jedoch eine testpsychologische Untersuchung erfolgen, um Überforderung zu vermeiden.

▶   Kognitive Trainingsprogramme haben positive Auswirkungen auf eine Demenzerkrankung. Die Kombination mit körperlichen Übungen erhöht den Effekt.

Ergänzt sollten solche Trainings durch Übungen und Tätigkeiten zum Kompetenzerhalt werden. Dies geschieht am besten durch den Einsatz im Alltag bzw. durch Vorbereitung in Kursen, wie etwa Volkshochschulkursen zum Altern oder auch das Kompetenztraining aus dem SIMA-Projekt (Oswald und Gunzelmann 1995). Das Psychomotoriktraining aus dem SIMA-Projekt (Baumann und Leye 1995) wirkt sich laut Studien positiv auf die Effizienz von Gedächtnistrainings aus. Entspannungstechniken helfen zusätzlich, Belastungen besser zu verarbeiten, und können auch zur Unterstützung einer medikamentösen Schmerztherapie hilfreich sein.

Kognitives Training zur Prävention
Bei der Durchführung eines *kognitiven Trainings zur Prävention* sind folgende Faktoren zu berücksichtigen:

- Üben Sie am besten täglich, möglichst zur gleichen Zeit und am gleichen Ort. Wählen Sie eine Tageszeit, zu der Sie sich wohl fühlen und entspannt sind.
- Sorgen Sie für eine gute Beleuchtung, eine angenehme Sitzposition und eine ablenkungsfreie Umgebung (keine laute Musik oder laufender Fernseher im Hintergrund).
- Achten Sie auf ausreichende körperliche Bewegung, diese erhält Ihre körperliche Fitness, fördert die Hirndurchblutung und ist ein guter Ausgleich zur geistigen Tätigkeit.
- Trainieren Sie auch manchmal in einer kleinen Gruppe mit Freunden oder Bekannten, das ist oft anregend und motivierend.
- Setzen Sie sich selbst nicht unter übermäßigen Zeit- oder Leistungsdruck. Die Übungen sollen Ihnen Spaß machen und nicht zu einer Überforderung oder Belastung führen.
- Es sollen möglichst viele kognitive Grundfunktionen geübt werden; das beinhaltet Übungen für die verschiedenen Bereiche des Gedächtnisses, die Aufmerksamkeit, Rechnen, die Sprache, das logische Denken, die Umstellbarkeit etc.
- Wahrnehmungsübungen verbessern die Aufmerksamkeit.
- Sprechen Sie beim Üben mehrere Sinneskanäle an (sehen, hören, tasten …).
- Lerntechniken, Einprägungsstrategien und Gedächtnishilfen können sehr hilfreich sein.
- Versuchen Sie auch im Alltag, Ihre Konzentration und Ihre Merkfähigkeit zu üben und zu verbessern.
- Beachten Sie auch, dass eine falsche Ernährung und verminderte Flüssigkeitsaufnahme, aber auch beeinträchtigtes Seh- oder Hörvermögen sowie die Einnahme von bestimmten Medikamenten Ihre Konzentrations- und Lernfähigkeit negativ beeinflussen können.
- Versuchen Sie auch neue Medien wie etwa den Computer.

Die Effizienz der Übungen hängt von der Regelmäßigkeit und den Übungen selbst ab.

Die folgenden Übungen sollen Ihnen einen kleinen Einblick in solche Programme bieten und sind in Anlehnung an Gatterer und Croy (2003) entwickelt.

Rechenfähigkeit und Konzentration
- Suchen Sie immer die zwei nebeneinander stehenden Zahlen heraus, deren Ziffernsumme 10 ergibt, z. B. $2+8$.

28621464324545565524268762562147557575654576378294913455

- Die Zahl 14 ergibt sich jeweils aus der Ziffernsumme von drei nebeneinander stehenden Zahlen, z. B. $4+3+7$.

52437154652135452297643647612177042453645997642454327896314
36914184653257989642568976423589743125780953233689815

- Die Zahl 21 ergibt sich immer aus der Ziffernsumme von 4 nebeneinander stehenden Zahlen.

16343984576527538982265453434213589654467896532356789975320
86424579076535521243579289416892731479074531357997421

Logisches Denken

- Wählen Sie unter den fünf Symbolen jenes aus, das die Gleichung sinnvoll ergänzt. Die Lösungen finden Sie in Anhang 4.
  Beispiel: a:e = c : ? d, e, f, g, h. Lösung: g.

1.	ac : ce = rt: ?	rs	st	tv	sv	tz
2.	bl : cm = dn: ?	cm	en	em	eo	ek
3.	♠♣ : ♣♦ = ♥♦: ?	♠♦	♦♠	♥♣	♦♥	♠♣
4.	♠♦ : ♦♥ = ♦♠: ?	♠♣	♦♠	♥♣	♦♠	♠♥

5.4.2 Psychosoziale Ansätze

Im Bereich der Prävention und Behandlung von pathologischen Abbauerscheinungen bzw. der Förderung eines positiven Alterns sind Beratung und Aufklärung über

Alternsveränderungen (körperlich, psychisch, sozial, ökologisch), der Aufbau und das Fördern von sozialen Kontakten sowie verschiedene andere präventive Maßnahmen zielführend. Sie sollen helfen, kognitiven Defiziten durch mangelnde Anregungen und fehlende soziale Kontakte vorzubeugen. Dazu zählen Seniorengruppen, Reisen, Volkshochschulkurse, Seniorenstudium, Kartenspielabende, Besuche von kulturellen Veranstaltungen, Kegelrunden etc.

5.4.3   Psychotherapeutische Ansätze

Da Altern nach dem kognitiven Alternsmodell durch die subjektive Wahrnehmung und Bewertung von Alternsveränderungen beeinflusst wird, erscheint die Bearbeitung derselben im Rahmen psychotherapeutischer Gespräche zielführend. So erscheint es wesentlich, die negative Sicht des Alterns zu verändern. Jeder Lebensabschnitt bietet die Möglichkeit, sich zu entfalten. Normale Alternsveränderungen wie Falten, weiße Haare oder ein nicht mehr jugendlicher Körper müssen die Lebensqualität nicht beeinträchtigen. Ähnlich ist es mit gewissen Funktionsdefiziten, wie etwa dem Nachlassen der sexuellen Potenz beim Mann. Auch hier kann ein therapeutisches Gespräch und eine entsprechende medizinische Therapie und psychologisch/psychotherapeutische Behandlung hilfreich sein. Auch das Problem der alternden Ehe sollte nicht unangesprochen bleiben. Einerseits sind in unserer Zeit Ehen von 50 Jahren keine Seltenheit. Andererseits steigt auch im Alter das Scheidungsrisiko und das Risiko, zu verwitwen und damit zu vereinsamen.

▶   Psychosoziale Betreuungsmaßnahmen und Psychotherapie helfen, Krisen zu bewältigen, und wirken sich insofern positiv auf das Altern aus.

5.5   Allgemeine Aspekte für gesundes Altern

Der Alterungsprozess stellt unabhängig von der Entwicklung demenzieller Erkrankungen für den älteren Menschen einen Neuorientierungs- und Anpassungsprozess dar. Insofern sollen an dieser Stelle auch einige Aspekte für ein körperliches und psychisches Wohlbefinden im Alter angeführt werden. Diese können zwar die Entstehung einer Demenz nicht verhindern, sind aber wesentliche Faktoren für das Nützen vorhandener Ressourcen. Weiter können dadurch kognitive Beeinträchtigungen bzw. psychische Störungen infolge anderer Beschwerden vermindert werden. Die einzelnen Bereiche werden entsprechend den Lebensbereichen aus praktischer Sicht behandelt. Sie sind einerseits Hilfe für den Betroffenen selbst, geben andererseits auch Betreuern Anhaltspunkte für entsprechende Maßnahmen. Bei schwerwiegenden Problemen sollte zur Abklärung und Therapie ein Arzt aufgesucht werden.

5.5.1 Schlafverhalten

Ruhe und Schlaf sind elementare Lebensvorgänge, die der Regeneration bzw. der Erholung des Körpers dienen. Ruhe und Schlaf zu fördern, zu unterstützen und zu bewahren, heißt, Gesundheit zu fördern. Im Alter ändern sich oft die Schlafgewohnheiten, bzw. die Schlafänderungen sind auch biologisch bedingt. Es kommt zu einer Schlafverkürzung. Auch die Schlaftiefe wird geringer.

Häufig tendieren ältere Menschen dazu, dem Schlaf und seiner Dauer eine übermäßige Bedeutung beizumessen. Häufig werden dazu Schlafmittel und Beruhigungsmittel verwendet, die negative Auswirkungen auf die geistige Leistungsfähigkeit haben. Viele dieser Medikamente wirken auch noch am Morgen nach und erhöhen das Sturzrisiko.

▶ Ruhe und Schlaf sind elementare Lebensvorgänge, die der Regeneration bzw. der Erholung des Körpers dienen.

Gesunder Schlaf
Woran erkennt man, ob man einen gesunden Schlaf hat?

- Keine übermäßigen Einschlafstörungen. Dabei ist jedoch ein zu frühes Zu-Bett-Gehen zu vermeiden.
- Keine Durchschlafstörungen. Hier sollte jedoch primär die Dauer des Schlafes beachtet werden. Nur wenige Menschen schlafen mehr als 6–8 h durch. Im Alter ist dabei auch die häufige nächtliche Blasenentleerung zu beachten. Krankheiten wie Harnwegsinfekte bzw. internistische Erkrankungen (Herz/Kreislauf) sind abzuklären.
- Kein vorzeitiges Erwachen. Ein Erwachen zwischen 5 Uhr und 7 Uhr ist jedoch normal.
- Der Schlaf ist erholsam. Sie fühlen sich ausgeruht. Zu beachten ist hier auch, wie man den Abend verbracht hat. Beispielsweise können Ärger, Kummer und Sorgen den Schlaf negativ beeinträchtigen.
- Kein übermäßiges Schnarchen mit Atmungsaussetzern. Das kann am besten der Partner beurteilen oder die Untersuchung in einem Schlaflabor.

Schlaffördernde Maßnahmen
Falls Ihr Schlaf nicht den obigen Kriterien entspricht, können folgende Maßnahmen möglicherweise Hilfe bringen:

- Gehen Sie erst schlafen, wenn Sie müde sind.
- Zwingen Sie sich nicht zum Einschlafen. Stehen Sie lieber nochmals auf oder lesen Sie etwas usw.
- Keine aufregenden Aktivitäten vor dem Einschlafen.
- Vor dem Schlafengehen entspannende Aktivitäten durchführen.

- Die tiefe Schlafphase nicht unterbrechen, den Patienten in der Tiefschlafphase, z. B. für Lagewechsel etc., nicht wecken.
- Über Sorgen reden bzw. Konflikte ansprechen, nicht damit schlafen gehen.
- Schmerztherapie eine Stunde vor der (Um-)Lagerung durchführen.
- Bei vorhandenen Krankheiten mit dem Arzt über Schlafprobleme sprechen.
- Schlaffördernde Getränke zu sich nehmen, z. B. warme Milch mit Honig, Fruchtsaft mit Traubenzucker, diverse Tees (Melissentee oder Baldriantee wirken z. B. beruhigend). Auch Johanniskrauttee kann helfen, jedoch ist die Kombination mit Herzmedikamenten zu beachten. Eine negative Wechselwirkung ist möglich! Insofern sollten Sie alle alternativen Schlafmittel vorher mit dem Hausarzt absprechen.
- Leichte Kost zu sich nehmen, die am Abend nicht im Magen liegt. Vermeiden Sie abends sehr fette und energiereiche Speisen bzw. Speisen, die Blähungen verursachen, wie Speckbrot, Eier- und Fleischgerichte, Kohlgemüse, Kraut, Bohnen, Salat etc. Geeignet sind Brot mit Aufstrich, leichte Suppen, Gemüseeintopf, Kompotte etc.
- Am Nachmittag keinen Kaffee trinken.
- Zu viel Alkohol meiden. Alkohol verhindert einen erholsamen Schlaf und ist Verursacher von Durchschlafstörungen.
- Unterhaltsames Fernsehen am Abend. Lachen ist gesund.
- Oft ist die Luft in Räumen (v. a. im Winter) zu warm und zu trocken. Das Verwenden eines Luftbefeuchters und regelmäßiges kurzzeitiges Lüften kann den Schlaf verbessern.
- Gegen frühzeitiges Erwachen helfen Vorhänge bzw. Jalousien, die blendendes Licht abhalten.
- Gegen Lärmbelästigung helfen Rollläden.
- Im Schlafzimmer befindliche Störungen beseitigen (z. B. laut tickende Uhr).
- Ein bequemes Bett. Kontrollieren Sie auch Ihre Matratze, ob sie nicht durchhängt.
- Im Falle von körperlicher Pflegebedürftigkeit geeignete Pflegebetten verwenden: Sie sind bei Hilfsorganisationen, z. B. beim Roten Kreuz, erhältlich. Es gibt Wechseldruckmatratzen gegen Dekubitus (Wundliegen). Diese Matratzen sind ebenfalls anzumieten.
- Evtl. parfumfreies, antiallergisches Waschmittel für die Reinigung der Bettwäsche verwenden.
- Intensiv duftende Blumen nicht ins Schlafzimmer stellen (Hyazinthen).

5.5.2   Mobilität

Bewegung ist ein wesentlicher Faktor für körperliches und psychisches Wohlbefinden. Bewegung kann dabei ganz unterschiedlich ausfallen. Dazu zählen, sich fortbewegen, gehen, laufen, den Standort verändern, aber auch Gebärden wie Mimik und Gestik. Es ist jedoch auch auf Überforderung zu achten, die Schmerzen am Bewegungsapparat verursacht. Sport in Maßen ist gesundheitsfördernd.

▶ Bewegung ist ein wesentlicher Faktor für körperliches und psychisches Wohlbefinden.

- Haben Sie genug Bewegung?
- Bewegen Sie sich täglich?
- Gibt es die Möglichkeit für regelmäßige (tägliche) Bewegung?
- Liegt eine Einschränkung des Bewegungsapparates vor?
- Haben Sie die Möglichkeit zur Bewegung bei Bettruhe?
- Welche Aktivitäten machen Ihnen Spaß?

Gehen Sie bewusst Ihren Tagesablauf durch und überlegen Sie, wann und wie Sie sich bewegen. Könnte es mehr sein?

Was ist bei Bewegung zu beachten?

- Bewegung soll Spaß machen!
- Sie soll regelmäßig erfolgen.
- Wenn möglich, in Gruppen etwas unternehmen. Da ist man meist konsequenter.
- Schmerzen und Überforderung vermeiden.
- Bei Einnahme von Schmerzmitteln und Psychopharmaka Wirkungsbeginn beachten (Müdigkeit, Sturzrisiko).
- Durch Bewegung verschwinden Müdigkeit und Grübeleien.
- Bewegung fördert die Herz- und Kreislauftätigkeit und somit die Durchblutung; auch das Gehirn wird besser mit Sauerstoff versorgt, das regt die Gehirnaktivität an.
- Bewegung regt den gesamten Stoffwechsel an.
- Schon kleine Muskelanspannungen erhalten die Funktion des Muskels und helfen, sich wohler zu fühlen.
- Bewegung ist für Diabetiker besonders wichtig.
- Auch im Bett kann man gezielt Bewegungen (Bewegungsübungen) machen.
- Als Ausgleich zur Bewegung dienen Entspannungsübungen (z. B. progressive Muskelentspannung nach Jacobson, s. Anhang 2).
- Geeignete Bewegungsarten sind Spaziergänge, Radfahren, Langlaufen, Nordic Walking, Golf, Schwimmen, Gymnastik, Minigolf, Wandern etc.
- Bewegung sollte möglichst im Freien erfolgen.
- Ein Fitnessstudio zum gezielten Training ist jedoch auch für ältere Menschen geeignet.
- Ein Gesundheitscheck beim Arzt ist vor Aufnahme eines Trainings im Fitnessstudio anzuraten. Gezieltes und gesundheitsförderliches Training ist nur in seriösen Studios möglich.
- Spaziergänge bei jedem Wetter (ausgenommen Glatteis), kürzere Route bei schlechtem Wetter wählen.
- Bewegungsübungen können überall durchgeführt werden, im Bett liegend, am Sessel sitzend, im Zimmer und auf dem Balkon.

- Individuelle Techniken und Übungen zur Erhaltung der Mobilität oder bei bestehenden Bewegungseinschränkungen können bei Physiotherapeuten erlernt werden. Diese machen auch Hausbesuche und beraten bei der Anschaffung von Heilbehelfen sowie der Sturzprävention und weiteren notwendigen Maßnahmen zur Bewältigung des Alltags. Vor Ort ist die Problemlösung oft zielführender.
- Gymnastik kann auch im Sitzen durchgeführt werden. Mit musikalischer Unterstützung und harmonischen Bewegungen zur Musik ist die Sitzgymnastik besonders zielführend. Statt eines Sessels können auch große Bälle eingesetzt werden, diese erfordern jedoch ein intaktes Gleichgewichtssystem. Für ein gezieltes Gleichgewichtstraining ist das Training mit einem Physiotherapeuten anzuraten.
- Regelmäßige Schwimmbad- und Saunabesuche können beibehalten werden. Im höheren Lebensalter sollte ein Arzt konsultiert werden, um sich die eigene Fitness bestätigen zu lassen. Sicherheitstipps: Schwimmen in Ufernähe, Dampfbad oder Saunen mit trockener Wärme, statt heißer Sauna mit vielen Aufgüssen.
- Falls Sie alleine nicht weggehen können, helfen ambulante Dienste.
- Bewegung soll Freude machen, gut tun und die Mobilität erhalten.
- Versuchen Sie, die Bewegung in den Alltag einzubauen und ein paar kleine Übungen zu machen, wie z. B. Fingerübungen zur Erhaltung und Förderung der Feinmotorik oder den Körper durchstrecken. Damit man sie nicht vergisst, ist es gut, bestimmte Übungen mit anderen fixen Punkten im Tagesablauf zu verbinden, z. B. vor dem Aufstehen Gymnastik im Bett oder an der Bettkante sitzend, nach der Morgentoilette Schulter- und Armübungen, nach dem Mittagessen Fingerübungen etc.

5.5.3   Körperpflege und Kleiden

Sich waschen und anziehen wird oft als alltägliche Mühe und Notwendigkeit wahrgenommen. Es beinhaltet aber auch, sich selbst oder dem anderen etwas Gutes zu tun, liebevoll mit sich umzugehen. Sich zu pflegen, hebt das Selbstwertgefühl und das Wohlbefinden. Die Wahl des richtigen Kleidungsstückes ist oft auch ein Faktor für Gesundheit. Wie wir uns pflegen und kleiden, vermittelt aber auch den Mitmenschen ein bestimmtes Bild von uns. Es zeigt, wie es einem Menschen global geht. Soziale Kontakte sind oft von diesen Faktoren abhängig. In den meisten Kulturen wird ein gepflegtes Erscheinungsbild mit Anerkennung belohnt und steigert in der Folge das Selbstwertgefühl.

▶   Sich waschen, pflegen und kleiden, dies alles fördert das psychische und physische Wohlbefinden und unterstützt soziale Kontakte.

Was beinhaltet Körperpflege?

- Beobachtung sowie Wahrnehmung des eigenen Körpers und dessen Veränderungen.
- Reinigung und Pflege von Haut, Haare, Nägel, Nase, Augen, Ohren, Lippen, Zunge, Zähne und etwaigen Heilbehelfen, wie z. B. Zahnersatz.

- Verwendung und Auswahl von Pflegeutensilien (Deodorants, Cremen etc.) und Pflegemitteln.
- Richtige Auswahl der Kleidung bereits beim Kauf beachten (bequeme und nicht zu enge Kleidung).
- Anpassen der Kleidung an den Tag-Nacht-Rhythmus, an die Jahreszeit (Temperatur), die Aktivitäten sowie an besondere Anlässe (Freizeit- und Festtagsgarderobe).
- Funktionelle Kleidung (Klettverschlüsse, Druckknöpfe etc.) der Tageszeit angepasst auswählen. Öfter auch schöne Kleidung anlegen.
- Richtige Mund- und Zahnhygiene. Mundgeruch kann allerdings auch durch krankhafte Veränderungen im Bereich der Speiseröhre bzw. des Magen-Darm-Traktes verursacht werden.

Was ist dabei zu beachten?

- Sich pflegen und kleiden soll Wohlbefinden vermitteln. Versuchen Sie, sich etwas moderner zu kleiden und aus alten Mustern auszubrechen.
- Körperpflege ist nicht nur Reinigung, sondern auch ein Sich-selbst-Verwöhnen. Wohlriechende Bäder, Duschgels, Seifen etc. schaffen Wohlbefinden.
- Machen Sie manchmal „Verwöhntage".
- Attraktivität wirkt sich auch positiv auf die Stimmung und das Sozialverhalten aus. Soziale Kontakte sind wichtig gegen Vereinsamung und Isolation und damit verbundener Inaktivität.
- Kleidung soll praktisch sein und dem Zweck entsprechen. Bleiben Sie nicht den ganzen Tag im Nachtgewand, auch wenn Sie zu Hause sind.
- Kosmetik und Pflegemittel sind nicht nur für junge Menschen sinnvoll. Positives Altern bedeutet auch, für die Pflege des Körpers und der Seele etwas zu tun.
- Hautveränderungen (z. B. Rötungen) aller Art sollte man dem Hausarzt zeigen.
- Duschhocker oder Klappsitz bei Bewegungseinschränkung verwenden. Diese sind beim Bandagisten erhältlich. Unterstützung bieten hierbei Ergotherapeuten.
- Rutschfeste Matten und Haltegriffe installieren, um das Sturzrisiko zu vermeiden.
- Ein Duschbad ist dem Wannenbad vorzuziehen, da man evtl. nicht mehr aus der Badewanne heraus kommt. Eine Badewanne gegen eine Dusche auszutauschen, ist auch aus Platzgründen eine gute Investition.
- Mobile Dienste in Anspruch nehmen, die beratend zur Seite stehen und bei der Betreuung behilflich sind.
- Mobile Fußpflege oder Friseur im Fall von eingeschränkter Mobilität in Anspruch nehmen.
- Die unabhängige und selbständige Körperpflege so lange wie möglich erhalten. Dafür genug Zeit einplanen und sich selbst nicht unter Druck setzen. Wenn die Körperpflege mehr Zeit in Anspruch nimmt (als früher), einfach früher anfangen. Vielleicht kann man ein kleines Ritual daraus machen, auf das man sich täglich freut? Hilfreich ist

dazu eine schöne Umgebung, wie evtl. Blumen, eine angenehme Beleuchtung, ein Lieblingshandtuch etc.

- Im Falle von Immobilität durch Fieber, Bewegungseinschränkung, Müdigkeit, niedrigen Blutdruck oder anderen Ursachen für langes Verweilen im Bett mehrere kleine Erfrischungsmöglichkeiten (z. B. Teilwaschungen) anbieten. Dazu eignen sich auch Erfrischungstücher, die man auf das Nachtkästchen in Reichweite legt. Den Genitalbereich mit Pflegeschaum oder Feuchttüchern reinigen und die Möglichkeit geben, sich zu erfrischen.

5.5.4 Ernährung

Die Ernährung dient zur Deckung des Energiebedarfs des Menschen, daher ist die Ausgewogenheit in der Zusammensetzung der Nahrung sehr wichtig. Einseitige Ernährung führt zu Mangelerscheinungen und kann dadurch ein Faktor für einen pathologischen Alterungsprozess werden. Ausgewogenheit erreichen Sie durch gemischte und abwechslungsreiche Kost. Wesentlich ist auch die Menge der aufgenommenen Nahrung bzw. deren Relation zur Bewegung.

▶ Die Ernährung dient einerseits zur Deckung des Energiebedarfs, andererseits ist sie auch ein Beitrag zum körperlichen und psychischen Wohlbefinden und zur Prävention von Mangelerscheinungen.

Die Nahrungsaufnahme leistet einen wichtigen Beitrag für körperliches Wohlbefinden und die geistige Leistungsfähigkeit. Ebenso ist sie ein wesentlicher Faktor für Genuss und Lebensqualität.

Falsche Ernährung wird in vielen Fällen im Kindes- und Jugendalter gelernt und kann zu Verdauungs- oder Stoffwechselstörungen führen. Die Folgen sind Übergewicht bzw. Fettsucht und Bluthochdruck.

Wichtig ist daher das Wissen um den richtigen Energiebedarf. Jeder Mensch verbraucht in Abhängigkeit von seinem Lebensstil unterschiedliche Mengen an Energie. Die Menge soll deshalb dem individuellen Verbrauch angepasst sein. Senioren benötigen etwa ein Drittel weniger Joule als eine Person mittleren Alters, Schwerarbeiter haben hingegen einen höheren Energiebedarf, ebenso Sportler, deren körperliche Betätigung wieder eigene Ansprüche an die Nahrung stellt. Als ursprüngliche Einheit galt die Kalorie, sie wird zum Teil auch noch immer verwendet (1 kcal [Kilokalorie] = 4,2 kJ [Kilojoule]).

Für eine individuelle Ernährungsberatung stehen Ihr Arzt, Diätassistenten, diplomierte Gesundheits- und Krankenpflegepersonen bzw. Ernährungsberater zur Verfügung. Sie können Ihnen sagen, wie hoch Ihr Energiebedarf ist, bzw. wie viel Sie daher essen dürfen. Sie helfen auch bei Problemen mit der Nahrungs- und Flüssigkeitsaufnahme bzw. bei Gewichtsproblemen. Auch Psychotherapie kann hier hilfreich sein.

Faktoren für gesunde Ernährung

- Essen soll Spaß machen und schmecken.
- Der optische Eindruck ist wichtig. Gestalten Sie Ihre Nahrungsaufnahme als „Genusstraining".
- Bei Appetitmangel hilft oft ein kleiner Aperitif.
- Obst und Gemüse sind die Lieferanten von lebensnotwendigen Vitaminen, Mikronährstoffen und Spurenelementen. Sie sollten in keinem Speiseplan fehlen. Achten Sie jedoch auf eine schonende Zubereitung bzw. auf Unverträglichkeiten und meiden Sie stark blähende Speisen und Getränke wie Kohl, Kraut etc.
- Bei körperlichen Behinderungen nehmen Sie die mobilen Hilfen, z. B. für Einkäufe, Behördenwege, Hilfe im Haushalt und Garten, in Anspruch.
- Wenn die Zubereitung von Speisen eine große Belastung darstellt, dann können Essenzustelldienste, wie z. B. „Essen auf Rädern", eine wertvolle Unterstützung darstellen. Sie bieten eine ausgewogene Ernährung und individuelle Menüauswahl oder Diäten an.
- Eine ausreichende Flüssigkeitsaufnahme ist lebensnotwendig. Wasser ist Lösungs- und Transportmittel aller lebenswichtigen Stoffe wie Vitamine, Mineral- und Nährstoffe. Der Flüssigkeitsbedarf ist abhängig von Alter, Umweltbedingungen und körperlicher Belastung. Generell gilt jedoch: ca. 1,5–2,0 l Flüssigkeit pro Tag. Trinken Sie am besten Wasser, Tee oder Fruchtsäfte.
- Auch Kaffee und schwarzer Tee gelten als Getränk.
- Fällt es Ihnen schwer, 2,0 l am Tag zu trinken? Trinkgewohnheiten sind oft anerzogen und können somit auch wieder geändert werden. Die einfachste Variante, aber auch die ungenaueste ist die Strichliste. Dazu benötigt man einen Zettel und macht einen Strich, wenn 0,25 l Flüssigkeit getrunken wurde. Nach 8 Strichen ist die gewünschte Trinkmenge erreicht. Sie werden sehen, man gewöhnt sich rasch an die höhere Flüssigkeitsaufnahme. Zu geringe Flüssigkeitsaufnahme ist an einer trockenen Zunge ersichtlich. Bei einigen Krankheiten (z. B. Herzerkrankungen) ist eine große Flüssigkeitsaufnahme kontraindiziert. Höherer und niedriger Flüssigkeitsbedarf ist immer mit dem Arzt abzusprechen. Suppen zählen auch zur Bilanzierung. Eine genauere Bilanzierung ist z. B. bei Nierenerkrankungen unbedingt notwendig. Hierbei wird jeder Milliliter der Einfuhr und Ausscheidung (inkl. Schweiß) in eine Liste eingetragen. Diese Berechnung ist anfangs nur unter Anleitung von kompetenten Fachkräften möglich.
- Genussmittel, wie alkoholische Getränke, sind in kleinen Mengen für das Wohlbefinden förderlich. Ein Übermaß hat jedoch oft negative Auswirkungen.

Häufige Ursachen von falschem Trinkverhalten sind das fehlende Durstgefühl und die Angst davor, nachts häufig zum Urinieren aufstehen zu müssen. Symptome wie Appetitlosigkeit, Übelkeit, Erbrechen etc. sollten vom Arzt abgeklärt werden.

Lassen Sie sich von Ihrem Hausarzt bei Essstörungen in ein Labor überweisen. Laborbefunde geben einerseits Auskunft über ausreichende Versorgung mit

Mikronährstoffen und andererseits über nicht in der Norm liegende Werte. Der Hausarzt erhält diese Werte zugeschickt und wird Sie bei vorliegenden Stoffwechselstörungen beraten.

Verdacht auf Zuckerkrankheit (= Diabetes mellitus) besteht bei:

- starkem Durst,
- häufigem Harnlassen v. a. in der Nacht,
- Müdigkeit sowie Einschränkung körperlicher und geistiger Leistungsfähigkeit,
- Gewichtsabnahme,
- Juckreiz, v. a. im Bereich des Afters und der Geschlechtsregion,
- Verminderung der Libido und Potenz,
- Obstgeruch von Atem und Harn,
- Sehstörungen.

▶   Probleme mit der Ernährung sollten medizinisch abgeklärt werden.

Übergewicht

Übergewicht entsteht meist durch falsche Ernährung und einen falschen Lebensstil (zu wenig Bewegung). Dadurch können jedoch verschiedenste Krankheiten, Immobilität, aber auch kognitive Veränderungen infolge fehlender sozialer Kontakte begünstigt werden. Folgende Unterstützungsmaßnahmen können helfen, den Ernährungsstil zu verändern:

- Nicht mit leerem Magen und ohne Einkaufsliste einkaufen gehen. Man kauft zu viel und oft nicht Notwendiges ein.
- Die Ernährungsumstellung unbedingt mit dem Hausarzt besprechen, um eine Mangelernährung zu vermeiden.
- Ausreichend Bewegung und Flüssigkeit.
- Jede Gewichtsabnahme ist nur erfolgreich, wenn sie langsam durchgeführt wird und dabei die volle Leistungsfähigkeit erhalten bleibt: Abnahme um etwa 1–2 kg pro Monat (bei 1200–1800 kcal = 5040–7560 kJ täglich).
- Mahlzeiten sollen in Ruhe und ohne Ablenkung zu sich genommen werden.
- Bewusste und schrittweise *Veränderung der Ess- und Lebensgewohnheiten:*
  - Sichtbare Fette (z. B. Fettränder an Fleisch und Wurst) vermeiden.
  - Achtung vor versteckten Fetten! Lebensmittel, denen man den Fettgehalt nicht sofort ansieht, auf ihren Fettgehalt prüfen, z. B. bestimmte Käsesorten, Streichwurst, Naschereien, Topfen- und Joghurtdesserts etc. Lesen Sie die Packungsangaben.
  - Zucker, v. a. auch versteckten Zucker in Fertigprodukten, vermeiden.
  - Üppige Desserts wie Torten durch leichte Nachspeisen wie Joghurt mit Früchten ersetzen.
  - Auf eine fettarme Zubereitung achten (dämpfen oder dünsten in beschichteten Pfannen oder im Schnellkochtopf, statt in Fett herausbacken).

- Auswahl der Lebensmittel ändern: weniger Fleisch und Süßspeisen, mehr Gemüse, Obst und Fisch.
- Kochsalzzufuhr einschränken zur Ausschwemmung des in den Fettdepots festgehaltenen Wassers.
- Nach erfolgreicher Gewichtsreduktion die neuen Essgewohnheiten beibehalten, um einen Rückfall zu vermeiden. Bei ersten Rückschlägen nicht verzagen! Kleine schrittweise Änderungen der Lebensgewohnheiten führen eher zum Ziel, als eine völlige Umstellung. Jeden Tag kann neu begonnen werden! Kleine Erfolge fördern eine dauerhafte Umstellung.

Mangelernährung

Mangelernährung stellt eine zweite Problematik der Ernährung im Alter dar. Mangelernährung ist gerade im höheren Lebensalter und in Heimen ein häufig zu beobachtendes Zustandsbild. Die Ursachen hierfür sind mannigfaltig und reichen von organischen Krankheiten, über fehlende Hilfsmittel (schlecht haftende Zahnprothese oder fehlender Zahnersatz), motivationale Faktoren (optischer Eindruck des Essens), soziale Faktoren (Vereinsamung) bis zu psychischen Krankheiten.

▶   Mangelernährung und Untergewicht ist vom Arzt abzuklären. Dieser leitet auch eine entsprechende Therapie ein. Auch ein Ernährungswissenschaftler kann hier unterstützend sein.

Genussmittel

Genussmittel sind einerseits positive Faktoren der Ernährung, stellen aber andererseits einen gewissen Risikofaktor dar. Dabei ist zu beachten:
- *Koffein*
  - Wirkt anregend auf die Verdauung, den Kreislauf und die Gehirnfunktion.
  - Macht aktiver.
  - Kaffee erhöht teilweise den Blutdruck.
  - Bewirkt eine vorübergehende Beschleunigung der Herztätigkeit und Atmung, daher sollte Kaffee bei Einschlafstörungen nur vormittags getrunken werden.
  - Bei Überdosierung (>6 Tassen Kaffee pro Tag) kann es zu einer Fettstoffwechselstörung in Form einer erhöhten Fettsäureverwertung kommen, der Blutfettspiegel steigt an.
  - Kaffee entwässert und fördert die Ausscheidung.
- *Alkohol*
  - Ist Nährstoff und Genussmittel.
  - Die Aufnahme von Alkohol ins Blut wird verlangsamt durch den vorherigen Verzehr (fetter) Mahlzeiten und/oder von reichlich frischem Obst, Gemüse oder Brot.
  - Die Alkoholverträglichkeit ist bei älteren Menschen und beginnender Demenz geringer.
  - Eine schlechte körperliche Konstitution oder Mangelernährung erhöht die Wirkung von Alkohol.

– Auch bei Frauen ist die Alkoholverträglichkeit geringer, und zwar aufgrund des durchschnittlich höheren Anteils an Körperfett und einer geringeren Aktivität des Enzymsystems der Leber.
– Häufig ist Angst die Ursache für regelmäßigen Alkoholkonsum. Gespräche mit geschulten Fachleuten können Hilfe bieten.
– Alkohol wird leider oft als Einschlafmittel verwendet.
– Häufiger Konsum führt zu Abhängigkeit und Sucht und schädigt das Gehirn und den Körper.

Alkoholabhängigkeit

Anzeichen für eine bestehende oder beginnende Alkoholabhängigkeit im Verhalten und der Persönlichkeit sind:

- Regelmäßiger Alkoholkonsum.
- Veränderung der Trinkgewohnheiten (Wechsel von Bier oder Wein zu hochprozentigem Alkohol, Trinken am Morgen oder Vormittag).
- Persönlichkeitsveränderungen und Verhaltensänderungen wie Aggressivität, Depressivität, Reizbarkeit, unkontrollierte Zorn- und Gewaltausbrüche.
- Häufige Beteuerungen anderen und sich selbst gegenüber, mit dem Trinken aufzuhören.
- Heimliches Trinken und Aufbewahren der Flaschen bzw. Schaffung eines Vorrates.
- Häufiger Wechsel der Arbeitsstelle.
- Nachlassen der Körperpflege und Kleiderhygiene.
- Vernachlässigung der Ernährung.
- Körperliche Veränderungen sind:
  – Rötung der Gesichtshaut.
  – Zittern am Morgen, Schwitzen, Übelkeit, Leibschmerzen, Erbrechen.
  – Taubheitsgefühl in Armen und Beinen, Krämpfe.
  – Rastlosigkeit bei zunehmender Verwirrung, Erinnerungsstörungen.
  – Schwierigkeiten, Harn und Stuhl kontrolliert zu entleeren.
  – Bei plötzlichem Entzug kommt es zum Alkoholdelirium (Delirium tremens) mit Sinnestäuschungen, heftigen Zuckungen, starken Krämpfen und schweren Kreislaufstörungen.

Bei Verdacht auf Alkoholmissbrauch oder Alkoholismus sollte auf jeden Fall professionelle Hilfe gesucht werden, da dies auch eine der Ursachen für eine Demenz ist. Hier steht der Hausarzt mit Informationen zur Verfügung. Ebenso hilft hier eine psychologische oder psychotherapeutische und psychiatrische Behandlung.

▶ Genussmittel wie Alkohol und Kaffee sind in Maßen genossen Faktoren für Lebensqualität. Sie führen aber bei Übermaß zu Krankheiten.

5.5.5 Ausscheidung

Probleme mit der Ausscheidung von Harn und Stuhl können wesentliche Faktoren für den sozialen Rückzug bei sonst unbeeinträchtigter Leistungsfähigkeit sein. Gerade Frauen leiden häufig unter Stressinkontinenz, dem unfreiwilligen Entleeren der Blase bei körperlicher Belastung, ebenso Männer mit Prostataproblemen. Diese Problematik führt einerseits zur Isolation, andererseits auch zu Problemen in der Partnerschaft (Sexualität). Präventive Hilfe bieten hierbei bei Frauen Übungen für die Beckenbodenmuskulatur. Diese beinhaltet ein Anspannen des Beckenbodenmuskels und ein daran anschließendes Entspannen (s. Anhang 1). Dieses Problem kann bereits in jüngeren Jahren auftreten (z. B. nach Schwangerschaften), daher sollten die Übungen rechzeitig und regelmäßig durchgeführt werden. Bei bestehenden Problemen sollte der zeitliche Rhythmus der Ausscheidung erfasst werden und durch ein gezieltes Training eine Besserung angestrebt werden (Kontinenztraining). Dabei wird der Zeitpunkt der willkürlichen Entleerung schrittweise verlängert. Ist dies nicht mehr möglich, sollte in kürzeren Intervallen regelmäßig die Toilette aufgesucht werden. Versuchen Sie aber trotzdem, dies möglichst lange hinauszuschieben. Genauer wird diese Problematik in Kap. 11 zur Pflege dargestellt.

Hilfe bei Problemen der Inkontinenz bieten der Hausarzt bzw. Urologe. Diese überweisen auch zu den entsprechenden Untersuchungen. Scheuen Sie sich nicht, Inkontinenz medizinisch abklären zu lassen, auch wenn es ein Tabuthema ist. Viele Ursachen von Inkontinenz sind gut behandelbar und damit die Symptomatik zumindest verbesserbar.

▶   Schwierigkeiten bei der Ausscheidung bedingen oft psychosoziale Probleme
        und sollten deshalb behandelt werden.

5.5.6 Psychisches Wohlbefinden

Psychisches Wohlbefinden ist ein wesentlicher Faktor für einen positiven Alterungsprozess. Depressionen werden als Risikofaktor angesehen. Oft werden vorhandene Ressourcen infolge eines negativen Stimmungsbildes, mangelnder Motivation, verminderter positiver Zukunftssichtweisen oder sozialer Probleme nicht aufgegriffen.

- Wie sehen Sie selbst Ihr Alter?
- Sehen Sie positiv in die Zukunft?
- Haben Sie Lebensperspektiven?
- Gestalten Sie Ihr Leben selbst?
- Haben Sie ausreichend soziale Kontakte oder fühlen Sie sich einsam?
- Wie aktiv ist Ihr Leben?

Faktoren für eine positive Lebensgestaltung

Im Folgenden sind einige Faktoren für eine positive Lebensgestaltung angeführt.

- Humor und Spass sind präventive Faktoren für Demenz und Depression.
- Bereiten Sie sich auf das Altern aktiv vor.
- Versuchen Sie, die positiven Seiten des Alterns zu sehen und zu nützen.
- Greifen Sie Chancen und Möglichkeiten auch im Falle von Krankheit auf.
- Setzen Sie sich realistische Ziele.
- Gestalten Sie Ihren Tag, bzw. schaffen Sie sich Anreize.
- Stellen Sie positive Tagesereignisse in den Vordergrund und halten Sie diese z. B. in einem Tagebuch fest.
- Pflegen Sie soziale Kontakte.
- Pflegen Sie Ihre Partnerschaft. Sexualität ist auch im Alter möglich und positiv.
- Suchen Sie neue Freunde und Bekannte, um Einsamkeit vorzubeugen.
- Brechen Sie aus gewohnten Mustern aus.
- Bei Verwitwung gehen Sie wieder neue Beziehungen ein.
- Kommunizieren Sie mit möglichst vielen Menschen z. B. beim Einkaufen.
- Suchen Sie professionelle Hilfe bei Depressionen bzw. Lebensüberdruss.
- Legen Sie sich ein Haustier zu. Hunde sind besonders geeignet. Sie fördern Aktivitäten und soziale Kontakte.

▶ Das psychische Wohlbefinden stellt einen wesentlichen Faktor für einen positiven Alterungsprozess dar.

5.5.7 Körperliche Faktoren

Körperliches Wohlbefinden ist ebenfalls ein wesentlicher Faktor für geistige Aktivität. Lassen Sie deshalb körperliche Beschwerden und Schmerzen rechtzeitig durch einen Arzt abklären, führen Sie auch die vorgeschlagene Therapie durch. Vermeiden Sie Selbsttherapien oder die Therapievorschläge von Bekannten und Freunden. Auch Medikamente bzw. deren zu hohe Dosierung oder Wechselwirkungen zwischen Medikamenten können Einfluss auf die geistige Leistungsfähigkeit haben. Besonders Schmerzmittel, Schlafmittel, Beruhigungsmittel, Mittel zur Entwässerung und Abführmittel haben negative Wirkungen. Falls Sie bei Medikamenten unangenehme Nebenwirkungen spüren, besprechen Sie dies mit Ihrem behandelnden Arzt.

Körperliche Beschwerden, aber auch Schmerzen können leicht dazu führen, dass die geistige Leistungsfähigkeit durch Inaktivität nachlässt. Ähnlich verhält es sich mit fehlenden oder nicht adäquaten Hilfsmitteln wie Brille, Hörgerät, Zahnersatz, Kontinenzprodukte (Einlagen etc.) oder auch Gehhilfen.

▶   Körperliche Krankheiten sollten möglichst frühzeitig medizinisch abgeklärt
     werden.

5.5.8 Gestaltung der Umwelt (Wohnung)

Häufig stellt die Wohnsituation einen Risikofaktor für gesundes Altern dar.

Stürze in der eigenen Wohnung sind keine Seltenheit und führen oft zu Verletzungen und Pflegebedürftigkeit. Insofern sollen die hier angeführten Anregungen helfen, ein pathologisches Altern durch die Verhinderung von Unfällen zu vermeiden.

- Vermindern Sie das Sturzrisiko durch Niveauunterschiede wie Teppiche (Teppich-fransen), Türschwellen, Fußabtreter und Unebenheiten des Bodens. Sorgen Sie dafür, dass diese Unebenheiten beseitigt werden, bzw. machen Sie diese gut sichtbar.
- Verwenden Sie unter Teppichen, wenn sie nicht entfernt werden, rutschfeste Unterlagen.
- Rutschgefahr besteht auch bei zu glatten Fußböden und Fließen, daher nicht zu stark bohnern bzw. trocken reinigen.
- Auch unbeabsichtigte Feuchtigkeit (Badezimmer, Küche, Blumengießen) kann zu einer Erhöhung der Rutschgefahr führen.
- Verwenden Sie vor und in der Badewanne sowie Dusche eine rutschfeste Unterlage.
- Zur besseren Mobilität montieren Sie Haltegriffe in den sanitären Einrichtungen oder Handläufe im Gangbereich oder Treppenhaus.
- Sorgen Sie für gute Beleuchtung, insbesondere wenn Sie nachts auf die Toilette gehen. Halten Sie die Notrufnummern für Stromausfall und eine Ersatzbeleuchtung bereit, ebenso Ersatzglühbirnen.
- Kleine Hocker werden oft als Leiter verwendet. Steigen Sie nur auf eine kleine, sicher stehende Leiter.
- Vorsicht bei Sitzmöbeln mit Rollen. Diese können sich beim Hinsetzen verschieben. Stellen Sie die meist vorhandene Arretierung fest oder stellen Sie diese an die Wand, um ein Wegrollen beim Niedersetzen zu vermeiden.
- Sitzmöbel sollten nicht zu nieder oder zu weich sein und Armlehnen haben, um das Aufstehen zu erleichtern.
- Auch Ihr Bett sollte nicht zu nieder sein und ein problemloses Aufstehen ermöglichen.
- Möbel sollten so in der Wohnung platziert sein, dass sie nicht zum Hindernis werden oder gar einem Parcours gleichen. Sie sollten eine stützende und Sicherheit gebende Funktion bei der Fortbewegung haben.
- Ziergegenstände und Blumen können hinderlich sein, wenn sie im Weg stehen. Vor allem nachts stellen sie ein Risiko dar.
- Wohnen Sie in einem höheren Stockwerk, so können Sie Sitzmöglichkeiten aufstellen, um längere Distanzen zu bewältigen. Besprechen Sie dies aber mit dem Hausbesitzer.

- Überfordern Sie sich körperlich nicht mit hauswirtschaftlichen Tätigkeiten (bügeln, Wäsche falten, Gemüse zerkleinern etc.). Nützen Sie Ihre Kräfte auch für Hobbys und nicht nur die notwendigen Arbeiten.
- Gartenarbeiten stellen ebenfalls ein erhöhtes Risiko dar. Klettern Sie nicht auf Bäume oder unsicher stehende Leitern.
- Lassen Sie Ihre Wohnung rechtzeitig adaptieren, bzw. ziehen Sie in eine seniorengerechte Wohnung um. Dadurch vermeidet man oft Pflegeheimaufnahmen infolge nicht passender Wohnstruktur.

▶ Eine seniorengerechte Umgebung fördert die Sicherheit und trägt zu einem positiven Alterungsprozess bei.

5.6   Zusammenfassung

Altern ist ein multifaktorielles Geschehen, welches durch körperliche, psychische, soziale und umweltbedingte Faktoren beeinflusst wird. Insofern müssen diese Bereiche auch bei präventiven Maßnahmen berücksichtigt werden. Auch wenn Studien über die tatsächlichen Auswirkungen solcher Maßnahmen auf die Entwicklung demenzieller Erkrankungen derzeit noch weitgehend fehlen, kann doch angenommen werden, dass eine Berücksichtigung der in diesem Kapitel angeführten Aspekte eine positive Lebensgestaltung und damit verbunden einen positiven Alterungsprozess bewirken. Studien zum positiven Altern belegen folgende Faktoren:

- Altern ist ein individueller, multidimensionaler Prozess.
- Die subjektive Wahrnehmung einer Situation ist oft wesentlicher als objektive Parameter.
- Man ist immer so alt, wie man sich fühlt und verhält.
- Eine aktive Auseinandersetzung mit Veränderungen hilft, sich rechtzeitig auf diese einzustellen und sie damit leichter zu bewältigen.
- Besonders wichtig sind präventive Maßnahmen, um geistig fit zu altern (besseres Restpotenzial).
- Ein regelmäßiges Training der geistigen, körperlichen und sozialen Funktionen hilft, diese zu erhalten.
- Defizite und Beschwerden sollten möglichst frühzeitig diagnostisch abgeklärt und behandelt werden.
- Die Kombination verschiedenster Therapieformen und multiprofessionelles Arbeiten hat die höchste therapeutische Effizienz.
- Regelmäßige soziale Kontakte vermindern das Risiko der Vereinsamung und der Isolation.
- Generell steht Altern unter dem Motto: „Use it or lose it!"

▶   Präventive Maßnahmen können dazu beitragen, das Altern positiv und
         erfolgreich zu gestalten und Risikofaktoren zu minimieren.

Literatur

Barnes DE, Yaffe K (2011) The projected effect of risk factor reduction on Alzheimer's disease
    prevalence. Lancet Neurol 10(9):819–828
Barnes DE, Santos-Modesitt W, Poelke G, Kramer AF, Castro C, Middleton LE, Yaffe K (2013)
    The Mental Activity and eXercise (MAX) trial: a randomized controlled trial to enhance
    cognitive function in older adults. JAMA Intern Med 173(9):797–804
Baumann H, Leye M (Hrsg) (1995) Psychomotorisches Training. Ein Programm für Senioren-
    gruppen. Hogrefe, Göttingen
Bickel H (2003) Ist Prävention von Demenzerkrankungen möglich? In Wancata J, Meise U, Mark-
    steiner J (Hrsg) GrauZone. Die Versorgung älterer psychisch Kranker, S 89–116. VIP-Verlag,
    Innsruck
Brookmeyer R, Gray S, Kawas C (1998) Projections of Alzheimer's disease in the United States
    and the public health impact of delaying disease onset. Am J Public Health 88(9):1337–1342
Daviglus ML, Plassman BL, Pirzada A, Bell CC, Bowen PE, Burke JR et al (2011) Risk factors
    and preventive interventions for Alzheimer disease: state of the science. Archives of Neurology
    68(9):1185–1190
Deuschl G, Maier W (2009) S3-Leitlinie „Demenzen". Deutsche Gesellschaft für Psychiatrie,
    Psychotherapie und Nervenheilkunde (DGPPN) & Deutsche Gesellschaft für Neurologie
    (DGN)
Dorner T, Kranz A, Zettl-Wiedner K, Ludwig C, Rieder A, Gisinger C (2007) The effect of
    structured strength and balance training on cognitive function in frail, cognitive impaired
    elderly long-term care residents. Aging Clinical and Experimental Research 19(5):400–405
Etgen T, Sander D, Bickel H, Förstl H (2011) Mild cognitive impairment and dementia: the
    importance of modifiable risk factors. Deutsches Ärzteblatt international 108(44):743–750
Gatterer G, Croy A (2001) Geistig fit ins Alter 1: Neue Gedächtnisübungen für ältere Menschen.
    Springer, Wien
Gatterer G, Croy A (2003) Geistig fit ins Alter 2: Neue Gedächtnisübungen. Springer, Wien
Gatterer G, Croy A (2007) Geistig fit ins Alter 3: Neue Gedächtnisübungen für ältere Menschen.
    Springer, Wien
Gatterer G, Croy A (2018) Geistig fit ins Alter 4. Neue Gedächtnisübungen für ältere Menschen.
    Springer, Wien
Gatterer G (Hrsg) (2007) Multiprofessionelle Altenbetreuung (2. Aufl). Springer, Wien
Gebhard D, Mir E (Hrsg) (2019) Gesundheitsförderung und Prävention für Menschen mit
    Demenz. Springer, Heidelberg
Lehrl S, Fischer B (1989) Die Gehirn-Jogging-4-Wochen-Kur. Multi Media Verlag, Dorsten
Medscape Medical News (2013): More evidence. Bilingualism protects Dementia [Online].
    Medscape Medical News. https://www.medscape.com/viewarticle/813986. Zugegriffen: 29.
    Dez. 2019
Norton S, Matthews FE, Brayne C (2013) A commentary on studies presenting projections of the
    future prevalence of dementia. BMC Public Health 13/1
Norton S, Matthews F, Barnes D, Yaff K, Brayne C (2014) Potential for primary prevention of
    Alzheimer's disease: an analysis of population-based data. Lancet Neurol 2014(13):788–794

Oberhauser M (2000) Abenteuer Gedächtnis. Wirkungsvolles Gehirnjogging als packendes Lesevergnügen. Herbig, München

Oswald WD, Rödel G (Hrsg) (1995) Gedächtnistraining. Ein Programm für Seniorengruppen. Hogrefe, Göttingen

Oswald WD, Gunzelmann T (Hrsg) (1995) Kompetenztraining. Ein Programm für Seniorengruppen. Hogrefe, Göttingen

Oswald WD (2005) Sima-basic-Gedächtnistraining und Psychomotorik. Hogrefe, Göttingen

Oswald WD, Gatterer G, Fleischmann UM (2008) Gerontopsychologie. Springer, Wien

Rigling P (1988) Hirnleistungstraining. Übungen zur Verbesserung der Konzentrationsfähigkeit. Dortmund, Verlag Modernes Lernen. https://www.rigling.de/homeversionen/. Zugegriffen: 29. Dez. 2019

Stengel F (1982) Heitere Gedächtnisspiele. Klett, Stuttgart

Stengel F (1989) Gedächtnis spielend trainieren. Klett, Stuttgart

Erste Zeichen

6

Inhaltsverzeichnis

Die ersten Zeichen einer beginnenden Demenz sind sehr unterschiedlich. In Abhängigkeit von der Grunderkrankung sind sie mehr oder weniger auffällig.

Insofern sind sie auch für den Betroffenen, die Angehörigen und Bekannten oder auch die professionellen Betreuer unterschiedlich wahrnehmbar und werden leicht fehlinterpretiert. In diesem Kapitel werden die ersten Symptome und ihre Auswirkungen auf die Betroffenen, die Angehörigen und das Umfeld genauer dargestellt und die damit verbundenen Konsequenzen hinsichtlich Diagnostik und Behandlung diskutiert. Zur besseren Übersicht erfolgt eine Anordnung entsprechend der Hauptursachen einer Demenz.

6.1 Symptome und Verhaltensauffälligkeiten

6.1.1 Leichte kognitive Beeinträchtigung

Eine spezielle Problematik stellt die Erfassung einer sog. leichten kognitiven Beeinträchtigung („mild cognitive impairment", MCI) (Petersen et al. 2001) dar. Die Prävelenzrate liegt bei bis zu 30 %. Das Risiko, dass sich daraus auch eine Demenz entwickelt, ist erhöht. Insofern sollten diese Symptome abgeklärt werden. Oft wird der Begriff auch nicht einheitlich verwendet und mit sonstigen leichten Einbußen der kognitiven Leistungen gleichgesetzt.

Generell wird unter MCI ein Zustandsbild verstanden, das noch nicht die Kriterien einer Demenz, jedoch bereits Beeinträchtigungen im sozialen, emotionalen und kognitiven Bereich aufweist. Im DSM-5 (diagnostischer und statistischer Leitfaden psychischer Störungen, 5. Auflage) ist es der leichten neurokognitiven Störung zuzuordnen und entspricht der Global-Deterioration-Skala von Reisberg bis zu Stadium 4. Im Vordergrund steht eine Gedächtnisstörung, die über der durch den normalen Alterungsprozess verursachten kognitiven Beeinträchtigung liegt, ohne erhebliche Beeinträchtigungen zu verursachen.

- Häufig berichten die Betroffenen über das Verlegen von Schlüsseln oder sonstigen Gegenständen.
- Oft wird eine Gedächtnisstörung auch nur subjektiv vom Betroffenen berichtet.
- Andere kognitive Beeinträchtigungen liegen nicht vor.
- Manchmal stehen auch Auffälligkeiten im Sozialverhalten bzw. in der Affektivität und Stimmung im Vordergrund.
- MCI gilt als ein Risikofaktor für eine Demenz vom Alzheimer-Typ.
- MCI wird häufig mit dem normalen Alterungsprozess verwechselt und deshalb keiner diagnostischen Abklärung zugeführt.

▶ Unter MCI („mild cognitive impairment") versteht man eine kognitive Beeinträchtigung, die noch nicht die Kriterien einer Demenz erfüllt, aber den Betroffenen irritiert. Da ein MCI das Auftreten einer Demenz vom Alzheimer-Typ begünstigt, sollte eine frühzeitige multiprofessionelle Abklärung erfolgen.

6.1.2 Alzheimer-Demenz

Der Verlauf der Alzheimer-Demenz ist meist unspezifisch und am Anfang auch unspektakulär. Dadurch, dass sie keinen plötzlichen Beginn aufweist, wird sie leicht mit dem normalen Alterungsprozess und der damit verbundenen Vergesslichkeit assoziiert. Weil diese Personen sonst meist weitgehend gesund sind, keine neurologischen Auffälligkeiten haben und im normalen Alltag keine Probleme aufweisen, wird selten eine Krankheit als Ursache angenommen. Oft treten auch Veränderungen in der Persönlichkeit des Betroffenen auf, die aber dem Grundcharakter zugeschrieben werden.

Es bestehen leichtgradige, oft kaum bemerkte Symptome. Sie führen im täglichen Leben jedoch zu einer Beeinträchtigung komplexer Tätigkeiten und zu Problemen in den sozialen Bereichen. Meist werden sie durch folgende Faktoren ausgelöst:

- Durch Störungen des Gedächtnisses kommt es v. a. zu Problemen beim Speichern von neuer Information. Der Betroffene vergisst Termine, wiederholt Tätigkeiten und Sätze oder beschuldigt andere, etwas nicht gesagt zu haben.
- Das Langzeitgedächtnis ist jedoch voll erhalten, sodass diese Probleme oft mit Automatismen kaschiert werden.
- Durch die Verlangsamung der Denkprozesse werden Denkziele später oder nur schwer erreicht. Das Lösen von Problemen fällt schwer. Oft entsteht dadurch Überforderung. Der Betroffene reagiert gereizt, wenn er darauf hingewiesen wird.
- Die Sprache verändert sich ebenfalls. Hauptsächlich die Wortfindung und die Präzision des Ausdrucks sind vermindert. Die Sprache wird einfacher. Fremdwörter werden fehlverwendet. Füllwörter und Floskeln vermehren sich. Die Sätze haben weniger Inhalt. Die Sprachproduktion kann aber ansteigen. Oft werden lange Monologe mit wenig Inhalt gehalten.
- Auch das Denkvermögen nimmt ab. Besonders das Schlussfolgern und Urteilen, das Lösen komplexer Probleme und das Umstellen auf neue Bereiche sind erschwert. Oft werden deshalb altbewährte Automatismen zur Kompensation eingesetzt.
- Die zeitliche Orientierung ist ebenfalls früh gestört. Der Betroffene weiß Datum und Uhrzeit nicht mehr, bzw. verwechselt sie. Dadurch vergisst er leicht Termine, ist zur falschen Zeit dort oder kann diese nicht mehr koordinieren. Das ist gerade bei noch im Beruf stehenden Personen kritisch. Leicht werden diese Symptome mit Überforderung oder Stress verwechselt.
- Früh treten auch bei der örtlichen Orientierung Probleme auf. Das Zurechtfinden in unvertrauter Umgebung ist erschwert. Im bekannten Umkreis fühlt sich der Betroffene jedoch sicher. Deshalb neigen viele Personen dazu, diese Unsicherheit zu vermeiden, und zeigen ein vermehrtes Rückzugsverhalten.
- Es kann sich das Antriebsverhalten aber auch generell verändern. Passivität oder Untätigkeit bei früher eher extravertiertem Verhalten können einerseits ein Zeichen für eine beginnende Demenz, andererseits auch eine Depression sein.
- Die Persönlichkeit kann sich ebenfalls ändern. Wahrscheinlich in Abhängigkeit von der Grundpersönlichkeit und den entsprechenden Veränderungen im Gehirn (Gehirnregionen) treten depressive oder gereizte Verstimmungen auf. Oft kommt es zu Konflikten mit dem Ehepartner oder den Kindern. Die kognitiven Defizite werden vom Betroffenen kaschiert und verleugnet, bzw. auf externe Ursachen zurückgeführt. Viele Patienten reagieren auf diese ersten krankheitsbedingten Veränderungen auch mit Beschämung, Angst, Wut oder Niedergeschlagenheit. Dadurch ist eine frühzeitige Diagnostik erschwert.
- Manchmal treten diese Persönlichkeitsveränderungen auch unter Alkoholeinfluss vermehrt auf und werden dadurch erklärt.

- Auch andere Krankheiten, Narkose, manche Medikamente (z. B. Neuroleptika) und Fieber können als Auslöser für die ersten Symptome wirken, da das vorgeschädigte Gehirn diese Belastungen nicht mehr kompensieren kann.
- Bei einigen Personen treten die ersten Symptome im Urlaub infolge der damit notwendigen Umstellung auf, die das Gehirn überfordert.

▶   Der Verlauf der Alzheimer-Erkrankung ist meist unspezifisch und am Anfang
     auch unspektakulär. Dadurch, dass sie keinen plötzlichen Beginn aufweist,
     wird sie leicht mit dem normalen Alterungsprozess und der damit ver-
     bundenen Vergesslichkeit assoziiert. Eine frühzeitige Diagnose verbessert die
     Therapieerfolge.

6.1.3   Vaskuläre Demenz

Im Gegensatz zur Alzheimer-Demenz ist ihr Beginn meist spektakulärer. Häufiger sind Stürze, Schwindelattacken, Herz-Kreislauf-Beschwerden oder auch kleine Schlaganfälle. Sie weist oft einen plötzlichen Beginn auf.

Dadurch wird auch die Grundkrankheit meist rascher bemerkt und behandelt. Das Ausmaß der kognitiven Beeinträchtigung bleibt jedoch oft unberücksichtigt. Die Symptomatik ist variabler als die bei der Demenz vom Alzheimer-Typ, da sie von der Lokalisation und Größe der Schädigung, den zusätzlichen körperlichen Beeinträchtigungen und situativen Faktoren (Tageszeit, Wetter etc.) abhängt. Eine vaskuläre Demenz kann, wie in Kap. 5 zur Prävention angeführt, durch Vorbeugemaßnahmen großteils verhindert werden. Ihr Verlauf ist durch die Behandlung der Grundkrankheit gut beeinflussbar.

Der Beginn einer vaskulären Demenz ist folgendermaßen charakterisiert:

- durch das Vorhandensein von Risikofaktoren (Bluthochdruck, Diabetes, erhöhte Blutfette, Rauchen, Übergewicht, die „Pille"),
- durch Schwindelattacken, Stürze,
- durch Schlaganfälle (auch sehr leichte, ohne wesentliche Beeinträchtigungen),
- durch eher nächtliche Verwirrtheit,
- durch Leistungsschwankungen im Tagesverlauf,
- durch Gedächtnisstörungen, v. a. des Kurzeitgedächtnisses,
- durch Aufmerksamkeits- und Konzentrationsstörungen sowie spezifische Leistungsausfälle in einzelnen Bereichen,
- durch Sprachstörungen (auch reversibel),
- durch Depressionen,
- durch Persönlichkeits- und Verhaltensstörungen, die oft in Zusammenhang mit Verwirrtheit stehen,
- durch eine neurologische Symptomatik, wie Lähmungen und Schwächen in einer Körperhälfte, Gesichtsfeldausfälle, Taubheitsgefühl etc.

Durch das Vorhandensein eines beobachtbaren Krankheitsprozesses wird diesem oft das Hauptaugenmerk gewidmet. Auch der Betroffene selbst ist mehr auf diese körperlichen Bereiche konzentriert. Die kognitiven Defizite bleiben deshalb oft unbehandelt. Insofern sollten bei Vorliegen obiger Symptome diese durch einen Facharzt abgeklärt werden.

▶   Der Verlauf der vaskulären Demenz ist meist auffälliger und durch einen plötzlichen Beginn gekennzeichnet. Sie hat auch Risikofaktoren, die behandelt werden können. Dadurch kann eine weitere Verschlechterung des Zustandsbildes meist vermieden werden.

6.1.4   Alkoholische Demenz

Dieser Demenzart soll ebenfalls hinsichtlich der ersten Symptome und Auffälligkeiten mehr Augenmerk geschenkt werden. Der Konsum von Alkohol ist in vielen Ländern verbreitet. Es gilt als Zeichen von Lebensstil und Lebensqualität, Alkohol zu konsumieren. Insofern sind gerade hier Zeichen von Demenz schwer frühzeitig fassbar.

Demenzielle Veränderungen treten nur bei starkem Alkoholismus auf, sind aber nicht auf die Gruppe der Personen unterer Bildungsschicht beschränkt. Gerade Menschen höheren Bildungsniveaus trinken vermehrt hochalkoholische Getränke.

Die Symptome der Demenz sind bei dieser Krankheit oft erst spät manifest. Wesentlich früher treten Persönlichkeitsveränderungen, psychiatrische Krankheiten (Eifersuchtswahn) und Probleme im Berufsleben auf. Gerade im Alter ist die Dunkelziffer von Personen mit Alkoholkrankheit sehr hoch. Weiter kann Alkohol auch die Entwicklung anderer Demenzarten begünstigen.

Folgende Symptome treten hierbei auf:

- Chronischer, jahrelanger Alkoholmissbrauch bzw. Alkoholismus.
- Verminderung der Toleranz für Alkohol.
- Vermehrte Gedächtnislücken.
- Gerade bei der alkoholischen Demenz ist das Verhalten der Betroffenen bereits zu Beginn der Demenz stark verändert. Es ist schwierig, diese von den Verhaltensänderungen durch den chronischen Alkoholkonsum und die Wirkung des Alkohols zu trennen.
- Durch die ausgeprägte Störung des mittelfristigen Gedächtnisses ist das Speichern von neuen Inhalten nur erschwert möglich. Häufig wird die Demenz infolge fehlender Krankheitseinsicht auch erst sehr spät diagnostiziert.
- Körperliche Erkrankungen z. B. Gastritis, oder erhöhte Leberwerte sind oft frühe Zeichen einer Alkoholerkrankung und damit auch Risikofaktoren für eine Demenzentwicklung.
- Psychiatrische Auffälligkeiten (Wahn, Depressionen, Affektinkontinenz, Delir etc.).

Die alkoholische Demenz ist bei frühzeitiger Therapie heilbar. Eine späte Behandlung bei ausgeprägter Demenz führt hingegen nur selten zu einer Besserung.

▶   Die Symptome der alkoholischen Demenz sind oft erst spät manifest. Wesentlich früher treten Persönlichkeitsveränderungen, psychiatrische Krankheiten (Eifersuchtswahn) und Probleme im Berufsleben auf. Gerade im Alter ist die Dunkelziffer von Personen mit Alkoholkrankheit sehr hoch.

6.1.5   Pick-Demenz (frontotemporale Demenz)

Diese Demenzform ist durch massive Verhaltensauffälligkeiten gekennzeichnet. Sie tritt auch wesentlich früher auf (um das 40. Lebensjahr) und wird oft als Zeichen einer Persönlichkeitskrise oder psychischen Krankheit fehlinterpretiert. Es kommt zu Enthemmungen, überschießenden Affekten, Distanzlosigkeit, sexuellen Übergriffen etc. Die Realitätskontrolle des Betroffenen ist stark herabgesetzt. Eine Krankheitseinsicht, Therapiemotivation und Compliance ist dadurch kaum gegeben. Gedächtnisstörungen sind erst im späteren Verlauf manifest. Durch die starken Persönlichkeitsauffälligkeiten ist häufig eine psychiatrische Behandlung, oft auch stationär, bereits im frühen Stadium notwendig. Die Krankheit ist stark progredient. Die Therapie besteht in der Behandlung der Primärsymptomatik.

Gerade die Pick-Demenz ist für Angehörige und Betreuer eine massive Belastung. Der Betroffene ist nicht mehr der Mensch, mit dem man bisher zusammengelebt hat. Verhaltensweisen sind für die Betreuer kaum zu verstehen. Da sonst keine körperlichen Gebrechen vorliegen, wird das Verhalten leicht als persönlicher Angriff interpretiert.

Bei keiner anderen Demenzform ist deshalb eine Begleitung und Unterstützung der Betreuer so wichtig. Frühzeitig wird eine vollstationäre Betreuung infolge Überforderung des sozialen Umfelds wichtig. Gute Betreuungseinrichtungen sind aber für dieses schwer zu handhabende Krankheitsbild derzeit nur in geringem Ausmaß vorhanden.

Auf andere Formen der Demenz wird infolge der Unspezifität des Beginns und des Verlaufes an dieser Stelle nicht eingegangen. Beim Auftreten von Gedächtnisstörungen und Auffälligkeiten im Verhalten bzw. neurologischen Symptomen sollten diese jedoch durch einen Fachmann abgeklärt werden. Oft handelt es sich nämlich nicht um eine Demenz, sondern um eine andere behandelbare organische bzw. psychische Krankheit.

▶   Die Pick-Demenz ist durch massive Verhaltensauffälligkeiten und Veränderungen der Persönlichkeit gekennzeichnet. Sie tritt wesentlich früher auf (um das 40. Lebensjahr) und wird oft als Zeichen einer Persönlichkeitskrise oder psychischen Krankheit fehlinterpretiert. Ihre Behandlung ist schwierig und meist nur symptomatisch. Jede Form von stärkeren Veränderungen der kognitiven Leistungen und der Persönlichkeit sollte rechtzeitig abgeklärt werden.

6.2   Hilfestellungen für das frühzeitige Erkennen einer Demenz

Die Hauptproblematik demenzieller Erkrankungen liegt in ihrer späten Diagnostik. Oft kann dadurch eine Therapie erst zu einem Zeitpunkt beginnen, zu dem eine wesentliche Besserung der Symptomatik nicht mehr gegeben ist. Außerdem werden andere Krankheiten, die mit kognitiven Einbußen verbunden und heilbar sind, nicht erkannt.

Zur eigenen Überprüfung bzw. auch als Orientierungshilfe für Angehörige sind folgende Auffälligkeiten und Übungen für die frühzeitige Erfassung kognitiver Beeinträchtigungen hilfreich. Wenn Sie dabei nicht so gut abschneiden, sollte Sie dies nicht sofort frustrieren, sondern zu einer Abklärung der Ursache motivieren. Viele kognitive Defizite im Alter sind, wenn sie rechtzeitig erkannt werden, heilbar oder zumindest verbesserbar.

- *Gedächtnisstörung:* Das Vergessen von Namen, die Zuordnung von Gesichtern zu Namen, das Vergessen von aktuellen Ereignissen und Terminen, das Verlegen von Gegenständen etc.
  Treten bei Ihnen oder einem Angehörigen solche Probleme oder ähnliche auf, sollten diese durch einen Fachmann abgeklärt werden. Konkret können Sie Ihr Gedächtnis einfach mit folgender Übung überprüfen. Prägen Sie sich die folgende Zahlenreihe eine Minute ein und versuchen Sie dann, diese aus dem Gedächtnis auf ein Blatt Papier zu schreiben.

41	13	67	22	48	86	92	26	55	18	93	47

Haben Sie weniger als 4 Richtige, sollten Sie die Gedächtnisstörung dringend abklären lassen. Bei 4–7 richtigen Zahlen wäre ebenfalls eine Abklärung zielführend. Wahrscheinlich trainieren Sie Ihr Gedächtnis zu wenig. Bei über 7 richtigen Zahlen ist Ihr Gedächtnis weitgehend in Ordnung.

- Ihr *mittelfristiges Gedächtnis* können Sie dadurch prüfen, indem Sie nachdenken, was Sie gestern zum Frühstück, Mittagessen und Abendessen gegessen haben. Wissen Sie es nicht mehr genau, sollte ebenfalls das Gedächtnis weiter abgeklärt werden. Kleine Unsicherheiten sind aber kein Problem. Eine regelmäßige Überprüfung des Gedächtnisses und ein Training schaden aber nie.
- *Lernfähigkeit:* Die Lernfähigkeit ist eng mit Gedächtnisleistungen verbunden. Das meiste lernen wir in der Kindheit und im frühen Jugendalter. Oft trainieren wir später diese Funktion zu wenig, sodass hier häufig Probleme im Alter auftreten.
  Ihre Lernfähigkeit können Sie mit folgender Übung überprüfen. Versuchen Sie, sich folgende Wortliste einzuprägen. Sie haben dafür 5 Durchgänge zur Verfügung. Decken Sie aber die Richtigen immer ab. Normalerweise kann man sich nach allen Durchgängen die 5 Worte merken.

Einprägen	Erinnern	Einprägen	Erinnern	Einprägen	Erinnern	Einprägen	Erinnern	Einprägen	Erinnern
Apfel		Apfel		Apfel		Apfel		Apfel	
Traube		Traube		Traube		Traube		Traube	
Birne		Birne		Birne		Birne		Birne	
Kirsche		Kirsche		Kirsche		Kirsche		Kirsche	
Zitrone		Zitrone		Zitrone		Zitrone		Zitrone	

- *Konzentrationsstörungen* können viele Ursachen haben. Oft sind sie Zeichen von Übermüdung, mangelndem Training oder auch Interesselosigkeit. Ihre Konzentrationsfähigkeit können Sie folgendermaßen überprüfen. Versuchen Sie, bei folgendem Text alle „e" herauszufinden. Es sind 44.

> eghazfekdhghfhjwlejhlwkedkjodpfjielofgzejhjgekjgdujekjijhdejwkje
> weejfhqowbnjelhsdjekhegeffejhuzehfokegjjeloDfvbecgejhebnjmkebe
> dkjekjdkblökkmekdsnjnennknnenjsdnjeeklkmkldvknebnhuhevsghw
> jhnlkljebjysdhbebjkmjnenekekfknjwenbknfgjmjndwgezeglökehgklje
> fdkeg

- *Schwierigkeiten bei Handlungen:* Hat man viel zu tun oder ist man nicht ganz konzentriert, vergisst man leicht Handlungen oder führt diese nicht entsprechend aus. Zu Beginn einer Demenz kommt dies häufiger vor. So wird etwa das Mittagessen nicht gewürzt oder versalzen, das Essen brennt an, der Topf wird auf dem Herd vergessen. Es treten Probleme beim Autofahren auf, z. B. beim Ausparken, Gang einlegen, beim Anziehen der Handbremse sowie Fehleinschätzungen beim Überholen. Das In-Betrieb-Nehmen von neuen Geräten ist erschwert und wird deshalb vermieden. Komplexe Handlungen werden nur fragmentarisch durchgeführt.
Diesen Bereich können Sie mit folgenden Fragen überprüfen:
  - Haben Sie in letzter Zeit Probleme, Elektrogeräte (z. B. Fernseher, Videorekorder etc.) zu bedienen, wenn Sie es früher gut beherrschten?
  - Treten Problem beim In-Betrieb-Nehmen des Autos bzw. beim Autofahren auf?
  - Kommt es häufiger vor, dass das Essenkochen nicht gelingt?
  - Werden die Speisen immer einfacher?
- *Sprach- oder Wortfindungsprobleme:* Im Alter kommt es öfter vor, dass einem das richtige Wort nicht einfällt. Die Begriffe fehlen oder liegen einem auf der Zunge. Bei einer Demenz tritt dies oft auch bei einfachen Worten auf. Wenn Sie Ihre Wortfindung überprüfen wollen, schreiben Sie einfach eine Minute lang Tiere auf ein Blatt Papier. Aber nicht schummeln. Haben Sie mehr als 16 Tiernamen (doppelte gelten nur 1 ×) gefunden, ist Ihre Wortfindung in Ordnung. Bei Werten zwischen 10 und 15 wiederholen Sie die Aufgabe mit Pflanzen (Blumen, Bäume, Gemüse etc.). Liegen Sie in beiden Übungen darunter, sollte dies weiter abgeklärt werden.

- *Räumliche und zeitliche Orientierungsprobleme:* Diese treten oft sehr früh auf, werden aber leicht negiert oder kaschiert. Manchmal stehen sie mit mangelnder Motivation in Zusammenhang. Sie können aber auch Zeichen einer beginnenden Demenzerkrankung sein. Beantworten Sie einfach für sich folgende Fragen:
  - Welches Jahr haben wir jetzt?
  - Welchen Monat?
  - Welcher Tag?
  - Welcher Wochentag?
  - Welche Jahreszeit haben wir jetzt?
  - Wie alt sind Sie?
  - Ist dieses Jahr ein Schaltjahr?
  - Wie viele Tage hat der Februar dieses Jahr?
  - Wo wohnen meine Kinder, Enkel, Freunde (Adresse)?
  - Wo wohnt mein Hausarzt?

    Konnten Sie hier mehr als 3 Fragen nicht richtig beantworten, versuchen Sie sich diese Informationen zu holen und wiederholen Sie die Fragen am nächsten Tag nochmals. Gelingt es Ihnen auch jetzt nicht alle Fragen zu beantworten, lassen Sie es genauer abklären.

- *Urteilsfähigkeit und Denkvermögen:* Probleme in diesen beiden Bereichen sind oft durch nicht adäquate Verhaltensweisen charakterisiert. So werden mehrere Blusen übereinander angezogen, Kleidungsstücke passen nicht zusammen, bzw. sind der Witterung oder dem Anlass nicht angepasst. Oft wird auch die Reihenfolge verwechselt. Entscheidungen sind nur schwer zu treffen, Unsicherheit und Überforderung tritt auf. Insofern werden solche Tätigkeiten auch vermieden.

  Mit folgender Übung kann die Urteilsfähigkeit und das Denkvermögen spielerisch überprüft werden. Überlegen Sie, was die folgenden Sprichwörter bedeuten. Die Lösung finden Sie im Anhang (Anhang 4).
  - Der Apfel fällt nicht weit vom Stamm.
  - Wer im Glashaus sitzt, soll nicht mit Steinen werfen.
  - Was Hänschen nicht lernt, lernt Hans nimmermehr.
  - Morgenstund hat Gold im Mund.
  - Wer anderen eine Grube gräbt, fällt selbst hinein.

- Auch *Beeinträchtigungen der Motorik und der räumlichen Wahrnehmung* können Zeichen für eine beginnende Demenzerkrankung sein, oder auch andere Ursachen haben. Es schadet aber nicht sich selbst zu überprüfen. Zeichnen Sie die Figuren in ab Abb. 6.1.

- *Rechenfähigkeit:* Auch das Rechnen kann bei einer beginnenden Demenz Probleme machen. Rechenprobleme sind aber oft sehr durch mangelndes Training bedingt. Versuchen Sie einfach einige Kopfrechnungen. Das gibt Aufschluss darüber, wie Ihr Gehirn trainiert ist. Es ist vielleicht auch ein Anreiz zu üben. Hinweise dazu finden sich ebenfalls in diesem Buch.

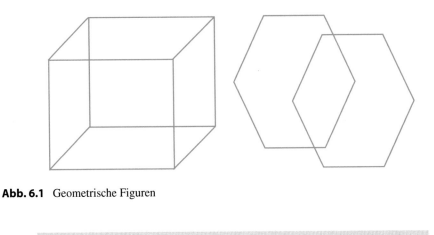

Abb. 6.1 Geometrische Figuren

3 + 7   5 + 9   6 + 14   8 + 17   23 + 43   54 + 79   86 + 67

- *Umstellbarkeit:* Gerade die Umstellung auf neue Situationen fällt sowohl im Alter als auch bei einer beginnenden Demenz schwer. Im Alltag erkennt man dies daran, dass altbewährte Muster oder Verhaltensweisen nicht durch neue, bessere ersetzt werden. Spielerisch kann man dies mit folgender Übung tun. Ersetzen Sie einfach jeweils den einen Buchstaben der folgenden Liste durch den anderen. Sagen Sie also statt B ein T und anstelle des T ein B.

B T T B B T T T B T T B B B T B T B T B T B T T B T T B B B T T B T
T B B B B T T B T B T B T T B B T B B B T T B T B T T B T B T B B

- *Persönlichkeitsauffälligkeiten* sind ebenfalls oft ein erstes Zeichen für eine beginnende Demenz, andererseits können sie auch durch viele andere Ursachen bedingt sein.
  - *Veränderungen der Stimmung:* Diese kann sich im Rahmen einer demenziellen Erkrankung sowohl positiv als auch negativ ändern. Depressionen können ebenso auftreten wie Aggressivität oder überschießende positive Affekte. Anderseits können solche Veränderungen auch ohne Demenz auftreten und sind in vielen Fällen behandelbar oder heilbar.
    Folgende Fragen können helfen, Veränderungen festzustellen:
    Sind Sie (Ihr Angehöriger) traurig? Ziehen(t) Sie (er) sich zurück?
    Freuen Sie (ihn) alltägliche Dinge nicht mehr?
    Fallen Ihnen (ihm) Alltagsaktivitäten schwer?
    Sind (Ist) Sie (er) leicht gereizt, oder sagen andere, dass Sie es sind? Ärgern Sie (ihn) viele Dinge?
    Sind (Ist) Sie (er) leicht überfordert oder frustriert?
    Sind (Ist) Sie (er) grundlos traurig und plötzlich wieder lustig?

Nicht jedes dieser Symptome ist krankheitswertig. Beeinträchtigen sie jedoch das Leben, sollten sie abgeklärt werden.

- *Verhaltensänderungen:* Manchmal treten bei Demenzerkrankungen am Anfang als Reaktion auf die kognitiven Defizite auch Veränderungen im Verhalten auf. Der Betroffene zieht sich zurück, gibt seine Hobbys auf oder verändert sein Leben und sein Verhalten total. Diese Veränderungen können natürlich auch beim gesunden älteren Menschen auftreten. Sind sie jedoch sehr ausgeprägt und überraschend, sollten sie weiter abgeklärt werden.

▶ Eine frühzeitige Diagnostik ist für die Behandlung der Demenz wesentlich. Deshalb sollte man regelmäßig seine geistigen Leistungen überprüfen und Probleme abklären lassen.

Wichtige Internetseiten

Einige Webseiten bieten ebenfalls Informationen (hier einige Beispiele ohne Vollständigkeit):

- Alzheimer Austria – Unterstützung für Angehörige und Betroffene: https://www.alzheimer-selbsthilfe.at/was-ist-demenz/pravention-abklarung-diagnose/
- Öffentliches Gesundheitsportal Österreich: https://www.gesundheit.gv.at/krankheiten/gehirn-nerven/demenz/diagnose.
- Volkshilfe Österreich: https://www.volkshilfe-ooe.at/erwachsene/beratung/gesundheits-beratung/demenz-abklaerung/
- Demenzportal Österreich: https://demenz-portal.at/service/medizinische-beratungsstellen/.
- Deutsche Alzheimer Gesellschaft: https://www.deutsche-alzheimer.de/.

Literatur

Petersen RC et al (2001) Current concepts in mild cognitive impairment. Arch Neurol 58:1985–1992

Diagnosestellung

7

Inhaltsverzeichnis

Wenn Sie Zeichen einer beginnenden Demenz bei sich oder Ihrem Angehörigen bemerken, wäre eine rasche Abklärung notwendig. Oft hemmt Angst den Weg zum Arzt oder Facharzt. Viele der hier angeführten Probleme sind jedoch nicht durch eine Demenzerkrankung verursacht und können durch eine Behandlung geheilt werden. Weiter kann durch eine rasche Abklärung auch schneller eine entsprechende Therapie der Demenz erfolgen. Gerade moderne Antidementiva erzielen am Anfang der Erkrankung den stärksten Effekt.

Wählen Sie am besten folgende Vorgangsweise.

© Springer-Verlag GmbH Deutschland, ein Teil von Springer Nature 2020
G. Gatterer und A. Croy, *Leben mit Demenz,*
https://doi.org/10.1007/978-3-662-58267-1_7

Hausarzt

Er ist in den meisten Fällen der erste Ansprechpartner. Er klärt bereits einige andere Ursachen und Krankheiten, wie Herz-Kreislauf-Probleme, Nebenwirkungen von Medikamenten, Infekte etc. ab. Er macht auch oft eine Blutabnahme oder weist zu einer solchen zu, um Mangelzustände als Ursache auszuschließen. Erzählen Sie ihm möglichst viel über den Beginn und den Verlauf der Erkrankung. Das hilft ebenfalls zur Diagnosestellung.

Das Erstgespräch mit dem Betroffenen beinhaltet folgende Faktoren:

- Die vorliegenden Symptome und deren Genese (Beginn, Auslöser, Schwankungen etc.),
- Die Gedächtnisstörung: Fragen nach kurzzeitig zurückliegenden Ereignissen (z. B. in der Untersuchungssituation) oder nach Einzelheiten der Biografie.
- Die Urteilsfähigkeit: Fragen zur Einschätzung der eigenen Lebenssituation oder nach der Meinung zu aktuellen Tagesereignissen (Kultur, Politik, Wirtschaft etc.).
- Die Orientierung: Fragen nach zeitlichen, örtlichen, situativen und biografischen (persönlichen) Eckdaten.
- Die Sprache: Wortfindung, Sprachflüssigkeit, Mitteilungsgehalt in der Spontansprache, Inhalt, Benennen alltäglicher Gegenstände (Tisch, Sessel, Uhr usw.).
- Die Vigilanz: Wachheit und Reaktionsfähigkeit. Konzentrationsfähigkeit.
- Die Stimmung, den Antrieb, Verhaltensauffälligkeiten: Eine Verhaltensbeobachtung in der Untersuchungssituation. Fragen zu Hobbys und Gewohnheiten, Außenkontakten, depressiven Verstimmungen, Misstrauen etc.

Ergänzt wird das Gespräch mit dem Betroffenen meist durch eine Fremdanamnese mit den Angehörigen. Die Befragung (wenn möglich) der Angehörigen beinhaltet dabei ergänzend folgende Bereiche:

- Die Alltagsrelevanz der Störungen: Vergessen vormals gut bekannter Namen von Personen, Verlegen von Gegenständen des täglichen Gebrauchs, häufiges Wiederholen von Fragen, Fehlgebrauch von Alltagsgegenständen.
- Das Denkvermögen: Die Schwierigkeit, im Vergleich zu früheren Tätigkeiten und Fähigkeiten Alltagsprobleme zu lösen und Entscheidungen zu treffen. Zunehmendes Vermeiden anspruchsvoller Tätigkeiten.
- Verhaltensprobleme: Auftreten von Aggressivität, Angst, Depressivität, Unruhe. Leichte Überforderung bei schwierigeren Situationen im Vergleich zu früher.

Hier kann auch der IQCODE (Informant Questionnaire on Cognitive Decline in the Elderly; Ehrensperger et al. 2010) eingesetzt werden. Eine praktische Anleitung ist auch der BrainCheck (Ehernsperger et al. 2013).

Facharzt

Die Zuweisung zu einem Facharzt für Neurologie oder Psychiatrie stellt für viele Betroffene und oft auch deren Angehörige einen Schock dar. Die Angst, „verrückt" zu sein, ist das größte Hindernis. Bedenken Sie jedoch, dass viele der zuvor beschriebenen Probleme durch psychische Ursachen wie eine Depression oder andere neurologische Erkrankungen bedingt sein können. Eine rasche Abklärung bedeutet insofern oft auch eine effizientere Therapie. Durch den Facharzt erfolgt eine kurze Abklärung mittels eines psychologischen Tests bzw. die Zuweisung zu weiteren Untersuchungen. Er stellt auch die Diagnose und ist Hauptansprechpartner für die medikamentöse Therapie der Demenz.

Bildgebende Untersuchungen

Die Zuweisung in ein Krankenhaus oder Röntgeninstitut für eine Magnetresonanztomografie oder eine Computertomografie ist notwendig, um andere Krankheiten des Gehirns zu erfassen oder auch auszuschließen. Diese Untersuchungen sind ungefährlich und schmerzlos, aber sie werden von manchen Menschen als unangenehm (laute Geräusche, schmale Liege, ruhig liegen, Dauer der Untersuchung) empfunden. Manchmal wird ein Kontrastmittel injiziert, um die Diagnostik zu verbessern. Geben Sie bestehende Allergien an. Es handelt sich hierbei um eine Art Röntgen des Gehirns. Zonen, wo Gehirnsubstanz zugrunde gegangen ist, sind dann als Kontrast sichtbar. Damit können zerebrale Raumforderungen (z. B. Tumore) oder umschriebene Hirnschädigungen dargestellt werden.

In manchen spezialisierten Zentren, sog. Memory-Kliniken, erfolgen auch aufwendigere Untersuchungen wie Positronenemissionstomografie (PET) und Single-Photon-Emissions-Computertomografie (SPECT). Hier wird die „Funktionsfähigkeit" des Gehirns untersucht. Auch sie sind ungefährlich, dauern aber länger und sind oft auch unangenehmer. Manchmal wird auch ein EEG (Elektroenzephalografie), eine Messung der Gehirnströme, durchgeführt. Auch diese Untersuchung ist gefahrlos. Es werden dazu Elektroden mit Kontaktgel an der Kopfhaut befestigt. Dies ist meist durch die Notwendigkeit einer anschließenden Kopfwäsche unangenehm. Mit dem EEG können verschiedene Erkrankungen wie etwa eine Epilepsie ausgeschlossen werden.

Zusätzliche diagnostische Verfahren

Im Rahmen der Blutuntersuchungen werden u. a. folgende Parameter bestimmt

- Entzündungsparameter,
- Blutzucker,
- Elektrolyte,
- Funktionswerte von Leber, Niere und Schilddrüse,
- genetische Marker.

Selten wird zum Ausschluss einer Gehirnentzündung eine Liquorpunktion durchgeführt.

Testpsychologische Untersuchung
Eine kurze Untersuchung von Gedächtnis, Konzentration, Wortfindung und anderen
Fähigkeiten sowie zur Stimmung wird oft vom Facharzt durchgeführt. Diese Untersuchung ermöglicht die Objektivierung einer Demenz und erleichtert die Differenzialdiagnose. Die am häufigsten eingesetzten Verfahren sind die Mini-Mental State
Examination (MMSE) nach Folstein, der Uhren-Test und die geriatrische Depressionsskala (s. Anhang 3).

Ausführliche neuropsychologische Untersuchung
Oft ist zur weiteren Abklärung eines kognitiven Defizites eine genauere testpsychologische Untersuchung notwendig. Die psychometrische Diagnostik ist insofern ein
wesentlicher Bestandteil der multiprofessionellen Demenzdiagnostik früher Demenzerkrankungen. Diese wird durch einen speziell ausgebildeten Psychologen durchgeführt.
Sie beinhaltet ausführliche Gedächtnistests, Konzentrationstests, Tests zur Erfassung der
Wortfindung, der Umstellbarkeit, der Geschwindigkeit der Denkabläufe, der Rechenfähigkeit und anderer neuropsychologischer Fertigkeiten. Einige dieser Verfahren sind
auszugsweise im Anhang angeführt.

Da eine leichte kognitive Beeinträchtigung („mild cognitive impairment", MCI) in
manchen Fällen auch als erstes Zeichen einer Demenz angesehen wird, ist eine genaue
Abklärung besonders wichtig. Eine solche Untersuchung erfordert besonders sensitive
Tests, die oft auch etwas schwieriger sind. Die Untersuchung dauert auch etwas länger.
Falls Sie zu einer solchen Untersuchung zugewiesen werden, ist dies kein Grund zur
Panik. Gerade durch eine genaue diagnostische Abklärung der Gedächtnisstörung ist
eine frühzeitige effiziente Therapie möglich.

Zusammenfassend soll an dieser Stelle der **Ablauf der Diagnostik** nochmals dargestellt werden:

- Auftreten erster Zeichen von Gedächtnisstörung,
- Aufsuchen des Hausarztes und erste Abklärung inkl. Blutbefunde,
- Zuweisung zum Facharzt und weitere Abklärung,
- testpsychologische Untersuchung,
- evtl. zusätzliche Untersuchungen (CT, MRT),
- Stellen einer Diagnose durch den Facharzt und
- Informationen zum weiteren Vorgehen.

▸   Die Abklärung einer Demenz beinhaltet medizinische, psychologische und
     soziale Faktoren und erfolgt in einem Zusammenspiel verschiedener Fach-
     disziplinen.

7.1 Umgang mit der Diagnose

Die Diagnose „Demenz" oder auch „leichte kognitive Beeinträchtigung" ist für viele Menschen ein Schock. Oft ist damit auch ein Verdrängungs- und Verleugnungsprozess verbunden. Depressive, aber auch aggressive Reaktionen können auftreten. Deshalb soll hier auf die Konsequenzen dieser Diagnose eingegangen werden.

Wird die Diagnose frühzeitig gestellt, so sind damit für den Betroffenen und seine Angehörigen kaum relevante Lebensveränderungen verbunden. Das Stadium einer leichten Demenz dauert im Durchschnitt einige Jahre, in denen eine weitgehend unbeeinträchtigte Lebensführung möglich ist. Übermäßige Besorgnis, Angst, das Aufgeben von Hobbys oder anderen Aktivitäten wie Autofahren ist nicht notwendig und auch nicht sinnvoll. Gerade das aktive Leben stellt in Kombination mit einer entsprechenden Therapie einen wichtigen Faktor für die Krankheitsbewältigung dar.

Bei der Diagnose „leichte kognitive Beeinträchtigung" wird oft eine neuerliche Untersuchung in 2–3 Monaten empfohlen. Halten Sie diesen Termin ein. Er hilft Ihnen, eine mögliche Demenzerkrankung frühzeitig zu erkennen und zu behandeln.

Zu Bewältigung der Diagnose sind folgende Verhaltensweisen hilfreich:

- Stellen Sie alle Fragen, die Sie gerne beantwortet hätten.
- Fragen Sie auch Dinge, die Ihnen Angst machen. Oft führt die Antwort zu einer Angstreduktion.
- Reden Sie mit Ihrem Partner, mit Bekannten und Freunden.
- Isolieren Sie sich nicht.
- Suchen Sie im Falle stärkerer psychischer Belastung Hilfe bei professionellen Helfern (Psychologe, Psychotherapeut, Psychiater, Neurologe).
- Besuchen Sie eine Selbsthilfegruppe. Hier berichten andere Betroffene und deren Angehörige aus ihren Erfahrungen. Das hilft bei eigenen Problemen.
- Leben Sie Ihr Leben! Auch mit einer Demenzerkrankung kann man Spaß und Freude erleben.
- Behalten Sie alle Tätigkeiten bei. Nützen Sie alle Ihre Fähigkeiten und pflegen Sie Ihre Interessen weiter.
- Angehörige sollten den Betroffenen nicht bevormunden, bzw. ihm alles abnehmen. Auch übermäßige Angst, z. B. beim Autofahren, ist bei Frühstadien der Erkrankung nicht angebracht. Achten Sie jedoch auf starke Veränderungen in folgenden Bereichen, da diese auch Hinweise auf den Verlauf der Erkrankung bzw. die Wirksamkeit einer Therapie geben:
  - Erledigung von Einkäufen,
  - Regelung der Bankgeschäfte,
  - Umgang mit kleineren Geldbeträgen,
  - Umgang mit technischen Geräten (z. B. Fernseher),
  - Zubereitung von Mahlzeiten,

- Führen eines Kraftfahrzeuges,
- Nutzung von öffentlichen Verkehrsmitteln,
- Orientierung in der Wohnung,
- Orientierung in der näheren Umgebung,
- Ankleiden und Auskleiden,
- Einnahme von Mahlzeiten,
- Baden und Duschen,
- Toilettenbenutzung,
- Persönlichkeitsveränderungen.

Sollten sich in einem oder mehreren dieser Bereiche starke Veränderungen zeigen, berichten Sie dies sofort dem behandelnden Arzt.

Weitere Informationen finden Sie als Betroffener und Angehöriger in Kap. 12.

▶   Die Diagnosestellung sollte behutsam und wertschätzend erfolgen. Wichtig
     ist die Betonung der therapeutischen Möglichkeiten, um Depressionen und
     möglichen Suiziden infolge einer zu negativen Verarbeitung entgegenzu-
     wirken.

7.2   Therapie der leichten Demenz

Die Therapie demenzieller Erkrankungen beinhaltet folgende Komponenten (die Reihung bedeutet keine Wertung):

1. medikamentöse Therapie der Grunderkrankung,
2. medikamentöse Therapie der psychischen Begleitsymptome und Verhaltensstörungen,
3. medikamentöse Therapie anderer Krankheiten,
4. nichtmedikamentöse Therapie der kognitiven Störungen (kognitive Trainingsprogramme),
5. nichtmedikamentöse Therapie der psychischen Begleitsymptome und Verhaltensstörungen,
6. pflegerische Aspekte,
7. soziales Umfeld,
8. Wohnsituation,
9. rechtliche Faktoren,
10. ethische Überlegungen.

Im Verlauf der Erkrankung kommt diesen Bereichen unterschiedliche Wertigkeit zu. Bei Frühstadien sind v. a. die Bereiche 1–5 wesentlich. Jedoch sollten auch die anderen Aspekte nicht unbeachtet bleiben, um rechtzeitig Maßnahmen zu setzen.

7.2.1   Medikamentöse Therapie der Demenzerkrankung

Die medikamentöse Therapie der Demenzerkrankung ist sehr individuell und wird vom Arzt entsprechend dem Patienten angepasst. Die folgenden Ausführungen sollen deshalb primär dazu dienen, Ihnen Informationen über mögliche Therapiemaßnahmen zu geben. Die spezifische Therapie ist vom Arzt zu verordnen und sollte auch nur in Absprache mit diesem erfolgen, bzw. verändert werden. Weiter sind gerade bei der Therapie der Demenz immer neue Erkenntnisse möglich, sodass dieses Buch nur den aktuellen Stand darlegen kann. Fragen Sie bei Unklarheiten, Nebenwirkungen oder sonstigen Problemen Ihren Arzt. Er gibt Ihnen gerne Auskunft.

Alzheimer-Demenz
Cholinesterasehemmer sind die Mittel der ersten Wahl bei der leichten bis mittelschweren Demenz vom Alzheimer-Typ. Andere Medikamente sind ebenfalls wirksam und werden vom behandelnden Arzt individuell verordnet.

Bei leichter bis mittelschwerer Alzheimer-Demenz sind Cholinesterasehemmer entsprechend dem Demenz-Konsensus-Statement (Bancher et al. 2015) die Mittel der ersten Wahl in der Behandlung. Die einzelnen Substanzen sind in unterschiedlicher Dosis erprobt und verbessern sowohl die kognitive Leistungsfähigkeit als auch das Verhalten der Erkrankten. Derzeit in Österreich am Markt (Unterschiede in Europa) befindliche Substanzen sind Donepezil, Galantamin und Rivastigmin. Die Effekte dieser Medikamente liegen dosisabhängig in der Verbesserung oder Stabilisierung des Krankheitsverlaufs und helfen, alltagsrelevante Verhaltensweisen länger zu erhalten. Im Optimalfall wird der Krankheitsverlauf um einige Jahre verzögert. Die Selbständigkeit bleibt länger erhalten. Die Wirkung ist nicht mit der eines anderen Medikamentes, etwa eines schmerzstillenden, vergleichbar. Das Ansprechen auf die Therapie dauert länger. Die Effekte sind oft nicht gleich erkennbar, da auch ein verzögerter Abbau positiv zu bewerten ist.

Die Wirksamkeit der Medikamente ist durch Studien für eine Behandlungsdauer von 6–12 Monaten und darüber belegt. Cholinesterasehemmer sollten in Form einer Langzeittherapie eingesetzt werden.

Als Nebenwirkungen treten manchmal Übelkeit und Erbrechen auf, v. a. bei Dosissteigerung. Diese klingen in vielen Fällen nach einigen Tagen ab. Das Medikament sollte also nicht ohne Absprache mit dem behandelnden Arzt abgesetzt werden. Ebenso sollten Therapieunterbrechungen vermieden werden.

Cholinesterasehemmer haben unterschiedliche pharmakologische Eigenschaften. Ein Präparatwechsel kann daher bei Unverträglichkeit oder Unwirksamkeit sinnvoll bzw. notwendig sein. Manchmal muss deshalb von einer Substanz auf eine andere umgestellt werden. Achten Sie dabei auf die unterschiedliche Dosis. Besprechen Sie Ihre Fragen auf jeden Fall mit dem behandelnden Arzt.

Die Wirksamkeit von Cholinesterasehemmern ist auch bei mittelgradiger Demenz belegt. Insofern sollte die Therapie bei Fortschreiten der Erkrankung nicht abgesetzt werden.

Manchmal werden Cholinesterasehemmer auch mit *Memantin,* einem ebenfalls wirksamen Präparat, kombiniert. Dieses ist derzeit für mittelgradig bis schwere Demenzen indiziert und zeigt in Studien eine gute Wirkung. Die Kombinationstherapie von Cholinesterasehemmern plus Memantin ist wegen der gegenüber Monotherapie überlegenen Wirksamkeit zu empfehlen.

An weiteren Antidementiva werden derzeit folgende Präparate verordnet, eingegangen wird jedoch nur auf die in Österreich aktuell verfügbaren Substanzen in alphabetischer Reihenfolge:

Cerebrolysin: Die intravenöse Verabreichung von Cerebrolysin bewirkt ebenfalls eine Verbesserung in neuropsychologischen Tests und den Alltagsfunktionen. Cerebrolysin wird deshalb manchmal bei Unverträglichkeit oder Verdacht auf Unwirksamkeit bei leichten Fällen nach dem Versuch eines Wechsels zwischen den einzelnen Cholinesterasehemmern angewendet. Ein Nachteil besteht darin, dass Cerebrolysin intravenös zu verabreichen ist.

Ginkgo biloba: Diese Substanz (pflanzlich) ist ebenfalls bei Alzheimer-Patienten und Patienten mit vaskulärer Demenz wirksam. Es zeigten sich positive Wirkungen hinsichtlich neuropsychologischer Funktionen und anderer klinischer Aspekte.

Hydergin, Nicergolin, Piracetam und Pyritinol: Zur Wirksamkeit dieser Substanzen liegen für Kollektive dementer Patienten ohne differenzialdiagnostische Zuordnung ebenfalls positive Ergebnisse vor. Eine Aussage zur konkreten Wirksamkeit bei Alzheimer-Demenz ist nicht möglich.

▶   Die medikamentöse Therapie mittels Antidementiva stellt einen wesentlichen
        Faktor der Therapie der Alzheimer-Demenz dar.

Vaskuläre Demenzen

Primäres Ziel der Therapie ist die Sekundärprävention von Schlaganfällen durch Verminderung der Risikofaktoren, z. B. Bluthochdruck. Dies erfolgt meist durch den Facharzt für Innere Medizin. Er berät Sie auch über eine Änderung des Lebensstils. Gerade bei vaskulären Demenzen ist die Vermeidung eines neuerlichen Schlaganfalls wichtig. Inwieweit die Behandlung von Risikofaktoren neben sekundärpräventiven Effekten auch direkte Auswirkungen auf die kognitiven Leistungen der Patienten hat, ist unklar. Trotzdem sollten Sie die Empfehlungen Ihres behandelnden Arztes ernst nehmen und befolgen.

Im Folgenden werden die in Österreich im Handel befindlichen Substanzen im Indikationsgebiet vaskuläre Demenz in alphabetischer Reihenfolge aufgelistet und beurteilt:

Cholinesterasehemmer: Donepezil verbessert auch die Kognition und die globale Funktionsfähigkeit von Patienten mit vaskulärer Demenz. Ähnliches gilt für Galantamin bei Alzheimer-Patienten mit möglicher vaskulärer Demenz und zerebrovaskulären Begleiterkrankungen. Für Rivastigmin sind kontrollierte Studien im Gang. Diese Substanzen sind insofern auch bei der vaskulären Demenz wirksam und werden von Ihrem Arzt nach bestem Wissen eingesetzt.

Ginkgo biloba: Auch für diese Substanz liegen kontrollierte Studien an gemischten Patientenkollektiven vor, die positive Effekte in Teilaspekten der kognitiven Funktion zeigen. Insofern kann der Einsatz von Ginkgo biloba zur Verbesserung von Teilaspekten kognitiver Funktionen führen. Dieses Medikament wird oft bei Unwirksamkeit bzw. Unverträglichkeit von Cholinesterasehemmern und in weiterer Folge Memantin verwendet.

Hydergin: Diese Substanz ist nach Studien auch bei vaskulärer Demenz effektiv. Verbesserungen werden hinsichtlich der kognitiven Leistungen, dem globalen klinischen Eindruck und Verhaltensauffälligkeiten beschrieben. Insofern wird diese Substanz auch bei diesem Krankheitsbild verordnet.

Memantin: Memantin zeigte ebenfalls Verbesserungen der kognitiven Leistung der mit dieser Substanz behandelten Patienten gegenüber der Placebogruppe und wird deshalb ebenfalls neben der Sekundärprävention verwendet.

Pentoxifyllin, Piracetam, Naftidrophoryl, Nimodipin: Diese Substanzen zeigen ebenfalls positive Wirkungen und werden deshalb manchmal vom behandelnden Arzt verordnet.

▶ Primäres Ziel der Therapie der vaskulären Demenz ist die Sekundärprävention von Schlaganfällen durch Verminderung der Risikofaktoren, z. B. Bluthochdruck. Zusätzlich sind auch Medikamente für die Behandlung der Demenz wirksam.

Demenz mit Lewy-Körperchen
Für diese Demenzform liegen noch wenige Studien vor. Cholinesterasehemmer scheinen aber auch hier wirksam zu sein.

Frontotemporale Degenerationen
Dieser Demenzform liegt kein cholinerges Defizit zugrunde. Deshalb kommen hier andere Substanzen zum Einsatz. Insbesondere Antidepressiva der neueren Generation (Serotoninwiederaufnahmehemmer, SSRIs) können günstige Wirkungen auf die affektiven Symptome (Stimmung) dieser Demenzformen haben und werden deshalb öfter eingesetzt.

Sonstige Demenzformen
Die Ursachen des kognitiven Defizites sind hier sehr vielfältig. Insofern ist auch die Therapie sehr unterschiedlich. Dem Basisprinzip der Medizin folgend ist hier die Behandlung meist ursächlich orientiert. Ob Behandlungsstrategien, welche bei anderen Demenzformen die kognitive Beeinträchtigung verbessern, ebenso effektiv sind, ist nicht adäquat untersucht und bleibt Ziel zukünftiger Studien. Besprechen Sie die Behandlung mit Ihrem Arzt. Er gibt Ihnen sicher gerne Auskunft über die entsprechenden Maßnahmen.

7.2.2   Medikamentöse Therapie der psychischen Begleitsymptome und Verhaltensstörungen

Neuropsychiatrische Symptome treten im Verlauf einer demenziellen Erkrankung häufig auf. Die medikamentöse Therapie von Verhaltensstörungen und anderen psychischen Symptomen erfolgt dann mit (modernen) Antidepressiva, (atypischen) Neuroleptika und Benzodiazepinen bzw. Tranquilizern und in seltenen Fällen Schlafmitteln. Das Erscheinungsbild, die Häufigkeit und Schwere der Symptome hängen von der Art der demenziellen Erkrankung und vom Stadium der Erkrankung ab. Die Therapie hat deshalb individuell durch den behandelnden Arzt zu erfolgen.

Psychotische Symptome, wie z. B. Halluzinationen, Wahn, bessern sich durch die Gabe von *Neuroleptika* und *Antipsychotika* bei jeder Demenzart. Die Neuroleptikatherapie bei dementen Patienten wird meist niederdosiert gestartet und nur langsam erhöht. Sie soll auch regelmäßig überprüft werden. Meist werden moderne Substanzen alten vorgezogen, da sie weniger Nebenwirkungen (Verschlechterung der Demenz, Sturzgefahr) verursachen.

Von den modernen atypischen Antipsychotika ist *Risperidon* bei psychotischen Symptomen (Halluzinationen, Wahn) und Verhaltensauffälligkeiten (aggressives Verhalten, Agitiertheit, paranoide Reaktionsbereitschaft) als wirksam anzusehen und in dieser Indikation in Österreich als einziges atypisches Antipsychotikum derzeit zugelassen. Die empfohlene Dosis beträgt 0,5–2 mg täglich, wobei dosisabhängig extrapyramidal-motorische Nebenwirkungen (Beeinträchtigungen der Motorik, Speichelfluss usw.) auftreten können.

Es können vom Arzt aber auch andere dieser Medikamente verordnet werden, um eine Besserung der Verhaltensstörungen zu erreichen.

Patienten mit Demenz mit Lewy-Körperchen und auch Parkinson-Patienten reagieren oft sehr empfindlich auf die Gabe von Neuroleptika und zeigen früh unerwünschte Nebenwirkungen.

Zur Behandlung von Verhaltensauffälligkeiten und psychotischen Symptomen bei Patienten mit Lewy-Körperchen-Demenz sind Cholinesterasehemmer oft effektiv und werden deshalb hier verordnet.

Antidepressiva: Depressive Symptome können bei allen Demenzen auftreten. Bei der Alzheimer-Krankheit treten depressive Syndrome besonders im frühen Verlauf auf. Bei der vaskulären Demenz treten sie über den gesamten Verlauf gehäuft, aber oft schwankend auf. Die Depression als Begleitsyndrom der Demenz wird oft zu selten diagnostiziert. Depressionen bei alten Menschen gehen auch häufig mit psychomotorischer Unruhe (Agitiertheit) oder vermindertem Antrieb einher. Die affektiven Symptome bei Demenz, wie Verstimmung, Depression, Unruhe, Weinerlichkeit und Angst, sprechen auf Serotoninwiederaufnahmehemmer (SSRIs) gut an. Diese sind meist auch gut verträglich. Alte Antidepressiva (trizyklische) sind ebenfalls wirksam, haben jedoch negativere Auswirkungen auf die Denkfunktion und das Herz-Kreislauf-System. Manchmal werden auch reversible MAO-A-Inhibitoren (Moclobemid) verordnet.

Benzodiazepine: Bei Angst und Agitiertheit werden manchmal Benzodiazepine (Oxazepam, Lorazepam, Alprazolam) verordnet. Bei diesen Substanzen sollte aber auf die Nebenwirkungen, wie Muskelschwäche, Doppelbilder, Sturzneigung, Schläfrigkeit und paradoxe Reaktionen mit Verwirrtheit, geachtet werden.

Bei Schlafhilfemitteln sollten solche mit einer kurzen Wirkdauer bevorzugt werden oder die sedierenden Nebenwirkungen gewisser Antidepressiva oder Neuroleptika, soferne diese indiziert sind, ausgenützt werden.

Auch bei diesen Substanzen ist Ihr Arzt der richtige Ansprechpartner für die Klärung offener Fragen. Kontaktieren Sie ihn bei Nebenwirkungen oder Unklarheiten, um Problemen vorzubeugen.

▶ Die medikamentöse Therapie von psychischen Begleitsymptomen und Verhaltensstörungen erfolgt meist symptomatisch.

7.2.3 Medikamentöse Therapie anderer Krankheiten

Im Rahmen einer Demenzerkrankung können natürlich auch andere Krankheiten wie Herz-Kreislauf-Erkrankungen, Infekte, Diabetes etc. auftreten. Diese haben oft auch negative Auswirkungen auf die kognitive Leistungsfähigkeit. Die Behandlung anderer begleitender Krankheiten beeinflusst deshalb den Verlauf der Demenzerkrankung meist günstig und ist deshalb anzuraten. Probleme können sich bei Krankenhausaufenthalten ergeben. Durch die plötzliche Umstellung treten vermehrt Verwirrtheitszustände oder auch andere psychische Symptome (Agitiertheit, Unruhe, Depressionen) auf. Dies kann auch durch eine notwendige Narkose verursacht werden. Sprechen Sie auf jeden Fall mit Ihrem Arzt und geben Sie auch alle Medikamente an, die Sie nehmen.

7.2.4 Nichtmedikamentöse Therapie der kognitiven Störungen (kognitive Trainingsprogramme)

Kognitive Trainingsprogramme (Gedächtnistraining) sind auch bei einer beginnenden Demenz hilfreich. Da die Leistungsfähigkeit meist noch gut erhalten ist, eignen sich alle in Kap. 5 zur Prävention angeführten Maßnahmen auch bei leichter Demenz.

Folgende Aspekte sind jedoch zusätzlich zu beachten:

- Überfordern Sie sich nicht.
- Nicht die Leistung ist wichtig, sondern das Üben der Fähigkeiten und Fertigkeiten.
- Üben Sie regelmäßig.
- Wählen Sie Übungsaufgaben mit mehreren Schwierigkeitsstufen, die entsprechend ausgesucht werden können.

- Verwenden Sie wenn möglich auch ein Computertraining, da hier die Schwierigkeit sich automatisch anpasst.
- Üben Sie möglichst viele Bereiche (Sprache, Rechnen, Denken etc.).
- Integrieren Sie Übungen in den Alltag, z. B. bei einem Spaziergang Dinge benennen.
- Schaffen Sie sich Gedächtnishilfen (Notizzettel, Eselsbrücken usw.).
- Üben Sie auch mit Freunden, Bekannten und in der Familie.
- Auch Spiele haben einen positiven Effekt.
- Sehen Sie trotz der Erkrankung positiv in die Zukunft und greifen Sie alle Möglichkeiten auf.

▶ Als nichtmedikamentöse Therapie der kognitiven Störungen sind kognitive Trainingsprogramme, Aktivitäten, sportliche Betätigung, soziale Interaktionen und das möglichst lange Beibehalten des aktiven Lebens wichtig.

7.2.5 Nichtmedikamentöse Therapie der psychischen Begleitsymptome und Verhaltensstörungen

Gerade zu Beginn der Erkrankung, aber auch im weiteren Verlauf, sind psychische Reaktionen sehr häufig und vielfältig. Diese sind entweder direkt durch die Krankheit bedingt (z. B. Veränderungen im Gehirn bei Alzheimer-Patienten) oder aber das Resultat der Krankheitsverarbeitung und der Reaktion auf die Umwelt.

Psychische Störungen wie Depressionen, Aggressivität, Unruhe, Antriebslosigkeit etc. lassen sich auch durch Verhaltensänderungen des sozialen Umfelds (oft in Kombination mit Medikamenten) verbessern. Professionelle Hilfe bieten hierzu klinische Psychologen und Psychotherapeuten. Insbesondere die Verhaltenstherapie hat sich in diesem Bereich gut bewährt.

Folgende Überlegungen sollen helfen, diese Probleme besser zu lösen:

- Was genau ist das Problem?
- Wann tritt es auf, bzw. wann ist es besser?
- Gibt es spezifische Auslöser?
- Wie lange dauert es und wie stark stört es?
- Wen stört es?
- Was hat sich in der Lebenssituation verändert?
- Gibt es Zusammenhänge zwischen Aggressionen und Überforderung z. B. beim Weggehen?
- Hat der Betroffene genügend Aufgaben und Anreize?
- Inwieweit ist man als Betreuer auch Auslöser (Unruhe, Überforderung etc.)?
- Was folgt auf das kritische Verhalten?
- Stellt es einen Hilferuf dar?
- Ist die Wohnsituation ein Problem?

- Wie sollte der Betroffene sein, dass er „nicht stört"?
- Ist dieses „normale" Verhalten unbedingt notwendig oder stört es nur, weil es anders ist?

Einige Hilfen werden an dieser Stelle angeführt. Weitere finden Sie als Angehöriger in Kap. 12.

- **Stimmungsschwankungen** können bei jedem Menschen auftreten. Spezifisch für an einer Demenz erkrankte Personen ist jedoch, dass diese oft unkontrolliert, überschießend, ungebremst und nicht unmittelbar situationsbedingt auftreten. Insofern führen sie gerade bei Angehörigen selbst zu Angst bzw. Panik und Aggressivität infolge des Nichtverstehens dieses Verhaltens. Warten Sie ab und reagieren Sie nicht überschießend. Gerade am Beginn der Erkrankung vergehen die Stimmungsschwankungen bei Ablenkung relativ rasch. Schaffen Sie auch interessante Abwechslungen im Leben, sodass die Krankheit nicht das ganze Leben ausfüllt.
- **Depressive Störungen** treten sehr häufig zu Beginn einer Demenz auf. Im weiteren Verlauf nehmen sie dann oft ab, wahrscheinlich da der Kranke seine Beeinträchtigungen nicht mehr so intensiv wahrnimmt. Auslöser für diese Depressionen sind neben den Veränderungen im Gehirn die Wahrnehmung des eigenen Unvermögens, Orientierungsstörungen und Hilflosigkeit. Hier helfen Aufgaben und Tätigkeiten, die das Selbstwertgefühl des Kranken verbessern. Lassen Sie ihm möglichst viel Selbständigkeit, aber überfordern Sie ihn nicht. Damit wird Untätigkeit und Langweile und damit einer Depression vorgebeugt.
- Ähnlich verhält es sich mit **Ängsten.** Ängste sind oft die Reaktion auf Unbekanntes, Beunruhigendes und nicht zu Verstehendes. Auch Überforderung kann zu Ängstlichkeit führen. Zu viele Reize, ein falscher Ehrgeiz beim Gedächtnistraining, zu schnelle Veränderungen und dergleichen sind deshalb zu vermeiden. Auch die Hektik des Alltags oder des eigenen Partners kann dieses Gefühl verstärken. Der Kranke entwickelt ein Gefühl der „Unvollkommenheit" und glaubt, kein vollwertiges Mitglied der Gesellschaft zu sein. Ängstlichkeit kann auch bei raschen Ortswechseln z. B. im Urlaub auftreten.
- In Kombination mit Orientierungs- und Gedächtnisstörungen können auch **wahnhafte Ideen** auftreten. Diese können sich auf fremde Personen, aber auch auf den eigenen Partner beziehen. Vor allem Vorwürfe wie Untreue, Bestehlen oder Zufügen sonstigen Unrechts können von Angehörigen nur schwer nicht persönlich genommen werden. Manchmal werden solche Wahnvorstellungen auch von **Halluzinationen** (d. h. der Kranke sieht oder hört Dinge, die nicht real da sind) begleitet. Für ihn selbst sind diese Dinge jedoch existent und verursachen Angst oder Aggressionen, ohne dass es für Angehörige oder Betreuer nachvollziehbar wäre. Diese versuchen deshalb oft, den Patienten vom Gegenteil zu überzeugen, oder reagieren infolge Unverständnis gereizt und aggressiv. Oft werden auch Inhalte von früher wieder neu erlebt und bekommen Realitätscharakter. Wichtig erscheint es deshalb, diese psychischen Störungen als

Symptom einer Krankheit zu akzeptieren, die vom Kranken nicht persönlich gemeint sind.

- **Aggressionen:** Diese haben oft einen Auslöser, auch wenn er für Betreuer und Angehörige nicht ersichtlich ist. Meist spielen Überforderung, Hilflosigkeit oder auch die Fehlwahrnehmung einer Situation eine wesentliche Rolle. Gerade am Beginn der Erkrankung können überfürsorgliche Betreuer und Angehörige als Auslöser dienen, da sie zu ängstlich sind. Der Betroffene sieht die Notwendigkeit der sichernden Maßnahmen jedoch oft nicht ein und reagiert aggressiv, da ihm etwas verboten wird. Hier sind ruhige, (ab)lenkende Gespräche zielführender als Verbote und Anordnungen. Betrachten Sie den Kranken nicht als Kind, sondern als vollwertigen Menschen. Oft kann er mehr, als die Betreuer vermuten.

Folgende Punkte können Betreuungspersonen helfen, mit Stimmungsschwankungen und anderen psychischen Symptomen des Patienten besser umzugehen:

- Versuchen Sie selbst, möglichst ruhig zu bleiben.
- Nehmen Sie dieses Verhalten nicht zu persönlich. Es ist Ausdruck einer Krankheit.
- Suchen Sie Auslöser.
- Sprechen Sie langsam, deutlich und ruhig. Verwenden Sie einfache, kurze Sätze.
- Erklären Sie Ihre Handlungen, auch wenn Sie der Kranke nicht mehr versteht. Er nimmt auch Ihre Gefühle wahr.
- Handeln Sie langsam.
- Überfordern Sie den Patienten nicht.
- Versuchen Sie, ihn durch andere Aktivitäten abzulenken.
- Tun Sie auch etwas für sich selbst. Bauen Sie rechtzeitig andere Personen in die Betreuung des Patienten ein.
- Suchen Sie Unterstützung bei Ihrem Arzt. Er kann durch gezielte Medikamente eine Verbesserung der Verhaltensstörungen bewirken.

▶   Negative psychische Begleitsymptome und Verhaltensstörungen haben meist ihre Auslöser. Insofern ist es wichtig, diese zu erheben und wenn möglich zu beseitigen. Psychotherapie und psychologische Behandlungen können sowohl für den Betroffenen als auch dessen Angehörige hilfreich sein.

7.2.6   Pflegerische Aspekte

Pflegerische Aspekte stehen am Beginn einer demenziellen Erkrankung meist nicht im Vordergrund. Die Alltagsfähigkeiten sind noch relativ gut erhalten. Wenn bei diesen Probleme auftreten, sind sie oft nicht primär durch die noch leichten kognitiven Defizite bedingt, sondern haben ihre Ursachen in anderen Krankheiten. Bei seltener durchgeführten oder komplexeren Tätigkeiten können aber Probleme auftreten. Die dann notwendigen Hilfen orientieren sich einerseits an den entsprechenden Defiziten, andererseits besonders an den erhaltenen Fähigkeiten des täglichen Lebens. Diese Hilfen wurden für den Bereich der Prävention in Kap. 5 bereits genauer dargestellt und sind auf die leichte Demenz übertragbar.

Für die Betreuung stärker pflegebedürftiger Personen finden sich die entsprechenden Hilfen in Kap. 11 zur Pflege.

Folgende Aspekte sollen jedoch helfen, die entsprechenden Maßnahmen gezielt zu treffen:

- Pflegerische Maßnahmen sollen nach dem Konzept der reaktivierenden Pflege den betroffenen Menschen bei der weitgehend selbständigen Gestaltung seines Lebens unterstützen.
- Die Absicht ist der Erhalt und das Fördern von Funktionen, nicht das „Abnehmen" derselben.
- Sie sollten sich an der Biografie orientieren.
- Grundvoraussetzung ist eine Pflegeanamnese.
- Die Handlungen sollten geplant (Pflegeplanung) erfolgen.
- Suchen Sie als Angehöriger oder Betreuer vor Auftreten von Überforderung um professionelle Hilfe durch diplomierte Gesundheits- und Krankenpflegepersonen an.
- Das Ziel der Maßnahmen ist mit dem Betroffenen bzw. den Betreuern festzuhalten.
- Übergeordnetes Ziel ist die Lebensqualität des Erkrankten.

Am Beginn der Erkrankung können sich folgende Probleme ergeben:

- Umgang mit Medikamenten: Ältere Menschen benötigen oft verschiedene Medikamente. Auch die Therapie der Demenz bedarf einer medikamentösen Therapie. Gerade das schafft aber früh Probleme. Einerseits durch die fehlende Kritikfähigkeit, andererseits auch durch die verminderte geistige Leistungsfähigkeit können leicht eine Fehlmedikation und damit verbunden auch eine Verschlechterung des Zustandsbilds auftreten. Hier hilft oft ein vorgerichteter Tages- oder Wochenbedarf, der gut gekennzeichnet ist, oder auch die Unterstützung durch eine Heimhilfe bzw. andere Betreuer. Schwierigkeiten bereitet manchmal auch das Öffnen von Medikamentenbehältern mit „Kindersicherung".
- Erledigung von Einkäufen: Hier ist rechtzeitige Unterstützung durch Angehörige, Freunde und Nachbarn wichtig, ohne jedoch den Betroffenen zu bevormunden und ihm diese Tätigkeit abzunehmen.
- Regelung der Bankgeschäfte, Umgang mit Geld: Dabei sollte der Erkrankte früh unterstützt werden. Der Umgang mit großen Geldbeträgen ist zu vermeiden. Kleine Beträge sollten aber zum Erhalt des Selbstwertgefühls zur Verfügung gestellt werden.
- Zubereitung von Mahlzeiten: Hier hilft oft eine Mikrowelle, die rechtzeitig angeschafft werden sollte.

- Orientierung in fremder Umgebung: Bei Reisen in eine neue und fremde Umgebung kann sich der geistige Zustand des Patienten verschlechtern. Reisen in bekannte Umgebungen sind jedoch meist kein Problem und sollten zum Erhalt der Normalität des Alltags auch durchgeführt werden.
- Orientierung in bekannter Umgebung: Hier helfen Orientierungshilfen, durch die wichtige Orte oder Abläufe gekennzeichnet werden.
- Ankleiden und Auskleiden ist am Anfang meist kein Problem. Die Kleidung sollte jedoch einfach zu benutzen sein.
- Einnahme von Mahlzeiten und Getränken: Die Alzheimer-Krankheit kann dazu führen, dass die Patienten entweder zu viel oder zu wenig essen. Im Falle einer starken Gewichtszunahme sollten Sie fettreiche und kohlenhydrathaltige Speisen einschränken (z. B. Kuchen, Kekse). Denken Sie aber daran, dass das Essen eine der wenigen verbleibenden Freuden des Patienten sein kann. Im fortgeschrittenen Stadium der Krankheit brauchen viele Patienten Hilfe beim Essen, weil sie mit der Handhabung des Essbestecks nicht mehr zurecht kommen. Maximale Eigenständigkeit ist auch beim Essen wichtig. Deswegen ist es besser, den Patienten klein geschnittene Speisen selbstständig mit dem Löffel oder mit den Fingern essen zu lassen, als ihm die Nahrung einzugeben. Machen Sie das Essen überschaubar. Manche Patienten sind durch ein übermäßiges und unübersichtliches Angebot an verschiedenen Speisen irritiert und essen deswegen zu wenig.
- Zur Sicherung des Ernährungszustands sollte dieser regelmäßig z. B. durch Abwiegen überprüft werden. Wichtig ist auch ausreichend Flüssigkeit.
- Baden und Duschen: Sorgen Sie dafür, dass das Baden für den Patienten möglichst entspannend und angenehm ist. Verwenden Sie kuschelige Handtücher und wohlriechende Badezusätze. Wenn der Patient Schwierigkeiten hat, in die Badewanne zu steigen oder wieder herauszukommen, verwenden Sie die Dusche (es sei denn, der Patient hat Angst davor). Erleichtern Sie es dem Patienten, sich selbst zu waschen. Nehmen Sie ihm diese Tätigkeit auch dann nicht ab, wenn dies zeitsparender wäre. Helfen Sie dem Patienten, sich hübsch zu machen. Jeder Mensch fühlt sich besser, wenn er gepflegt ist. Bei großem Widerstand gegen Hilfestellung von Ihrer Hand kann es hilfreich sein, einen Pflegedienst heranzuziehen. Das ist für den Patienten weniger beschämend.
- Alleine Baden stellt ein gewisses Risiko dar. Deshalb sollte rechtzeitig eine Duschmöglichkeit vorgesehen werden.
- Störungen von Blase und Darm: Diese treten meist erst in einem späteren Stadium auf. In seltenen Fällen kommt es im Frühstadium zu Harninkontinenz. Diese kann aber auch durch Infekte bedingt sein und sollte medizinisch abgeklärt werden. Zur Verbesserung der Sauberkeit und zur Vermeidung unangenehmer Gerüche helfen diverse Produkte, bei deren Auswahl eine Pflegeperson unterstützen kann.

7.2.7   Soziales Umfeld

Dem sozialen Umfeld kommt im Rahmen der Betreuung von an einer Demenz erkrankten Personen eine besondere Bedeutung zu. Gerade die Angehörigen und die Betreuungspersonen sind hier besonders gefordert. Unterstützung bieten verschiedenste ambulante Hilfen, die gerade im Verlauf der Erkrankung immer wichtiger werden. Wichtig ist, dem Erkrankten möglichst lange seine Autonomie zu erhalten. Insofern ist Überängstlichkeit zu vermeiden.

Eine besondere Problematik im sozialen Bereich stellt die Sexualität dar. Am Beginn der Erkrankung ist diese, wenn beide Partner es wollen, meist ungestört. Probleme ergeben sich jedoch bei einer Veränderung des Sexualverhaltens des Betroffenen. Trotzdem erscheint es wichtig, auch diesen Bereich möglichst lange zu erhalten, da er sehr oft mit Lebensqualität verbunden ist (Gatterer 2019). Dieser Bereich wird in Kap. 12 zur Rolle der Angehörigen genauer besprochen. Wesentlich erscheint jedoch, dass Sexualität ein normales Verhalten ist und insofern auch im Rahmen der Demenzerkrankung gelebt werden sollte. Oft werden dadurch Spannungen reduziert. Nähe und Zärtlichkeit erzeugen ein Vertrauensgefühl.

Zur Sicherung der sozialen Versorgung wären bei Beginn der Erkrankung bei allein lebenden Personen primär gefordert:

- die Betreuung durch den Hausarzt,
- Kontakte mit der Familie, Nachbarn und Freunden,
- das rechtzeitige Einbeziehen von Hilfsdiensten, z. B. mobilen Essensdiensten,
- Besuchsdienste zur Vorbeugung von Vereinsamung und Isolation,
- die Schaffung einer Tagesstruktur und
- ein Notfallplan für auftretende Probleme, z. B. bei Stürzen einen Notruf.

▶   Das soziale Umfeld sollte gerade am Beginn der Erkrankung so gestaltet werden, dass später nötige Personen und Dienste bereits bekannt sind und angenommen wurden. Weiter sollte möglichst viel „Normalität" gelebt werden. Eine Bevormundung des erkrankten Menschen ist zu vermeiden.

7.2.8   Wohnsituation – Alleine leben? Aufgeben der Wohnung?

Die zunehmenden Störungen des Gedächtnisses und des Denkvermögens sind am Anfang der Erkrankung nicht so wesentlich, dass an eine Änderung der Wohnsituation zu denken ist. Adaptierungen (s. Kap. 5 zur Prävention) erscheinen jedoch manchmal bereits sinnvoll, um sich rechtzeitig daran zu gewöhnen. Dieser Grad der Hilfsbedürftigkeit kann im Kreis der Familie leicht aufgefangen werden. Erst im 3. oder

4. Krankheitsjahr ist die selbständige Lebensfähigkeit deutlich eingeschränkt, sodass vermehrt auch externe Hilfe nötig ist.

Alleinstehende Menschen sollten aber auch bei leichter Ausprägung der Krankheits-symptome begleitet werden, um Selbstversorgungsdefizite rechtzeitig zu erfassen. In dieser Situation sollten Sie sich von dem Grundsatz leiten lassen, den Verbleib in der eigenen Wohnung so lange wie möglich aufrecht zu erhalten. Die Gründe dafür sind:

- Die vertraute Umgebung gibt dem Erkrankten Orientierung und Sicherheit.
- Automatismen erleichtern das Leben zu Hause.
- Ein Wohnungswechsel ist häufig mit einer Verschlechterung der Krankheitssymptome verbunden.
- Die psychische Belastung durch einen zu vorzeitigen Wohnungswechsel wird ver-mieden.

In vielen Fällen lässt sich die Versorgung des Erkrankten durch hauswirtschaftliche Hilfen und durch einen ambulanten Sozialdienst für einen gewissen Zeitraum sicher-stellen. Dabei kann das Problem auftreten, dass der Erkrankte die Notwendigkeit von Hilfestellungen nicht einsieht und fremde Personen in der Wohnung ablehnt. Führen Sie eine solche Hilfsperson ganz vorsichtig in den Haushalt ein, jedoch auf gar keinen Fall mit dem Argument, dass Ihr Angehöriger jetzt Hilfe benötigt, sondern eher mit dem Argument, dass dies eine nette Bekannte ist, die öfter zu Besuch zum Kaffeetrinken kommt o. ä. Ist dann einmal eine gute Beziehung aufgebaut, was Wochen bis Monate dauern kann, sind auch die notwendigen Hilfestellungen eher möglich. Oft hilft auch eine 24-h-Betreuung. Eine Tagesstätte zur Versorgung während der Woche kann sehr sinnvoll sein. Der Verbleib in der eigenen Wohnung ist auch mit ambulanten Hilfen dann nicht mehr möglich, wenn der Erkrankte sein Zuhause nicht mehr erkennt, aus der Wohnung wegläuft und nicht mehr zurückfindet, oder wenn aus anderen Gründen eine Versorgung rund um die Uhr notwendig wird. Wenn der Erkrankte nicht in der Familie aufgenommen werden kann, ist die Unterbringung in einem Heim unumgänglich.

▶   Menschen mit Demenz sollten möglichst lange in ihrer vertrauten Wohn-umgebung verbleiben. Soziale Hilfen sollten vorsichtig und frühzeitig ein-geführt werden.

7.2.9   Rechtliche Aspekte

An rechtlichen Überlegungen kommen in diesem Stadium v. a.

- die rechtzeitige Abfassung eines Testaments,
- das Verfassen einer Patientenverfügung oder
- die Bestimmung eines Rechtsvertreters

zum Tragen. Das erscheint umso wichtiger, da nur in diesem Stadium noch eine entsprechende geistige Leistungsfähigkeit gegeben ist. Spätere Verfügungen sind leicht
anfechtbar. Die genauen Vorgehensweisen sind bei verschiedenen Anlaufstellen, wie
etwa dem Vertretungsnetz (https://vertretungsnetz.at/home), der Pflegeombudsstelle etc.,
zu erfragen.

▶   Rechtliche Angelegenheiten sollten bereits am Anfang der Erkrankung
     geklärt werden, da nur dann Einsichts- und Kritikfähigkeit gegeben ist.

7.2.10 Ethische Überlegungen

Die Diagnose einer Demenz kann sowohl den Arzt als auch Angehörige vor eine Reihe
von schweren Entscheidungen stellen. Dabei geht es insbesondere um folgende Fragen:

- Soll der Patient die Diagnose erfahren?
- Kann ein alleinstehender Patient weiterhin in seiner Wohnung leben?
- Braucht der Patient Hilfe bei der Erledigung von Geldangelegenheiten?
- Wann soll der Patient ein Testament verfassen?
- Darf der Patient noch Auto fahren?
- Müssen Sie eine spezielle Versicherung abschließen?
- Ist die Einweisung in ein Pflegeheim nötig?
- Unter welchen Umständen soll die ärztliche Behandlung erfolgen, bzw. nicht mehr
  fortgesetzt werden?
- Soll eine Teilnahme an medizinischen Studien zur Erforschung der Demenz-
  erkrankung erfolgen?

All diese Entscheidungen treffen Sie sowohl als Angehöriger, aber oft auch als Arzt am
besten nicht allein, sondern beziehen Sie andere Personen und, solange möglich, den
Betroffenen mit ein.

Aufklärung
Die meisten Angehörigen, aber auch viele Ärzte scheuen davor zurück, den Patienten
über seine Krankheit aufzuklären. Gerade bei leichtgradig beeinträchtigten Patienten
ist es aber wichtig, ganz offen über die Ursachen der Symptome, über das mögliche
Fortschreiten der Krankheit und über die Behandlungsmöglichkeiten zu sprechen.
Auf keinen Fall darf der Patient aber ohne weitere Erläuterungen mit der Diagnose
konfrontiert werden. Man muss sehr deutlich herausstellen, dass die Krankheit einen
sehr unterschiedlichen, also auch sehr langsamen, Verlauf nehmen kann und dass wirksame Behandlungsmöglichkeiten zur Verfügung stehen. Am wichtigsten ist es aber, dem
Patienten das Gefühl zu geben, dass er mit dem Problem der Krankheit nicht alleine
dasteht.

- Aufklärung sollte ein Prozess über längere Zeit und nicht ein einmaliges Geschehen sein.
- Verwenden Sie den Begriff Demenz oder Alzheimer-Krankheit nicht ohne zusätzliche Erläuterungen über den Verlauf, die Therapie, die möglichen Konsequenzen, aber v. a. die derzeit aktuelle Situation.
- Sprechen Sie mit dem Patienten über seine Befürchtungen, Ängste, Schuldgefühle etc.
- Geben Sie dem Patienten die Sicherheit, dass er mit Ihnen gemeinsam die kommenden Probleme bewältigen wird.
- Nützen Sie die Möglichkeit von Selbsthilfegruppen, die die Problematik aus einer anderen Position betrachten und besprechen helfen.

Verbleib in der Wohnung
Im Frühstadium ist der Verbleib in der Wohnung kein Problem, sondern sogar therapeutisch sinnvoll. Hier können die vorhandenen Fähigkeiten voll genützt werden. Eine Selbstgefährdung ist in den meisten Fällen nicht gegeben. Bei allein lebenden Menschen wäre jedoch eine gewisse Aufsicht und Betreuung durch ambulante Dienste bzw. die Absicherung von Gefahrenquellen (z. B. offener Ofen) sinnvoll.

Finanzielle Angelegenheiten
Die Regelung finanzieller Angelegenheiten, besonders das Führen eines Kontos oder das Ausstellen von Überweisungen und Schecks, ist eine verhältnismäßig komplizierte Tätigkeit, die schon sehr früh im Krankheitsverlauf beeinträchtigt oder ganz unmöglich sein kann. Die einfachste Form, dem Patienten dabei zu helfen, ist eine Vollmacht. Sie besteht darin, dass der Patient eine Person seines Vertrauens beauftragt, entweder bestimmte finanzielle Angelegenheiten oder sämtliche Vermögensangelegenheiten zu übernehmen. Wenn größere Transaktionen wie z. B. ein Grundstücksverkauf zu bewältigen sind, empfiehlt sich eine Generalvollmacht. Wenn eine Vollmacht nicht in Betracht kommt, muss eine Sachwalterschaft mit dem Wirkungskreis der Vermögensangelegenheiten errichtet werden. In diesem Fall bestimmt das zuständige Gericht eine Person zum rechtlichen Vertreter des Patienten in genau festzulegenden Angelegenheiten. Der Sachwalter muss gegenüber dem Gericht Rechenschaft über seine Tätigkeit ablegen.

Testament
Im Anfangsstadium der Krankheit können die meisten Alzheimer-Patienten zu den Fragen der Verfügung über ihr Vermögen selbst Stellung nehmen. Diese Entscheidungen sind ein Kernstück der persönlichen Autonomie und müssen daher unbedingt unterstützt werden. Es ist sehr verständlich, wenn Sie eine Scheu empfinden, mit dem Patienten über diese Probleme zu sprechen. Wenn aber eine rechtzeitige Klärung versäumt wird, kann sich der Patient wegen der fortschreitenden geistigen Einschränkungen nicht mehr zu wichtigen persönlichen Fragen äußern. Aus diesen Gründen sollten Sie auf die rechtzeitige Abfassung eines Testaments hinwirken. Zur Vermeidung späterer Erbstreitigkeiten beachten Sie:

- Lassen Sie von Ihrem Arzt oder von einem hinzugezogenen Nervenfacharzt die Testierfähigkeit bescheinigen. Damit erleichtern Sie dem Notar die Beurkundung.
- Der Patient darf bei seiner Entscheidung weder durch Sie noch durch andere Personen beeinflusst werden.

Autofahren

Zu dem Zeitpunkt, wo die Diagnose der Alzheimer-Krankheit mit hinreichender Sicherheit gestellt werden kann, haben die Einschränkungen des Gedächtnisses, der Reaktionszeit und der räumlichen Orientierungsfähigkeit einen Grad erreicht, der das Führen eines Kraftfahrzeugs verbietet. Es ist bekannt, dass die Unfallhäufigkeit bei Alzheimer-Patienten deutlich erhöht ist. Bei leichter kognitiver Beeinträchtigung bzw. im Frühstadium der Erkrankung ist das Lenken eines Fahrzeugs meist noch möglich. Zusammen mit Ihrem Arzt und unter Berücksichtigung der durch einen psychologischen Test erfassten Fähigkeiten und Defizite sollte der Zeitpunkt erarbeitet werden, wo das Autofahren nicht mehr sinnvoll ist. Bei starken Persönlichkeitsveränderungen und fehlender Kritikfähigkeit und Krankheitseinsicht ist dies oft früher der Fall. Unter diesen Umständen ist dringend anzuraten, dass der Erkrankte einen Wagen nicht mehr selbst steuert. Oft halten sich die Betroffenen aber selbst für fahrtüchtig und fühlen sich durch das Fahrverbot bevormundet und in ihrem Stolz gekränkt. In diesem Fall sollten Sie auf eine Überprüfung der Fahrtauglichkeit durch die Führerscheinstelle Ihrer Gemeinde bestehen. Notfalls muss der Erkrankte durch Tricks daran gehindert werden, das Auto zu benutzen:

- Bringen Sie den Fahrzeugschlüssel in Sicherheit.
- Lassen Sie das Fahrzeug durch die Werkstatt stilllegen.

Versicherung

Wenn für einen Erkrankten keine Erwachsenenvertretung eingerichtet worden ist, sollte er eine Haftpflichtversicherung abschließen.

Pflegeheim

Im Frühstadium der Erkrankung ist dies nicht notwendig. Sinnvollerweise sollte man aber rechtzeitig beginnen, sich mit dieser Problematik auseinanderzusetzen und sich einige Heime anzusehen.

Kriterien für „gute Heime" sind in Kap. 9 zur stationären Betreuung dargestellt.

Durchführung der ärztlichen Behandlung bzw. Beendigung derselben

Eine medikamentöse Therapie der Demenz, insbesondere der Alzheimer-Krankheit, ist heute „state of the art", also wissenschaftlich hinsichtlich ihrer Wirksamkeit belegt, und sollte somit durchgeführt werden. Probleme ergeben sich jedoch oft durch die mangelnde Krankheitseinsicht des Betroffenen. Hier helfen aufklärende, einfühlsame Gespräche, Motivation durch Angehörige und eine Vertrauensbasis zwischen Arzt und Erkranktem.

Im Endstadium der Alzheimer-Krankheit wird der Erkrankte meist körperlich immer schwächer. Er kann seine Körperhaltung nicht mehr kontrollieren, es bestehen Schluckstörungen. Möglicherweise wird er wegen der Folgen eines Sturzes oder wegen einer Lungenentzündung in ein Krankenhaus aufgenommen. Eines Tages wird sich die Frage stellen, ob durch lebensverlängernde ärztliche Maßnahmen nur noch die Zeit des Leidens hinausgezögert wird. Selbstverständlich wird der Erkrankte Flüssigkeit und Schmerzmittel erhalten. In diesem Falle sollten Sie sich mit Ihrem Arzt und mit anderen Familienmitgliedern beraten. Es ist sicherlich von Vorteil, wenn Sie früher einmal mit dem Patienten über diese Fragen gesprochen haben und seine Einstellung kennen. Eine Patientenverfügung kann hier bei ethischen und moralischen Entscheidungen helfen.

Diese spezielle Problematik wird in Kap. 10 zum Abschiednehmen genauer besprochen.

Teilnahme an wissenschaftlichen Untersuchungen
Die Ursachen der Alzheimer-Krankheit, die Wege zu einer frühzeitigen und sicheren Diagnose sowie die Möglichkeiten der Behandlung oder sogar der Vorbeugung sind in den letzten Jahren glücklicherweise zu einem Gebiet intensiver medizinischer Forschung geworden. Neue wissenschaftliche Erkenntnisse können nur gewonnen werden, wenn sich Erkrankte und Familienangehörige für Forschungsvorhaben zur Verfügung stellen. Dabei müssen einige rechtliche Bestimmungen beachtet werden. Die Teilnahme eines Menschen mit Demenz an einer wissenschaftlichen Untersuchung ist grundsätzlich nur zulässig, wenn er über die Art und Zielsetzung des Vorhabens aufgeklärt worden ist, wenn er den Nutzen und die möglichen Risiken einer Teilnahme gegeneinander abwägen kann und wenn er seine Bereitschaft zur Teilnahme schriftlich erklärt hat. Diese Bestimmungen stellen so hohe Anforderungen an Auffassungsvermögen, Gedächtnis und Entscheidungsfähigkeit, dass Alzheimer-Patienten höchstens im frühen Krankheitsstadium einwilligungsfähig sind. Alle Studien müssen auch durch eine Ethikkommission geprüft worden sein. Wenn Sie als Angehöriger um die Teilnahme eines Erkrankten an einer wissenschaftlichen Studie gebeten werden, beachten Sie bitte folgende Empfehlungen:

- Lassen Sie sich den Text des Aufklärungsprotokolls vorlegen, und machen Sie sich ein genaues Bild von der Art und Zielsetzung des Vorhabens.
- Möglicherweise werden Sie einige Abschnitte nicht verstehen. Lassen Sie sich diese Abschnitte genau erklären.
- Versuchen Sie durch Nachfragen herauszufinden, ob der Patient verstanden hat, worum es bei dem Forschungsvorhaben geht, welchen Nutzen er davon hat und welche Risiken oder Nachteile er eingeht.
- Beeinflussen Sie den Patienten in seiner Entscheidung nicht.
- Sie können den Patienten bei der Einwilligung zur Teilnahme nicht vertreten.
- Nur unter bestimmten, ganz eng vorgeschriebenen, einzuhaltenden Kriterien kann ein Sachwalter einen Patienten bei der Einwilligung zur Teilnahme an einer klinischen Studie vertreten.

Es ist wünschenswert, dass auch für Menschen mit Alzheimer-Erkrankung im fortgeschrittenen Krankheitsstadium bessere Behandlungsmöglichkeiten gefunden werden. Diese Menschen sind in der Regel aber nicht mehr einwilligungsfähig. Es besteht gegenwärtig keine Einigkeit darüber, wie Menschen in diesem Krankheitsstadium in wissenschaftliche Untersuchungen einbezogen werden können und wie man die Wahrung ihrer persönlichen Interessen sicherstellen kann.

Wichtige Erkenntnisse über Ursachen, Erkennung und Behandlung der Alzheimer-Krankheit werden nach wie vor aus Untersuchungen des Gehirns von erkrankten Menschen nach dem Tod gewonnen. Aus diesem Grund ist dringend zu befürworten, dass Menschen ihre Körperorgane für solche Untersuchungen zur Verfügung stellen. Nach dem Tod des Erkrankten liegt die Entscheidung über die Untersuchung des Gehirns oder anderer Körperorgane beim Angehörigen. Bitte sprechen Sie rechtzeitig mit Ihrem Arzt über diese Frage.

▶ Die Durchführung wissenschaftlicher Studien (z. B. Medikamente) gibt wichtige Erkenntnisse über die Erkennung, die Ursachen und die Behandlung von Demenzerkrankungen. Sie müssen aber nach ethischen Gesichtspunkten (Ethikkommission) durchgeführt werden.

Literatur

Bacher R et al (2015) Demenzerkrankungen Medikamentöse Therapie. Konsensus-Statement – State of the Art 2015. Clinicum Neuropsy. Sonderausgabe. https://oegpb.at/wp-content/uploads/2015/11/KONSensusNeuroPsy_Demenz2015_jh_kjkVA5.pdf. Zugegriffen: 29. Dez. 2019

Ehrensperger MM et al (2010) Screening properties of the German IQCODE with a two-year time frame in MCI and early Alzheimer's disease. Int Psychogeriatrics 22:91–100. https://www.memoryclinic.ch/de/main-navigation/neuropsychologen/weitere-testverfahren/. Zugegriffen: 29. Dez. 2019

Ehrensperger MM et al (2013) BrainCheck – Development of a very short screening instrument for general practitioners combining patient and caregiver information. Poster presentation at the Alzheimer's Association International Conference in Boston, United States, July 13–18. https://www.memoryclinic.ch/fileadmin/user_upload/Memory_Clinic/BrainCheck/braincheck_anleitung_d.pdf. Zugegriffen: 29. Dez. 2019

Gatterer G (2019) Sexuelle Gesundheit und Demenz. In: Gebhard D, Mir E (Hrsg) Gesundheitsförderung und Prävention für Menschen mit Demenz. Grundlagen und Interventionen. Springer, Heidelberg

Die Krankheit schreitet fort

8

Inhaltsverzeichnis

8.1   Allgemeine Veränderungen im fortgeschrittenen Stadium

Der weitere Verlauf der Demenz ist in Abhängigkeit von den einzelnen Krankheitsursachen unterschiedlich. Generell kommt es jedoch zu einer weiteren Abnahme:

- *Der geistigen Fähigkeiten:* Vor allem die Orientierungsfähigkeit, die Gedächtnisleistungen, das Lernen, die Rechenfähigkeit und das logischen Denken sind stark betroffen (Abb. 8.1). Das Altgedächtnis ist meist noch gut erhalten.

© Springer-Verlag GmbH Deutschland, ein Teil von Springer Nature 2020
G. Gatterer und A. Croy, *Leben mit Demenz,*
https://doi.org/10.1007/978-3-662-58267-1_8

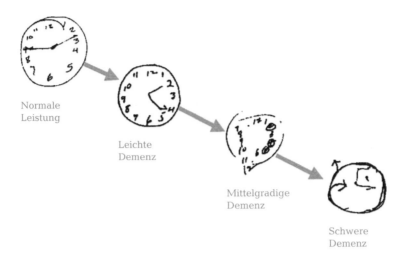

Abb. 8.1   Uhrentest bei verschiedenen Stadien der Demenz

- *Der Sprache:* Vor allem beim Bilden komplexerer Sätze und beim konkreten Benennen hat der Erkrankte Probleme. Eine einfache Kommunikation ist jedoch meist möglich.
- *Der Motorik:* Diese ist oft durch zielloses Herumwandern, aber auch apathisches, anteilsloses Sitzen charakterisiert.
- *Der Wahrnehmung:* Hier kommt es manchmal zu Verkennungen von Dingen oder auch Personen. Auch Geruchs- und Geschmacksempfindungen können sich verändern.
- *Der Persönlichkeit:* Diese wird primär durch den Ort der betroffenen Gehirnregionen bedingt. Es können sich Charakterzüge verstärken, verändern oder auch umkehren. Ursache ist die Störung im Gehirn.
- *Der Selbständigkeit:* Waschen, Anziehen, Ernährung, Ausscheidung etc. können nicht mehr allein bewältigt werden.
- *Der Selbstverantwortung:* Das Treffen eigener Entscheidungen ist nicht mehr möglich.

Die Symptome sind meist so stark ausgeprägt, dass die selbständige Lebensführung nur noch mit erheblichen Einschränkungen und mit Unterstützung durch andere Menschen möglich ist.

8.2   Therapeutische Maßnahmen bei fortgeschrittener Demenz

Die Therapie der fortgeschrittenen demenziellen Erkrankungen besteht primär in der Fortsetzung bzw. der Anpassung und Erweiterung der in Kap. 7 zur „leichten" Demenz dargestellten Maßnahmen. Die dort getroffene Einteilung der Maßnahmen wird zur besseren Übersicht auch hier beibehalten und beinhaltet folgende Komponenten (die Reihung bedeutet keine Wertung):

1. medikamentöse Therapie der Grunderkrankung,
2. medikamentöse Therapie der psychischen Begleitsymptome und Verhaltensstörungen,
3. medikamentöse Therapie anderer Krankheiten,
4. nichtmedikamentöse Therapie der kognitiven Störungen (kognitive Trainingsprogramme),
5. nichtmedikamentöse Therapie der psychischen Begleitsymptome und Verhaltensstörungen,
6. pflegerische Aspekte,
7. soziales Umfeld,
8. Wohnsituation,
9. rechtliche Faktoren,
10. ethische Überlegungen.

▶ Im fortgeschrittenen Verlauf der Erkrankung kommen v. a. pflegerischen Aspekten, dem sozialen Umfeld und dem Wohnumfeld wesentliche Bedeutung zu. Begonnene therapeutische Maßnahmen müssen unter dem Gesichtspunkt der fortgeschrittenen Defizite neu betrachtet und evtl. umgestaltet werden. Wichtig ist jedoch, die Bedürfnisse des Erkrankten zu beachten.

8.2.1 Medikamentöse Therapie der Grunderkrankung

Die hier dargestellten Ausführungen orientieren sich wieder am aktuellen Stand der Therapie, wie sie bereits dargestellt wurde.

Die begonnene medikamentöse Therapie der kognitiven Defizite der Demenzerkrankung sollte prinzipiell fortgesetzt, oder falls noch nicht erfolgt, begonnen werden.

Cholinesterasehemmer sind bis zu einem mittleren Demenzgrad Mittel der ersten Wahl. Sie sollten wegen einer doch eingetretenen Verschlechterung nicht plötzlich abgesetzt werden, da dies leicht zu einer weiteren Reduktion der geistigen Leistungsfähigkeit führt.

Bei neu zu beginnender Therapie ist *Memantin* ab einem mittelgradigen Demenzgrad (MMSE 14 Punkte) vorzuziehen.

Alle anderen Substanzen können ebenso wie Kombinationen verwendet werden, wobei die individuelle Therapie vom behandelnden Arzt vorgenommen wird.

Fragen Sie als Angehöriger nach, falls Sie Fragen haben oder Unklarheiten auftreten. In diesem Stadium der Erkrankung sind Sie der wichtigste Partner des Arztes. Geben Sie auch evtl. auftretende unerwünschte Nebenwirkungen bekannt. Oft ist es nicht notwendig, die Therapie abzusetzen, sondern sie kann nur modifiziert werden.

▶   Die medikamentöse Therapie der kognitiven Störungen sollte im Verlauf der
Erkrankung regelmäßig überprüft und angepasst werden.

8.2.2   Medikamentöse Therapie der psychischen Begleitsymptome und Verhaltensstörungen

Neuropsychiatrische Begleitsymptome werden im Verlauf der mittelgradigen bis schweren Demenz immer häufiger. Die in Abschn. 7.2.2 angeführten Medikamente sind auch hier wirksam und zielführend.

Durch die verminderte geistige Leistungsfähigkeit ist jedoch oft eine regelmäßige Anpassung an die neue Situation nötig. Deshalb sollten Kontrollen beim Facharzt nicht in zu großen Abständen erfolgen.

Ebenso ist auf die Potenzierung der Wirkungen bei der gleichzeitigen Verwendung unterschiedlicher Substanzen zu achten. Besprechen Sie als Angehöriger durch Sie angestrebte Änderungen auf jeden Fall mit Ihrem Arzt. Das gilt auch für Nebenwirkungen wie Benommenheit, Stürze oder auch Unruheerscheinungen.

8.2.3   Medikamentöse Therapie anderer Krankheiten

Das Fortschreiten einer Demenzerkrankung ist häufig mit dem Auftreten weiterer Erkrankungen verbunden. Eine mittelgradige Demenz sollte nicht dazu führen, diese Krankheiten oder Beschwerden unzureichend zu behandeln, da gerade dadurch oft auch das kognitive Zustandsbild verschlechtert wird. Besonderes Augenmerk ist auf mögliche Schmerzen zu richten, die sich leicht in Unruhe und Gereiztheit äußern können.

8.2.4   Nichtmedikamentöse Therapie der kognitiven Störungen

8.2.4.1 Kognitive Trainingsprogramme
Im Stadium der fortgeschrittenen Demenz müssen auch kognitive Trainingsprogramme neu reflektiert werden. Ein Wiederherstellen verloren gegangener Funktionen ist nun nicht mehr möglich. Trotzdem sollte dies nicht zu einem therapeutischen Nihilismus führen.

Im Vordergrund der klinisch-psychologischen Therapie stehen deshalb Kompensationsmechanismen (teilweise Übernahme durch andere psychische Funktionen), Substitution durch den Einsatz von Hilfsmitteln und adaptive Maßnahmen zur besseren Anpassung der Umwelt.

Auch hier stehen meist verbal orientierte, aufbauende Trainingsprogramme im Vordergrund, wobei in vielen Bereichen bereits nonverbale Unterstützung und emotionale, kreative therapeutische Maßnahmen zur Motivation notwendig sind. Wesentlich ist hier, dass nun vermehrt auf gut eintrainierte Funktionen zurückgegriffen werden muss. Das Altgedächtnis, die Biografie, Automatismen und kreative Therapieformen (Singen, Tanzen, Malen usw.) treten in den Vordergrund. Gut eignen sich auch Spiele von früher, jedoch sollte nur gering korrigierend eingegriffen werden, um Stress und Frustration zu vermeiden. Ziel dieser Maßnahmen ist die Beschäftigung des Betroffenen, das Schaffen einer Tagesstruktur und das Nützen vorhandener Fertigkeiten. Leistung ist nicht zielführend.

Das gilt auch für den Bereich der Sprache. Wesentlich ist Kommunikation, auch wenn die Worte nicht mehr alle stimmen oder verwechselt werden.

Aufgaben finden Sie etwa im Buch *Geistig fit ins Alter 2* (Gatterer und Croy 2005). Die folgende Übung gelingt auch meist Personen mit einer fortgeschritteneren Demenz, da hierbei Bereiche aus dem Altgedächtnis angesprochen werden.

Sie kennen doch sicher viele Sprichwörter. Unten sind sie durcheinandergekommen. Versuchen Sie, die richtigen zusammenzufügen.

Der Apfel	ist aller Laster Anfang.
Wie ein Elefant	Gold im Mund.
Was Hänschen nicht lernt,	im Porzellanladen.
Müßiggang	Schmied und nicht zum Schmiedl.
Morgenstund hat	fällt nicht weit vom Stamm.
Am Abend	noch keinen Sommer.
Jeder Topf findet	werden die Faulen fleißig.
Ich gehe zum	verderben den Brei.
Eine Schwalbe macht	seinen Deckel.
Viele Köche	lernt Hans nimmermehr

Bei Korrekturen geben Sie zusätzliche Hilfen evtl. auch über andere Sinnesorgane.

Für Personen mit leichten bis mittelgradigen Gedächtnisstörungen wurde im Rahmen einer Memory-Klinik das *Multimodale, themenzentrierte Gedächtnistraining durch das ganze Jahr* (Schmid 2005) entwickelt. Weitere Hinweise finden Sie im Buch *Multiprofessionelle Altenbetreuung* (Gatterer 2007).

8.2.4.2 Realitätsorientierungstraining

Ein in diesem Stadium noch durchführbares Programm ist ein sog. Realitätsorientierungstraining (s. Anhang 4). Dabei sollen durch gezielte Anregungen aller Sinne und Zusatzinformationen die vorhandenen Fähigkeiten trainiert werden. Stress und Überforderung sind jedoch zu vermeiden. Sinnvoll ist ein spielerisches Erarbeiten der betreffenden Inhalte. Am besten gelingt dies in einer Gruppe.

8.2.4.3 Aktivierungsprogramme

Diese sind eine sehr häufig gewählte Form der Stimulierung und des geistigen Trainings bei Menschen mit einer fortgeschrittenen Demenz. Zur unspezifischen Aktivierung können verschiedenste Spiele und Tätigkeiten herangezogen werden. Die Durchführung sollte dabei in einer möglichst ablenkungs- und störungsfreien Umgebung erfolgen, sodass sich der erkrankte Mensch nur darauf einstellen muss und nicht von anderen Reizen abgelenkt wird. Die Schwierigkeiten der Übungen und Spiele müssen an das Leistungsniveau der Teilnehmer angepasst sein. Die Aufgaben sollten im Altgedächtnis noch gut vorhanden sein. Besonders eignen sich Spiele aus der Kindheit. Wenn möglich sollten verschiedenste sensorische, motorische und körperliche Bereiche angesprochen werden.

Lob und Verstärkung für erbrachte Leistungen fördern die Motivation. Kommunikation auf jede Art ist ein wesentlicher Aspekt der sozialen Interaktionen. Wenn möglich sollten diese Tätigkeiten regelmäßig erfolgen, um einen Tagesablauf und eine Struktur zu schaffen. Diese gibt dem Erkrankten Sicherheit. Solche Aktivitäten verbessern auch die Integration des Kranken in der Familie oder in einer anderen Betreuungsinstitution.

Durch solche Maßnahmen ist es möglich, sowohl im stationären als auch ambulanten Bereich ein Fortschreiten kognitiver Abbauprozesse durch mangelnde Stimulation zu vermeiden.

8.2.4.4 Selbsterhaltungstherapie

Einen biografisch orientierten Ansatz mit starker Betonung der Ressource „Altgedächtnis" stellt das Konzept der Selbsterhaltungstherapie (Romero 1992) dar. Gerade bei Personen mit Alzheimer-Demenz ist die eigene Persönlichkeit besonders stark durch Veränderungen betroffen. Durch gezielte biografische Gespräche und Übungen, das Ausnützen noch vorhandener Fertigkeiten sowie in weiterer Folge, je nach Krankheitsphase, die gezielte Arbeit mit dem Altgedächtnis (Kindheit, Elternhaus usw.) soll das Selbstwissen des Patienten und somit seine Identität möglichst lange erhalten werden.

Weitere biografisch orientierte Ansätze sind das Erstellen eines „biografischen Tagebuches" mit Fotos, sonstigen Erinnerungen, Geschichten etc.

8.2.4.5 Psychosozial orientiertes Therapieprogramm

Resensibilisierung (die Wiederbelebung der fünf Sinne durch Stimulation), Remotivation (Anregung, an Tagesereignissen teilzunehmen) und Resozialisierung (Förderung von Interaktion) stellen ergänzende Maßnahmen in einem psychosozial orientierten Therapieprogramm dar. Gezieltes Riechen, Schmecken, Tasten und Ansehen helfen, sich mit der Realität möglichst lange auseinanderzusetzen und diese Fähigkeiten zu erhalten. Insofern kommt einer anregenden Umgebung mit Reisen, die aber nicht überfordern sollen, eine wesentliche Bedeutung zu. Ähnliches gilt für Natur, Tiere, Kinder etc., die über die emotionalen Aspekte Wohlbefinden aktivieren. In eine ähnliche Richtung geht des pflegerische Konzept der „basalen Stimulation" (s. Kap. 11).

▶   Begleitende psychosoziale Aktivitäten, die das Altgedächtnis nützen, sollten möglichst lange durchgeführt werden. Dadurch bleiben Rollen und Aufgaben erhalten. Vor allem gut gespeichertes emotionales Wissen kann lange automatisiert abgerufen werden.

8.2.4.6 Validation

Einen speziellen Ansatz in der Betreuung hochbetagter, verwirrter Menschen stellt Validation dar. Diese von Naomi Feil (1982, 1990) entwickelte Betreuungsform geht von der Annahme aus, dass auch der alte, verwirrte Mensch wertvoll ist und Würde besitzt. Für jedes Verhalten dieses Menschen gäbe es einen Grund. Der Betreuer soll diesen ergründen und sich einfühlsam in die Ursache des Verhaltens versetzen. Insofern wird dieses Verhalten nicht korrigiert, sondern akzeptiert und angenommen. Validation bedeutet, die Gefühle des anderen anzuerkennen und zu bestätigen. Seine Erlebniswelt basiert auf Erinnerungen und Wunschdenken. Sie ist die persönliche Sicht der Wirklichkeit, die Wahrnehmung mit dem geistigen (inneren) Auge.

Erreicht wird dies mit verschiedenen Techniken, die entsprechend den Stadien der Verwirrtheit (Feil 1990), „mangelhafte Orientierung; Zeitverwirrtheit; sich wiederholende Bewegungen; Vegetieren", gewählt werden.

An *verbalen Validationstechniken* werden verwendet:

- Beobachten der physischen Charakteristika (Augen, Hautton, Muskeln, Hände etc.),
- aktives Zuhören, Identifikation bevorzugter Worte,
- Eingehen auf bevorzugte Sinnesorgane (Gesichtssinn: Bild ansehen, Tastsinn: Berührung),
- Verwendung von Fragen mit „wer", „was", „wo", „wie", „wann", Vermeidung von Fragen mit „warum" (erzeugen psychischen Stress),
- Wiederholen von Schlüsselwörtern, Umschreiben, Zusammenfassen,
- Fragen nach dem Extrem („Ist es immer so?", „Wann ist es am schlimmsten?" etc.),
- in Erinnerung rufen („Wie war es früher?"),
- Gegenteile herausarbeiten („Wann war es besser?"),
- Finden einer gemeinsamen Lösung.

Ergänzend wird die *nonverbale Validation* eingesetzt durch:

- Konzentration auf den anderen, eigene Gefühle sollten beiseite gelassen werden,
- Beobachten der Gefühle des anderen,
- lautes und gefühlvolles Ansprechen der Dinge,
- Spiegeln von Bewegungen, verbalen Inhalten, Gefühlen etc.,
- gezielten, individuellen körperlichen Kontakt (Berühren entsprechend der Stadien der Verwirrtheit und der Persönlichkeit des Erkrankten; partnerschaftlich, Erwachsener etc.).

Ziele der Validation sind:

- die Wiederherstellung des Selbstwertgefühls des Erkrankten,
- das Reduzieren von Stress,
- das Rechtfertigen des gelebten Lebens,

- das Lösen der unausgetragenen Konflikte der Vergangenheit,
- das Glücklicher-und-angenommen-Fühlen des Erkrankten.

▶   Validation hilft, die Kommunikation und Interaktion mit stärker verwirrten, älteren Menschen zu verbessern. Diese Techniken sind eine Bereicherung im Umgang mit dieser Patientengruppe und gerade für Pflegepersonen, Angehörige und Ärzte geeignet, einen besseren Zugang zum älteren Menschen mit geistigen Beeinträchtigungen zu gewinnen.

8.2.5   Nichtmedikamentöse Therapie der psychischen Begleitsymptome und Verhaltensstörungen

Gerade bei fortgeschrittener Demenz kann der Kranke seine eigenen Gefühle nicht mehr richtig kontrollieren. Dadurch kommt es zu für Betreuungspersonen oft unangemessenen und unerwarteten Reaktionen. Da diese meist nicht situationsangepasst (zumindest für Außenstehende) erfolgen, ist v. a. der Umgang mit solchen wesentlich. Im mittleren Krankheitsstadium treten oft ziellose Unruhe und Aggressivität, aber auch wahnhafte Gedanken und Sinnestäuschungen auf. Im fortgeschrittenen Stadium herrschen Unruhe und Schlafstörungen vor.

Die in Abschn. 7.2.5 für leichte Demenz angeführten Hilfen sind meist auch im späteren Stadium zielführend. Wesentlich ist jedoch, dass die verbale Kommunikation immer mehr zurücktritt. Emotionale Elemente, Vertrauen, Ruhe, Geborgenheit etc. sind nun die wesentlichen Elemente der Interaktion.

8.2.5.1 Probleme mit der Verständigung

Eines der häufigsten Symptome der Demenz sind Störungen der Sprache. Betroffen sind sowohl das sprachliche Ausdrucksvermögen als auch das Sprachverständnis. Beides führt dazu, dass Sie sich mit dem Erkrankten schwerer als früher verständigen können. Im fortgeschrittenen Krankheitsstadium werden die sprachlichen Äußerungen des Patienten ungenauer, umständlicher und unverständlicher. Manchmal findet er Wörter nicht oder gebraucht Umschreibungen. Oft muss der tatsächliche Inhalt erraten werden. Viele Erkrankte empfinden ihre Sprachschwierigkeiten als peinlich und sprechen insgesamt weniger, v. a. zu fremden Personen. Bei Korrekturen reagieren sie leicht aggressiv.

Meist erkennen Betreuungspersonen trotz der sprachlichen Probleme, was der Patient ihnen sagen will. Günstig ist hierbei besonders für professionelle Helfer eine Kenntnis der Biografie. Vermeiden Sie, für den Erkrankten einzuspringen, wenn er einmal ein Wort nicht findet. Meist ist das für ihn sehr kränkend. Insofern ist es wichtig, dass sich Betreuungspersonen zur Vermeidung von Verhaltensauffälligkeiten auf diese veränderte Kommunikation einstellen. Denken Sie bitte daran, dass auch für völlig gesunde Menschen die Hälfte der Mitteilungen durch Mimik, Gestik und Körpersprache vermittelt wird. Nützen Sie diese nichtsprachlichen Mitteilungen stärker, als Sie es bisher gewohnt waren.

Folgende Tipps können helfen, mit Menschen mit Demenz im mittleren Stadium besser zu kommunizieren:

- Unterstützen Sie Ihre Handlungen auch sprachlich.
- Sprechen Sie ruhig, deutlich und langsam.
- Bilden Sie kurze, einfache Sätze. Versuchen Sie sich möglichst einfach auszudrücken.
- Geben Sie nicht zu viele Informationen auf einmal.
- Achten Sie auf die Reaktionen des Erkrankten.
- Unterstreichen Sie Ihre Mitteilungen durch Mimik, Gestik und Körpersprache.
- Schalten Sie störende Hintergrundgeräusche (Fernseher) aus, wenn Sie mit dem Erkrankten sprechen.
- Denken Sie daran, dass der Patient trotz der Verständigungsprobleme kein Kind ist, und behandeln Sie ihn mit Achtung.
- Sprechen Sie in seiner Gegenwart nie mit Dritten so, als ob er nicht da wäre.
- Unterlassen Sie negative Äußerungen in seiner Gegenwart. Oft werden diese emotional wahrgenommen.

8.2.5.2 Aggressivität

Es kann geschehen, dass der Erkrankte ausgerechnet seinen Familienangehörigen gegenüber ohne ersichtlichen Grund gereizt oder sogar aggressiv reagiert, obwohl diese viel Zeit und Mühe aufwenden, um für ihn zu sorgen. Viele dieser unangenehmen Gefühlsäußerungen entstehen aus einem Konflikt zwischen der Selbsteinschätzung des erkrankten Menschen und den wirklichen Verhältnissen, die er nicht mehr zutreffend erfassen kann. Oft kommt es auch zu Fehlwahrnehmungen. Typischerweise fühlt sich der Patient durch irgendeine Ihrer Handlungen gekränkt oder gedemütigt und setzt sich dagegen zur Wehr. Beispiele dafür sind gut gemeinte Hilfestellungen beim Ankleiden oder Auskleiden, beim Essen oder im Bad. Andere Anlässe sind Situationen der Überforderung oder der Ausweglosigkeit. Oft befinden sich die Demenzkranken in einem früheren Stadium ihrer Lebensgeschichte und reagieren zornig, wenn sie korrigiert werden, z. B. wenn ihnen mitgeteilt wird, dass die eigene Mutter nicht mehr lebt. Eine Reizüberforderung durch zu starke Geräusche oder zu viele Menschen kann ebenfalls ein Auslöser für aggressives Verhalten sein. Für die erkrankten Menschen stellt es auch eine Überforderungssituation dar, wenn sie ständig mit Anweisungen oder Erklärungen konfrontiert werden, die sie nicht mehr verstehen können. Das ist gerade im fortgeschrittenen Demenzstadium der Fall.

Die in Abschn. 7.2.5 angeführten Hilfen sind auch hier effizient. Zusätzlich sind folgende Aspekte zu berücksichtigen:

- Versuchen Sie, auch hier Auslöser zu finden.
- Überfordern Sie den Menschen nicht mit Anforderungen, Korrekturen oder gut gemeinten Ratschlägen.
- Versuchen Sie, seine Handlungen und Gefühle zu verstehen.

- Entspannen Sie die Situation, indem Sie ruhig und verständnisvoll reagieren.
- Warten Sie ab. Oft vergisst der Betroffene seine Gefühle, wenn er nicht daran erinnert wird.
- Machen Sie der erkrankten Person v. a. keine Vorhaltungen. Sie vergisst schnell und versteht nicht, wie sie sich verhalten hat.
- Schaffen Sie sich selbst einen Ausgleich. Reden Sie mit anderen über Ihre Gefühle.
- Bei übermäßiger Aggressivität ist die Verordnung eines Medikamentes sinnvoll.

8.2.5.3 Schlafstörungen

Im mittleren Krankheitsstadium kann es zu Verschiebungen oder sogar zur völligen Umkehr des Tag-Nacht-Rhythmus kommen. Der Grund dafür ist zum einen, dass die innere Uhr des erkrankten Menschen nicht mehr richtig geht, und zum anderen, dass seine Beziehung zu äußeren Zeitgebern (Uhr, Tageslicht, zeitgebundene Handlungen anderer Menschen wie Frühstücken oder Spazierengehen) immer mehr verloren geht. Die Zeitverschiebung führt beispielsweise dazu, dass der erkrankte Mensch nachts hellwach ist, in der Wohnung herumgeht und im Kühlschrank nach etwas Essbarem sucht. Gerade diese Störung beeinflusst das Zusammenleben mit dem Erkrankten massiv. Medikamente können hier teilweise helfen. Zielführender sind jedoch Änderungen im Alltag.

Folgendes erscheint hilfreich:

- Sorgen Sie für ausreichende Aktivität und Bewegung während des Tages.
- Vermeiden Sie ein Nachmittagsschläfchen des Betroffenen.
- Vermeiden Sie Aufregungen (Fernsehen, Diskussion etc.) am Abend.
- Richten Sie ein gleichbleibendes Ritual des Zu-Bett-Gehens ein.
- Machen Sie das Zu-Bett-Gehen zu einem angenehmen Ereignis des Tages.
- Schränken Sie vor dem Schlafengehen die Flüssigkeitszufuhr des Betroffenen ein, geben Sie keine harntreibenden Mittel (Diuretika).
- Manchmal helfen auch schlafanstoßende Tees. Sprechen Sie darüber mit dem Arzt.
- Schaffen Sie zur Not eine räumliche Trennung, um selbst genügend Schlaf zu bekommen.
- Wenn alles nichts nützt, passen Sie Ihren Schlafrhythmus dem der erkrankten Person an.

8.2.5.4 Ziellose Unruhe

Eine der häufigsten Verhaltensänderungen im mittleren und fortgeschrittenen Krankheitsstadium ist ziellose Unruhe. Die erkrankten Menschen gehen auf und ab, rütteln an den Türklinken, schauen überall nach und versuchen manchmal, die Wohnung zu verlassen. Oft legt der Erkrankte dabei weite Strecken zurück, ist tagelang unterwegs und erkennt auch die eigene Überforderung nicht mehr. Typisch für dieses Wandern ist, dass der Betroffene keinen plausiblen Grund dafür angeben kann.

Dieses im Zusammenleben meist sehr störende Verhalten lässt sich zum Teil damit erklären, dass die Personen zielgerichtete Handlungsabläufe nicht mehr ausführen können, dennoch aber den Impuls verspüren, irgendetwas zu tun. Teilweise schafft dies für ihn auch Sicherheit. Die ständigen Wiederholungen im Verhalten sind den Gedächtnisstörungen zuzuschreiben. Die Menschen vergessen nach wenigen Minuten, was sie gerade vorher gemacht haben. Ziellose Unruhe und Umherwandern können auch Ausdruck einer mangelnden Beschäftigung sein.

Oft tritt dieses Verhalten auch vermehrt gegen Nachmittag auf („sun downing") und vergeht später wieder.

Gerade dieses Wandern beeinträchtigt jedoch das Zusammenleben mit einem Menschen mit Demenz massiv, da dadurch die von den Betreuungspersonen notwendigen Tätigkeiten nicht ungestört durchgeführt werden können. Ebenso ist es für viele Menschen unverständlich, dass jemand nur „herumläuft", ohne zu wissen warum. Wandern gefährdet einen Menschen mit Demenz auf vielfache Weise, wobei v. a. Sichverirren, Erfrieren, Verunfallen und körperliche Überforderung anzuführen sind.

Zum besseren Umgang mit dieser Verhaltensauffälligkeit kann die Beantwortung folgender Fragen helfen:

- Wann ist es erstmals aufgetreten?
- Gibt es spezifische Auslöser (Zeitpunkt, Situation)?
- Wird ein spezieller Weg gegangen?
- Beruhigt oder verängstig das Verhalten den Betroffenen?
- Gibt es Zusammenhänge mit der eigenen Biografie?
- Sucht der Betroffene etwas?
- Gibt es Situationen oder Tätigkeiten, die das Wandern verhindern (z. B. Fernsehen)?
- Welche Medikamente nimmt der erkrankte Mensch ein?
- Besteht ein Zusammenhang mit dem Schlaf-Wach-Rhythmus?

Sicher gibt es keine allgemeingültigen Lösungen für dieses Problem, aber die folgenden Anregungen können helfen, die Problematik besser zu lösen.

- Versuchen Sie, selbst möglichst ruhig zu reagieren.
- Begleiten Sie den Patienten und versuchen Sie dabei, ihn zu anderen Aktivitäten zu bewegen.
- Sorgen Sie für ausreichende körperliche Aktivität.
- Wenn ein Patient einen bestimmten, ihm bekannten Weg regelmäßig geht und sich nicht verirrt, lassen Sie es zu.
- Sichern Sie die Identität des erkrankten Menschen durch ein Kettchen oder ein Armband mit Name, Adresse und Telefonnummer.
- Versuchen Sie, den Betroffenen mit interessanten Dingen zu beschäftigen.
- Helfen Sie ihm, sich besser zu orientieren.

- Validation kann helfen, über die Biografie die Ursache des Wanderns zu ergründen und zu minimieren.
- Sichern Sie Schlösser von Fenstern und Türen, um nächtliches Davonlaufen zu verhindern.
- Lassen Sie nachts ein Licht brennen, falls das Herumwandern mit Ängstlichkeit verbunden ist.
- Suchen Sie einen Arzt auf, der ein leichtes Beruhigungsmittel oder Schlafmittel verordnen kann.
- Bei sehr schwer zu behandelnden und gefährdeten Personen hilft auch eine stationäre Betreuung in einer Spezialabteilung mit einem geschützten Gartenbereich.

8.2.5.5 Hinterherlaufen

Ähnlich belastend für Angehörige, aber meist weniger gefährlich für den Betroffenen ist das ständige „Hinterhergehen". Dieses ist oft Ausdruck von Ängstlichkeit und Unsicherheit, die durch die Nähe eines anderen Menschen vermindert wird. Probleme ergeben sich meist dann, wenn durch das Hinterhergehen die Intimsphäre der Betreuungsperson beeinträchtigt wird (z. B. auf die Toilette gehen). Zur Lösung des Problems ist es wichtig, sich nicht persönlich vom erkrankten Menschen angegriffen oder kontrolliert zu fühlen, sondern dieses Verhalten als Ausdruck seiner Krankheit zu sehen. Lassen Sie den Betroffenen bei einfachen Tätigkeiten einfach mittun oder beschäftigen Sie ihn mit einer einfachen Aktivität. Versuchen Sie, auch für sich Freiräume zu schaffen und eine oder mehrere andere Bezugspersonen aufzubauen.

8.2.5.6 Ständiges Suchen

Die Demenzkrankheit führt meist zu einer tief greifenden Verunsicherung. Deswegen gewinnen die Gegenstände des unmittelbaren Besitzes wie Geldbörse, Brieftasche, Brille, Fotos oder Schriftstücke eine viel größere Bedeutung als bei Gesunden. Wenn eine erkrankte Person ständig in ihrer Handtasche herumkramt, versucht sie möglicherweise, sich des Vorhandenseins solcher Habseligkeiten zu vergewissern. Manche Menschen verstecken bestimmte Gegenstände immer wieder. Wegen der ausgeprägten Gedächtnisstörungen finden sie ihre Habe aber nicht wieder und sind deswegen ständig auf der Suche danach. Aus demselben Grund beschuldigen sie andere Menschen, die Gegenstände entwendet zu haben.

Hier können folgende Tipps hilfreich sein:

- Denken Sie daran, dass sich in dem Suchen ein Grundbedürfnis nach Sicherheit und Überblick ausdrückt.
- Suchen kann für den Betroffenen auch eine sinnvolle Beschäftigung sein.
- Helfen Sie ihm. Fragen Sie konkret nach. „Wann, was, wo, wie sah es aus …" Vermeiden Sie „Warum-Fragen".
- Fühlen Sie sich nicht persönlich angegriffen, wenn Sie des Diebstahls beschuldigt werden. Für den erkrankten Menschen ist es eine naheliegende Vermutung.

- Lassen Sie den Patienten den Gegenstand selbst finden, sonst bestätigen Sie sein Misstrauen.
- Lenken Sie den Patienten ab, und streiten Sie nicht mit ihm.
- Verändern Sie nichts an Dingen, die ihm lieb sind. Denken Sie daran, dass solche Gegenstände für ihn Bezugspunkte sind, wenn sein nachlassendes Gedächtnis ihn im Stich lässt.
- Bewahren Sie wichtige Dokumente an einem sicheren Ort auf.

8.2.5.7 Störung der Orientierung

Schwierigkeiten der Orientierung zählen zu den typischen Symptomen des mittleren Krankheitsstadiums. Sie betreffen sowohl die örtliche, zeitliche und situative Orientiertheit. Zur eigenen Person ist sie noch relativ lange erhalten.

Orientierungsstörungen treten zuerst in unvertrauter Umgebung auf. Beispielsweise kann es sein, dass ein erkrankte Mensch am Urlaubsort das Zimmer im Hotel oder das Hotel im Ort nicht findet.

Später treten diese Probleme auch in vertrauter Umgebung auf. Die Personen finden die Zimmer in der Wohnung nicht, verlaufen sich am Wohnort und können mit dem Auto kein Ziel mehr ansteuern. In Verbindung mit der oben dargestellten Unruhe führt die örtliche Orientierungsstörung dazu, dass die Menschen die Wohnung verlassen, herumirren und nicht mehr nach Hause finden. Wenn Sie Störungen der örtlichen Orientierung bemerken, müssen Sie dem erkrankten Menschen einerseits Orientierungshilfen geben und andererseits an seine Sicherheit denken.

Aber auch die zeitliche Orientierung kann gestört sein. Der erkrankte Mensch glaubt, es ist Nacht, er verwechselt die Uhrzeit etc.

Folgende Maßnahmen können einerseits dem Betroffenen helfen, sich besser zu orientieren, aber auch Stress für die Betreuungspersonen vermeiden.

- Befestigen Sie deutlich lesbare Schilder an den Türen zum Schlafzimmer und zur Toilette. Diese erleichtern dem erkrankten Menschen die Orientierung in der Wohnung.
- Es kann hilfreich sein, den Weg vom Schlafzimmer zur Toilette nachts zu beleuchten. Technische Hilfen sind Bewegungsmelder, die das Licht bei Bedarf automatisch ein- und ausschalten.
- Versehen Sie die Kleidung des Betroffenen mit Zetteln oder eingenähten Schildern, auf denen Name, Adresse, Telefonnummer und ein Hinweis auf das Vorliegen von Gedächtnisstörungen stehen. Sinnvoll kann es auch sein, wenn der erkrankte Mensch ein Armband oder eine Kette mit diesen Angaben trägt.
- Treffen Sie Vorkehrungen, dass der Betroffene nicht unbemerkt das Haus verlassen kann. Eine Möglichkeit ist z. B. der Einbau zusätzlicher, schwer zu öffnender Schlösser.
- Informieren Sie Ihre Nachbarn über die Krankheit. Betonen Sie dabei, dass der erkrankte Mensch weder verrückt noch gefährlich ist, sondern nur verwirrt.
- Wenn der Betroffene ständig aus der Wohnung drängt, kann es sinnvoll sein, flexibel zu reagieren. Begleiten Sie ihn auf dem Weg, den er einschlagen will, und lenken Sie ihn nach kurzer Zeit wieder nach Hause zurück.

- Bleiben Sie in der gewohnten Umgebung. Vermeiden Sie Urlaubsreisen, Kuraufenthalte und weite Reisen zu Verwandten.
- Schaffen Sie zeitliche Orientierungshilfen durch Mahlzeiten, Uhren oder Tätigkeiten
- Sprechen Sie über Tagesereignisse, Festtage etc., die die zeitliche und situative Orientierung verbessern.
- Korrigieren Sie den erkrankten Menschen wertschätzend durch Zusatzinformationen.
- Fragen Sie gezielt nach. Oft kann er dadurch sich selbst korrigieren.

8.2.5.8 Leben in der Vergangenheit

Die Erinnerung an lang zurückliegende Eindrücke ist bei Demenzkranken im mittleren Stadium meist viel besser erhalten als die Fähigkeit, neue Informationen zu speichern. Die Trennung von gestern und heute ist für ihn nicht mehr möglich. Eine Folge davon ist, dass der erkrankte Mensch seine frühere Wohnung oder seine Eltern sucht oder zu seinem früheren Arbeitsplatz gehen will. In gewisser Weise lebt die Person dann in einer anderen Welt als Sie. Es kann sehr schwer sein, diese beiden Welten miteinander in Einklang zu bringen. Sie dürfen nicht erwarten, dass der erkrankte Mensch seinen Standpunkt aufgibt. Hilfe bringt oft, sich auf das Ich in seiner Welt einzustellen. Sie ist für ihn real, gibt Sicherheit, macht aber auch oft Angst. Unterstützen Sie den Betroffenen durch folgende Verhaltensweisen:

- Akzeptieren Sie die subjektive Sichtweise des Menschen mit Demenz als die für ihn reale. Versuchen Sie nicht, ihn unter allen Umständen zu korrigieren.
- Versuchen Sie, sich in die Welt des Erkrankten zu begeben, und nicht, ihn in Ihre Welt zurückzuholen.
- Reden Sie mit ihm über „seine Welt".
- Suchen Sie für das aktuelle Problem eine Lösung, die auch in die subjektive Welt des Erkrankten hineinpasst. Wenn dieser beispielsweise zur Arbeit gehen will, kann es sinnvoll sein, ihm zu sagen, er werde heute erst später erwartet, oder ihm eine adäquate Aufgabe zu geben.
- Lenken Sie den erkrankten Menschen ab.

8.2.5.9 Sexualität

Die Demenz im fortgeschrittenen Stadium krempelt die Beziehung zweier Menschen völlig um. Es ist möglich, dass der sexuelle Kontakt als unpassend und belastend empfunden wird oder auch vermehrt auftritt. Machen Sie sich deswegen keine Vorwürfe. Halten Sie sich vor Augen, dass in sexuellem Verlangen auch ein Wunsch nach Nähe, Geborgenheit und Angenommensein steckt. Diesen Wunsch können Sie erfüllen. Das sexuelle Erleben des Betroffenen ist in der Regel ganz normal. Erst im fortgeschrittenen Krankheitsstadium kann es zu einer Enthemmung sexueller Impulse kommen. Sie äußert sich beispielsweise in einem unangemessen offenen sexuellen Verhalten Ihnen oder anderen Menschen gegenüber.

Geben Sie dem Betroffenen Zärtlichkeit, zum Beispiel durch Umarmungen, Streicheln, Massage, Halten der Hand, warme Bäder, sanfte Worte oder auch einfach da zu sein. Falls seine Liebe und Anlehnungsbedürftigkeit zu groß ist, lenken Sie ihn mit anderen interessanten Tätigkeiten ab. Manchmal kann es auch zweckmäßig sein, in getrennten Zimmern zu schlafen.

8.2.5.10 Krankheitsverleugnung

Im fortgeschrittenen Stadium der Erkrankung nehmen die Menschen ihre Leistungsdefizite nicht mehr bewusst wahr. Sie sind sich ihrer Fähigkeiten völlig sicher. Insofern gefährden sie sich auch durch unüberlegte Handlungen. Bei Korrektur reagieren sie mit Unverständnis, Ärger und manchmal auch Wut.

Der erkrankte Mensch fühlt sich durchaus gesund und überschätzt seine Leistungsfähigkeit deutlich. Der Grund dafür ist, dass sich das Selbstgefühl weniger aus der Gegenwart speist sondern mehr aus der Vergangenheit, die für den erkrankten Menschen noch oder wieder Gültigkeit hat. Darin kann man einen Schutzmechanismus sehen, der die Betroffenen davor bewahrt, ständig in dem quälenden Bewusstsein der vorhandenen Defizite leben zu müssen. Beim Umgang mit dieser Problematik können folgende Überlegungen helfen:

- Konfrontieren Sie den erkrankten Menschen nicht unnötig mit seinen Leistungsdefiziten. Diese Stresssituation würde das Zusammenleben erschweren. Er kann sich nämlich nicht dieser Einsicht gemäß verhalten.
- Versuchen Sie, das zu positive Selbstbild des Menschen als eine wichtige Lebenshilfe für ihn zu verstehen.
- Geben Sie ihm das Gefühl, gebraucht zu werden. Überlassen Sie ihm Aufgaben.

8.2.5.11 Niedergeschlagenheit/Depressivität

Diese Symptome sind im frühen und mittleren Krankheitsstadium stärker ausgeprägt. Später treten sie wieder zurück. Meist wird die Niedergeschlagenheit im späteren Krankheitsstadium durch Enttäuschung oder Überforderung ausgelöst und ist von kurzer Dauer. Es gibt aber auch schwere und anhaltende Depressionen, die mit Medikamenten behandelt werden müssen. Die modernen, antidepressiv wirkenden Arzneimittel sind hochwirksam und gut verträglich.

Bei der Betreuung kann Folgendes hilfreich sein:

- Da der erkrankte Mensch in einer Welt ständigen Scheiterns lebt, ist es günstig, ihm so viele bestätigende Erlebnisse wie nur möglich zu verschaffen. Das Erleben von Freude aber auch das Loben für kleine Erfolge sind hier wichtig.
- Auch das Leben in der eigenen Welt kann zu einer Besserung der Stimmung und zum Glücklichsein beitragen. Insofern kann kognitives Training auch überfordern. Hier wäre Validation günstiger.

- Oft ist die Stimmung auch kurzfristig von der augenblicklichen Situation abhängig und verändert sich rasch. Also sollte auch nicht überschießend reagiert werden.
- Wenn die Niedergeschlagenheit ausgeprägt ist und über mehrere Wochen anhält, sprechen Sie mit Ihrem Arzt darüber. Er kann eine Behandlung mit Medikamenten durchführen, die fast immer erfolgreich ist.

8.2.5.12 Wirklichkeitsferne Überzeugungen/paranoide Ideen

Die eingeschränkte Fähigkeit, komplizierte Situationen zu überblicken, und das herabgesetzte Vermögen, logische Schlussfolgerungen zu ziehen, führen bei den Patienten leicht zu wirklichkeitsfernen Vermutungen oder Überzeugungen. Häufig werden andere Personen verdächtigt, dass sie Gegenstände entwendet oder versteckt hätten. Es kann auch geschehen, dass der Patient die Überzeugung äußert, die Betreuer seien in Wirklichkeit eine andere Person, die sich nur verkleidet habe. Häufige Symptome sind die Verwechslung von Personen im Fernsehen mit tatsächlich anwesenden Menschen oder die Befürchtung, Diebe seien in die Wohnung eingedrungen. Sinnestäuschungen treten bei der Alzheimer-Krankheit viel seltener auf als wirklichkeitsferne Überzeugungen. Der erkrankte Mensch sieht Gegenstände oder hört Geräusche, die nicht vorhanden sind. Er erkennt sich oft im Spiegel auch nicht mehr selbst. Es ist meist nicht sinnvoll, diese Überzeugungen korrigieren zu wollen, obwohl sie häufig mit Angst verbunden sind. Zielführender sind Techniken der Validation, die Folgendes beinhalten:

- Auch wirklichkeitsferne Überzeugungen sind oft Versuche, eine unübersichtliche und ängstigende Situation zu bewältigen.
- Stellen Sie die Wahrheit dieser Aussage nicht infrage. Lassen Sie den Menschen mit Demenz erzählen, was er sieht und fühlt. Fragen Sie konkret, einfühlsam und verstehend nach.
- Versuchen Sie, daraus Strategien zur Entängstigung abzuleiten.
- Vermeiden Sie Reizüberflutung durch Fernsehen oder Radio, v. a. abends.
- Geben Sie ihm durch Ihr Verhalten Sicherheit, und lassen Sie ihn spüren, dass er nichts zu befürchten hat.
- Suchen Sie für die aktuellen Probleme gemeinsam mit dem Betroffenen eine Lösung, die mit der Realität vereinbar ist.
- Lenken Sie den Betroffenen ab.
- Sprechen Sie bei ausgeprägten Störungen mit dem behandelnden Arzt wegen einer medikamentösen Therapie.

8.2.5.13 Personenverkennungen

Im fortgeschrittenen Krankheitsstadium kann die Fähigkeit des Erkrankten eingeschränkt sein, vertraute und bekannte Gesichter zu erkennen bzw. richtig zuzuordnen. Der erkrankte Mensch kann bekannte Personen mit einem falschen Namen ansprechen, sie für seine Mutter oder für seinen Vater halten oder auch sich selbst nicht mehr erkennen.

Es kann z. B. auch vorkommen, dass er sein eigenes Spiegelbild nicht erkennt, sich davor fürchtet oder in heftigen Streit damit gerät. Für viele Angehörige und Betreuer ist das eine sehr schmerzliche und kränkende Erfahrung. Genauer wird auf diese Problematik in Kap. 12 eingegangen.

Generell können aber folgende Überlegungen hilfreich sein:

- Bei Verwechslungen mit einer anderen Person ist dies oft ein Versuch des Patienten, eine unübersichtliche und ängstigende Situation zu deuten und für sich zu ordnen. Der Anblick der vorhandenen Person hat in seinem Gedächtnisspeicher vielleicht eine bestimmte Erinnerung geweckt. Oft sind es auch nur bestimmte Details. Durch Nachfragen ist es manchmal möglich, von dieser Erinnerung aus eine Brücke in die Gegenwart zu schlagen.
- Die Verwechslung mit Mutter oder Vater kann dadurch entstehen, dass im Erleben des erkrankten Menschen ein ähnliches emotionales Gefühl ausgelöst wurde. Auch Angst kann dadurch vermindert werden. Insofern sollte nur dort korrigierend eingegriffen werden, wo für den Betroffenen psychischer Stress gegeben ist. Ist es für ihn eine beruhigende Situation, sollte er nicht „reorientiert" werden.
- Wenn der Patient sich vor seinem eigenen Spiegelbild fürchtet, entfernen Sie den Spiegel oder decken Sie ihn ab.

8.2.6 Pflegerische Aspekte

Im folgenden Abschnitt sollen einige wesentliche Aspekte bei der Pflege von Personen im mittleren Stadium einer Demenz angeführt werden. Als weiterführende Literatur ist das Buch *Altenpflege konkret* (Elsevier 2016) zu empfehlen.

8.2.6.1 Eigenständigkeit

Für jeden Menschen ist die Eigenständigkeit ein wichtiges Gut. Ein wichtiger Grundsatz ist daher, dem erkrankten Menschen bei der Bewältigung von Aufgaben zu helfen, ihm diese Aufgaben aber nicht abzunehmen. Dadurch bleibt seine Eigenständigkeit erhalten. Verbessern oder korrigieren Sie den erkrankten Menschen nicht, wenn er Dinge tut, die Sie für unsinnig oder falsch halten. Er wird es nicht verstehen können und mit Angst oder Wut reagieren. Loben Sie den erkrankten Menschen und freuen Sie sich, dass er helfen und aktiv sein will. Korrigieren und verbessern können Sie die Angelegenheit später.

Im fortgeschrittenen Krankheitsstadium kann der Anschein entstehen, dass sich die Personen immer mehr wie Kinder verhalten. Denken Sie aber bitte daran, dass die erkrankten Menschen im Unterschied zu Kindern das Selbstgefühl eines erwachsenen Menschen und – wegen des relativ gut erhaltenen Altgedächtnisses – den reichen Hintergrund einer ganzen Lebensgeschichte besitzen. Beiden Faktoren muss man im täglichen Zusammenleben Rechnung tragen, um die Würde des Menschen nicht zu verletzen.

8.2.6.2 Körperpflege

Ermuntern Sie den erkrankten Menschen, seine gewohnte Körperpflege aufrechtzuerhalten. Im fortgeschrittenen Krankheitsstadium kann es geschehen, dass sich der
Mensch nicht mehr alleine wäscht oder nur noch Ansätze der erforderlichen Handlung
durchführt. Sie müssen damit rechnen, dass Ihre Hilfestellung beim Baden oder Duschen
auf Abwehr stößt. Der Grund ist, dass solche Hilfestellungen das Schamgefühl und den
Stolz des erkrankten Menschen verletzen können. Diese emotionalen Reaktionen sind
bei den meisten Menschen mit Demenz besser erhalten als die geistigen Leistungen.
Sie überwiegen gegenüber der Wahrnehmung des eigenen Krankseins. Respektieren Sie
das Schamgefühl eines demenzkranken Menschen, v. a. wenn z. B. Kinder ihre gegen-
geschlechtlichen Eltern pflegen.

Infolge der oft bereits bestehenden Störungen der Motorik sollte Duschen dem Baden
vorgezogen werden. Achten Sie darauf, dass das Wasser nicht zu kalt oder heiß ist.
Jeder Schock erzeugt ein Angstgefühl und kann auch bei Demenzkranken zu einer Ver-
weigerung von Duschen und Baden führen. Generell sollte die Körperpflege nicht zum
Machtkampf zwischen dem erkrankten Menschen und Betreuer werden. Suchen Sie den
richtigen Zeitpunkt, schaffen Sie Anreize (z. B. wenn Sie sich als Partner mit duschen)
und respektieren Sie auch, wenn der Betroffene einmal nicht will.

8.2.6.3 Beweglichkeit

Im mittleren Krankheitsstadium können erste Veränderungen der Bewegungsabläufe
zutage treten. Oft bestehen sie in einem kleinschrittigen und unsicheren Gang, der an
die Parkinson-Krankheit erinnert. Die Gangunsicherheit kann zusammen mit der Fehl-
einschätzung von Entfernungen und räumlichen Verhältnissen sowie mit verlangsamten
Reaktionszeiten zu schweren Stürzen führen. Im fortgeschrittenen Stadium verlieren
die erkrankten Menschen allmählich die Fähigkeit, ihre Körperhaltung zu kontrollieren.
Es gibt eine Reihe von Möglichkeiten, die Sicherheit des erkrankten Menschen in der
Wohnung zu erhöhen und einer Sturzgefahr vorzubeugen.

Auch wenn der Kranke Schwierigkeiten damit bekommt, ohne fremde Hilfe aus
dem Bett heraus oder ins Bett zu gelangen, gibt es hilfreiche Maßnahmen. Hier können
Selbsthilfegruppen aber auch professionelle Helfer (Pflegepersonen, Ergotherapeuten,
Physiotherapeuten) entsprechende Hilfen anbieten.

Generell zu beachten sind folgende Bereiche:

- Seien Sie geduldig. Wenn Sie mit dem erkrankten Menschen gemeinsam gehen,
  schlagen Sie ein langsames Tempo ein, sodass er leicht folgen kann.
- Rutschsichere Auflagen bei Treppen, im Bad und WC.
- Durchgehendes Geländer bei Treppen oder Sicherung derselben.
- Entfernen von Schwellen, da diese eine Stolpergefahr darstellen, beispielsweise durch
  Anbringen kleiner Rampen.
- Entfernen von losen Teppichen, die einen Sturz verursachen können.
- Montieren von stabilen Haltegriffen im Bad und auf der Toilette.

- Gute Beleuchtung, auch nachts.
- Geeignetes Schuhwerk.
- Keine rutschigen Schuhsohlen.
- Richten Sie die Wohnung so ein, dass der erkrankte Mensch immer etwas zum Festhalten findet, wenn er sich von einem Zimmer in ein anderes bewegt.
- Besprechen Sie mit Ihrem Arzt die Möglichkeit der Verordnung von Krankengymnastik, um das Gehen zu üben, die Körperhaltung zu korrigieren und Gelenksversteifungen zu vermeiden.
- Besorgen Sie für den Erkrankten einen Dreipunktestock oder einen Gehwagen anstatt eines einfachen Gehstocks.

Bei bettlägerigen Patienten:

- Sorgen Sie dafür, dass das Bett nicht zu hoch und die Matratze nicht zu weich ist.
- Beschaffen Sie ein Bett, das für die Krankenpflege geeignet ist. Es erleichtert Ihnen, dem erkrankten Menschen Hilfestellung beim Aufstehen und beim Zu-Bett-Gehen zu geben. Der Arzt kann Ihnen dafür ein Rezept ausstellen, sodass die Krankenkasse die Kosten trägt.
- Bei unruhigen Menschen sichern Sie das Bett durch eine weiche Auflage am Boden, um beim Hinausfallen Verletzungen zu vermeiden.
- Bei „Wundliegen" sind die entsprechenden Hilfen in Kap. 11 hilfreich.

8.2.6.4 Mahlzeiten

Im fortgeschrittenen Stadium der Erkrankung kann der Kranke oft nicht mehr erkennen, ob er schon gegessen oder getrunken hat. Das regelmäßige Erinnern und Auffordern, dies zu tun, oder auch das Verbieten bei übermäßigem Essen und Trinken führt oft zu Stress für Betreuten und Betreuer. Auch die Art der Nahrungsaufnahme entspricht oft nicht mehr unseren Vorstellungen. Da die erkrankten Menschen nicht mehr mit der Handhabung von Besteck zurechtkommen, ist es besser, klein geschnittene Speisen zu servieren, die auch mit dem Löffel gegessen werden können. Manche Personen kommen auch damit nicht mehr zurecht und essen einfach mit den Fingern.

Im fortgeschrittenen Krankheitsstadium ist bei vielen Menschen mit Demenz der Vorgang des Schluckens gestört. Das kann zu häufigem Verschlucken, zu einer Lungenentzündung und zur Gefahr des Erstickens führen.

Folgende Tipps sollen helfen, die Nahrungsaufnahme zu erleichtern.

- Mahlzeiten sollten möglichst immer im selben Raum und zur selben Zeit eingenommen werden.
- Setzen Sie sich bei den Mahlzeiten dem Betroffenen gegenüber, sodass er Ihre Bewegungen sehen und nachahmen kann.
- Achten Sie darauf, dass er genügend Ballaststoffe und Flüssigkeit zu sich nimmt. Eine Trinkmenge von 1,5 l am Tag sollte eingehalten werden.

- Bieten Sie Menschen, die schlecht essen oder trinken, einfach durch ein kleines Buffet regelmäßig Essen und Trinken an (Plastikgeschirr).
- Schneiden Sie die Speisen klein, und beschränken Sie die Auswahl auf dem Tisch.
- Der Speisezettel soll Ballaststoffe, Gemüse und Obst enthalten.
- Wenn der Betroffene häufig etwas zu essen möchte, lassen Sie ihn viel Obst essen, damit er nicht zunimmt.
- Bieten Sie kleine Portionen an. Richten Sie diese nett her.
- Lassen Sie ihn ggf. die Finger anstatt das Besteck benutzen.
- Wenn beim Kauen und Schlucken deutliche Probleme auftreten, sprechen Sie mit Ihrem Arzt darüber.
- Wenn Schluckstörungen auftreten, holen Sie sich professionelle Beratung. Pürieren Sie das Essen oder verwenden Sie flüssige Nahrung („Astronautenkost"). Der Arzt kann Ihnen dafür ein Rezept ausstellen.
- Bieten Sie genügend zu trinken an. Machen Sie das Getränk auch optisch und geschmacklich attraktiv.
- Achten Sie auf die richtige Temperatur (eher kühler), da der Betroffene es nicht mehr richtig wahrnehmen kann.
- Achten Sie bei Personen, die alleine leben, darauf, dass verdorbene Lebensmittel regelmäßig aus dem Kühlschrank entfernt werden.

8.2.6.5 Kleidung

Im mittleren Stadium der Demenz treten bei vielen Menschen Schwierigkeiten auf, sich selbständig anzukleiden und auszuziehen. Es kann auch sein, dass sie nicht mehr daran denken, ihre Wäsche regelmäßig zu wechseln. Grundsätzlich ist auch in diesem Bereich die Eigenständigkeit des Betroffenen wichtiger als das perfekte Aussehen. Bemühen Sie sich deshalb v. a. darum, dass der erkrankte Mensch so lange wie möglich alleine mit der Kleidung zurechtkommt. Vereinfachen Sie die Kleidung und erleichtern Sie den Umgang damit, bevor Sie beginnen, das An- und Auskleiden selbst zu übernehmen. Folgende Strategien können hier helfen:

- Wählen Sie nicht zu viele Kleidungsstücke aus.
- Achten Sie auf die einfache Handhabung (z. B. Pullover, Westen).
- Legen Sie dem Betroffenen die Kleidungsstücke in der Reihenfolge zurecht, in der er sie anziehen soll.
- Die Schuhe des erkrankten Menschen sollten bequem, haltgebend, rutschfest und einfach an- und auszuziehen sein.
- Unterstützen Sie den Betroffenen spielerisch beim An- und Auskleiden.
- Wenn der Erkrankte verschmutzte Kleidungsstücke immer wieder anziehen will, waschen Sie diese abends bzw. tauschen Sie sie gegen ähnliche aus.

8.2.6.6 Störungen von Blase und Darm

Die Demenz kann auf mehrfache Weise zu Schwierigkeiten mit den Körperausscheidungen führen. Im mittleren Stadium haben viele Menschen mit Demenz Probleme, die Toilette rechtzeitig aufzusuchen, die Toilette im Haus zu finden, die erforderlichen mechanischen Vorgänge wie das Anheben des Toilettendeckels oder die Betätigung der Spülung auszuführen oder mit ihrer Kleidung zurechtzukommen. Zudem können Harnwegsinfekte, die bei älteren Menschen häufig sind, zu einem verstärkten und häufigen Harndrang führen.

Zu einer Störung der Kontrolle von Blase und Darm kommt es meist erst im fortgeschrittenen Krankheitsstadium. Probleme bei der Beherrschung der Muskeln, die den Stuhlgang und die Blasenentleerung regulieren, bezeichnet man medizinisch als Inkontinenz (wörtlich: Nicht-mehr-halten-Können). Diese Symptome treten typischerweise im mittleren und fortgeschrittenen Krankheitsstadium auf. Die Harninkontinenz ist häufiger und geht in der Regel der Stuhlinkontinenz voraus. Eine Harninkontinenz kann behandelbare Ursachen haben. Dazu gehören Harnwegsinfektionen, akute Verwirrtheitszustände (z. B. durch falsche oder überdosierte Medikamente), eingeschränkte Bewegungsfähigkeit, bestimmte Frauenkrankheiten, bei Männern auch eine Vergrößerung der Vorsteherdrüse (Prostata).

In diesen Fällen kann eine Behandlung der Ursache zu einer Beseitigung der Inkontinenz führen. Darüber hinaus ist es hilfreich, den Gang zur Toilette zu einer festen Gewohnheit zu machen, die in regelmäßigen Abständen wiederholt wird. Später kommt es auch zu Problemen mit der Darmfunktion.

Auch sie kann behebbare Ursachen haben. Dazu gehören Verstopfung, Darmverstimmungen und Darminfektionen. Im Falle einer Verstopfung können Sie eine Menge tun, um dem Patienten zu helfen. Scheuen Sie bitte nicht, mit Ihrem Arzt über Inkontinenzprobleme zu sprechen.

Achten Sie bei Inkontinenz auf folgende Bereiche:

- Schränken Sie die Flüssigkeitszufuhr abends ein, jedoch nicht am Tag.
- Die Toilette muss leicht zu finden und einfach zu bedienen sein.
- Bringen Sie ein gut erkennbares Schild an und sorgen Sie für nächtliche Beleuchtung.
- Erinnern Sie den erkrankten Menschen daran, die Toilette in regelmäßigen Abständen aufzusuchen. Verursachen Sie aber keinen Stress, wenn er nicht will.
- Achten Sie auf körpersprachliche Signale, in denen sich ein erforderlicher Besuch der Toilette ankündigt.
- Verwenden Sie einfach zu bedienende Kleidungsstücke.
- Sprechen Sie mit Ihrem Arzt über die Probleme, und veranlassen Sie eine Untersuchung zum Ausschluss einer Harnwegsinfektion.
- Verwenden Sie Inkontinenzeinlagen. Der Arzt kann ein Rezept darüber ausstellen.
- Lassen Sie sich von einer Pflegeperson über die unterschiedlichen Möglichkeiten aufklären.
- Vermeiden Sie die Anlage eines Blasenkatheters so lange wie möglich.
- Bei Verstopfung reden Sie mit Ihrem Arzt darüber. Verwenden Sie nicht selbständig Abführmittel. Der falsche Gebrauch von Abführmitteln kann zu einer anhaltenden Darmträgheit und zu anderen gesundheitlichen Schäden führen. Bitte fragen Sie hierzu Ihren Arzt.

8.2.7   Soziales Umfeld

Das soziale Umfeld wird im fortgeschrittenen Stadium der Erkrankung immer wichtiger. Oft hängt es davon ab, ob eine Pflegeheimeinweisung jetzt notwendig wird. In diesem Krankheitsstadium kann meist auf ambulante Hilfen wie „Essen auf Räder", Heimhilfe oder auch eine mobile Krankenpflege nicht mehr verzichtet werden.

Ebenso sollten pflegende Angehörige auf ihre eigene Gesundheit achten. Körperliche und seelische Überforderung führen leicht zu „Burn-out" oder körperlichen Erkrankungen.

Hilfe können hier eine Tagesbetreuung in einem Tageszentrum oder auch die vorübergehende Aufnahme in eine Kurzzeitbetreuung sein. Angehörige und Betreuungspersonen brauchen auch Urlaub, um selbst gesund zu bleiben.

Im Folgenden sind die hier möglichen psychosozialen Hilfen und teilstationären Einrichtungen kurz charakterisiert:

Im extramuralen (ambulanten) Bereich stehen folgende unterstützende Institutionen zur Verfügung, die meist über den Hausarzt oder Gesundheitszentren angefordert werden können.

Ambulante Unterstützung
Ambulante Angebote sollen dem Menschen mit Demenz helfen, möglichst lange in der eigenen Wohnung zu verbleiben.

- *Der Hausarzt* ist weiterhin die wichtigste Ansprechperson im Krisenfall. Er ist auch eine zentrale Stelle für die Anforderung verschiedenster anderer sozialer Dienste.
- *Hauskrankenpflege:* Diese erfolgt durch eine mobile Krankenpflegeperson und bietet medizinische Fachpflege (z. B. Wundversorgung, Injektionen etc.), Betreuungspflege, Beratung und Unterweisung sowie die Organisation weiterer Dienste an und stellt in dieser Hinsicht ein Bindeglied zum Hausarzt dar.
- *Heimhelfer:* Sie unterstützen bei der Haushaltsführung, der Körperpflege, der Besorgung von Medikamenten und sonstigen nichtmedizinischen Maßnahmen.
- *24-h-Betreuung:* Diese erfolgt meist nicht durch Krankenpflegepersonen. Insofern sind bei medizinischer Pflege zusätzliche Hilfen nötig.
- *„Essen auf Rädern"* bietet die Möglichkeit, ein Mittagessen zugestellt zu bekommen, wobei auch eine Auswahl zwischen verschiedenen Kostformen besteht.
- *Besuchsdienste* dienen der Aufrechterhaltung sozialer Kontakte, für Einkäufe, Begleitungsdienste etc.
- Weiter bieten verschiedene Institutionen noch Wäschedienst, Reinigungsdienst, Reparaturdienste, Fahrtendienste, Hausnotruf, Vorlesedienste etc. an.
- *Psychosozialer Dienst:* Dieser bietet einerseits die Möglichkeit einer fachärztlichen Behandlung und psychosozialer Betreuung durch einen Psychiater, Psychologen, Sozialarbeiter und Fachpflegepersonal, andererseits auch die Möglichkeit einer Tagesbetreuung und Angehörigenberatung.

Teilstationäre Einrichtungen

Teilstationäre Einrichtungen ergänzen das Angebot der sozialen Dienste und sind dort notwendig, wo die Versorgung zu Hause durch ambulante Dienste nicht mehr ausreicht. Sie sollten rechtzeitig integriert werden, um dem Erkrankten die Anpassung zu erleichtern. Weiter dienen sie auch zu einer Entlastung der Betreuungspersonen.

Hierzu zählen:

- *Geriatrische Tageskliniken:* Diese dienen der Aufnahme und Behandlung älterer Menschen während der Tagesstunden über einen begrenzten Zeitraum. Wichtigster Bestandteil des tagesklinischen Behandlungskonzeptes ist die medizinische Behandlung, meist im Sinne von Rehabilitation. Sie sind einem Krankenhaus angegliedert und verfügen deshalb über die dort vorhandenen Ressourcen.
- *Geriatrische Tageszentren:* Hier steht die psychisch und physisch ganzheitliche Betreuung älterer Menschen mit verschiedensten Gebrechen während des Tages im Vordergrund. Ziel ist das möglichst lange Verbleiben in der eigenen Wohnung. Die Leistungsangebote von Tageszentren umfassen den Transport ins Tageszentrum, die Bereitstellung von Mahlzeiten, persönliche Assistenz bei Aktivitäten des täglichen Lebens sowie verschiedenste sozialtherapeutische und ergotherapeutische Maßnahmen.
- *Tagespflegeheime* stellen eine neue Form der teilstationären Betreuung für bereits stärker pflegebedürftige Menschen während des Tages dar, während diese abends und am Wochenende meist von der Familie versorgt werden. Auch dadurch wird ein längerer Verbleib zu Hause ermöglicht.
- *Kurzzeitpflegeplätze* bieten eine vorübergehende und zeitlich befristete Versorgung und Betreuung pflegebedürftiger Menschen in einer stationären Altenhilfeeinrichtung. Dadurch können pflegende Angehörige, z. B. im Falle einer eigenen Erkrankung oder eines Urlaubs, zeitweise entlastet werden. In einigen Heimen werden auch sog. Urlaubsbetten angeboten, die ein ähnliches Konzept verfolgen.
- Ebenfalls relativ neue Betreuungsstrukturen sind Wohngemeinschaften für ältere Menschen, die sich jedoch infolge der Umgewöhnung für an einer Demenz erkrankte Personen nicht immer gut eignen.

Bei allein lebenden Personen ist oft eine Heimunterbringung notwendig. Dadurch verändert sich auch das soziale System des Erkrankten. Kurzfristige Verwirrtheit und Desorientiertheit sind oft die Folge. Durch ein einfühlendes, verständnisvolles und Sicherheit gebendes Verhalten der neuen Betreuungspersonen kann dieser Stress für den Betroffenen vermindert werden.

8.2.8 Wohnsituation

Im Stadium der fortgeschrittenen Demenz wird auch die Frage nach der Wohnsituation für viele Erkrankte zu diskutieren sein. Die Wahl eines Heimes, welches den

Anforderungen für einen Demenzkranken entspricht, ist hier wesentlich. Normale Heime sind oft von herumwandernden, stationsflüchtigen Menschen mit Demenz überfordert. Oft ist dadurch eine stärker als notwendige medikamentöse Beruhigung nötig. Das hat jedoch negative Auswirkungen auf die geistige Leistungsfähigkeit und Selbständigkeit. Oft tritt dadurch früher stärkere Pflegebedürftigkeit auf, als durch den normalen Krankheitsverlauf bedingt. Insofern sollte der Betroffene bei der Übersiedlung in ein Heim unterstützt werden. Zielführend wäre eine Form des „rooming in", bis er sich an die neue Situation gewöhnt hat. Genaue Informationen zu Heimen finden sich in Kap. 9 zur stationären Betreuung.

Wahl eines Pflegeheimes
Bei der Wahl eines Heimes wären folgende Faktoren zu beachten:

- Bietet das Heim eine spezielle Betreuung für demenzkranke Menschen an?
- Wie geht man mit verhaltensauffälligen Demenzkranken um?
- Gibt es entsprechende bauliche Maßnahmen (Sicherheit, Mobilität etc.)?
- Ist ein geschützter Gartenbereich vorhanden?
- Gibt es auch innerhalb des Heimes Rundwege?
- Welche Schulung hat das Personal?
- Gibt es individuelle Betreuungsprogramme (Tagesstruktur, Aktivitäten)?
- Wie erfolgt die medizinische Versorgung?
- Ist ein Facharzt erreichbar?
- Was passiert bei starker Pflegebedürftigkeit und Bettlägerigkeit?
- Wie sind die Besuchszeiten?

Um eine adäquate Betreuung zu gewährleisten, sollten diese Punkte v. a. bei Personen mit „Wandertrieb" erfüllt sein. Oft ist deshalb das nächstgelegene Heim nicht das Beste, obwohl es für die Betreuung körperlich beeinträchtigter, älterer Menschen gut geeignet und sehr schön ist.

▶   Die Betreuung von Menschen mit Demenz kann bis zuletzt zu Hause erfolgen. Das wäre auch die optimalste Form der Betreuung, da Ressourcen aus dem Altgedächtnis hier am besten genützt werden können. Ambulante Hilfen können dabei Unterstützung bieten. Falls eine Pflegeheimaufnahme notwendig ist, erscheint es wichtig, die spezifischen Bedürfnisse des Erkrankten zu berücksichtigen.

8.2.9   Rechtliche Faktoren

Im Stadium der fortgeschrittenen Demenz werden auch rechtliche Belange immer wichtiger.

- Das Autofahren ist in diesem Stadium nicht mehr erlaubt.
- Das Testament sollte bereits verfasst sein.
- Das Pflegegeld sollte erhöht werden. Die entsprechenden Anträge sind zu stellen. Oft sind zusätzliche Gutachten – z. B. ein ausführlicher psychologischer Befund, ein fachärztliches Gutachten – notwendig, um den erhöhten Pflegebedarf zu begründen.
- Oft ist eine Erwachsenenvertretung zur Sicherheit des Erkrankten notwendig.
- Oft muss auch die Frage nach Selbst- und Fremdgefährdung diskutiert werden.
- Manchmal ist der vorübergehende Aufenthalt in einer (geronto-)psychiatrischen Abteilung notwendig.

Ebenfalls muss manchmal die Ernährung mittels (PEG)-Sonde (perkutane endoskopische Gastrostomie) mit dem behandelnden Arzt diskutiert werden.

8.2.10 Ethische Überlegungen

Im fortgeschrittenen und schweren Stadium einer Demenz sind infolge der nicht mehr vorhandenen bewussten Willensäußerungen des Erkrankten vermehrt ethisch-moralische Überlegungen wichtig. Diese sind am besten individuell in Zusammenarbeit zwischen Angehörigen, Betreuern und behandelnden Ärzten zu treffen. Eine Vorsorgevollmacht und Patientenverfügung kann dies erleichtern.
Folgende Bereiche sind hierbei wesentlich.

- Wie können die Willensäußerungen eines Demenzkranken richtig interpretiert werden?
- Soll eine begonnene Therapie trotz starker Verschlechterung der Symptomatik fortgesetzt werden?
- Wer kann den Erkrankten am besten vertreten?
- Wie geht man mit unterschiedlichen Meinungen in der Familie oder im Behandlungsteam um?
- Sollen lebensverlängernde Maßnahmen gesetzt werden?
- Wie sind Pflegehandlungen und Therapie zu gestalten, wenn sich der Betroffene dagegen wehrt?
- Darf ein Mensch mit Demenz gegen seinen Willen zurückgehalten werden?
- Wie viele Sicherungsmaßnahmen sind rechtlich erlaubt?

8.3   Abschließende Bemerkungen

Im Stadium einer fortgeschrittenen Demenz benötigt der Betroffene bereits viel Unterstützung, um sein Leben zu bewältigen. Trotzdem sollte er nicht verkindlicht und entmündigt werden. Die Herstellung „unserer" Normalität ist in diesem Krankheitsstadium nicht mehr möglich. Insofern ist die Akzeptanz des „Andersseins" ein wesentlicher

Faktor der Betreuung und des Zusammenlebens. Dadurch können Stresssituationen und Konflikte teilweise vermieden werden.

Die Betreuung dieser Menschen erfordert aber oft auch ein großes Ausmaß an körperlicher und seelischer Belastbarkeit. Insofern sind gerade in diesem Stadium die Weiterführung des eigenen Lebens für Angehörige und Betreuer, der Besuch von Angehörigengruppen, aber auch Supervision für professionelle Betreuer wichtig.

Gerade in diesem Stadium müssen ethische Überlegungen vermehrt diskutiert und reflektiert werden. Zu achten ist einerseits auf die Vermeidung einer nihilistischen therapeutischen Sicht (keine Therapie, in Ruhe sterben lassen), andererseits aber auch auf überschießende therapeutische Maßnahmen zur Lebensverlängerung.

Eine optimale Betreuung kann nur im Team und unter ständiger Reflexion obiger Faktoren erfolgen. Deshalb ist das offene Gespräch aller Beteiligten das wesentlichste Element.

▶   Gerade im Stadium einer schweren Demenz ist es schwierig, die Bedürfnisse
       des Erkrankten zu erfassen. Ethische und moralische Überlegungen, Wissen
       über die Biografie und rechtliche Aspekte können hier Unterstützung geben.

Literatur

Elsevier (2016) Altenpflege konkret. Gesundheits- und Krankheitslehre. Urban und Fischer, München

Feil N (1982) Validation. The Feil method. Edward Feil Productions, Cleveland

Feil N (1990) Validation, ein neuer Weg zum Verständnis alter Menschen. Delle Karth Verlag, Wien

Gatterer, G. (Hrsg.) (2007) 2. Aufl. Multiprofessionelle Altenbetreuung. Springer, Wien

Gatterer G, Croy A (2005) Geistig fit ins Alter 2. Springer, Wien

Romero B, Eder G (1992) Konzept einer neuropsychologischen Therapie bei Alzheimer-Kranken: Selbst-Erhaltungs-Therapie (SET). Zeitschrift für Gerontopsychologie und – Psychiatrie 5(4):205–221

Schmid R (2005) Multimodales, themenzentriertes Gedächtnistraining durch das ganze Jahr. Bd 1 Januar–Juni, Bd 2 Juli–Dezember. Karger, Basel

Eine stationäre Betreuung wird notwendig

9

Inhaltsverzeichnis

9.1 Allgemeine Aspekte und Angebote der stationären Betreuung

Mit dem Fortschreiten einer demenziellen Erkrankung ergibt sich oft die Notwendigkeit einer stationären Betreuungsform. Obwohl nur etwa 4–5 % aller älteren Menschen in einem Pflegeheim oder Geriatriezentrum betreut werden, stellt gerade der Prozess der Übernahme und Aufnahme in ein Heim eine massive psychische Belastung sowohl für den Betroffenen als auch dessen Angehörige dar.

An stationären Betreuungsformen stehen verschiedene Konzepte zur Verfügung, die sich hinsichtlich der Struktur und der Möglichkeit der Übernahme von Personen mit einer Demenzerkrankung unterscheiden. Eine grobe Einteilung kann nach den Aspekten

- der Höhe des möglichen Pflegebedarfs,
- der eher medizinisch-rehabilitativen oder psychosozial-pflegerischen Ausrichtung,
- der Eignung für Menschen mit Verhaltensauffälligkeiten und Demenzerkrankungen

getroffen werden.

Insofern ist zu entscheiden, welche Wohnform am geeignetsten ist. In Europa gibt es verschiedene Benennungen. Insofern sollte man sich nicht primär nach dem Namen, sondern nach der angebotenen Struktur richten.

- *Altenwohnheim:* Ältere Menschen leben dort in einer eigenen Wohnung. Sie sind rüstig, erledigen den Alltag ohne fremde Hilfe und können sich in Gemeinschafts-räumen treffen. Manche Altenwohnheime pflegen bei Krankheit vor Ort. Manche dieser Heime werden auch Seniorenresidenzen genannt und bieten dann mehr Komfort für mehr Geld.
- *Altenheim:* Haus für ältere Menschen, die nicht pflegebedürftig sind, aber Haus-halt und Küche nicht mehr schaffen. Sie leben dort in Zimmern mit Bad/WC und bekommen bei Bedarf eine Grundpflege wie Anziehhilfe. Diese Häuser bieten meist die Möglichkeit zum Umzug eines Bewohners in eine Pflegeabteilung, wenn sich sein Zustand verschlechtert.
- *Altenpflegeheim:* Für ältere Menschen, die wegen Krankheit, Alter oder Behinderung auf Hilfe angewiesen sind. Sie werden gepflegt und, wenn nötig, rund um die Uhr betreut.
- *Geriatriezentren:* Sie stellen neue, stark medizinisch, pflegerisch und therapeutisch orientierte Betreuungsstrukturen für ältere Menschen dar. Sie übernehmen Patienten mit höherer Pflegebedürftigkeit oder zur Rehabilitation.
- *Kurzzeitpflege oder Urlauberbetreuung:* Diese stellt einen meist zeitlich begrenzten stationären Aufenthalt zur Rehabilitation oder während der Zeit der Abwesenheit (z. B. wegen eigenen Krankenhausaufenthalts) der familiären Betreuungspersonen dar.
- *Gerontopsychiatrische Abteilungen:* Der Aufenthalt erfolgt meist wegen Ver-haltensauffälligkeiten, Selbst- und/oder Fremdgefährdung oder psychiatrischen Erkrankungen. Der Aufenthalt ist zeitlich begrenzt.
- *Betreutes Wohnen oder Service-Wohnen:* Ältere Menschen haben eine eigene Wohnung im Heim und können auf externe Hilfedienste wie „Essen auf Rädern", Krankenpflege und den 24-h-Notruf zurückgreifen.
- *Hausgemeinschaft:* Neue Form, in der kleine Gruppen älterer Menschen wie Familien zusammenleben. Jeder hat sein eigenes Zimmer. Der Alltag wird gemeinsam gemeistert, Präsenzkräfte helfen dabei. Oft sind mehrere Hausgemeinschaften in einem großen Haus organisiert.
- *Alten-Wohngemeinschaft:* In den 1980er-Jahren entstandene Form nach dem Motto „wir helfen uns gegenseitig". Pflegewohngruppen oder betreute Wohngruppen werden zusätzlich ambulant betreut.
- *Spezifische „Demenzdörfer".*

Bei der Neuaufnahme in ein Heim stellen sich verschiedene Fragen:

- Welches Heim ist die optimale Betreuungsform für den Betroffenen?
- In welchem Heim werden die für ihn notwendigen Maßnahmen auch entsprechend gesetzt?
- Wie kann die Aufnahme in dieses Heim möglichst stress- und störungsfrei erfolgen?
- Weiter ergibt sich oft auch die Entscheidung zwischen den verschiedensten Konzepten der stationären Betreuung Demenzkranker, nämlich integrativer vs. separativer Betreuung.

Nicht zuletzt ist der Umgang mit eigenen Schuldgefühlen der Angehörigen durch das subjektiv wahrgenommene Abschieben des Betroffenen in ein Heim ein wesentlicher Faktor.

In den Abschn. 9.2–9.5 sollen deshalb diese Bereiche möglichst praxisrelevant dargestellt und dadurch sowohl Angehörigen als auch Betroffenen die Auswahl des optimalen Heimes erleichtert werden. Ebenso werden Aspekte für die Gestaltung von Heimen erörtert.

9.2 Unterschiedliche Konzepte der stationären Betreuung Demenzkranker

Bei der Betreuung verwirrter ältere Menschen im stationären Bereich stehen einander zwei unterschiedliche Philosophien diametral gegenüber.

Und zwar einerseits eine *integrative Betreuung,* das heißt, nichtdemente und demente Personen werden in einer gemeinsamen Struktur betreut. Andererseits stehen dazu diametral gegenüber die *separativen Betreuungsformen,* nämlich Spezialabteilungen für Demenzkranke, die deren Bedingungen optimal entsprechen.

Eine Entscheidung für bzw. gegen eine gemeinsame Unterbringung ist oft nur schwer möglich, da beide Systeme Vor- und Nachteile haben, die etwa in Gatterer (2007) dargestellt sind.

Integrative Betreuung
Für ein *integratives Modell* sprechen folgende Gründe:

- Durch die Desintegration und die damit verbundene Verlegung auf diese Spezialabteilung werden Verwirrtheitszustände eher verschlimmert als gebessert. Der häufige Wechsel zwischen den Abteilungen erfordert eine ständige Eingewöhnung und Umstellung und hat oft Desorientiertheit zur Folge, da gerade dieser Bereich bei Menschen mit Demenz besonders beeinträchtigt ist.
- Eine Stigmatisierung oder ein Getto wird vermieden. Die Verwirrtheit wird nicht als Sonderphänomen sondern als zum Menschen gehörend wahrgenommen, und insofern wird der „Demenzkranke" nicht als anderer Mensch klassifiziert.

- Stützende Maßnahmen für Verwirrte und zwar Orientierungshilfen sowie Sicherungsmaßnahmen (eine spezielle demenzgerechte Umgebung) könnten auch eine präventive und positive Wirkung für Menschen ohne Demenz haben.
- Nicht Verwirrte können in der Betreuung Verwirrter eine neue Aufgabe finden (z. B. kleine Handlungen für die Verwirrten durchführen, wie etwa ihnen ein Glas Wasser reichen, oder auch kleine unterstützende Maßnahmen).
- Verwirrte könnten sich auf Spezialabteilungen gegenseitig mit Unruhe und Ängsten anstecken.
- Durch separative Betreuung ist eine höhere psychische Belastung des Personals gegeben.

Separative Betreuung
Für eine *separative Betreuung* sprechen:

- Der erhöhte Selbst- und Fremdschutz bei aggressivem Verhalten.
- Die oft nicht ausreichende Toleranz der gesunden Mitbewohner, die mit Aggression reagieren, wenn der Mensch mit Demenz nicht adäquates Verhalten zeigt.
- Die bauliche Adaptierung, die speziell auf die Bedürfnisse der verwirrten Menschen zugeschnitten ist.
- Eine rationellere Gestaltung des Arbeitsablaufes durch Wegfall von Zusatztätigkeiten, z. B. das Suchen der Verwirrten.
- Eine leichtere Einstellung der Mitarbeiter auf die erkrankten Menschen und die Planung spezieller Therapieprogramme für Verwirrte.
- Eine separative Betreuung bietet auch die Möglichkeit, andere Personen, die in der Demenzbetreuung tätig sind, hier in diesem Bereich zu schulen.

Welche Betreuungsform gewählt wird, hängt in vielen Fällen nicht von diesen Überlegungen ab, sondern davon, welches Heim gerade Platz hat. Die rechtzeitige Planung der Aufnahme in ein Heim kann aber auch dann die Situation des Betroffenen verbessern. Dabei kommt gerade dem Faktor des Aufnahmegrundes und, damit verbunden, den damit notwendigen Strukturen wesentliche Bedeutung zu.

9.3   Gründe für die Aufnahme in einem Heim

Die Aufnahmegründe für ein Heim sind vielfältig, die häufigsten davon sind:

- psychosoziale Faktoren (Einsamkeit, Isolation, Verwahrlosung),
- hochgradige Orientierungsstörung,
- ständiges Weglaufen,
- ausgeprägte Aggressivität und andere schwer zu betreuende Verhaltensauffälligkeiten,
- körperliche Pflegebedürftigkeit und Inkontinenz.

Gerade diese Störungen beeinträchtigen das Verbleiben zu Hause, sodass ein stationärer Aufenthalt notwendig wird.

Wenn Angehörige bei der Betreuung von Menschen mit Demenz an ihre Grenzen stoßen, haben sie nicht versagt und müssen sich nicht schuldig fühlen. Meist haben sie sich mit viel Zeit und Kraft der Pflege ihres Angehörigen gewidmet. Insofern ist das Eingestehen der eigenen Grenzen kein Versagen, sondern ein notwendiges Verhalten, das sich durch die Krankheit ergibt. Bei der Auswahl des Heimes kann man sich durch verschiedenste Fachleute beraten lassen, wobei jedoch die eigenen Entscheidungskriterien nicht vernachlässigt werden sollten.

9.3.1 Kriterien für die Wahl eines Pflegeheimes

Kriterien für eine Entscheidung, welches Heim geeignet wäre, sind:

1. *Äußere Faktoren und Rahmenbedingungen*
   - Ist es ein neues Heim oder ein älterer Bau?
   - Wohnen Verwandte, Freunde oder Bekannte in der Nähe des Altenheimes?
   - Ist die Senioreneinrichtung gut an die öffentlichen Verkehrsmittel angebunden?
   - Sind Grünflächen, Gaststätten und Cafés in der Nähe der Einrichtung?
   - Können Einkaufsmöglichkeiten und Geldinstitute gut zu Fuß erreicht werden?
   - Hat das Heim ein Besuchszimmer bzw. Gästezimmer für Angehörige?
   - Steht ein Hallenbad zur Verfügung? Gibt es Massagen- und/oder Gymnastikräume?
   - Sind Friseur und Fußpflege für die Senioren im Heim vorhanden?
   - Gibt es einen Heimbus, der auf individuellen Wunsch hin Fahrten übernimmt?
   - Steht eine Teeküche im Wohnbereich der Pflegeeinrichtung zur Verfügung?
   - Gibt es eine Cafeteria oder einen Kiosk mit Zeitschriften, Getränken usw.?
   - Ist das Heim behindertenfreundlich gebaut und mit Haltegriffen sowie Geländern ausgestattet?
   - Hat das Heim eher einen Wohncharakter oder eine Krankenhausatmosphäre?
   - Ist ein Umzug in den Pflegebereich möglich, falls sich der Gesundheitszustand verschlechtert?
   - Ist es ein privat finanziertes Heim, oder gibt es Unterstützungen?
   - Sind die anfallenden Kosten gut aufgeschlüsselt und verständlich dargestellt?
2. *Innere Faktoren und Struktur des Heimes*
   - Wie viele Bewohner kommen auf eine Pflegeperson? Optimal wäre ein Pflegeschlüssel von 1–1,5: 1 (Patient: Pflegeperson).
   - Wie viele Personen befinden sich in einem Zimmer? Zu bevorzugen sind Einbett- oder Zweibettzimmer. Die optimale Anzahl hängt auch stark von der Persönlichkeit und der Biografie des Erkrankten ab. Zu berücksichtigen sind z. B. evtl. auftretende Ängste in der Nacht, wenn der erkrankte Mensch allein ist. Hier wäre

ein Zwei- oder Mehrbettzimmer besser geeignet. Ähnliches gilt für Personen, die gern viele soziale Kontakte haben.

- Kann das Zimmer mit persönlichen Dingen, wie etwa eigenen Möbeln, eingerichtet werden? Diese Gegenstände erleichtern einerseits die Übersiedlung, helfen andererseits auch bei der Orientierung. Ein Übermaß an persönlichen Dingen verwirrt und überfordert jedoch auch. Weiter müssen v. a. Möbel auch den pflegerischen Aspekten und der Hygiene entsprechen. Oft ist es deshalb einfacher, persönliche Dinge auf kleinere, emotional hoch besetzte Objekte (Bilder, kleine Gegenstände) zu beschränken.
- Haben die Bewohner ausreichende Möglichkeit der Beschäftigung? Gibt es ein gutes Unterhaltungs- und Freizeitprogramm, Gruppenangebote? Diese sollten bei Demenzkranken nicht nur therapeutische Aktivitäten beinhalten, sondern möglichst dem täglichen Leben entsprechen.
- Gibt es einen Garten und ist er gesichert? Kommen die Bewohner ausreichend an die frische Luft?
- Wie ist die ärztliche Versorgung organisiert?
- Stehen diverse therapeutische Maßnahmen, wie Physiotherapie, Krankengymnastik oder Animation und Ergotherapie, zur Verfügung?
- Wie erfolgt die psychische Betreuung der Betroffenen?
- Kann ich mich als Angehöriger an der Pflege beteiligen?
- Wie sind die Besuchszeiten geregelt?
- In welchem Ausmaß kann der Betroffene auch weiterhin zu Hause betreut werden?
- Bietet das Heim dem erkrankten Menschen ein demenzgerechtes Milieu?
- Sind die baulichen Kriterien, v. a. die Wohnlichkeit der Einrichtung, ausreichende Bewegungs- und Aufenthaltsmöglichkeiten im Sichtfeld der Betreuer, ein Wandergarten mit ebenerdigem Ausgang bzw. nur geringe Sturz- und Behinderungsmöglichkeiten vorhanden?
- Sind die Zimmer der Heimbewohner abschließbar, und klopft das Personal beim Betreten an?
- Ist im Zimmer ein eigenes Bad/WC mit Rufanlage und Haltegriffen vorhanden?
- Wie erfolgt die Tagesstrukturierung? Hat der erkrankte Mensch die Möglichkeit, sich tagsüber zu beschäftigen, und wird er in Aktivitäten eingebunden bzw. unterstützt und angeregt? Hier sollte auch das Konzept des Heimes und dessen Philosophie erfragt werden.
- Wie erfolgt die zwischenmenschliche Interaktion zwischen Bewohnern und Betreuungspersonen? Sind die Abläufe auf der Station so gestaltet, dass möglichst ein hoher Kontakt zwischen Pflegepersonen und Heimbewohnern gegeben ist? Befinden sich die Heimbewohner primär allein in ihren Zimmern, oder verbringen sie die meiste Zeit des Tages in einem sozialen Aufenthaltsraum und werden hier doch individuell betreut?
- Wie ist der Kontakt zwischen Pflegepersonal und Bewohnern? Geht das Personal respektvoll mit den Senioren um oder werden diese im Pflegebereich geduzt?

Hier sollte eine liebevolle, verständnisvolle, akzeptierende und nicht abwertende Interaktion gegeben sein.

– Welche anregenden und animierenden Aktivitäten werden geboten? Oder erfolgt Kontaktaufnahme nur zu den Mahlzeiten und den therapeutischen Maßnahmen?

– Gibt es therapeutische und pflegerische Aktivitäten, wie Toilettentraining, Inkontinenzprogramme bzw. andere Maßnahmen zum Erhalt der körperlichen Fähigkeiten?

– Können auch Tiere mitgenommen werden bzw. gibt es tierunterstützte Therapie-programme?

9.4   Praktische Beispiele und Modelle

„Seniorenresidenz Waldesruhe", „Frieden" oder „Sonnenstube" und ähnlich schön klingende Namen von Alters- und Pflegeheimen suggerieren, dass dort betagte Menschen in friedlicher Eintracht ihren verdienten Lebensabend miteinander verbringen können. Irritationen und Konflikte, seelische und körperliche Gewalttätigkeiten unter den Heim-bewohnern, aber auch Konflikte mit dem betreuenden Personal werden hier verneint. Diese gehören jedoch ebenfalls zum bestimmenden Heimalltag, v. a. bei Personen mit demenziellen Erkrankungen. Zur medikamentösen „Befriedung" solcher Konflikte werden oft sedierende Neuroleptika eingesetzt, welche gehäuft zu Delirien, Stürzen und Verletzungen und extrapyramidalen Nebenwirkungen führen.

Die Lebensraumgestaltung und Betreuung dementer Bewohner in Alters- und Pflege-heimen muss deshalb vor dem Hintergrund dieser wachsenden und ständig ansteigenden Gruppe von Menschen und den damit verbundenen Problemen neu entwickelt und in die Praxis umgesetzt werden. In den Vereinigten Staaten von Amerika, aber auch in Schweden, Frankreich, Holland, Deutschland, Österreich und der Schweiz werden des-halb vermehrt spezielle Einrichtungen für demente Menschen gebaut und eingerichtet („Special dementia care units" [SCU's], „Anton Pieck.hofje", „Cantou", „Domus unit", „Sonnweid" etc.).

Spezialeinrichtungen für demenzkranke Menschen unterscheiden sich von den kon-ventionellen Alters- und Pflegeheimen durch spezifische Eigenschaften (Tab. 9.1).

Schon wegen der ersten, grundlegenden Eigenschaft, nämlich der Frage, ob man in einer Altersinstitution demente und nichtdemente Bewohner getrennt betreuen soll oder ob „Alzheimer-Heime" gebaut und eingerichtet werden sollen, ist in der Öffentlichkeit eine kontroverse Debatte entbrannt. Die bisherige wissenschaftliche Evaluation von „special dementia care units" zeigt jedoch, dass in spezialisierten Demenzeinrichtungen

- störendes Verhalten der Bewohner untereinander erheblich reduziert wird,
- die Anwendung von beruhigenden Medikamenten reduziert wird,
- sich die Lebensqualität von Patienten, Angehörigen und Personal erheblich verbessert.

Tab. 9.1 Unterschiede zwischen Spezialheimen für Demenzkranke und herkömmlichen Heimen

Spezialheim	Herkömmliches Heim
Vermehrte Abtrennung	Zusammenleben dement/nichtdement
Homogene Patientengruppen	Heterogene Patientengruppen
Individuelle Betreuung dementer Patienten	Globale „Versorgung" und „Therapie"
Mehr Entspannung, gezielte Stimulation und Anregung	Viel Stimulation
Einfach und überschaubar	Komplexes Heim
Vermehrte Toleranz für Verhaltensauffällig-keiten	Verhaltensauffälligkeiten stören den Heim-betrieb
Vermehrte Schulung des Personals für den Bereich Demenz	Breit angelegte Schulungen (aktivierende Pflege, Animation etc.)
Orientierungshilfen (farblich, akustisch, Rundwege im Innenbereich, biografische Gestaltung)	Hotelcharakter, Serviceangebote
Gesicherter Gartenbereich mit Rundwegen, Gartentherapie	Offener Gartenbereich, Ziergarten

Die Konzepte von Spezialheimen berücksichtigen vermehrt das Konzept der funktionellen und psychischen Regression von Demenzpatienten, welches von Barry Reisberg in seinem Retrogenesemodell dargestellt wird.

Nach Barry Reisberg, einem der führenden Alzheimer-Forscher in den USA, nehmen im Verlauf der Krankheit die Fähigkeiten im Alltag zunehmend ab, und zwar in der entgegengesetzten Richtung, wie sich diese Fähigkeiten im Verlauf der Entwicklung eines Kindes herausbilden. Die Fähigkeit beispielsweise, eigene Kleidung entsprechend der Witterung auszuwählen und anzuziehen, entwickelt ein Kind ungefähr mit 6–7 Jahren. Bei fortgeschrittener Alzheimer-Krankheit geht eben diese Fähigkeit zu einem bestimmten Zeitpunkt unwiderruflich verloren. Ermahnungen der Angehörigen, nachts und in der Kälte nicht im Nachthemd auf die Straße zu gehen, bleiben dann ebenso erfolglos wie jedes aggressive Verhalten und Schimpfen. Auch das psychische Erleben kann sich „rückwärts" entwickeln. Wahn, unruhiges Wandern, Angst und trotzig-aggressives Verhalten während der Pflege sind demnach nicht nur Ausdruck von biochemischen Veränderungen im Gehirn, sondern auch Reaktionen auf eine chronische geistige Überforderung, wie man sie auch bei überforderten Kindern beobachten kann.

Für die Prävention solcher Störungen und damit auch für die Konfliktprävention im Heim weist Reisberg et al. (2002) ebenfalls auf die obige Analogie zu überforderten Kindern hin:

> Demented patients who can no longer care for themselves need reassurance and security, just as children at a corresponding developmental age need reassurance and security. If they do not get this security, both are likely to respond with fantasy (delusion), aggressivity, affective disturbances and anxiety.

Insofern weist also auch Reisberg auf die Notwendigkeit von Spezialabteilungen hin, da Menschen mit Demenz, die nicht mehr für sich selber sorgen können, Sicherheit und Geborgenheit wie kleine Kinder benötigen, die sich im gleichen Entwicklungsstadium befinden. Wenn beide diese Sicherheit und Geborgenheit nicht finden, antworten sie nach Reisberg mit Verwirrung, Angst, Verhaltensstörungen und Aggressivität.

Keinesfalls sind jedoch Menschen mit Demenz einfach wie Kinder zu behandeln. Sie bleiben erwachsene Menschen mit prägender Biografie und dem erhaltenen Anspruch, altersentsprechend behandelt zu werden. Gleichwohl sollten sich Pflegende bewusst sein, dass sie durch „normales" Umgehen mit den Demenzkranken, insbesondere durch Konfrontation, Kränkung und Überforderung, Verhaltensstörungen auslösen oder verstärken können.

In den Abschn. 9.4.1–9.4.5 sollen einige Beispiele für gezielte Demenzbetreuung konkreter dargestellt werden.

9.4.1 Das Modell „Sonnweid" in der Schweiz

Das Betreuungskonzept der Sonnweid beruht auf dem Gedanken, dass Menschen mit Demenz ihren eigenen Weg gehen können, unabhängig ihres Krankheitsstadiums und ihres Krankheitsverlaufs. Die Institution stellt damit Rahmenbedingungen zur Verfügung, innerhalb denen die Menschen mit ihrer Krankheit Bedingungen vorfinden, welche die Auswirkungen der Krankheit möglichst in den Hintergrund treten lassen.

Gelingt es, die alltäglichen Anforderungen und den Lebensraum an demente Bewohner eines Heimes anzupassen, nehmen die Verhaltensstörungen evtl. ab oder treten im besten Fall gar nicht auf. Grundsätzlich wird die Trennung zwischen demenziell Erkrankten und Gesunden vorausgesetzt. Für die demenziell erkrankten Menschen werden innerhalb der Institution verschiedene Wohn- und Betreuungsmöglichkeiten angeboten. Die Platzierung und evtl. Umplatzierungen erfolgen v. a. aus sozialen und pflegerischen Gründen. Kognitive Kompetenzen spielen eine sehr untergeordnete Rolle. Die Punkte des Mini-Mental-Status (MMS) sind für Platzierung und Umplatzierungen nicht relevant. Sie werden dafür nicht erhoben. Intensive Testverfahren sind nur zur Diagnosestellung von großer Relevanz. Eine Untersuchung im Januar 2004 ergab bei 145 Menschen mit Demenz bei nur 28 Personen einen MMS von 5 Punkten und mehr. Alle anderen BewohnerInnen waren unter diesen 5 Punkten. Die Punkte des MMS waren nicht abhängig von den Bereichen, in denen die Menschen platziert waren.

In der Sonnweid gibt es 14 verschiedene Wohn- und Lebensmöglichkeiten. Neben Wohngruppen, Pflegewohngruppen, gibt es Bereiche für Menschen mit schwerer Demenz, für mobile und immobile Menschen, für Menschen mit starkem Bewegungsdrang, mit hohem pflegerischen und betreuerischen Einsatz. Und es gibt Pflegeoasen, die zum Ziel haben, Menschen mit hohem pflegerischen Aufwand und sehr fortgeschrittenem Krankheitsstadium, eine ihrem Erleben und Empfinden angepasste Betreuung zu gewährleisten.

9.4.1.1 Wohngruppen für Menschen mit Demenz

Wohngruppen sind Bereiche für Menschen mit leichter bis schwerer Demenz. Die Entwicklung der Wohngruppen begann 1987. Heute zeigen diese fünf Gruppen sehr verschiedene Schwerpunkte. So ist das gemeinsame – betreute – Haushalten in den einzelnen Gruppen auf sehr unterschiedlichen Niveaus möglich. Abhängig ist dies immer von der Kompetenz einzelner Bewohner. Dies verändert sich dauernd und ist nie planbar. Etwas wollen, können, tun, können mögliche Schwerpunkte dieser Wohnform sein. Die Menschen treffen Entscheide über „Öffentlichsein" und „Privatsein" selbst. Sie können sich noch in ihr Zimmer zurückziehen, falls es die Situation erfordert. Soziale, an familiäre Strukturen anlehnende Kontakte untereinander sind möglich und finden tatsächlich auch statt. Gemeinsames Tun, v. a. geführte Aktivitäten, stehen im Vordergrund. Die Menschen nicht damit konfrontieren, was sie nicht mehr können, ist dabei ein wichtiger Grundpfeiler der alltäglichen Betreuung.

Wohngruppen eignen sich ideal als Ort der Erstplatzierung für Menschen mit Demenz, die alleine zu Hause leben. Wohngruppen ersetzen den gesunden Partner, der zu Hause fehlt. Die Zunahme der Einpersonenhaushalte wird eine verstärkte Nachfrage nach Wohngruppen mit sich bringen. Die derzeit bestehenden fünf Gruppen haben sehr unterschiedliche Schwerpunkte. Die Menschen, welche darin leben, bestimmen dies. So existieren neben sehr selbstständigen Gruppen auch solche, in denen nur wenige Eigenleistungen noch möglich sind, in denen das Personal praktisch alle Tätigkeiten des Haushaltes selbst ausführen muss. Das Niveau und die Qualität der Aktivität sagt nichts über die sozialen Qualitäten der Gruppe aus.

Im Laufe der Erkrankung gehen diverse Kompetenzen verloren. In den Gruppen sind diese Verluste meist sehr gut durch angepasste Betreuung zu kompensieren. Infolge des Verlustes der sozialen Kompetenz bringt eine Umplatzierung in solch kleine Gruppen (6–8 Bewohner) durchaus konkrete Verbesserungen des Wohlbefindens. Abnahme von Stress führt zu ruhigerem Verhalten.

Eine Zunahme der Pflegebedürftigkeit oder verminderte geistige Leistungsfähigkeit führt nicht zwingend zu Umplatzierungen. im Vordergrund steht eine zu erwartende subjektive Verbesserung der momentanen Lebenssituation. Diese Entscheidungen sind oft nicht einfach zu fällen, da sie immer vorausschauend gefällt werden müssen. Sie begründen sich auf den Erfahrungen der Pflegenden, Ärzte und Leitungen.

9.4.1.2 Betreuungs- und Pflegegruppen

Betreuungs- und Pflegegruppen sind Bereiche für Menschen mit schwerer Demenz. Die Bereiche für Menschen mit schwerer Demenz orientieren sich besonders daran, die aus dieser Erkrankung begründbaren Verhaltensstörungen mit verschiedenen milieutherapeutischen Maßnahmen und Interventionen zu reduzieren.

Räumlich geschieht dies v. a. durch eine Architektur, die Wege eröffnet, die Innen mit Außen verbindet, die „zufällige Begegnungen" fördert, die Menschen an jedem Ort ankommen lässt. Grosse helle schön gestaltete Aufenthaltsräume haben Priorität. Die „gute Stube" wird zum zentralen Wohnelement.

Hier gibt es keine Regeln und Normen mehr, da das Bewusstsein für Regeln und Normen entschwunden ist. Hier bringt jeder Mensch sein individuelles anarchistisches Denken, Fühlen und Handeln mit in den Alltag ein. Wenige, aber gezielte Interventionen sollen Strukturen schaffen, welche das demenzielle Chaos möglich machen. Die Räume sind einfach gestaltet. Das Bewusstsein für Besitz verschwindet, alles gehört allen und ist jederzeit von jedem zum Gebrauch freigegeben.

Außerordentlich hohe Flexibilität der Organisation und des Personals sind Voraussetzungen für einen möglichst konfliktarmen Tagesablauf. Menschen mit Demenz haben kein Bewusstsein für Konflikte und deren Entstehung.

Die Kommunikation mit Menschen mit Demenz beruht auf einer wertschätzenden validierenden Haltung und nimmt den Menschen in seinem Personsein und seinem individuellen, sich verändernden Krankheitsstadium an. Kommunikation besteht eben nicht nur aus Sprache, sondern aus allen Bereichen, wie Menschen miteinander in Verbindung treten können.

In der Ausbildung der Mitarbeitenden ist Validation (n. Feil) und validierende Haltung ein Grundpfeiler neben basaler Stimulation in der Pflege, Kinästhetik und Schulung in Ethik.

9.4.1.3 Oasen

Pflegeoasen sind Bereiche für Menschen mit schwerer Demenz und dauernder schwerer Pflegebedürftigkeit.

Die Entwicklung der Oase erfolgte aus der Beobachtung, dass viele Menschen im sehr fortgeschrittenen Demenzstadium sich ausschliesslich in öffentlichen Räumen bewegen. Sie suchen Gemeinschaft und Vermeiden Alleinsein. Das beobachtete Verhalten, welches durchaus sehr kindhaft sein kann, löste Gedanken aus, eine Umgebung zu gestalten, welche die Gefühle der Angst, des Alleinseins und des Verlassenseins aufnimmt und diese zu verhindern oder abzuschwächen sucht.

Entstanden sind grosse Räume (ca. 100 m^2), in denen bis zu 7 Menschen den Tag und die Nacht verbringen. Die Gestaltung orientiert sich an dem Anspruch: gemeinsames Leben – die leise Gemeinschaft – unter Wahrung der Intimsphäre in optisch schön gestalteten Räumen. Je nach Situation kann mit Licht, Farben und Formen stimuliert oder beruhigt werden.

„Wir bieten Schutz, wo es Schutz braucht, Hilfe, wo es Hilfe braucht, wir pflegen, wir betreuen, wir begleiten in den Oasen bis zum Tod".

Die Diskussionen um die Oasen erfolgen intensiv und sehr kontrovers. Oasen sind eine weitere Möglichkeit, Menschen mit Demenz im Stadium der völligen Pflegebedürftigkeit ihren (oft sehr kindähnlichen) Bedürfnissen entsprechend betreuen zu können.

9.4.1.4 Aktivent

„Aktivent" heißt die Aktivierung in der Sonnweid. Der Name setzt sich aus „activity" und „events" zusammen. Damit werden bereits die Schwerpunkte aufgezeigt. Neben verschiedensten Aktivitäten werden v. a. auch Events durchgeführt, wie Livemusik, Kinoabende, Ausfahrt mit Pferdekutschen, Wandergruppen etc. Es geht immer auch darum, all das tun zu können, wo keine Defizite spür- und für andere sichtbar werden.

Menschen mit Demenz sollen so aktiviert werden, dass momentanes Wohlbefinden vor einem therapeutischen Anspruch Vorrang hat. Im subjektiven Erleben ist er nicht demenzkrank. Eben diese Erkenntnis führt oft zu schweren Konflikten im Zusammenleben.

Aktivierung hat sich dem individuellen Krankheitsstadium, v. a. aber dem subjektiven Erleben anzupassen. Folgende Kriterien sind möglich:

- Koordinierte, geplante Aktivitäten, wie Singen, Wandern, Backen. Dazu ist direkte Hilfe notwendig.
- Unkoordinierte Aktivitäten: wie Herumwandern, Stühle schieben, streiten. Dazu braucht es keine direkte Hilfe.
- Zufallsaktivitäten: Alles, was beim Herumwandern entdeckt und genutzt werden kann, wie Essen aus Häppchentellern, Joghurt aus dem Kühlschrank.

In all den verschiedenen Bereichen können angepasste Aktivitäten durchgeführt werden. Es ist sehr individuell zu erfassen, wie weit Hilfe notwendig und sinnvoll ist. Aktiv sein soll Freude machen und nicht zu Überforderung führt. Menschen sind nicht gerne damit konfrontiert, was sie nicht können, ob dement oder nicht.

9.4.2 De Hogeweyk – Das Alzheimer-Dorf bei Amsterdam

Dieses Projekt ist nach dem Konzept des möglichst normalen Lebens von Menschen mit Demenz konzipiert. Es bietet verschiedene Wohngruppen und eine möglichst realitätsnahe Umgebung mit Einkaufmöglichkeiten, Gärten, Kaffeehäusern und verschiedenen sonstigen Angeboten. Dabei stehen nicht medizinische sondern psychosoziale Aspekte im Vordergrund. Hier wird nicht direkt gepflegt, sondern Unterstützung in verschiedenen Bereichen gegeben (https://www.deutsche-alzheimer.de/unser-service/archiv-alzheimer-info/de-hogeweyk-das-alzheimer-dorf-bei-amsterdam.html).

9.4.3 Gartentherapie

Gartentherapie stellt eine moderne Form der bedürfnisorientierten Demenzbetreuung dar (Gatterer 2019). Durch die Einbeziehung von Natur in die Betreuung sollen Fähigkeiten möglichst lange erhalten bleiben.

Die Wege sind meist in Form von Rundwegen angelegt. Das Beschreiten dieser Achten aktiviert die beiden Hirnhälften und fördert die Konzentration. Der rollstuhlgerechte Gartenweg umrahmt Kräuterbeete (zum Teil Hochbeete), Obstbäume, Teichanlagen und Steinskulpturen. Menschen mit Demenz, die häufig einen ausgeprägten Bewegungsdrang haben, können diesen im Garten der Sinne sicher ausleben,

denn der Weg ist mit einem weisenden Geländer versehen und führt aufgrund der geo-
metrischen Anlegung immer wieder zum Ausgangspunkt zurück. Allerdings hat das
Geländer nicht nur eine richtungsweisende Funktion, sondern es ist darüber hinaus noch
mit vielen verschiedenen Oberflächen, Strukturen und mit in das Geländer eingelassenen
Kugeln versehen, die den Tastsinn schulen.

Für Berührungserfahrungen sorgen auch große Tastskulpturen. Die verschiedenen ein-
gearbeiteten Strukturen können von den forschenden Händen der Bewohner erkundet
werden. Ebenso an dem Geländer angebracht sind Schalen, die frisches, schmack-
haftes Obst und duftende Kräuter enthalten. Auf diese Weise wird der Geschmacks- und
Geruchssinn gefördert. Ebenfalls für ein angenehmes Dufterlebnis sorgen die frisch
gepflanzten Duftrosen sowie die Kräuter Lavendel, Thymian, Salbei und Rosmarin.
Viele Elemente des Gartens widmen sich auch dem Hörsinn: Das in der Anlage mehrfach präsente Wasserplätschern, das Rauschen der Schilfgräser und der „Vogelbaum"
lassen die dementen Menschen die Natur auch akustisch erleben. Die aufwendig
gestaltete Gartenanlage stellt nicht nur an sich eine wahre Augenweide dar und schult
so das Sehen. Grunderfahrungen aus frühester Kindheit, wie Vogelzwitschern, Plätschern
des Baches, der in der Luft liegende Duft von Blüten und Kräutern und natürlich das
Naschen von nachbarlichen Obstbäumen, lassen die Kindheit Revue passieren. Im
Rahmen des Möglichen sollen die Bewohner des Heimes an der weiteren Mitgestaltung
des Gartens beteiligt werden. Es gilt, das eigens dafür angelegte und mit dem Rollstuhl
gut erreichbare Beet mit zu bepflanzen, ggf. einfache Gartenarbeiten zu übernehmen und
an einer dafür vorgesehenen Ecke auch Erinnerungen, etwa dem Gedenken verstorbener
Mitbewohner gewidmet, niederzulegen.

9.4.4 Tiertherapie

Die Einbeziehung von Tieren in die Betreuungsstrukturen soll so wie Gartentherapie
helfen, Fähigkeiten möglichst lange zu erhalten. Das Tier ist hierbei einerseits Motivator
für Aktivitäten, andererseits auch eine emotionale Unterstützung. Gerade bei Menschen
mit einer ausgeprägten Demenz und starken emotionalen Bedürfnissen hilft das Tier,
diese zu befriedigen. Das Tier bewertet nicht, freut sich über Zuwendung und fördert
soziale Interaktion. So beschreibt Kautz (2007) in ihrer Arbeit die praktische Anwendung
von Tiertherapie bei Menschen mit Demenz.

Als Indikation für den Einsatz von Hunden bei der Betreuung von Menschen mit
Demenz geben Hirsch und Hoffmann (2005, S. 10) folgende Bereiche an:

- Wohlbefinden und Lebenszufriedenheit.
- Sinnvolle Aufgabe durch die Versorgung der Tiere und das Gefühl gebraucht zu
  werden.
- Stärkung des Selbstvertrauens und der Selbstachtung.
- Mehr Aufmerksamkeit für sich selbst und sein Umfeld.
- Günstiges soziales Umfeld.
- Das Tier wird zum Kommunikationspartner.

- Das Gespräch mit dem Tier oder das Kommentieren von Handlungen stellt eine Alternative zum Selbstgespräch dar, Reaktionen und Mimik des Tieres werden als eine Antwort gesehen. So können z. B. zwischenmenschliche Probleme und Meinungsverschiedenheiten gelöst werden.
- Die Tiere werden als Familienmitglieder angesehen.
- Abbau von Aggressionen und Stressabbau durch Streicheln und Körperkontakt.
- Tierkontakt wirkt angstmindernd.
- Vor allem Hunde wirken als Beschützer.
- Erhöhung der Lebensqualität durch ein Tier.
- Vermehrte körperliche Bewegung z. B. durch das Ausführen eines Hundes.

Hirsch und Hoffmann (2005) zeigen auch, wie Tiertherapie gut in einem Pflegeheim integriert werden kann und berichten in ihrer Studie über positive Effekte.

9.4.5 Betreuung und technische Hilfsmittel

Die technische Unterstützung von Menschen mit Demenz gewinnt immer mehr an Bedeutung (Schultz 2019). Sie soll aber Menschen nicht ersetzen, sondern die Betroffenen in spezifischen Situationen unterstützen, ihnen helfen Ressourcen zu nützen und Defizite zu kompensieren (https://www.deutsche-alzheimer.de/ueber-uns/presse/artikelansicht/artikel/technik-und-demenz-schoene-neue-welt-fachtag-zu-aktuellen-entwicklungen-ethischen-und-rechtliche.html). Technische Hilfsmittel geben eine Unterstützung bei der Haushaltsführung, bei der Kommunikation und Interaktion, bei der Sicherheit und Mobilitätserweiterung. Weiter werden aktuell immer mehr virtuelle Welten für Menschen mit Demenz entwickelt. Dazu gehören etwa „virtuelle Zugfahrten" bzw. der Einsatz einer 3D-Brille (https://www.youtube.com/watch?v=iSebEuwApAs). Bei allen Anwendungen müssen jedoch ethische und rechtliche Aspekte beachtet werden.

9.5 Zusammenfassung

Die Notwendigkeit der Aufnahme in ein Heim stellt sowohl für die Betroffenen als auch für die Betreuer eine massive Belastung dar. Schuldgefühle der Betreuer und die Überforderung der dementen Patienten sind hierbei die größte Problematik. Oft werden dadurch Konflikte im Heim infolge übermäßiger Sorge und Kontrolle ausgelöst. Auch die Angaben der dementen Bewohner stellen ein Konfliktpotenzial dar. So kommt es etwa nicht selten vor, dass ein Bewohner infolge seiner Gedächtnisstörung angibt, noch kein Essen erhalten zu haben.

Das Zusammenleben von Menschen mit und ohne Demenz ergibt oft Probleme und Konflikte. Zur Lösung solcher Probleme können folgende Tipps hilfreich sein.

- Wählen Sie das Heim nicht nach seiner Schönheit, sondern nach den für den Betroffenen notwendigen Faktoren.

- Bei starken Verhaltensauffälligkeiten sind Spezialabteilungen für Demenzkranke herkömmlichen Heimen vorzuziehen.
- Ein Heim für Demenzkranke unterscheidet sich von normalen Heimen durch Orientierungshilfen (farblich, strukturell, akustisch), Rundwege auch im Innenbereich, einen geschützten Therapiegarten, ein spezifisches Therapiekonzept, eine vermehrte Orientierung an der Biografie der Bewohner und besonders geschultes Personal. Wichtig sind auch besonders gestaltete Bereiche, sog. Wohlfühlecken, die Entspannung bewirken. Dies können z. B. eine Heurigenecke, ein altes Kaffeehaus oder in Norddeutschland ein Strandkorb sein.
- Lassen Sie sich genau über das Heim aufklären. Nicht jedes Heim mit „Demenzstation" hat auch ein Konzept.
- Besuchen Sie mit dem Betroffenen das Heim und achten Sie darauf, wie er sich fühlt und wie das Personal mit ihm umgeht.
- Machen Sie eine Probeaufnahme bzw. einen „Schnuppertag".
- Sprechen Sie bei Problemen mit der Stationsleitung.
- Gehen Sie davon aus, dass Konflikte lösbar sind.
- Suchen Sie auch selbst Hilfe, wenn Sie überfordert sind und Sie von Schuldgefühlen geplagt werden.

▶   Stationäre Betreuungsstrukturen für Menschen mit Demenz sollten sich an deren Grundbedürfnissen orientieren. Moderne Konzepte beinhalten eine individuelle Wohnraumgestaltung, Gartentherapie, Tiertherapie und technische Assistenzsysteme.

Literatur

Gatterer G (Hrsg) (2007) Multiprofessionelle Altenbetreuung, 2. Aufl. Springer, Wien

Gatterer G (2019) Bedürfnisorientierte Betreuungsstrukturen für ältere Menschen und mit Demenzerkrankung. Pflege Professionell. https://pflege-professionell.at/beduerfnisorientierte-betreuungsstrukturen-fuer-aeltere-menschen-und-mit-demenzerkrankung. Zugegriffen: 23. Dez. 2019

Hirsch S, Hoffmann T (2005) Tiergestützte Therapie mit dementiell erkrankten Bewohnern im Senioren- und Pflegeheim. Schlanstedt. https://www.alzheimerforum.de/3/1/6/9/Tiergestuetzte_Therapie_mit_dementiell_erkrankten_Bewohnern.pdf. Zugegriffen: 1. Feb. 2020

Kautz B (2007) Die tiergestützte Therapie bei Menschen mit Demenz. Bachelorarbeit. https://www.grin.com/document/84448. Zugegriffen: 1. Feb. 2020

Reisberg B, Franssen EH, Souren LE et al. (2002) Evidence and mechanisms of retrogenesis in Alzheimer's and other dementias: management and treatment import. Am. J. Alzheimer's Dis. Other Dement. Vol. 17:202–212

Schultz T (2019) Technik und Demenz. In: Gebhard D, Mir E (Hrsg) Gesundheitsförderung und Prävention für Menschen mit Demenz. Grundlagen und Interventionen. Springer, Heidelberg

Abschiednehmen

10

Inhaltsverzeichnis

Mit dem Fortschreiten der Demenzerkrankung sind auch vermehrte Hilfs- und Pflegebedürftigkeit gegeben. Sowohl geistige als auch körperliche Funktionen nehmen
ab und kommen zuletzt zum Erliegen. Der Betroffene kann nicht mehr gehen, die
Kommunikation mit ihm ist nur mehr auf nonverbaler, emotionaler und körperlicher
Ebene (streicheln, berühren usw.) möglich. Seine Reaktionen und Emotionen sind nicht
mehr situationsadäquat. Essen und Trinken müssen ihm zugeführt werden. Die Unterstützung bei der Nahrungsaufnahme alleine ist nicht mehr ausreichend. Der Betroffene
hat Schwierigkeiten beim Schlucken von Flüssigkeiten und Nahrungsmitteln. Er schiebt
die Lebensmittel von der einen in die andere Wangentasche, ohne zu schlucken, oder
spuckt sie aus. Noch größer ist das Problem beim Schlucken von Flüssigkeiten. Sie
können beim Aspirieren zur gefürchteten Lungenentzündung führen. In Einzelfällen
kann eine ausreichende Nahrungs- und Flüssigkeitsaufnahme, nach Ausschöpfung
aller pflegerischen und ärztlichen Maßnahmen, nicht mehr gewährleistet werden. Beim

© Springer-Verlag GmbH Deutschland, ein Teil von Springer Nature 2020
G. Gatterer und A. Croy, *Leben mit Demenz*,
https://doi.org/10.1007/978-3-662-58267-1_10

Angehörigengespräch mit dem Arzt soll, nach Abwägung aller Vor- und Nachteile, auch die künstliche Ernährung mittels Sonde reflektiert werden. Ein offenes Gespräch über die weiteren Betreuungsmodalitäten, evtl. Unterstützungsmaßnahmen zur Entlastung sowie zu erwartende Belastungen für pflegende Angehörige sollte spätestens hier geführt werden.

Zielführender sind aber regelmäßige Informations- und Beratungsgespräche bereits ab der Diagnosestellung, egal welche Demenzform diagnostiziert wird. Unterstützung und Hilfe werden von pflegenden Angehörigen oft erst angenommen, wenn die Situation ausweglos scheint. Die oben beschriebenen Symptome sind nur ein Teilaspekt der Demenzerkrankung und veranschaulichen das Hinausschieben eines Problems.

Im Folgenden sollen der Prozess des Abschiednehmens und die damit verbundenen Veränderungen betrachtet werden. Diese Phase ist sicher im Verlauf der Erkrankung eine besonders schwierige und sensitiv zu behandelnde Situation.

10.1 Festhalten und Loslassen

Im Rahmen seiner Entwicklung lernt der Mensch, sich von vielen Dingen aber auch Menschen zu trennen. Dabei soll jedoch nicht nur der negative Aspekt einer Trennung oder des Loslassens beleucht werden, sondern Trennung und Abschied bieten auch die Möglichkeit, sich neuen Herausforderungen zu stellen. Leider neigen wir sehr dazu, an gewohnten Dingen förmlich zu kleben und wollen sie für immer festhalten. Jugendliche haben durch die derzeit schnelllebige Zeit den Vorteil, beim Loslassen flexibler zu sein, aber den Nachteil, im Alter weniger Strukturen zu haben. Schöne Momente gehen vorbei, werden zur Erinnerung und leben in unserem Kopf weiter. Die Zeit schreitet unaufhörlich voran. Man trennt sich, um Neuem zu begegnen.

Im Rahmen einer Demenzerkrankung ist man mit dem Prozess des Abschiednehmens besonders konfrontiert. Sowohl der Betroffene selbst als auch seine Angehörigen und Betreuer. Dies bezieht sich in frühen Stadien auf die geistige Leistungsfähigkeit, dann die Motorik, oft auch die sozialen Beziehungen, die Wohnsituation und zuletzt das Wissen um die eigene Identität. Der Betroffene verliert auch diese letzte Erinnerung, macht aber mit dem Fortschreiten der Erkrankung oft keinen unglücklichen Eindruck. Er lebt in einer anderen Welt. Besonders schwer fällt das Loslassen dem Betroffenen am Beginn der Erkrankung.

Der Angehörige ist hingegen mit diesem Prozess im gesamten Krankheitsverlauf konfrontiert. Besonders schwierig ist dies bei folgenden Situationen:

- bei Menschen, die uns Halt und Sicherheit geben,
- bei Menschen, die man unendlich liebt, der Liebe willen,
- bei Menschen, denen man besonders negativ gegenüberstand, wenn Dinge nicht geklärt werden konnten oder unausgesprochenen geblieben sind,
- bei Verlust von körperlichen und geistigen Fähigkeiten,

- bei Veränderungen der Persönlichkeit,
- bei Verlust der Unabhängigkeit und Individualität,
- bei Veränderung der Wohnsituation (Umzug in eine andere Umgebung),
- bei Verlust von Besitz,
- bei der Reflexion nicht genützter Chancen im Leben,
- bei unklarer Zukunft.

10.2   Abschiednehmen im Verlauf der demenziellen Erkrankung

Sowohl die Betroffenen als auch Angehörige haben oft Probleme mit dem Loslassen bzw. mit der Akzeptanz von Veränderungen. Oft wird eine demenzielle Erkrankung nicht wahrgenommen, weil sie diese nicht erkennen konnten. Manche Personen erkennen zwar die Symptome, haben aber Probleme, zum Arzt zu gehen oder den Betroffenen zum Arzt zu bringen, oder sie haben einfach Angst vor der Diagnose.
Hier einige Beispiele, wovor Angehörige Angst haben könnten.

- *Vor der Diagnose:*
  Wie wird sie vom Arzt vermittelt?
  Nimmt er sich Zeit, und kann man einige Tage danach nachfragen, wenn etwas unklar ist?
  Soll man dem Betroffenen die Diagnose überhaupt mitteilen?
- *Vor der persönlichen Einschränkung:*
  Wenn ich meinen Angehörigen betreue, wie viel Zeit bleibt für mich und meine Familie?
  Wird der Rest der Familie für alles und immer Verständnis haben?
  Wie sieht mein Leben mit dem Erkrankten aus?
- *Vor zusätzlichen finanziellen Aufwendungen:*
  Welche Anschaffungen sind notwendig?
  Wie werden die finanziellen Aufwendungen gelöst?
  Wer ist dafür verantwortlich?
- *Vor den physischen und psychischen Veränderungen des Betroffenen:*
  Wie wird sich die Erkrankung in den einzelnen Schritten verändern?
  Wie soll mit der Veränderung umgegangen werden?
- *Vor Unterstützungskonzepten:*
  Wo werden Kontaktadressen angeboten?
  Wer macht wann, was, wie, womit, wie lange, mit wem zusammen? Werden Schulungsmaßnahmen angeboten?
  Was kosten diese Unterstützungsmaßnahmen?
  Wie soll ich mich bei fremden Menschen verhalten?
- *Vor der Abgabe von Kompetenz:*

Wann soll ich welche Kompetenz an welche Fachkraft/Institution abgeben, und was kann ich trotzdem noch beitragen?
Welche Aufgaben habe ich dann noch?
Bin ich dann noch wichtig, oder vernachlässige ich meine Pflichten?

- *Vor Konflikten:*
Wie sollen persönliche Konflikte mit dem Betroffenen oder der Familie gelöst werden?
Sind die Besitzverhältnisse geregelt?
Sind die Betreuungsmodalitäten in der Familie geklärt?
Wer ist der Koordinator (evtl. Sachwalter) in der Familie?
Wie hoch ist die Erwartung an Experten, und was können sie wirklich bieten?

Je intensiver man sich mit seinen Ängsten auseinandersetzt, umso unbegründeter erscheinen sie. Der irreversible Zustand der Erkrankung wird besser verstanden und kann leichter akzeptiert werden. Ein stabiler Zustand wird als Erfolg und nicht als Misserfolg wahrgenommen. Den Satz „Man kann nichts mehr tun!" gibt es bei pflegerischen Handlungen nicht, denn die Betreuung beschränkt sich nicht nur auf die sog. Grund- und Behandlungspflege. Angehörige sollten sich unbedingt von Experten in der Betreuung anleiten lassen und sich mit den ihnen möglichen Mitteln einbringen. Wenn pflegende Angehörige mit der Betreuung überfordert sind und professionelle Hilfen ablehnen, wirkt sich dies ausgesprochen negativ für den Betroffenen aus. Persönliche Grenzen zu erkennen, Unveränderbares zu akzeptieren und dies annehmen zu können, sind wichtige Schritte zum Loslassen.

Abschiednehmen beginnt nicht erst bei der Diagnosestellung, sondern schon viel früher. Da vieles zuerst aber nicht wahrgenommen wird, kommt die Realität oft aus heiterem Himmel. Man ist vom Schlag getroffen.

Hilfreiche Maßnahmen
Etwas Loslassen und Abschiednehmen ist ein individueller Prozess, und unterschiedliche Maßnahmen können dem Angehörigen hilfreich sein. Einige seien hier angeführt:

- So viel Zeit miteinander verbringen und sinnvoll gestalten, wie man in der Lage ist aufzubringen.
- Erinnerungen, evtl. unterstützend mit einem Fotoalbum, austauschen und nicht enttäuscht sein, wenn sich der Betroffene nicht mehr erinnert. Erzählen Sie die Geschichten täglich neu, wenn der Betroffene aufmerksam zuhört.
- Je nach Bedürfnis des Betroffenen und Angehörigen soll Nähe gelebt werden. Von Umarmung bis Kuscheln ist alles erlaubt, wenn es beide wollen.
- Erinnerungen können als Brief an den Betroffenen gesendet werden, und er kann sie immer wieder lesen oder voller Stolz anderen zeigen.
- Angehörige können angenehme Begebenheiten in ein Tagebuch schreiben, um gemeinsame Erlebnisse mit dem Betroffenen möglichst lange aufrechtzuerhalten.

- Sie können gemeinsam Ihre Kreativität zum Ausdruck bringen, indem Sie Collagen miteinander kleben. Auf eine Schere kann man verzichten, wenn der Betroffene Schwierigkeiten damit hat. Die Bilder können auch aus Zeitschriften herausgerissen werden.
- Alles was Sie noch miteinander unternehmen, erleben oder sehen möchten, sollten Sie tun. Zu beachten ist dabei, dass es zu keiner Überforderung des Betroffenen und des Betreuenden kommt. Besprechen Sie sich mit dem Arzt Ihres Vertrauens.
- Angehörige sollen Sorgen, Ängste, Empfindungen mit einer Personen des Vertrauens besprechen (Familie, Freunde, Experten, Angehörigengruppen).
- Gefühle, die der Angehörige niemandem mitteilen kann oder möchte, sollte er sich von der Seele schreiben, wenn schon nicht reden. Durch Kreativität können ebenfalls Gefühle zum Ausdruck gebracht werden (Bilder malen, Tonfiguren herstellen etc.).
- Unterstützend ist auch das Lesen von Büchern, die beschreiben, welche Methoden oder Rituale noch angewendet werden können, um Abschied zu nehmen.

▶ Festhalten ist das Gegenteil von Loslassen und ist nicht gleichbedeutend mit Fallenlassen. Selbst wenn jemand ein Glas fallen lässt, muss er sich um die Scherben kümmern. Wenn die innere Bereitschaft zum ersten Schritt des Abschieds fehlt, kann danach der Weg der Trauer nicht beschritten werden.

10.3   Sterben und Tod

Die Begegnung mit einem Sterbenden ist für viele Menschen ein neuer und Angst auslösender Prozess. Auch professionelle Helfer werden hierbei mit verschiedenen, das eigene Leben betreffende Faktoren konfrontiert. Diese sind

- die Schmerzen des Erkrankten,
- die eigene Hilflosigkeit,
- das Abschied-nehmen-Müssen,
- körperliche Veränderungen des Erkrankten,
- Befürchtungen und Ängste hinsichtlich der Betreuung,
- die Angst, etwas versäumt zu haben, noch etwas tun zu müssen, etwas zu sagen etc.,
- der Konflikt, Entscheidungen treffen zu müssen, ohne den Betroffenen noch fragen zu können,
- Reflexion des eigenen Lebens in seiner Endlichkeit,
- Gedanken des Angehörigen über die Zeit danach und die damit verbundenen Veränderungen.

Diese Faktoren können bei Angehörigen und Betreuern unterschiedliche und oft wechselnde, aber auch gleichzeitig auftretende Gefühle und Handlungen auslösen:

- etwas tun müssen (Leben verlängern, Schmerzen lindern) oder aufgeben,
- Hoffnung oder Resignation,
- Verbitterung oder Entspannung,
- Angst oder Erlösung,
- Verleugnen oder Annehmen

lösen einander oft ab.

10.3.1 Sterbephasen nach Kübler-Ross

Kübler-Ross (2001) hat die Reaktionen von Menschen, die eine lebensbedrohende Krankheit erleiden, aber auch die von Angehörigen in ihrem Phasenmodell genauer beschrieben. Sie gehen von Schock, über emotionale Reaktionen bis zur Annahme oder Verleugnung der Realität.

Dieses Modell trifft auch für Menschen mit einer Alzheimer-Demenz zu. Beim Betroffenen treten solche Reaktionen oft bereits zu Beginn der Erkrankung auf. Hier beginnt für ihn der Prozess des Abschiednehmens. Bei einer schweren Demenz sind sie hingegen weniger relevant.

Bei Angehörigen ist dieser Prozess während der gesamten Erkrankungsdauer gegeben und wechselt auch oft. Das Abschiednehmen betrifft jedoch nicht nur den Menschen, sondern auch Funktionen, Tätigkeiten und verschiedenste andere Bereiche.

Nach dem *Modell von Kübler-Ross* kommt es zu folgenden Phasen:

- Zuerst zu einem Schock: Dieser ist oft ein Schutzmechanismus. Er hindert die betroffenen Personen, unüberlegte Handlungen zu setzen. Manchmal hindert dieser Schock auch, eine Realität wahrzunehmen. Gefühle treten erst später auf. In dieser Phase benötigen Menschen Beistand und die Anwesenheit eines anderen. Lange, erklärende Gespräche sind nicht sinnvoll. Sie können nicht verarbeitet werden. Wichtig ist Zuhören.
- Danach erst treten Gefühle auf. Neid, Zorn, die Frage „Warum ich? " oder „Warum er/sie? " steht im Vordergrund. Angst und Trauer über die Konsequenzen einer Krankheit führen zu einer verminderten Aktivität und Lebensgestaltung. Hier sind im Rahmen der Betreuung längere Gespräche notwendig. Der Gesprächspartner wird dabei oft stark emotional gefordert, da auch aggressive Gefühle möglich sind.
- Ist die emotionale Verarbeitung weiter fortgeschritten, tritt die Auseinandersetzung mit den Tatsachen ein. Der Blick zurück und Erinnerungen wechseln mit aktiver Auseinandersetzung und dem Blick nach vorne, dem zukünftigen Leben.

- Oft kommt es auch zu einem „Verhandeln". Gespräche mit Gott, aber auch mit Ärzten und anderen therapeutischen Disziplinen sollen helfen, alle Möglichkeiten auszuschöpfen.
- Die Annahme eines „Schicksals" ist oft nicht so leicht. Akzeptanz, Resignation, Verdrängen und Verleugnen wechseln sich häufig ab. Manchmal beginnt der Prozess auch wieder ganz von vorne.

Das Abschiednehmen im Rahmen der Alzheimer-Erkrankung ist oft ein langer Prozess. Die durch die Krankheit verursachte Hilflosigkeit der Betreuer erzeugt leicht depressive Gefühle. Bei sehr aktiven Personen können auch Aggressionen auftreten. Der Wunsch, der Kranke möge endlich sterben, ist keine Seltenheit. In dieser Phase ist es wichtig, dass Angehörige die Möglichkeiten, die z. B. Angehörigengruppen bieten, aufgreifen.

▶ Sterben ist ein individueller Prozess. Die Sterbephasen von Kübler-Ross können helfen, diesen mit dem Betroffenen positiv zu gestalten.

10.3.2 Probleme der Angehörigen

Abschiednehmen bzw. das Sterben ist häufig mit dem Gefühl des Verlieren- und Loslassen-Müssens verbunden.
Es fällt dadurch schwer,

- offen und wahrhaftig zu sein,
- zu akzeptieren, Tatsachen nicht mehr ändern zu können,
- noch vorhandene Möglichkeiten zu sehen oder auch annehmen zu können,
- eine wichtige Bezugsperson zu verlieren und nicht zu wissen, ob die Kraft ausreichen wird, den Zeitraum der Abschiednahme durchzustehen,
- Aggressionen gegen den Betroffenen nicht aufkommen zu lassen,
- Aggressionen gegen sich selbst zu unterdrücken (Unsicherheit, ob gestellte Erwartungen erfüllt werden können).

Gerade bei einer Demenzerkrankung kommen hierbei noch weitere Probleme hinzu:

- Das direkte Gespräch ist nicht mehr möglich.
- Die Rückmeldungen des Erkrankten sind meist nicht mehr verständlich.
- Vieles kann nur erahnt oder aus der Biografie erschlossen werden.

Folgende Überlegungen können bei diesem Prozess hilfreich sein:

- Seien Sie emotional „gesprächsbereit". Achten Sie auf Ihre innere Stimme und Ihre Gefühle. Sie leiten Sie.

- Sich mit dem bevorstehenden Sterben eines anderen auseinanderzusetzen, bedeutet zugleich immer auch, von eigenen Ängsten zu sprechen. Besprechen Sie eigene Ängste mit anderen. Versuchen Sie nicht, alles allein zu lösen.
- Bieten Sie dem Kranken so oft wie möglich eine Gelegenheit, seine aufgestauten Gefühle durch „Gespräche" oder „Berührungen" loszuwerden und sich dadurch zu entlasten.
- Es kann helfen, sich mit dem „Wie" und „Wo" des bevorstehenden Sterbens auseinander zu setzen, auch wenn das „Wann" noch im Raum steht.
- Nur der Erkrankte kann über die Gestaltung der verbleibenden Zeit bestimmen. Versuchen Sie zu akzeptieren, dass er durch seine Krankheit in seiner Welt lebt und dadurch auch sein Sterben individuell ist.
- Offenheit der Beziehung ist Voraussetzung für eine mitmenschliche Begleitung. Wenn Sie sich überfordert fühlen, ist auch eine „Auszeit" erlaubt.
- Beziehungen fußen nicht mehr auf der gemeinsamen Hoffnung aufs Überleben, sondern auf der Hoffnung eines erfüllten Lebens – trotz oder wegen der begrenzten Zeit.
- Die Auseinandersetzung mit dem Sterben braucht Zeit. Sie verläuft in Phasen. Sowohl der Betroffene als auch die Angehörigen müssen oft ein Wechselbad der Gefühle durchmachen.
- Nahezu bis zuletzt taucht immer wieder Hoffnung auf. Die Angehörigen durchleben diese Gefühle ebenfalls – aber ein Unterschied ist unüberbrückbar – sie leben noch in ihrem Alltag! Diese Selbstverständlichkeit geht dem Sterbenden allmählich verloren. Häufig sind deshalb Wahrnehmung und Empfindungen der Angehörigen und des Kranken in ein und derselben Situation unterschiedlich. Schweigen kann aufkommen. Gemeinsames Schweigen braucht aber nicht Isolierung zur Folge haben. Eine Berührung, das Halten der Hand kann helfen, das Schweigen positiv zu empfinden.
- Der Gesunde muss bereit sein, seine Empfindungen der Trauer, Wut, Mattigkeit und Erschöpfung nicht sofort wegzudrängen und durch Handlungsaktivität zu verdecken, sondern sie mit dem Kranken gemeinsam zu tragen. Damit ermöglicht er dem Kranken, solche Empfindungen bei sich ebenfalls zuzulassen. Ihnen Ausdruck zu verleihen, entlastet. Man muss nicht immer stark sein.
- Es ist keine Schande bei diesem Prozess des Abschiednehmens auch psychologische oder psychotherapeutische Hilfe in Anspruch zu nehmen.

▶ Im Rahmen des Abschiedsnehmens treten sowohl beim Erkrankten als auch bei den Angehörigen verschiedene emotionale Reaktionen auf. Diese sind normal und sollten nicht unterdrückt werden. Hilfe bieten aber auch psychologische oder psychotherapeutische Gespräche.

10.3.3 Wünsche Sterbender

Gerade bei einer Demenzerkrankung ergibt sich die Problematik, dass der Betroffene Wünsche nicht mehr äußern kann. Falls er diese in einer Patientenverfügung (s. Abschn. 10.4) festgehalten hat, ist es einfacher, sich daran zu orientieren. Falls dies nicht der Fall ist, können folgende Überlegungen hilfreich sein.

- Gibt es Anzeichen für Schmerzen oder sonstige Belastungen? Diese äußern sich oft in verschiedensten Verhaltensauffälligkeiten. Schmerzen sollten auf jeden Fall behandelt werden. Schmerzmittel haben manchmal Nebenwirkungen wie Benommenheit, Verwirrtheit, Halluzinationen und Verstopfung. Besprechen Sie diese Veränderungen mit Ihrem behandelnden Arzt. Manches kann verbessert werden, aber oft ist es auch notwendig, diese Nebenwirkungen zu akzeptieren, um dem Betroffenen zu helfen.
- Welche Verhaltensweisen haben ihm früher bei Belastungen geholfen? Hat er gerne Nähe, oder irritiert sie ihn?
- Sind wesentliche Körperfunktionen ausgefallen, sollte Unterstützung durch eine Pflegefachkraft angefordert werden. Dies gilt für die Bereiche der Lagerung, der Ausscheidung und der Körperpflege.
- Die künstliche Ernährung mittels einer PEG-Sonde (Magensonde) muss individuell mit dem Arzt erörtert werden. Ähnliches gilt für die Zufuhr von Flüssigkeit mittels einer Infusion.
- Bei Infekten und deren Behandlung ist ebenfalls ein sehr individuelles Vorgehen notwendig. Besprechen Sie dies mit dem Arzt Ihres Vertrauens. Einige pflegerische Aspekte beim Umgang mit Sterbenden sind in Kap. 11 zur Pflege angeführt.

Als wesentliche Elemente können aber folgende Faktoren angesehen werden: Oberstes Ziel ist die Lebensqualität des Betroffenen am Ende seines Lebens. Insofern sollten sich alle durchzuführenden Handlungen diesem Ziel unterordnen. Wissenschaftliche Erörterungen und Maßnahmen können hier die Erfahrungen der Betreuer, das Einfühlungsvermögen sowie Nähe und Geborgenheit nicht ersetzen. Unterstützende und komplementäre Methoden sind

- homöopathische Maßnahmen,
- Bachblüten, die v. a. der psychischen Stabilisierung dienen,
- Aromatherapie,
- basale Stimulation und
- Kinästhetik.

Wenn sich das Leben unwiderruflich seinem Ende entgegen neigt, ist es nicht nur für die Angehörigen, sondern auch für sonstige Betreuende oft sehr schwer, dazu „ja" zu sagen. Gute Begleitung bedeutet aber, Sterben als einen Teil des Lebens zu akzeptieren. Können oder wollen wir nicht sehen, dass die Lebensuhr abgelaufen ist, verfallen wir leicht in einen Aktionismus und quälen den Sterbenden im sinnlosen Bemühen, sein Leben doch noch zu verlängern.

Die wesentlichsten *Kriterien guter Begleitung* sind:

- Zuwendende Nähe durch eine Sicherheit gebende Person.
- Innere Ruhe des Betreuers.
- Respekt. Die Distanz oder Nähe, die dieser Mensch bisher gewünscht hat, ist auch jetzt für ihn richtig.
- Genaues Beobachten des Verhaltens und Befindens.
- Gibt es Schmerzen (indirekte Schmerzzeichen)?
- Bestehen quälende Symptome (Mundtrockenheit, Atemnot, Übelkeit, Blähungen)?
- Gibt es Zeichen für Unbehagen (unbequeme Lage)?
- Hat der Sterbende Angst (fürchtet sich, allein zu bleiben)?
- Gibt es unerfüllte Wünsche (wer soll noch kommen)?
- Die Relativierung von Pflegestandards.
- Was braucht der Sterbende jetzt? (Erkennen von Wünschen und Bedürfnissen.)

Was braucht er jetzt bestimmt nicht mehr (Nahrung, ausreichende Flüssigkeitszufuhr, Mobilisation, regelmäßigen Stuhlgang, Dekubitusprophylaxe usw.).

▶   Es ist sehr schwer, ja oft fast unmöglich, die Wünsche Sterbender zu erkennen, wenn wir sie erst auf der allerletzten Wegstrecke kennengelernt haben. Zum Glück haben wir in der Regel die Gelegenheit, diese Menschen über ihre Biografie besser kennenzulernen, ehe wir sie im Sterben begleiten. Diese Möglichkeiten gilt es, so gut es geht, zu nutzen.

10.3.4   Pflege sterbender Familienangehöriger zu Hause

Die Betreuung sterbender Menschen zu Hause ist prinzipiell möglich. Zu beachten ist jedoch, dass hierbei nicht der Wunsch nach intensivmedizinischer Therapie seines Leidens, sondern ausschließlich nach Geborgenheit und dem „Daheimsein" im Vordergrund steht. Insofern sollten nur Maßnahmen getroffen werden, die Beschwerden lindern.

Eine optimale Schmerztherapie muss dafür gewährleistet sein. Der Angehörige kann entsprechend den Bedürfnissen die Schmerztherapie, soweit dies möglich ist, in Absprache mit dem Arzt durchführen. Nur eine möglichst gute Schmerzlinderung bietet dem Kranken Lebensqualität.

Durch das Verbleiben bzw. die Rückkehr des Sterbenden in die Familie haben Sterbende oft

- weniger Angst vor dem Sterben in Einsamkeit,
- weniger Angst, abhängig von fremden Menschen zu sein,

und Angehörige,

- mehr inneren Halt durch die Pflegeaufgaben,
- das Gefühl, nützlich und hilfreich zu sein, weil sie etwas für den geliebten Menschen tun können,
- die Möglichkeit, besser Abschiednehmen zu können.

Oft sind die Möglichkeiten der Betreuung nur gering. Der Angehörige hat das Gefühl, nicht genug getan zu haben. Das auch deshalb, da die Möglichkeit der Rückmeldung über das Gespräch fehlt. Wesentlich bei der Betreuung sind aber nicht große Taten, sondern so einfache Handlungen wie

- seine Hand zu halten,
- ihn zu streicheln,
- das Abwischen des Speichels oder Schweißes und
- das Benetzen der Lippen.

Den Sterbenden bis an das Ende seines Weges zu begleiten, verlangt vom Pflegenden, die eigene Identität und Gesundheit so lange wie möglich zu bewahren. Wenn die Pflege mehrere Monate oder länger dauert, müssen die Angehörigen daher lernen, ihre eigenen Bedürfnisse durch zeitweiligen Rückzug aus der bedrückenden Situation und Erholung wahrzunehmen. So behalten sie die innere Kraft für die intensive Pflege.

Die Einstellung auf das Leben nach dem Tod des Erkrankten setzt oft bereits ein, wenn die „Tödlichkeit" einer Erkrankung akzeptiert wird. Trauern ist eine geistige und körperliche Leistung, und es gibt keinen Weg, der um die widersprüchlichen Gefühle herumführt. Wichtig ist daher, die Trauer zuzulassen, sich mit ihr auseinanderzusetzen. Werden Trauergefühle verdrängt, können psychosomatische Erkrankungen entstehen. Familienmitglieder, die engen Kontakt mit dem Sterbenden hatten und dadurch Abschiednehmen konnten, haben oft in der Trauerzeit weniger körperliche und seelische Störungen. Deshalb ist es nicht notwendig, „besonders stark" zu sein oder keine „Schwäche" zuzugeben.

10.4   Wichtige administrative Erledingungen

Heute fehlt oft die Erfahrung der unmittelbaren Begegnung mit dem Sterben und dem Tod. Angehörige lassen ihre Lieben im Krankenhaus versorgen. Oftmals wagen sie sich erst dann wieder ins Krankenhaus, wenn „es" vorbei ist. Damit werden die Unfähigkeit, mit Schmerz und Trauer umzugehen, und die Sprachlosigkeit größer. Häufig ist es auch schwierig, die notwendigen administrativen Schritte zu unternehmen. Man ist noch vom Schock gelähmt.

Dieser Abschnitt soll helfen, wichtige Dinge, die zu erledigen sind, nicht zu vergessen. Diese Zusammenstellung erhebt keinen Anspruch auf Vollständigkeit und muss natürlich individuell ergänzt werden.

Damit die Hinterbliebenen in der Stunde des Schmerzes und der Aufregung nicht kopflos handeln, sollte bereits zu einem früheren Zeitpunkt eine Mappe oder ein Ringordner angelegt werden, in dem die wichtigsten Papiere aufbewahrt sind. Nach Auskunft von Bestattungsinstituten haben Angehörige oft die größten Schwierigkeiten, die nötigen Dokumente zu finden.

Die erste Seite könnte eine Übersicht (Checkliste) sein, der die Angehörigen entnehmen können, was zu tun ist. Anhand dieser wird die Mappe aufgebaut.

Checkliste
- Ein aktueller Lebenslauf, der beim Erstellen eines Nachrufes bzw. auch bei Ansprachen hilft.
- Eine Patientenverfügung, die zur Wahrung persönlicher Werte und Wünsche verfasst werden kann.
- Vorsorgevollmacht: Sie bietet die Möglichkeit, zusätzlich zum Bevollmächtigten eine Person des besonderen Vertrauens zu benennen, die Aufgaben eines Bevollmächtigten übernehmen kann, falls dies nötig wird. Damit die Vorsorgevollmacht wirksam ist, muss sie als solche gesondert unterschrieben oder geschrieben sein.
- Bestattungsform: Erdbestattung, Feuerbestattung, stilles Begräbnis nur im Familienkreis (evtl. schriftliche Erklärung über die Verfügung des Leibes für medizinische Zwecke).
- Auswahl der Kleidung, die dem Toten zur Bestattung angezogen werden soll.
- Traueranzeige.
- Liturgie des Totenamtes.
- Pfarrer.
- Grab.
- Wer soll benachrichtigt werden?
- Bankvollmacht, Erbverwalter.
- Notar.
- Wer soll „Erbverwalter" sein?
- Bezug-auszahlende Stelle.
- Sozialversicherung, Krankenkasse: Versicherungen, Zusatzkrankenkasse, Lebens-/Ablebensversicherungen.
- Vereine: Mitgliedschaften.
- Zeitungen, Zeitschriften: Abonnements.
- Kirchensteuer, zuständige Stelle.
- Sterbegeld.
- Abmeldung: Telefon, Rundfunk, Fernsehen, Strom, Gas, Daueraufträge bei der Bank.

- Finanzamt.
- Abmeldung bei einem evtl. Zweitwohnsitz.
- Testament.

Patientenverfügung
Eine Patientenverfügung ist eine vorsorgliche schriftliche Erklärung, durch die ein ein-willigungsfähiger Mensch zum Ausdruck bringt, dass er in bestimmten Krankheits-situationen keine Behandlung mehr wünscht, wenn diese letztlich nur dazu dient, sein ohnehin bald zu Ende gehendes Leben künstlich zu verlängern.

Sie wird angewendet, wenn

- der Betroffene selber nicht mehr einwilligungsfähig ist,
- die lebensbedrohende Krankheit bald zum Tod führt,
- vom Betroffenen auf eine mögliche Behandlung verzichtet wird oder eine begonnene Behandlung beendet werden soll.

Sie beinhaltet, wie in folgenden Situationen entschieden werden soll:

- Behandlung und Pflege: Hier ist die Frage der Verabreichung von Infusionen (Stillen von Hunger und Durst) zu erörtern.
- Ausfall lebenswichtiger Funktionen.
- Absehbares Versagen der Intensivtherapie.
- Schwere Komplikationen im Rahmen einer Therapie bei einer Grunderkrankung, die tödlich enden wird.
- Akute Erkrankung (Unfall).
- Erhebliche Belastung bei Fortsetzung einer vermutlich erfolglosen Behandlung, z. B. Transplantationen.
- Koma nach Herz-Kreislauf-Stillstand – schwere Dauerschädigung des Gehirns.
- Im Sterbeprozess.
- Ob seelsorglicher Beistand erwünscht ist.
- Verfügung über Organspende.

Die Patientenverfügung sollte

- Name (Vor- und Nachname), Geburtsdatum, Ort, Datum, Unterschrift enthalten.
- Ein Zweitexemplar evtl. an Hausarzt.
- Die Verfügung soll alle 1–2 Jahre mit neuer Unterschrift (Name, Vorname) und Datum bestätigt werden. Die nicht mehr aktuelle Fassung sofort zerreißen.

10.5   Die Zeit danach

Nach dem Tod des Kranken durchleben die meisten Angehörigen widersprüchliche Gefühle. Zunächst fühlen Sie sich vielleicht wie gelähmt und sind nicht in der Lage, zu trauern. Während der langen Jahre der Krankheit mussten Sie viele Verluste hinnehmen, wie z. B. den Verlust von Fähigkeiten und Persönlichkeitsmerkmalen des Kranken. Sie mussten Abschied nehmen von gemeinsamen Zukunftsplänen und von der partnerschaftlichen oder elterlichen Beziehung. Sie haben schon vor dem Tod des Kranken um ihn getrauert, sodass Sie nun keine Traurigkeit empfinden können. Vielleicht spüren Sie anfangs auch ein Gefühl der Erleichterung, dass die Zeit des Leidens vorüber ist. Oft hat man schon im Lauf der Krankheit den Wunsch, der Kranke möge sterben können. Diese Gedanken sind ganz normal, auch wenn sich mancher scheut, sich diese einzugestehen und zu akzeptieren. Nach den ersten Reaktionen auf den Verlust Ihres Angehörigen erleben Sie möglicherweise auch Gefühle von Schuld, Ärger, Depression und v. a. von Einsamkeit. Sprechen Sie über Ihre Gedanken und Empfindungen mit anderen Familienmitgliedern oder Freunden und Bekannten, die Ihnen Rückhalt geben können. Auch in den Angehörigengruppen gibt es die Möglichkeit, durch Gespräche und Erfahrungsaustausch mit anderen Menschen über diese schwere Zeit hinwegzukommen.

Nach der langen Zeit der Betreuung und Pflege, verbunden mit ständiger Sorge und Überforderung, sind Sie körperlich und seelisch ausgelaugt, und es erscheint Ihnen vielleicht schwierig, wieder ein „normales" Leben zu führen. Sie waren ständig damit beschäftigt, für den Kranken zu sorgen, und haben Ihre eigenen Bedürfnisse hintangestellt. Plötzlich haben Sie wieder viel Zeit für sich selbst und wissen zunächst nichts damit anzufangen. Versuchen Sie, Kontakte zu Freunden und Bekannten wieder aufleben zu lassen, gehen Sie früheren Hobbys nach, oder suchen Sie sich eine Beschäftigung, die Ihnen Freude macht. Achten Sie auch auf Ihre körperliche Gesundheit, und suchen Sie einen Arzt auf, wenn Sie sich krank oder niedergeschlagen fühlen.

Der Verlust Ihres Angehörigen hinterlässt sicher eine große Lücke, und das Leben erscheint Ihnen anfangs leer und ohne Sinn. Geben Sie sich die Zeit, die Sie brauchen, um mit der Veränderung in Ihrem Leben klarzukommen.

Im Laufe der Zeit wird die Erinnerung an die Zeit der Krankheit nachlassen, und Sie werden sich an Ihren Angehörigen wieder so erinnern, wie er vor seiner Krankheit war. Dann ist man oft auch offen für eine neue Beziehung.

10.6   Zusammenfassung

Sterben und Tod sowie das damit verbundene Abschiednehmen ist für alle Menschen ein schwieriger Prozess. Gerade bei der Alzheimer-Erkrankung wird dies durch den langen Verlauf und die Problematik der fehlenden Kommunikationsmöglichkeiten am Ende der Erkrankung noch erschwert. Es ist bei diesem sehr emotionalen Thema schwierig,

Tipps und Ratschläge zu geben. Insofern sind alle hier dargestellten Überlegungen als Anregungen zu sehen, die individuell angepasst Verwendung finden können.

Prinzipiell ist es jedoch wesentlich, diese Thematik nicht zu verdrängen und zu verleugnen, da man sonst noch unvermittelter davon getroffen wird.

Folgende Maßnahmen können hilfreich sein, diese Phase des Abschiednehmens besser zu bewältigen:

- Präventiv erscheint es sinnvoll, durch die Betreuung des Kranken nicht alle Brücken nach außen abzubrechen. Halten Sie regelmäßige Kontakte zu Freunden, Bekannten, den Kindern etc.
- Erhalten Sie auch Ihre Hobbys und machen Sie auch (alleine) Urlaub.
- Lassen Sie sich Zeit bei der Trauerarbeit. Es ist normal, wenn man nicht sofort dem normalen Alltag nachgehen kann.
- Suchen Sie bei lang anhaltender Trauer und Depressivität professionelle Hilfe auf. Dies kann eine Angehörigengruppe, ein Psychologe, eine Psychotherapie, ein Psychiater oder auch Seelsorger sein. Auch die Einnahme eines Antidepressivums ist keine Schande.
- Knüpfen Sie neue Kontakte, die Ihnen beim weiteren Leben helfen. Dadurch kommt es auch vermehrt zu einer anderen Kommunikation.
- Gestalten Sie evtl. die Wohnung nach Ihren Wünschen. Trennen Sie sich nach einiger Zeit auch von Dingen, die immer wieder Trauerreaktionen auslösen.
- Gehen Sie auch neue gegengeschlechtliche Beziehungen ein. Oft ergibt sich gerade bei Angehörigengruppen die Möglichkeit, ein neues Leben zu starten.
- Leben Sie Ihr Leben!

▶ Der Tod des Menschen mit Demenz stellt für die Angehörigen eine grosse Belastung dar. Oft fällt dadurch auch eine wichtige Aufgabe weg und Sinn- und Hoffnungslosigkeit machen sich breit. Gerade hier ist es aber wesentlich sein eigenes Leben nicht zu vergessen, sondern mit der neuen Rolle auch ein neues Leben zu starten. Auch wenn das schwer fällt.

Literatur

Kübler-Ross E (2001) Interviews mit Sterbenden. Droemer, Knaur

Pflegerische Aspekte bei der Betreuung demenzkranker Menschen

11

Inhaltsverzeichnis

© Springer-Verlag GmbH Deutschland, ein Teil von Springer Nature 2020
G. Gatterer und A. Croy, *Leben mit Demenz,*
https://doi.org/10.1007/978-3-662-58267-1_11

11.1   Allgemeine Überlegungen zur Pflege

Pflegerische Aspekte zur Betreuung von Personen mit einer Demenz wurden bereits mehrfach angeführt. In diesem Kapitel sollen Sie verständlich und praxisrelevant für die drei Stadien der Erkrankung zusammengefasst werden. Natürlich kann der volle Umfang der pflegerischen Betreuung, wie sie die Gesundheits- und Krankenpflege umfasst, in diesem Buch nur exemplarisch dargestellt werden. Für noch mehr Informationen wird auf die entsprechende Fachliteratur (Elsevier 2016, 2019; Neumann-Ponesch 2017) verwiesen. Die Darstellung erfolgte nach den wesentlichsten Beeinträchtigungen in den einzelnen Aktivitäten des täglichen Lebens.

Für den praktischen Einsatz lesen Sie die Abschn. 11.4 und 11.5 durch. Wahrscheinlich finden Sie dort einige für Sie relevante Hinweise. Ziel ist es, für das gesamte soziale Umfeld des Betroffenen individuelle Problemlösungsstrategien zu entwickeln und diese umzusetzen.

Moderne Pflege orientiert sich an Pflegemodellen oder deren Konzepten. Pflegetheoretiker erstellen mit ihren Pflegetheorien Rahmenbedingungen für den Bereich Gesundheits- und Krankenpflege. Sie sind der Grundstein aller pflegerischen Handlungen und basieren auf Beobachtungen, Annahmen oder Vorstellungen und theoretischen Überlegungen.

Nach eingehender Überprüfung werden sie auf die Praxis übertragen und rechtfertigen die daraus abgeleiteten Pflegemaßnahmen infolge der Pflegeplanung. Inhaltlich werden sie in Bedürfnismodelle, Interaktionsmodelle und Pflegeergebnismodelle eingeteilt.

11.1.1   Bedürfnismodelle

Pflegetheoretiker dieser Modelle orientierten sich nicht direkt am biomedizinischen Modell, doch die Nähe zu Maslows Bedürfnispyramide und zu Eriksons Entwicklungsstufen sind deutlich erkennbar. Alle physiologischen Bedürfnisse müssen gestillt werden, um soziale Anerkennung und die sog. Selbstverwirklichung zu erreichen. Der Schwerpunkt dieser Modelle beinhaltet die Frage: Was braucht der Mensch? Was kann die Pflegefachkraft für den Betroffenen tun? Das Erkennen von Problemen in hierarchischer Reihenfolge mit den damit verbundenen Bedürfnissen hat einen wichtigen Stellenwert. Kritiker des Modells weisen darauf hin, dass die Wahrscheinlichkeit, den zu Betreuenden auf seine Defizite zu reduzieren, naheliegt. Die Pflegetheoretiker dieser Modelle lieferten allerdings eine wichtige Grundlage für die Entwicklung des Pflegeprozesses und die Weiterentwicklung der neuen Generation von Pflegemodellen. Gatterer (2019a, b) weist darauf hin, dass auch das Risiko besteht, nicht die Bedürfnisse der Erkrankten sondern die des Systems zu erfüllen. Insofern muss hier zwischen „Bedarf", dem objektiv festgestellten Defizit in einem Bereich und den damit verbundenen Konsequenzen für den

Betroffenen, und den „Bedürfnissen" der Erkrankten und dessen Umfeld zur Bedürfnis- und Bedarfsbefriedigung unterschieden werden. Eine kurze Skala zur Erfassung der Bedürfnisse („Bedürfnisfragebogen") findet sich in Anhang 3.

▶   Bedürfnisorientierte Modelle orientieren sich an den Grundbedürfnissen des Menschen. Hier muss jedoch zwischen „Bedarf", dem objektiven Defizit, und dem „Bedürfnis" des Betroffenen unterschieden werden.

11.1.2 Interaktionsmodelle

In diesem Modell wird die Interaktion zwischen Betreuungsperson und Pflegefachkraft beleuchtet. „Wie" ist die Beziehung? „Wie" wird etwas getan? Jede Reaktion erzeugt eine gewünschte oder unerwünschte Gegenreaktion. Im Mittelpunkt steht die Frage: Wie agieren Pflegefachkräfte in der Patient-Betreuer-Beziehung? Die Bedürfnisse des Betroffenen in Hinblick auf die Bedürfnispyramide bleiben bei diesen Modellen vordergründig erhalten. Im Mittelpunkt steht die Kommunikation und zwischenmenschliche Beziehung sowie deren Entwicklung. Die humanistische Psychologie nimmt einen entscheidenden Einfluss auf diese Modelle, und der Pflegeprozess ist bei dieser Gruppe der Theoretiker sehr weit entwickelt. Weitere wichtige Grundlagen waren die Interaktionstheorie, Phänomenologie und existenzialistische Philosophie. Der Schwerpunkt liegt bei der Beziehungsebene, deshalb sind wesentliche Grundvoraussetzungen für eine ganzheitliche Betreuung nicht berücksichtigt. Die Modelle sind aber durch folgende Grundgedanken gekennzeichnet:

• Auseinandersetzung der Pflegefachkraft mit den persönlichen Werten und Normen.
• Unterstützung oder Hilfe geben und Abhängigkeit vermeiden.
• Aufbau einer zwischenmenschlichen Beziehung, der menschliche Aspekt tritt in den Vordergrund.
• Erfahrung, subjektive Wahrnehmung und Intuition mit objektiven Maßstäben verknüpfen.
• Wahrnehmung und Umsetzung von therapeutischen Verhaltensweisen.
• Krankheit ist ein Teil der menschlichen Erfahrung. Sie bedarf einer vorübergehenden oder dauerhaften Unterstützung mit der Wahrung der Integrität des Menschen.

▶   Pflege ist ein zwischenmenschlicher, interaktiver Prozess. Die Kommunikation zwischen Pflegendem und Gepflegtem soll die gemeinsame Zielsetzung, die erforderlichen Maßnahmen und die Zielrealisation definieren, um das Individuum bei der Erhaltung, Förderung und Wiederherstellung seiner Gesundheit zu unterstützen.

11.1.3 Pflegeergebnismodelle

Die Vertreter dieser Modelle sind auf einem sehr hohen Abstraktionsniveau angesiedelt. Es steht die Frage nach dem „Warum" im Vordergrund. Das Ziel liegt in der Wiederherstellung und Stabilisierung des Gesundheitszustandes sowie der Harmonisierung mit der Umwelt. Grundlage sind die Systemtheorie sowie Anpassungs- und Entwicklungstheorien. Der Schwerpunkt liegt auf dem Ergebnis der Pflege. Eine gewisse Nähe zu Bedürfnismodellen ist jedoch feststellbar.

▶   Pflegeergebnismodelle gehen davon aus, dass Krankheit nicht kompensiert, sondern Gesundheit, Selbstständigkeit und Wohlbefinden gefördert werden sollte.

11.2   Beispiele für Pflegemodelle

Im folgenden Abschnitt sollen einige Modelle kurz dargestellt werden, da sie unterschiedliche Ziele und Vorgehensweisen beinhalten.

11.2.1 Pflegemodell nach Nancy Roper et al.

Nancy Roper et al. (2009) hat ihr Pflegemodell nach den Aktivitäten des täglichen Lebens (ATL) aufgebaut. Sie unterscheidet 12 ATLs und zwar atmen, ausscheiden, kommunizieren, essen und trinken, sich kleiden, sich bewegen, sich als Mann oder Frau fühlen, schlafen, Sicherheit, sich wohlfühlen, Körpertemperatur regulieren (Vitalzeichen), sterben.

Durch die Beschreibung der ATLs wird ausgedrückt, dass Pflege da nötig ist, wo Einschränkungen in einer oder mehreren dieser alltäglichen Handlungen vorliegen.

11.2.2 Pflegemodell nach Dorothea Orem

Dorothea Orem (1985) orientiert ihr Pflegemodell am Konzept der „Selbstpflegeerfordernisse", d. h., jeder Mensch pflegt sich selbst, nur wenn er Defizite hat, nimmt er die Hilfe einer Pflegekraft oder einer Pflegeorganisation in Anspruch. Sie definiert 8 lebensnotwendige Anforderungen: ausreichende Zufuhr von Luft, Wasser, Nahrung; Pflege in Zusammenhang mit Ausscheidungsprozessen; Gleichgewicht zwischen Aktivität und Ruhe, zwischen Alleinsein und sozialer Interaktion; die Abwendung von Gefahren für das menschliche Leben und Wohlbefinden; Entwicklung innerhalb sozialer Gruppen.

11.2.3 Pflegemodell nach Gordon et al.

Marjory Gordons Pflegemodell basiert auf Pflegediagnosen (Gordon et al. 2005). Eine Pflegediagnose ist die Beurteilung oder das Ergebnis einer pflegerischen Einschätzung. Frau Gordon richtet sich nicht nach den ATLs sondern nach funktionellen Verhaltensmustern, wie z. B. Wahrnehmen und Umgang mit der eigenen Gesundheit, Ernährung und Stoffwechsel, Ausscheidung, Aktivität und Bewegung, Schlaf und Ruhe, Selbstwahrnehmung und Selbstkonzept, Rolle und Beziehung, Sexualität und Reproduktion, Werte und Überzeugungen, Stresstoleranz.

11.2.4 Psychobiografisches Pflegemodell nach Böhm

Das psychobiografische Pflegemodell nach Böhm (2004, 2009) stellt den Grundsatz „Aufleben statt Aufheben" in den Vordergrund: „Wir alle sind zum Leben, zum Wiederaufleben und Lebendigsein und nicht zum Aufheben in einer Institution geschaffen." Mit diesem Leitsatz hat der Wiener Professor Erwin Böhm in der Altenpflege viel Staub aufgewirbelt. Hat er doch damit vorwiegend somatisch orientierte Sichtweisen infrage gestellt. Denn in der Pflegepraxis hat sich herausgestellt, dass in besonderer Weise die Pflege demenziell erkrankter Menschen neue Wege in der Betreuung dieser Zielgruppe erforderlich macht.

Prof. Böhm hat darum ein spezifisches Pflegekonzept entwickelt, das als Beziehungspflege oder auch Seelenpflege therapeutisch, symptomlindernd bzw. heilend wirksam ist. Er gibt mit seinem psychobiografischen Pflegemodell der Altenpflege eine neue Ausrichtung. Dieses Modell ist eine der entwicklungsfähigsten und umfassendsten Sichtweisen und insofern besonders für die Betreuung von Personen mit Demenzerkrankung geeignet.

Sein Modell fördert ein Pflegeverständnis, das die Biografie der Betroffenen als Grundlage zum Verstehen eines Menschen und seiner Verhaltensweisen nimmt.

Als therapeutische Pflege ist das psychobiografische Modell ein reaktivierendes Pflegekonzept, das dem alten Menschen helfen möchte, am Leben teilhaben zu können.

Eine ausschließlich versorgende Pflege (warm-satt-sauber) fördert dagegen den Rückzug und die Regression alter Menschen, indem sie diese zunehmend schwächer, abhängiger und hilfloser macht.

Die pflegerische Forderung besteht daher in der Aussage, dass zuerst die Seele des alten Menschen bewegt werden muss und nicht wie üblich nur die Körperteile. Der alte Mensch muss für sich einen Sinn oder ein Motiv sehen können, um in der Folge seinen Körper freiwillig zu bewegen und zu benützen. Er braucht ein „Wozu" und „Wohin". Dann wird er morgens aufstehen, sich umkleiden oder sich für den Tag stärken wollen. All das wird er aber nur dann machen, wenn er ein Lebensmotiv hat.

Das Lebensmotiv eines alten Menschen ist in seiner Prägungsgeschichte (Lebensgeschichte) aufgehoben und kann dort wieder abgerufen und gefunden werden.

Die Pflegenden „re-aktivieren" das, was schon einmal da war. Das heißt, sie setzen Impulse, die einen Menschen wieder zum Leben erwecken. Diese Impulse sollen ihn in seinen Beweggründen und somit in seiner Ich-Wichtigkeit bestärken. Das kann ein Lied sein, eine Tätigkeit oder sonstiges.

In diesem Modell geht Haltung vor Handlung. Das psychobiografische Pflegekonzept stellt die Beziehung in den Mittelpunkt der pflegerischen Arbeit. Sie ist damit eine spezifische Pflege, die sich auf das wesenhaft Menschliche, die Menschenwürde, besinnt. Die eigene Persönlichkeit der Pflegenden ist somit das wichtigste Mittel der Pflegearbeit. Die Sichtweise der zu Pflegenden bestimmt die Pflegeform im Altenheim. Jeder Pflegende ist daher selbst gefragt und herausgefordert, nach eigenem Gewissen und eigenen Wertvorstellungen zu handeln. Eine so verstandene Verantwortungsethik dient nicht der Selbstbehauptung der Pflegenden, sondern sie steht im Dienst der Fürsorge der demenziell erkrankten Menschen. Das heißt auch, dass ein solches Pflegekonzept im Rahmen der Fortbildung nicht zu verordnen ist, sondern vom Einzelnen verstanden werden muss. Ziel ist die Verbesserung des Befindens, nicht die Verbesserung der Befunde.

Grundlage einer verstehenden Pflege ist die individuelle Biografie des zu Pflegenden. Durch das Verstehen seiner Lebensgeschichte verändert der Pflegende seine persönliche Grundhaltung und verschiebt die Toleranzgrenze und seine Sichtweise von „Pflegeproblemen" (Wertigkeit) und verändert somit seine Pflegehandlungen.

11.2.5 Konzept der Validation

Wieder einen anderen Ansatz wählt Naomi Feil (2010) mit ihrem Konzept der Validation. Dieses stellt einen spezifischen Interaktions- und Kommunikationsstil in den Vordergrund. Grundprinzip ist die Vermeidung von Stress für den älteren Menschen durch die Akzeptanz seiner Sichtweise. Der Betreuer stellt sich somit „in die Schuhe des Betreuten". Das Modell ist in Abschn. 8.2.4.6 genauer dargestellt.

11.2.6 Basale Stimulation

Ein Konzept, welches sich auch für den Einsatz bei schwer dementen Personen gut eignet, ist die „basale Stimulation" (Fröhlich und Nydahl 2007). Basale Stimulation ist ein Ansatz, der sich v. a. mit der menschlichen Wahrnehmung beschäftigt und diese durch gezieltes Vorgehen fördern oder erhalten will. Basal bedeutet in diesem Zusammenhang „grundlegend" bzw. „voraussetzungslos". Der Begriff Stimulation weist auf die Notwendigkeit der Anregung durch verschiedene differenzierbare Informationsangebote bzw. auf das Zur-Verfügung-Stellen von Wahrnehmungsmöglichkeiten hin.

Das Konzept der basalen Stimulation kommt ursprünglich aus dem Behindertenbereich. Basale Stimulation greift auf die ersten Wahrnehmungserfahrungen des

Menschen zurück. Die somatische, vibratorische und vestibuläre (Gleichgewicht) Wahrnehmung bilden die sensorische Basis, die auditive, orale, olfaktorische und visuelle Wahrnehmung sind übergeordnet. Je schwerer jemand in der Wahrnehmung beeinträchtigt ist, umso mehr muss man an der Basis ansetzen. Die basalen Elemente sind auch bei schwersten Störungen noch anwendbar. Man geht davon aus, dass auch schwer beeinträchtigte Menschen noch Hautkontakte, Gleichgewichtsreaktionen und Vibrationen spüren. Mit den Angeboten der vibratorischen, vestibulären und somatischen Stimulation kann sich der wahrnehmungsbeeinträchtigte Mensch Informationen über sich selbst beschaffen.

Christel Bienstein integrierte das Konzept in die Pflege und definiert basale Stimulation folgendermaßen:

> Basale Stimulation heißt, den Menschen dort abzuholen, wo er wahrnehmen kann, und ihn von dort ausgehend zu fördern. Basale Stimulation knüpft an die primärsten Wahrnehmungserfahrungen des Menschen an. Sie setzt nichts voraus.

Ziel der basalen Stimulation in der Pflege sind die Begleitung und Förderung der Fähigkeit zur Wahrnehmung, Bewegung und Kommunikation. Bei allen verwendeten Maßnahmen steht das Wohlbefinden des Menschen im Vordergrund. Es gilt, das zu finden, was gerade in dieser Situation hilfreich ist.

Wichtigster Bereich ist die Förderung der *somatischen Wahrnehmung*. Ziel der somatischen Stimulation ist es, dem Patienten eindeutige Informationen über sich selbst und seinen Körper zu vermitteln, das Körperbewusstsein wiederherzustellen, Wohlbefinden, Orientierung, Anregung, Grenzen und Abgrenzung zu erfahren. Harmonie in der Bewegung des Pflegenden vermittelt klare, eindeutige Information und gibt dadurch Sicherheit. Auf der somatischen Ebene kann man Möglichkeiten zur Körpererfahrung durch die belebende und beruhigende Ganzkörperwaschung, die Bobath-orientierte Waschung (nach Schlaganfall), die geführte Waschung, die atemstimulierende Einreibung, durch Massagen und körperumgrenzende Lagerung geben. Die vibratorische Wahrnehmung kann durch Abfibrieren des Thorax erfahren werden, Vibraxgeräte nutzen die Knochenleitung. Die sanfteste Vibration hat die tibetanische Klangschale. Die vestibuläre Wahrnehmung kann im Rahmen der Körperpflege durch „Wiegen" in Seitenlage angeregt werden. Beim Umlagern überschneiden sich somatische und vestibuläre Wahrnehmung. Es kommt zu einer Abwechslung in der Körpererfahrung.

Über Berührung wird das somatische Empfinden erfahrbar. Berührungen sind die einfachste Art, das somatische Empfinden erfahrbar zu machen. Die Haut ist das größte Wahrnehmungsorgan, sie kann unterschiedliche Reize aufnehmen. Berührungen sind eine Art Sprache ohne Worte, bei der das „Wie" und nicht das „Was" entscheidend ist. Sie sind Signale für den Menschen über seinen eigenen Körper. Sie lösen immer Gefühle aus und müssen daher eindeutig sein. Berührungen werden besonders intensiv wahrgenommen, wenn der Mensch die Sprache und die Gestik nicht verstehen kann. Berührungen können die Aufmerksamkeit und die Gefühle des Berührten in eine bestimmte Richtung lenken, beruhigen, aber auch stimulieren, von Schmerzen ablenken und Trost spenden. Wesentlich für eine positive therapeutische Wirkung sind:

- für Ruhe und eine angenehme Atmosphäre sorgen,
- überhastete Arbeitsweise vermeiden,
- den Beginn und das Ende von Pflegehandlungen durch die Initialberührung kennzeichnen,
- die Berührungen für die Berührten deutlich, aber angenehm wahrnehmbar machen,
- keine oberflächlichen, streifenden, abgehackten Berührungen, keine punktuellen Berührungen,
- die Berührungen ruhig, mit flächig aufgelegter Hand und konstantem Druck durchführen.

Die *angemessene Berührung* spielt eine besondere Rolle. Der Aspekt des Hautkontaktes ist bei der somatischen Stimulation besonders wichtig, deshalb spielt die angemessene Berührung eine besondere Rolle. Die Art der Berührung kann entscheiden, ob sich ein Mensch zurückzieht, blockiert oder sich dem Betreuenden zuwendet. Eine Initialberührung gibt Sicherheit, weil auch ein schwer beeinträchtigter Mensch mit der Zeit weiß, dass nach dieser Berührung etwas Angenehmes durchgeführt wird. Er kann sich darauf vorbereiten. Eine plötzliche Berührung macht Schwerkranken Angst. Sie werden unruhig und wirken angespannt. Ist der Kranke noch ansprechbar, empfiehlt sich als Initialberührung eine Berührung am Arm oder an der Hand. Bei somnolenten Menschen wird die Initialberührung an der Schulter oder am Brustkorb eher wahrgenommen. Entscheidend ist auch das Tempo der Berührungsbewegung, denn schwer beeinträchtigte Menschen werden schnellen Bewegungen, wenn überhaupt, nur sehr schwer folgen können. Bewegt man z. B. einen Waschlappen in angemessenem Tempo und mit angemessenem Druck, erhält der Berührte Informationen über die Größe und Form dieser Körperpartie und kann wieder eine Vorstellung von seinem Körper entwickeln. Der Berührungskontakt soll möglichst nicht unterbrochen werden, denn das Kontakthalten während einer pflegerischen Verrichtung gibt emotionale Sicherheit, das ständige Loslassen und erneute Angreifen verunsichert. Das gilt besonders dann, wenn der Patient den Tätigkeiten nicht mit den Augen folgen kann.

Basalstimulierende Ganzwaschungen
Eine zentrale Bedeutung im Rahmen der basalen Stimulation haben basalstimulierende Ganzwaschungen. Hier steht nicht die Reinigung im Vordergrund. Intimpflege (z. B. Katheterpflege oder Genitalpflege) sollte deshalb zuvor durchgeführt werden. Ziel ist die Förderung durch Körpererfahrung, zugleich kann die notwendige Körperpflege durchgeführt werden. Da die Körpererfahrung im Vordergrund steht, beginnt man bei Ganzkörperwaschungen, v. a. wenn Abwehrbewegungen gemacht werden, nicht im Gesicht. Die basal stimulierende Ganzkörperwäsche orientiert sich an der Körperbehaarung.

Die *beruhigende Ganzwaschung* wird mit sehr warmem Wasser in Haarwuchsrichtung durchgeführt. Dazu verwendet man zur Beruhigung weiche Waschlappen und
Handtücher. Sie ist günstig bei Menschen, die ihr Körperschema verloren haben, d. h.,
die nicht wissen, wo sich ihr Körper und ihre Körperteile befinden. Der Patient entspannt
sich und wird ruhiger. Sie wird angewendet bei Menschen mit Hyperaktivität, zentralen
Unruhezuständen, Verwirrtheit, Morbus Alzheimer, Einschlafstörungen, Schmerzen oder
Unruhe bei einer malignen Diagnosestellung, vor Operationen, nach einem Herzinfarkt.
Bei terminal erkrankten Menschen hat sich aufgrund der eintretenden Entspannung
besonders die beruhigende basalstimulierende Waschung bewährt.

Bei der *belebenden Ganzwaschung* erfolgt das Waschen mit lauwarmem oder
kühlerem Wasser gegen die Haarwuchsrichtung und mit eher rauheren Materialien,
mit dem Ziel, dass sich der Patient angeregt und aktiviert fühlt. Für unruhige und des-
orientierte Menschen ist diese Waschung aber nicht geeignet.

Bei der *Bobath-orientierten Waschung* (bei Patienten mit Halbseitenlähmung) wäscht
man von der kranken Seite zur gesunden und übt beim Übergang einen leichten Druck
aus. Dadurch wird die Aufmerksamkeit des Patienten auf den nichtfunktionierenden
Körperteil gelenkt.

Atemstimulierende Einreibung
Ziel ist eine gleichmäßige ruhige und tiefe Atmung. Damit soll die Körperwahrnehmung
unterstützt sowie die Konzentrationsfähigkeit und Bereitschaft für Außenreize gefördert
werden. Sie ist günstig bei Menschen mit schneller, oberflächlicher Atmung, Einschlafstörungen, Verspanntheit, Schmerzen, Stresssymptomatik, Palliativpatienten, geronto-
psychiatrischen Patienten, Demenzkranken und Patienten mit Wahrnehmungsstörungen.
Neben der Atemstimulierung kommt es zur Entspannung und zur Schmerzreduktion.
Weiter ist dadurch auch eine gewisse Pneumonieprophylaxe gegeben.

Massagen
Ziel ist die Beruhigung, Entspannung, Wahrnehmungsförderung und Förderung der
geistigen Repräsentation. Bei der Berührung der Haut kommt es über Rezeptoren zu
einer Anregung des neuronalen Netzwerkes. Der Körper kann durch Ausstreichungen
und Druckberührungen erfahrbar gemacht werden. Wichtig ist das Massieren der einzelnen Finger und Zehen. Bei bettlägerigen Menschen, die keinen Bodenkontakt mehr
haben, wirken sich Fußmassagen besonders gut aus. Indikationen für basalstimulierende
Massagen sind Unruhe, Ein- und Durchschlafstörungen, Spastiken, Kontrakturen
und Sensibilitätsstörungen. Basalstimulierende und aromapflegerische Maßnahmen
können gut kombiniert werden. Es eignen sich hierzu verschiedene Aromaöle. Auch mit
ätherischen Ölen angereicherte Pflegeprodukte können verwendet werden. Unbedingt
beachten muss man dabei, dass Düfte immer mit Emotionen verbunden sind. Vertraute
Gerüche können Geborgenheit vermitteln. Es können aber manchmal auch negative
Emotionen ausgelöst werden. Wichtig sind deshalb auch hier die Kenntnis der Biografie
und die vorhergehende Abklärung von Allergien.

Begrenzende Lagerung (Nestlagerung)

Wenn fast alle körperbezogenen Berührungspunkte verloren gehen, lässt die geistige Orientierungslosigkeit nicht lange auf sich warten. Aus diesem Grund hat sich die umgrenzende bzw. begrenzende Lagerung für die Erhaltung der Wahrnehmung bewährt. Unruhezustände können durch das Entstehen eines Gefühls der Sicherheit günstig beeinflusst werden. Das Konzept der basalen Stimulation ist auch eine besondere Form der Kommunikation mit wahrnehmungsbeeinträchtigten Menschen. Basale Stimulation kann den Zugang zu ihnen fördern.

Basale Stimulation bei fortgeschrittener Demenz

Gerade im Rahmen einer fortgeschrittenen Demenz fehlen oft entsprechende Reize. Es kommt deshalb nicht nur darauf an, „was" man mit Menschen mit Demenz macht, sondern auch „wie" man es tut. Durch den Einsatz von Reizen bei der Körperpflege hilft man dem Kranken, Körper und Umwelt besser wahrzunehmen (etwa durch leichten Druck beim Einseifen, abwechselndem Gebrauch von Schwämmen und Waschlappen, Abtrocknen mit unterschiedlich weichen Handtüchern, Einreiben, Massieren, Anziehen anschmiegsamer Kleidungsstücke).

Menschen nehmen ihre Umgebung und Informationen auf Dauer nur wahr, wenn ihre körperlichen Sinne abwechselnd gereizt werden. Dagegen gewöhnt man sich an eintönige, also gleichförmige Reize, sodass man diese nach einiger Zeit nicht mehr wahrnimmt. Dies gilt für Schmerz und Temperatur ebenso wie für Tasten, Riechen und Sehen. Wer an Reizen verarmt, blendet über kurz oder lang die äußere Realität aus und verliert die Orientierung. Ein solches Schicksal droht v. a. Demenz-Kranken, die bettlägerig sind, bzw. sich kaum noch bewegen können. Diese Situation spitzt sich zu, wenn die Betreffenden auch noch „super weich" gelagert und lediglich mit Flügelhemden „bekleidet" sind. Möglicherweise ist das Körperempfinden eines solchen Menschen mit dem tauben Gefühl vergleichbar, das man nach einer zahnärztlichen Betäubungsspritze verspürt. Für viele Demenz-Kranke kommt hinzu, dass sie aufgrund altersbedingter Hör- und Sehbeeinträchtigungen ohnehin nur noch schlecht wahrnehmen können. Dann ist es wichtig, sich primär auf Berührungen zu konzentrieren.

Verschiedene auffällige Verhaltensweisen sind aus diesem Konzept als Selbststimulation zu sehen. Dazu zählen Nestelbewegungen auf der Bettdecke, Reiben und Kratzen auf der eigenen Haut, Kratzen mit den Fingernägeln auf dem Tisch und Schaukeln mit dem Oberkörper. Diese geben eine „Eigenwahrnehmung" und ein „Ich-Empfinden".

Mittel der basalen Stimulation

Körperstimulation: Diese beinhaltet einen deutlichen Druck bei der Körperpflege (Waschen, Abtrocknen, Einreiben, Massieren). Die Richtung geht vom Körperstamm zur Peripherie. Erweiterte Reizangebote entstehen durch den Wechsel der Wassertemperatur, verschieden harte Waschlappen, Schwämme und Handtücher und diverse Waschzusätze.

Die *Förderung der Körperwahrnehmung* wird durch gut sitzende, vollständige, aber nicht zu enge Kleidung (einschließlich Unterwäsche) unterstützt. Wesentlich ist auch die Anregung des Gleichgewichtssinnes, z. B. durch Schaukeln im Schaukelstuhl, gemeinsames Ausführen rhythmischer Bewegungen (z. B. Tanzschritte) und Wiegen des Kranken im Arm des Betreuers. Eine spezielle Übung, die nur von geschultem Personal durchgeführt werden soll, ist die „Kornährenfelldübung". Dabei sitzt der Patient aufrecht im Bett, die Fußsohlen am Boden. Die Pflegeperson kniet (sitzt) hinter ihm und wiegt ihn in kleinen Bewegungen hin und her (wie ein Kornfeld).

Der *Tast- und Greifsinn* (haptische Stimulation) wird durch „Begreifen" unterschiedlicher Materialien, das Halten der Hände unter fließendes Wasser und durch das Sich-selbst-Eincremen gefördert. Auch das Umherwandern ohne Schuhe und Strümpfe (z. B. in Gras, Sand, Kies oder Wasser) unterstützt dieses Körperempfinden.

Die *vibratorische Anregung* kann durch das Halten einer elektrischen Zahnbürste, eines Elektrorasierers oder ähnlich vibrierender Gegenstände erfolgen.

Die *orale Stimulation* ist besonders wichtig für Patienten, die künstlich ernährt werden, aber auch für Personen mit Schluckstörungen, um deren Gefühl für den Mundbereich zu fördern und zu erhalten. Sie beinhaltet das regelmäßige Bestreichen von Lippen, Zahnfleisch, der Zunge und einem Teil des Gaumens mit den Fingern oder einer großen Mullkompresse (z. B. bei der Mundpflege) oder das Fördern von Saug- und Schluckbewegungen durch harte Brotrinden, Bratenkruste oder Kaugummi.

Die *olfaktorische Stimulation* ist besonders wichtig, da vertraute Gerüche die Erinnerung fördern! Das beinhaltet die Körperpflege mit Parfum, Deo oder Rasierwasser (kann die Haut austrocknen!!), das dem Kranken lieb und vertraut ist, sowie die Anregung des Geruchssinnes durch Blumen, Bettwäsche von daheim oder ätherische Öle und Essensdüfte. Sie überdecken oft auch den mitunter typischen Geruch der Betreuungseinrichtung und verbessern so die Atmosphäre. Eine Kombination zwischen oral, olfaktorisch und taktil stellt das Begreifen, Riechen und Schmecken einer Orange dar.

Die *visuelle Stimulation* erfolgt durch Mobiles, Poster und Bilder mit kräftigen Farben sowie leicht erkennbaren Motiven, Fotos aus dem Privatleben des Patienten oder sonstigen vertrauten Dingen. Hier ist nicht die Menge wichtig, sondern die Qualität. Schon ein einziger Gegenstand, der ins Blickfeld gerückt wird, kann den Tag des Kranken verändern! Diese Beispiele sind primär als Anregungen gedacht. Wesentlich ist jedoch, den Kranken nicht überzustimulieren. Für den Anfang genügen erfahrungsgemäß täglich ein oder zwei Maßnahmen für jeweils 10–15 min.

▶ Pflegemodelle sind wissenschaftliche Orientierungshilfen zur Pflegeplanung. Sie sollen aber den direkten Kontakt und die Interaktion mit den erkrankten Menschen nicht ersetzen, bzw. in die Richtung des Modell beeinflussen. Wichtig ist, aufgrund der Interaktion individuelle, mit dem Betroffenen abgesprochene Pflegemaßnahmen zu treffen und durchzuführen.

11.3   Planung pflegerischer Maßnahmen

Im Sinne einer gezielten Planung sollten folgende Fragen geklärt werden:

- Was konkret ist das Problem? Versuchen Sie, dieses möglichst objektiv zu erfassen und zu beschreiben. Zum Beispiel schläft mein Partner um 7 Uhr morgens noch, ich möchte aber, dass er mit mir frühstückt. Weiter soll er nicht so lange schlafen, da er sonst am Abend nicht müde ist.
- Wann tritt das Problem auf? Ist es immer oder nur situationsspezifisch? Hier ist sowohl die Zeit, als auch ein möglicher situativer Auslöser zu berücksichtigen.
- Wer hat das Problem? Leidet der Kranke oder sein Umfeld?
- Was tut der Betroffene gerade mit welcher Emotion? Zum Beispiel schläft glücklich beim Aufwecken., reagiert dann aggressiv.
- Welche Werte, Normen, Erwartungen, Normalitätsprinzipien, Wünsche, Rollen etc. sind damit verbunden?
- Wer ist mit betroffen?
- Wie „notwendig" ist eine Maßnahme? Warum muss sie jetzt sein?
- Was sind die möglichen Konsequenzen? Wie relevant ist es? Ist Gefährdung gegeben? Was sagt der Gesetzgeber?
- Welche Emotion hat die betreuende Person zu diesem Zeitpunkt?
- Oft investiert man viel Energie in nicht besonders wichtige Bereiche und ist dann erschöpft.
- Was ist das Ziel? Ist dieses realistisch und relevant? Wer definiert es? Was verändert sich dann positiv und für wen? Im Verlauf einer Demenzerkrankung müssen sowohl professionelle Betreuer als auch Angehörige lernen, Ziele neu zu definieren. Oft ist damit auch eine Veränderung von Lebensphilosophien verbunden.
- Kann ich dieses Problem allein lösen, oder brauche ich dazu Hilfe?
- Wie darf das Verhalten des Betroffenen sein? Wie hoch ist die Toleranzgrenze des Betreuers? Wie gefährlich ist es?
- Was sind die Grundbedürfnisse des Erkrankten? Gerade im Verlauf einer Demenz sind diese oft sehr stark von unseren durch das „Normalitätsprinzip" geprägten Vorstellungen zu unterscheiden. Dadurch entsteht leicht Stress, da auch der Demenzkranke wieder „normal" gemacht werden soll. Stress, z. B. durch sich wiederholende und übertriebene Reinigungsrituale und Korrekturen bei der Kleidung, ist hier zu vermeiden. Verwahrlosung muss natürlich verhindert werden.
- Wer ist nach der „Problemlösung" glücklich?
- Ist die Handlung „gesetzeskonform"?
- Möchte ich selbst so behandelt werden?

Ziel dieser Maßnahmen ist die *Definition eines therapeutischen Prozesses*. Diesen könnte man folgendermaßen zusammenfassen:

- Wer macht,
- was,
- wann,
- wo,
- warum
- mit wem,
- wie lange,
- wie,
- womit,
- in Kooperation mit wem,
- für welches Ergebnis?

Nur wenn diese Fragen geklärt sind, wird dieser Prozess gelingen. Beim Fehlen wesentlicher Punkte erfolgt leicht eine Überforderung der Helfer bzw. Konflikte. Versuchen Sie vor Beginn einer Maßnahme, diese Fragen der Betreuung zu klären. Nur gemeinsam (soziales Umfeld und multiprofessionelles Team) kann eine individuelle und optimale Begleitung ermöglicht werden. Die beste Betreuungsform ist das Zuhause des Betroffenen. Daher sollten alle verfügbaren Hilfen zur Entlastung von pflegenden Angehörigen angenommen werden.

Im Stadium der leichten Demenz sind pflegerische Maßnahmen nur in geringem Ausmaß notwendig und steigern sich während der Entwicklung zur mittleren Demenz. Bei schwerer Demenz nimmt der Pflegeaufwand besonders stark zu. Vom Alleingang bei der weiteren Betreuung ist abzuraten. Es ist kein Versagen des pflegenden Angehörigen, im späten Stadium der Demenz mehr Unterstützung denn je einzuholen. Als Betreuungsperson wäre es unbedacht, seine eigenen Grenzen nicht zu erkennen und keine kompetente Unterstützung anzufordern.

Die folgenden Tipps sollen helfen, die Pflege von Personen mit einer Demenz besser zu planen und durchzuführen. Natürlich werden auch einige Fragen offen bleiben. Die Autoren würden sich freuen, diese im nächsten Buch zu berücksichtigen. Schreiben Sie einfach an die angegebene E-Mail-Adresse oder an den Verlag.

▶ Die durchgeführte Maßnahme sollte immer reflektiert werden. Das ist besonders wichtig, wenn der Betroffen nicht selbst in die Entscheidung miteinbezogen werden kann.

11.4 Veränderungen im Verlauf der Demenz, welche die Pflege beeinflussen

Aus pflegerischer Sicht sind hier folgende Faktoren zu berücksichtigen:

- Veränderte Kommunikations- und reduzierte Ausdrucksfähigkeit. Oft tritt Konfabulation (Gespräche mit weniger konkreten Inhalten) auf. Zuletzt ist völliger Sprachverlust gegeben.
- Nachlassen der Gedächtnisleistung, beginnend mit dem Kurzzeitgedächtnis, bis zum Verlust der Gedächtnisfunktionen.
- Zeitliche Desorientierung (früh beeinträchtigt).
- Örtliche Desorientierung.
- Situative Desorientierung.
- Persönliche Desorientierung (erst relativ spät).
- Affektlabilität und Verhaltensauffälligkeiten.
- Beeinträchtigte Realitätskontrolle.
- Entscheidungsschwierigkeiten, Unentschlossenheit, Zögerlichkeit, eine leichte Verlangsamung, manchmal Starrsinn.
- Konzentrationsstörungen, Unaufmerksamkeit.
- Motivationslosigkeit, verminderte oder fehlende Spontaneität.
- Bevorzugung von Vertrautem, Vermeidung und Ablehnung von Neuem.
- Beeinträchtigungen der ATLs (Aktivitäten des täglichen Lebens). Bei der Betreuung ist am Anfang nur Anregung und Kontrolle, später Unterstützung und Hilfe in allen Bereichen notwendig. Zuletzt völlige Pflegeabhängigkeit.

Was muss bei der Betreuung des Betroffenen geklärt oder berücksichtigt werden?

- Eine frühzeitige Abklärung der Krankheit sowie Diagnosesicherung und der damit verbundenen notwendigen Therapie.
- Die Informationssammlung über die Krankheit und deren Verlauf sowie das Zusammenspiel mit Nebendiagnosen und Medikamenten.
- Die soziale Absicherung für Betroffene und (pflegende) Angehörige.
- Die Klärung rechtlicher Fragen (Geldangelegenheiten, Operationen, Sachwalterschaft, Erbschaft, finanzielle Aufwendung etc.).
- Die Informationssammlung zur biografischen Anamnese des Betroffenen (Vorlieben, Abneigungen, Bildungsstand, Beruf, Hobbys, Rituale und Gewohnheiten), die gezielt im Pflegeprozess eingesetzt werden können.
- Informationen über das angemessene Verhalten des Umfeldes gegenüber dem Betroffenen sammeln. Abhängigkeit und Überfürsorge sind zu vermeiden. Wichtig ist das Fördern in allen Qualitäten, ohne zu überfordern, sowie das Schaffen von Orientierungs- und Erinnerungshilfen. Ein nicht notwendiger Ortswechsel ist tunlichst zu vermeiden. Günstig ist ein kontinuierlicher Tagesablauf. Rituale und automatisierte Handlungen sollten beibehalten werden. Für die Informationssammlung bzw. die Koordination von Arztbesuchen und anderen notwendigen Aktivitäten ist die Bestimmung einer Bezugs- und Vertrauensperson wichtig. Vorhandene Defizite sollten nicht in den Vordergrund gestellt werden. Die Betroffenen erkennen anfangs

ihre Defizite, leiden darunter (ängstlich, traurig) und vermeiden daher verschiedene Alltagskompetenzen.

- Nähe und Distanz sollten ausbalanciert sein. Sorgen Sie für ein liebevolles und freundliches Milieu innerhalb der Familie, in welches mobile Dienste integriert werden sollten. Nicht nachvollziehbare Handlungen sollten nicht persönlich genommen werden. Einfühlungsvermögen und Akzeptanz sind hilfreich, ebenso wie Humor, der nicht verloren gehen sollte.
- Die Intimsphäre sollte auch bei einer Demenz gewahrt bleiben und ebenso die Tatsache, dass Berührungen weiterhin als angenehm und unangenehm wahrgenommen werden. Hier hilft die Einteilung des Körpers des erkrankten Menschen in einen öffentlichen, halböffentlichen und intimen Bereich. Berücksichtigen Sie auch die Problematik von sozialer Nähe und Distanz.
- Besonders wichtig erscheint die Distanzierung von einem an Defiziten orientierten Denken! Jeder Mensch, auch der Demenzkranke, hat Ressourcen und Fähigkeiten, die genutzt werden können.
- Ebenso wichtig ist die Informationssammlung und Kontaktherstellung zu Selbsthilfeorganisationen, mobilen und ambulanten Diensten bzw. sonstigen Hilfen (z. B. Nachbarschaftshilfe, ehrenamtliche Mitarbeiter von Konfessionsgemeinschaften).
- Für den möglichst langen Verbleib des Erkrankten zu Hause ist die Organisation, Koordination und Vernetzung der angebotenen Leistungen (familiäre Unterstützung, Nachbarschaftshilfe, Hausarzt, Pflege, Therapie, ambulante Dienste, Besuchsdienste etc.) wesentlich.
- Angehörige sollten professionelle Hilfe rechtzeitig in Anspruch nehmen und nicht darauf vertrauen, dass man die Betreuung alleine und ohne Unterstützung der Familie sowie sozialer ambulanter und/oder mobiler Dienste übernehmen kann.
- Da Pflegehandlungen sehr intime Handlungen sind, sollten Familienmitglieder nur freiwillig ihren Beitrag zur Betreuung leisten oder indirekt unterstützen. Nicht jeder ist zur Pflege alter Menschen bereit und auch geeignet.
- Oft sind für Pflegemaßnahmen einfache Adaptierungen im Umfeld des Betroffenen (Wohnung, Haus) und manchmal auch größere Umbauarbeiten (Sanierung von sanitären Anlagen, Gartenzaun etc.) notwendig. Lassen Sie sich von einer Pflegefachkraft oder einem Ergotherapeuten dabei beraten. Häufig findet man innovative und kostengünstige Lösungen.
- Auf die persönliche physische (Gesundenuntersuchung usw.) und psychische Gesundheit als pflegender Angehöriger ist zu achten (Psychohygiene).
- Einfallsreichtum, Kreativität, Flexibilität und Improvisationsvermögen der Betreuer sind oft gefordert.
- Bei der Betreuung des Betroffenen stehen seine individuellen Ansprüche, Bedürfnisse und Ressourcen sowie Defizite im Vordergrund.
- Pflege sollte bei leichter Demenz darauf ausgerichtet sein, Defizite zu mindern, bzw. hier den Betroffenen zur unterstützen, aber gleichzeitig vorhandene Fähigkeiten zu nützen. Dies entspricht dem Konzept der reaktivierenden Pflege. Wichtig ist jedoch

eine genaue Planung, um Überforderung zu vermeiden. Man kann einen Menschen mit einer Demenz nicht „umerziehen"! Bei mittelgradiger Demenz müssen von den Pflegenden bereits wichtige Funktionen übernommen werden, ohne ihn jedoch völlig zu entmündigen. Bei schwerer Demenz treten ethisch-moralische Überlegungen bei den Pflegehandlungen in den Vordergrund, da der Erkrankte nicht mehr fähig ist, Wünsche und Beschwerden zu artikulieren.

- Weiter ist es wichtig, auch die mittel- und langfristige Weiterversorgung, evtl. in einer Pflegeinstitution, zu planen.

11.5 Schwerpunkte der pflegerischen Unterstützungsmaßnahmen

Zur leichteren Planbarkeit notwendiger Pflegemaßnahmen werden hier die wesentlichsten Bereiche beschrieben. Für Fachfragen stehen jedoch Pflegeexperten gerne zur Verfügung. Wenden Sie sich rechtzeitig an diese. Es kann sehr hilfreich und entlastend sein.

11.5.1 Schlaf

Schlafverhalten

Das Schlafbedürfnis ist sehr individuell und reduziert sich im Laufe des Alters auf etwa 6 h oder auch weniger. Durch ein oder mehrere kurze Schläfchen oder zu wenig Bewegung bei Tag nimmt das Schlafbedürfnis bis zum Abend hin ab. Weitere Faktoren für einen veränderten Schlaf-Wach-Rhythmus ergeben sich aus der Biografie des Betroffenen (Bäcker, Zeitungszusteller, Landwirt) und sind nichts Ungewöhnliches.

Hierbei handelt es sich noch lange nicht um eine Schlafstörung. Ein Problem entsteht erst dann, wenn sich die Situation für den Betroffenen und/oder seine unmittelbare Umgebung zu einem unhaltbaren Zustand entwickelt und als Belastung empfunden wird. Hierbei sind immer die individuellen Ursachen zu ermitteln, welche in physischen bzw. psychischen Ursachen sowie Umweltfaktoren zu suchen sind. Zu beachten ist v. a., ob es sich um ein subjektives Gefühl (Müdigkeit bei Tag, schlecht geschlafen bei Nacht) oder einfach nur um ein allzu frühes Erwachen handelt. Es könnte eine Einschlaf- (sich müde fühlen, im Bett hin und her drehen, nicht einschlafen können) oder Durchschlafstörung (zuerst gut einschlafen können, aber dann ein- oder mehre Male aufwachen und nicht mehr einschlafen können) beobachtet werden. Eine echte Schlafumkehr ist im Rahmen der Demenzerkrankung unbedingt vom Arzt abzuklären, da es sich auch um eine Verhaltensstörung handeln könnte. Ein geregelter Schlaf-Wach-Rhythmus sollte, wenn möglich, beibehalten werden.

Am Ende einer Demenzerkrankung kann auch ein übermäßiges Schlafbedürfnis auftreten. Das Schlafverhalten ändert sich nicht wesentlich, aber das Bedürfnis nach

Ruhe nimmt zu. Die Belastbarkeit und die individuellen Bedürfnisse des Betroffenen bestimmen den Zeitfaktor und die Intervalle für eine Mobilisation aus dem Bett.

Der Schwerpunkt der weiteren Betreuung findet hauptsächlich im Bett statt. Je weiter die Krankheit fortschreitet, desto mehr Zeit verbringt der Betroffene im Bett, und die Aktivitäten sollten sich danach richten.

Ein Krankenbett und die entsprechende Weichlagerungsmatratze sind unumgänglich. Weiter sollte die Gestaltung der Umgebung und das Beziehen des Krankenbettes beachtet werden.

Krankenbett
Durch das Krankenbett ist ein ergonomisches Arbeiten bei der Krankenbetreuung möglich. Es wird durch den Hausarzt über die jeweilige Krankenkasse angefordert. Leider sind diese Betten in ihrer Höhe nicht immer verstellbar. Es erleichtert die Betreuung im Bett und den Wäschewechsel, aber schafft bei der Mobilisation des Betroffenen Probleme. Eine Spedition stellt das Bett nach Hause zu. Die Stützpunkte der Hauskrankenpflege unterstützen pflegende Angehörige bei der Beschaffung des Krankenbettes und geben theoretische und praktische Kenntnisse weiter. Sie stellen Kontakte zu pflegenden Angehörigen her, die angekauftes Zubehör günstig oder gratis weitergeben.

Anbei einige wichtige Faktoren beim Beziehen des Krankenbettes:

- Notwendige Hygienerichtlinien einhalten (Händedesinfektion, Handschuhe tragen etc.).
- Einen Stuhl als Ablagefläche für Polster und Decken an das Fußende des Bettes stellen. Eine aufklappbare Ablagefläche gibt es als Zubehör für Krankenbetten.
- Bettwäsche nicht auf den Boden werfen.
- Saubere Wäsche nicht mit der Schmutzwäsche in Berührung bringen.
- Wäschekorb oder Abwurfsack für Schmutzwäsche zum Bett stellen.
- Staubentwicklung durch starkes Aufschütteln der Bettwäsche vermeiden.
- Ergonomisches Arbeiten nicht vergessen.

Lagerungshilfsmittel dienen der Vorbeugung von Druckstellen. Es werden Polster, dünne Bettauflagen (Schaumstoff, Fell etc.) und Matratzen mit unterschiedlichen Inhalten (Schaumstoff, gelartige Substanzen, Wasser oder Luft) angeboten. Die neue Generation der Weichlagerungssysteme sorgt mit einem Motor für ständige Bewegung. Dabei zirkuliert zum Beispiel Luft in der Matratze (Wechseldruckmatratzen, Luftstromsysteme). Sogenannte Superweichlagerungssysteme können auf Dauer die Wahrnehmung beeinträchtigen und sind sehr gezielt einzusetzen. Die Auswahl des geeigneten Produktes hängt vom Bedarf und den finanziellen Möglichkeiten des Betroffenen ab. Das multiprofessionelle Team in allen mobilen, ambulanten, stationären oder semistationären Einrichtungen berät und unterstützt pflegende Angehörige. Die richtige Entscheidung soll individuell getroffen werden. Weichlagerungen ersetzen nicht den regelmäßigen

Lagerungswechsel des Betroffenen, sie ermöglichen jedoch eine angenehme sorgenfreie Nachtruhe.

Ursachen für Schlafstörungen
An physischen Ursachen für Schlafstörungen sind oft folgende anzutreffen:

- Harndrang. Hier hilft, vor dem Schlafengehen zu erinnern, auf die Toilette zu gehen.
- Hyper- oder Hypotonie. Blutdruckkontrollen bei vaskulärer Demenz und bei Hyper- oder Hypotonikern schriftlich festhalten, mit dem Arzt besprechen, bei welchem Wert eine ärztliche Konsultation oder sonstige Maßnahmen (z. B. Einweisung ins Krankenhaus) notwendig wird.
- Hypotonie (niederer Blutdruck). Hier hilft manchmal zum Einschlafen eine Tasse Bohnenkaffee.
- Hyper- oder Hypoglykämie (erhöhter bzw. verminderter Blutzuckerspiegel). Regelmäßige Blutzuckerkontrollen bei Diabetikern.
- Schmerzen. Lokalisieren und Ursache vom Arzt abklären lassen.
- Hunger oder Durst in der Nacht. „Betthupferl" (Naschereien, Obst) ans Nachtkästchen stellen oder Spätmahlzeit anbieten.
- Zu fette oder blähende Speisen. Abends nur noch leichte Kost zu sich nehmen. Nicht zu spät essen.
- Bei schwerer Demenz auch Schmerzen durch schlechte Lagerung berücksichtigen.

Als psychische Ursachen treten oft auf:

- Sorgen, Ängste und unverarbeitete Erlebnisse des Tages.
- Träume.
- Familiäre oder persönliche Probleme. Hier helfen beruhigende Gespräche und ausgleichende Aktivitäten, z. B. ein Abendspaziergang.

Auch Umweltfaktoren können einen schlechten Schlaf verursachen:

- Eine ungewohnte Umgebung (z. B. ein neues Zimmer oder umgestellte Möbel). Insofern sollten im Rahmen einer Demenz möglichst wenig Veränderungen der Umgebung durchgeführt werden.
- Bei schwerer Demenz auch nicht zuordenbare Wahrnehmungen (z. B. Schatten der Bäume).
- Lärm oder auch fehlende Umgebungsgeräusche. Hier ist es wichtig, sich selbst und auch dem Betroffenen Zeit zu lassen, um sich an die neuen Gegebenheiten zu gewöhnen, falls diese Situation nicht veränderbar ist.
- Unangenehmer Lichteinfall (Straßenlaterne) oder zu wenig Licht, um sich zu orientieren.
- Eine zu harte oder zu weiche Matratze.

- Ein schlecht gelüftetes Zimmer.
- Eine zu hohe oder niedere Zimmertemperatur. Oft kommt es im Rahmen der Demenz zu einer veränderten Temperaturempfindung. Wichtig ist, eine angenehme Umgebung zu schaffen.
- Brösel oder Falten im Leintuch, die drücken.

Aspekte eines guten Schlafes

Weitere wichtige Aspekte für einen guten Schlaf aus pflegerischer Sicht sind:

- Als Alternativen zu Schlaftabletten gibt es verschiedene Teesorten oder Milch mit Honig, eine Tasse Suppe, heiße Schokolade, pflanzliche Schlafmittel, wie z. B. Baldrianperlen/-tropfen, Homöopathika und Duftöle.
- Schlafrituale sollten möglichst eingehalten werden (Abends ein Vollbad wirkt beruhigend, ein Duschbad am Morgen belebt. Beruhigende Musik vor dem Einschlafen)
- Veränderte Wahrnehmung des Erkrankten beobachten (z. B. wenn er Dinge sieht, die nicht da sind). Hier ist fachärztliche Hilfe notwendig.
- Unterbrechungen beim Schlafen sind möglichst zu vermeiden. Falls der Betroffene im Lehnstuhl einschläft, ihn auch dort schlafen lassen.
- Vor dem Zu-Bett-Gehen die Toilette aufsuchen, Flüssigkeitsaufnahme gegen den Abend hin reduzieren.
- Den biografischen Schlaf-Wach-Rhythmus berücksichtigen (Bäcker, Landwirt, Zeitungszusteller etc.). Dieser kann bei Demenz verstärkt auftreten, da die biologische Uhr dies vorgibt. Hier sollte, wenn möglich, die Tag-Nacht-Struktur dem Rhythmus angepasst werden.
- Dösen (ein kurzes Schläfchen) bei Tag vermindert die Schlafdauer in der Nacht. Deshalb den Tag strukturieren und körperlich aktiv bleiben. Abends keine aufregenden Aktivitäten.
- Auch Medikamente können Schlafstörungen verursachen. Zu achten ist auf die paradoxe Wirkung von Schlafmitteln, abends eingenommenen Vitaminpräparaten, Abführmitteln oder durchblutungsfördernden Medikamenten.
- Schlafmittel können auch morgens noch eine sedierende Wirkung haben. Daher nicht plötzlich aufstehen, einige Minuten am Bettrand sitzen bleiben oder Morgengymnastik im Bett machen und erst danach aufstehen. Dies vermindert die Sturzneigung und die Gefahr einer Fraktur.
- Basale Stimulation oder Massagen, z. B. der Fußsohle, fördern die Körperwahrnehmung und den Schlaf.
- Viel frische Luft bei Tag sorgt ebenfalls für einen erholsamen Schlaf.
- Lagerungswechsel bei bettlägrigen Patienten.
- Bei schwerer Demenz 2- bis 3-stündliche Lagerung und je nach Bedarf Nestlagerung, Bobath-Lagerung oder allgemein übliche Lagerung.

11.5.2 Mobilität

Wenn keine anderen Grunderkrankungen vorliegen, ist der Betroffene im frühen Stadium der Alzheimer-Demenz nur geringfügig bis gar nicht in seiner Beweglichkeit eingeschränkt. Es häufen sich Ungeschicklichkeiten, oft nimmt der Bewegungsdrang zu und die Sicherheit und Koordination der Bewegungsabläufe ab. Erst im Spätstadium tritt hier Immobilität ein. Bei anderen Formen der Demenz bzw. bei zusätzlichen Erkrankungen kann jedoch bereits früher eine Beeinträchtigung der Motorik auftreten. Insofern ist nicht nur die Ursache, sondern auch das Ausmaß der Beeinträchtigung wesentlich. Die Pflege muss sich auf diese zwei Parameter stützen.

Das typische Gang- und Körperbild eines alten Menschen birgt ebenfalls grundsätzliche Gefahren: Der Oberkörper ist leicht nach vorne gebeugt, der Rücken leicht gekrümmt, die Schritte werden kleiner und der Stand wird breitbeiniger. Die Füße werden beim Gehen nicht mehr richtig gehoben, rasche Positionsveränderungen (z. B. Umdrehen) sind nur bedingt möglich. Bewegungsunsicherheiten nehmen mit der Zeit zu. Es ergeben sich Schwierigkeiten beim Treppensteigen etc.

Physische (verändertes Gang- und Körperbild, Durchblutungsstörungen, Seh-/ Hörbeeinträchtigung) und psychische Ursachen (Vergesslichkeit, Depression) sowie Ungeschicklichkeit oder hohe Risikobereitschaft und v. a. fehlende Selbsteinschätzung können bei leichter Demenz immer wieder zu Verletzungen oder einem Sturz führen.

Daher sollten Risikofaktoren in der unmittelbaren Umgebung (Wohnung, Haus, Garten etc.) möglichst reduziert werden. Überfürsorge ist aber zu vermeiden, weil damit viele Fähigkeiten und v. a. das Selbstwertgefühl des Betroffenen gemindert werden.

Reduktion von Verletzungen oder Stürzen
Wesentliche Maßnahmen sind:

- Wichtige Telefonnummern einspeichern (Kurzruftasten drücken) oder übersichtlich aufschreiben, damit der Betroffene rasch Hilfe anfordern kann. Das ist auch mittels Notrufarmbänder möglich. Sie werden wie eine Armbanduhr getragen, die geforderte Hilfe erfolgt durch einen mobilen Dienst.
- Das Babyphon kommt eigentlich nur im Kinderzimmer zum Einsatz, kann aber nützlich sein, wenn pflegende Angehörige nicht in derselben Etage ihres Hauses wohnen und mit dem Betroffenen in Verbindung bleiben möchten.
- Die Tagesstruktur genau planen. Mit dem Fortschreiten der Erkrankung müssen die Überwachungsmodalitäten in kürzeren Abständen erfolgen, um Ungeschicklichkeiten und die damit verbundenen Folgen (Personen- und Sachschäden) zu minimieren.
- Montieren Sie Haltegriffe in den sanitären Einrichtungen oder Handläufe im Gangbereich und Treppenhaus.
- Verwenden Sie vor und in der Badewanne sowie Dusche eine rutschfeste Unterlage.

- Sitzmöglichkeiten aufstellen, um längere Distanzen problemlos zu bewältigen (z. B. in die dritte Etage gehen). Besprechen Sie das Aufstellen von Stühlen mit dem Hausbesitzer, da es feuerpolizeiliche Vorschriften gibt, die herumstehende Gegenstände im Treppenhaus verbieten.
- Sitzmöbel sollten nicht zu nieder oder zu weich sein und Armlehnen haben, um das Aufstehen zu erleichtern.
- Für gute Beleuchtung sorgen und stets die Notrufnummern bei Stromausfall zur Hand haben sowie Ersatzglühbirnen und, wenn es sie noch gibt, Ersatzsicherungen.
- Schlechte Beleuchtung eines Zimmers durch Stromsparmaßnahmen (Glühbirne mit 40 W) oder schlechte Ausleuchtung, weil jede zweite Glühbirne am Gang entfernt wurde, und Zeituhren können die Sicht plötzlich stark beeinträchtigen.
- Lichtsensoren könne helfen bestimmte Bereiche leichter zu beleuchten, z. B. Toilette.
- Kleine Hocker werden oft als Leiter verwendet. Entfernen Sie diese, und stellen Sie möglichst sichtbar eine kleine Stehleiter auf. Das ist wesentlich sicherer.
- Entfernen Sie Sitzmöbel mit Rollen oder stellen Sie diese an die Wand, um ein Wegrollen beim Niedersetzen zu vermeiden.
- Verwenden Sie unter Teppichen, wenn sie nicht entfernt werden, rutschfeste Unterlagen.
- Niveauunterschiede wie Teppiche (Teppichfransen), Türschwellen, Fußabtreter und Unebenheiten des Bodens können zu Stolpersteinen werden. Sorgen Sie dafür, dass Unebenheiten beseitigt werden.
- Rutschgefahr besteht bei zu glatten Fußböden, daher nicht zu stark bohnern.
- Möbel sollten so in der Wohnung platziert sein, dass sie nicht zum Hindernis werden. Sie sollten eine stützende Funktion bei der Fortbewegung haben.
- Ziergegenstände können hinderlich sein, wenn sich der Betroffene an Möbelstücken abstützen will. Halten Sie den vorderen Bereich möglichst frei.
- Hauswirtschaftliche Tätigkeiten (bügeln, Wäsche falten, Gemüse zerkleinern) können oft nur sitzend durchgeführt werden, daher sollten Arbeitsbereiche (z. B. Küchentisch und passender Stuhl) mit Arbeitsflächen in entsprechender Höhe geschaffen werden oder bei Neuanschaffungen berücksichtigt werden.
- Gartenarbeiten einschränken, die ein hohes Verletzungspotenzial enthalten (z. B. auf Bäume klettern). Hier sollte man Hilfe von Angehörigen oder Fremden annehmen.
- Bewegungsübungen fördern die Mobilität. Bei Bluthochdruck sollten diese jedoch zuerst mit dem Arzt besprochen werden. Ähnliches gilt für physiotherapeutische Übungen und Techniken.
- Bewegungsmangel führt auch zur Obstipation (Verstopfung).
- Heilbehelfe sollten nur zum Einsatz kommen, wenn Sie zuvor vom Fachmann (Orthopäden, Physiotherapeuten etc.) entsprechend beraten wurden.
- Gehhilfen sollten auch verwendet werden, sie werden aber oft vergessen. Erinnern Sie den Betroffenen laufend daran.

- Gehhilfen müssen regelmäßig überprüft werden (fehlende Gumminoppen, falsche Einstellung).
- Räumlichkeiten sollten so gestaltet werden, dass Gehhilfen gut zum Einsatz kommen können.
- Bei stärkerer Immobilität ist oft auch ein Rollstuhl notwendig. Mobilisierungsmaßnahmen (Heraussetzen) sollten sich jedoch immer an der Belastbarkeit des Erkrankten orientieren. Zwangsbeglückungen und Schlafen im Rollstuhl sind zu vermeiden. Wesentlich ist auch die Sitzauflage, um Druckstellen und Hautdefekte zu vermeiden.
- Bei Bettlägerigkeit ist eine Lagerung im 2- bis 3-h-Rhythmus erforderlich, um Druckgeschwüre zu vermeiden. Hier sollte fachliche Hilfe zur Einschulung angefordert werden. Ein Krankenbett erleichtert diese Maßnahmen.
- Beim Heraussetzen ist auf die richtige Hebetechnik zu achten, um eine Überforderung und Verletzung des Betreuers und des Betroffenen zu vermeiden. Physiotherapeuten und Pflegepersonen können hier eine Einschulung vornehmen. „Kraftaktionen" sind jedoch zu vermeiden. Bei sehr schweren Patienten können auch Hebekräne verwendet werden. Falls ein Patient nicht mehr herausgesetzt werden kann, sind Aufsetzen und Bewegungsübungen im Bett zur Vorbeugung von Folgeerkrankungen (Pneumonie, Kontrakturen) wichtig. Aber auch hierbei den Betroffenen nicht überfordern und auf Schmerzäußerungen achten.
- Zur Vorbeugung von Schenkelhalsfrakturen gibt es gepolsterte Einlagen für die Unterwäsche (z. B. „Safe Hip"), die bei einem Sturz schützen.

▶   Die Erhaltung der Mobilität ist ein wesentlicher Faktor zur Vorbeugung sonstiger Probleme, jedoch darf auch ein Mensch mit Demenz nicht mit Gewalt zu Mobilität gezwungen werden.

11.5.3 Körperpflege und Kleidung

Körperpflege

Allgemein gilt, dass die persönliche Pflege so lange als möglich aufrechterhalten werden sollte. Es ist schwierig, jemandem beizubringen, dass man sich nach jedem Toilettengang die Hände wäscht, wenn diese Person hierbei immer schon sehr nachlässig war. Manchmal erfordert dies viel Toleranz der Pflegenden, um Konflikte zu vermeiden.

Dem Betroffenen ist es sehr unangenehm, von Familienmitgliedern gepflegt zu werden, besonders wenn man ihm sagt, er sei schmutzig oder „riecht streng" und soll sich waschen. Er empfindet es als persönliche Kränkung und verweigert durch diese unbedachten Aussagen jede Form der Körperpflege. Der pflegende Angehörige kann mit viel Fingerspitzengefühl dieses Problem lösen.

Beim Waschen sollte man beachten:

- Normalerweise bleibt die Fähigkeit, sich zu waschen, im Verlauf einer Demenz lange erhalten. Insofern sollten nur jene unterstützenden Maßnahmen getroffen werden, die unbedingt notwendig sind.
- Auch bei schwerer Demenz können oft noch einfache Handlungen automatisiert ausgeführt werden (z. B. geführte Wäsche). Diese sollten auch zugelassen werden, obwohl das Ergebnis nicht immer den Vorstellungen der Pflegenden entspricht.
- Bei völliger Pflegebedürftigkeit sollten alle Handlungen durch Pflegekräfte erfolgen. Hierbei ist jedoch gerade beim Reinigen des Intimbereiches die Persönlichkeit des Betroffenen zu wahren. Eine Frau bleibt eine Frau, auch wenn sie an einer schweren Demenz leidet, und könnte dies bei Pflegehandlungen durch einen Mann unbewusst negativ wahrnehmen.
- Übertragen Sie niemals persönliche Waschrituale auf den Betroffenen. Er wird sich zum Beispiel nicht zweimal am Tag duschen, wenn er sich bisher nur einmal täglich gewaschen hat.
- Akzeptieren Sie die Waschrituale des Betroffenen, denn er ist nicht schlecht gewaschen oder gar schmutzig, wenn er sich nur beim Waschbecken wäscht. Es ist für den Betroffenen bloß bequemer, weil es weniger Umstände macht, als zu baden oder duschen. Er ist nicht ungepflegt, weil er sich bei Inkontinenz nicht sofort in die Dusche begibt. Man kann die Intimpflege beim Toilettengang mehrmals täglich mit einem Pflegeschaum oder mit Feuchttüchern durchführen. Sorgen Sie dafür, dass die Intimsphäre gegenüber anderen Familienmitgliedern gewahrt bleibt.
- Wenn die Fähigkeit, sich selbst zu Waschen, nachlässt, dann müssen einzelne Schritte erklärt werden. Lassen Sie den Betroffenen so lange als möglich Gesicht und Hände selbst waschen. Ist das auch nicht mehr möglich, soll eine geführte Wäsche (nach den Regeln der basalen Stimulation) angewendet werden.
- Vermitteln Sie dem Betroffenen, dass es sich um kein Reinigungsbad, sondern um ein Entspannungsbad handelt.
- Ziehen Sie bei der Körperpflege nach Bedarf einen Mitarbeiter des mobilen Dienstes der Hauskrankenpflege hinzu.
- Nutzen Sie Besuche im Tageszentrum, auch dort werden Reinigungsbäder angeboten. Eine „neutrale" Person hat manchmal mehr Einfluss auf den Betroffenen als ein Familienmitglied. Man erspart sich bei „starrsinnigem" Verhalten oft viel Ärger.
- Achten Sie bei der Körperpflege immer auf die richtige Raumtemperatur und eine möglichst geringe Luftfeuchtigkeit, um einen orthostatischen Kollaps zu vermeiden. Adaptieren Sie die sanitären Einrichtungen (Badewanne, Dusche, Toilette) mit Haltegriffen und in der Dusche mit aufklappbaren Wandsesseln. Stellen Sie keinesfalls einen Klappsessel in die Dusche, damit steigt die Verletzungsgefahr.
- Beobachten Sie den Hautzustand beim Waschen, und vergessen Sie die Hautpflege nicht. Verwenden Sie Pflegeartikel, die der Betroffene gerne verwendet hat. Verwenden Sie Wasser-in-Öl- und Öl-in-Wasser-Emulsionen abwechselnd.

Anbei einige praktische Tipps für das Waschen beim Waschbecken:

- Immer einen Sessel vorbereiten.
- Waschutensilien in Griffnähe vorbereiten.
- Raumtemperatur regulieren und hohe Luftfeuchtigkeit vermeiden.
- Auf tropfende Wasserhähne achten. Das Wasser könnte heiß sein.
- Wasserboiler nicht zu hoch aufheizen, um Verbrühungen zu vermeiden.
- Je nach Auffassungsgabe des Betroffenen nur ein Utensil nach dem anderen vorbereiten.
- Klare kurze Anweisungen geben, möglichst nicht bestimmend sein.
- Nicht in die Rolle eines Erziehers verfallen
- Rutschfeste Unterlagen auch vor dem Waschbecken verwenden. Handtücher sind eher ungeeignet, da sie beim Aufstehen wegrutschen können.

Duschen oder Baden

Beim Duschbad und Wannenbad ist Folgendes zu beachten:

- Das Badezimmer vorbereiten. Auf eine angenehme Temperatur achten, nicht zu warm und nicht zu kalt, keine zu hohe Luftfeuchtigkeit, wegen Kollapsneigung.
- Flache große rutschfeste Unterlagen auf Fliesenböden und in die Badewanne oder Dusche legen. Reinigungsvorschriften der rutschfesten Unterlagen beachten und gut trocknen lassen, um eine Pilzinfektion zu vermeiden. Eine wahre Brutstätte ist auch ein Lattenrost aus Holz.
- Die körperliche Verfassung des Betroffenen ist oft sehr lange in einem ausgezeichneten Zustand, daher ist ein Vollbad selten ein Problem. Es sollte allerdings nur auf ausdrücklichen Wunsch des Betroffenen durchgeführt werden, da es wesentlich aufwendiger in der Vor- und Nachbereitung ist als das Duschbad.
- Füllen Sie die Badewanne nur bis zur Bauchhöhe, um Atemnot, Angstgefühle und Beklemmungsgefühle zu vermeiden.
- Wassertemperatur mit einem Badethermometer messen. Wenn nicht vorhanden, dann den gesamten Unterarm bis zum Ellbogen eintauchen. Das Wasser gut durchmischen
- Badezimmer und Pflegeutensilien vorbereiten. Dazu gehören auch gut riechende und rückfettende Badezusätze (Substanzen, die nicht nur reinigen), die auch pflegen. Baden soll Spaß machen.
- Denken Sie aber beim Wannenbad immer daran, dass das Heraussteigen aus der Badewanne mehr Probleme bereitet als das Hineinsteigen. Beim Vollbad könnten Kreislaufprobleme auftreten sowie Beklemmungsgefühle, wenn die Badewanne zu hoch befüllt ist. Informieren Sie sich möglichst früh über die Anschaffung eines Badewannenlifter. Fragen Sie bei den mobilen/ambulanten Diensten nach Leihgeräten, oder informieren Sie sich über die Kosten der mobilen/ambulanten Betreuung bei der Unterstützung eines Vollbades daheim oder in der näheren Umgebung (z. B. Vollbad mit Nagelpflege durch die Hauskrankenpflege einmal

wöchentlich, Vollbad mit Nagelpflege im Tageszentrum einschließlich Transportkosten mit Taxi).

- Beim Ankauf eines neuen Badewannenlifter sollten Sie sich gut beraten lassen. Achten Sie dabei auf den Preis und die Finanzierungsmodalitäten (gibt es finanzielle Unterstützung durch die Krankenkasse), eine einfache Handhabung und Reinigung sowie auf Sicherheitsfaktoren (Rutschfestigkeit, Haltegriffe etc.). Testen Sie ein Leihgerät vor dem Kauf, ob es wirklich auf die Badewanne passt, dann ersparen Sie sich viel Ärger beim ersten Einsatz.
- Nach dem Waschen gut abtrocknen, besonders im Zwischenzehen- und Fingerbereich, unter den Armen, im Leistenbereich, bei allen Hautfalten und im Genitalbereich.
- Den Hautzustand diskret inspizieren und auf Veränderungen achten.
- Zur Hautpflege vorbeugend abwechselnd mit einer Wasser-in-Öl- und Öl-in-Wasser-Emulsion eincremen.

Spezielle Pflege

Diese beinhalten die Mund- und Zahnpflege, Zahnprothesenpflege, Lippenpflege und Hautpflege bei Wunden.

Mund- und Zahnpflege wie gewohnt durchführen, keine Umerziehungsmaßnahmen durchführen. Der Mundbereich ist ein absolut sensibler und intimer Körperteil des Betroffenen.

- Die Motivation des Betroffenen aufrechterhalten und die Mundpflege so lange als möglich selbst durchführen lassen.
- Schritt für Schritt die Mundpflege erklären und bei Schwierigkeiten im Ablauf helfend eingreifen.
- Regelmäßige und v. a. diskrete Inspektion des Mundbereiches.
- Lippenpflege bei rissigen Lippen mit Pflegestiften, Einrisse der Mundwinkel sind ein Zeichen für Mangelerscheinung und Fieberblasen sind ein Zeichen von verminderter Immunabwehr. Daher vom Hausarzt abklären lassen.
- Veränderungen der Zunge: trocken, bräunlich und borkig bei zu geringer Flüssigkeitsaufnahme (erstes Zeichen bei Austrocknung), dann Flüssigkeitszufuhr bilanzieren. Pilzinfektionen sind als weiße Beläge erkennbar und dem Hausarzt zu zeigen.
- Entzündungen in der Mundhöhle bei Druckstellen durch die Zahnprothese vom Zahnarzt abklären lassen.
- Schluckschwierigkeiten könnten einfache Rachenentzündungen, aber auch das Fortschreiten der Erkrankung sein.
- Für eine gut sitzende Zahnprothese sorgen! Anpassungen sind mit dem Fortschreiten der Erkrankung schwieriger. Schlecht sitzender Zahnersatz wird im Verlauf der Erkrankung vom Betroffenen immer schlechter toleriert. Er nimmt ständig die Zahnprothese heraus, legt sie weg, versteckt sie usw.

- Haftcreme ergänzend einsetzen, gründliche Reinigung der Mundhöhle nicht vergessen.
- Prothesenpflege immer über gefülltem Waschbecken durchführen, um den Aufprall abzumindern, wenn die Zahnprothese aus der Hand fällt.

Angepasste Kleidung

Einen weiteren wesentlichen Faktor stellt die richtige Kleidung dar. Demenzkranke leben oft in einer für uns realitätsfremden Welt und meinen, alle Entscheidungen alleine treffen zu können. Sie bemerken jedoch nicht, wenn Kleidungsstücke nicht zusammenpassen, sie nicht korrekt angezogen (falsch zugeknöpft, verkehrt angezogen, die schmutzige Kleidung vom Tag zuvor) oder jahreszeitlich nicht entsprechend sind. Für den Betroffenen ist er in seiner Welt ordentlich gekleidet, bis sein soziales Umfeld Kritik an ihm übt. Die Folgen dieses Konfliktes hätte man sich sparen können. Als Betreuer müssen wir in vielen Bereichen lernen, etwas toleranter zu sein.

Um Konflikte zu vermeiden, können folgende Strategien angewendet werden:

- Verschmutzte Kleidung abends sofort in die Wäschetonne legen, bzw. aus dem Blickfeld nehmen.
- Die Kleidung für den nächsten Tag aussuchen lassen, wobei Entscheidungshilfen notwendig sind (nur 2 Kleidungsstücke zeigen, z. B. das gelbe oder das grüne Kleid).
- Die vorbereitete Kleidung soll gut sichtbar für den nächsten Tag bereit liegen.
- Toleranz üben, wenn das Kleidungsstück nicht korrekt sitzt.
- Diplomatie bringt mehr als Kritik.
- Im Familienverband gemeinsam anziehen, dann kann der Betroffene das nachmachen, was ihm gezeigt wird. Eventuell dabei immer das gleiche Lied summen oder singen. Das entspannt.
- Der Kleidungswechsel soll immer in der gleichen Reihenfolge durchgeführt werden und ein individuelles Ritual für den Betroffenen sein.
- Wenn es an einem Tag nicht so gut funktioniert, dann vermeiden Sie überfürsorgliches Verhalten. Am nächsten Tag geht es oft wieder besser.
- Weitgehend die Reihenfolge und Art der Kleidung sowie die Reihenfolge des Anziehens dem Betroffenen überlassen.
- Antithrombose-Strümpfe sollten immer im Bett angezogen werden. Langsam aufrichten und noch einige Minuten am Bettrand sitzen bleiben und dann aufstehen. Beim Anziehen der Strümpfe ist häufig Unterstützung notwendig.
- Schlechtes Schuhwerk kann zu Stürzen führen, lassen Sie sich von Physiotherapeuten und Pflegefachkräften über das richtige Schuhwerk (ist je nach Grunderkrankung sehr individuell) beraten.
- Bei fortgeschrittenem Stadium der Demenz sollten einfacher anzuziehende Kleidungsstücke gewählt werden. Ein Schuh mit Klettverschluss oder zum Hineinschlüpfen, eine leicht anzuziehende Weste, Hosen mit Gummibund etc. erleichtern hier das Erhalten der Selbstständigkeit und die notwendigen Pflegemaßnahmen.

- Bei Bettlägerigkeit ist ebenfalls auf die richtige Kleidung zu achten. Diese sollte gut saugfähig sein, nicht zum Schwitzen führen und angenehm zu tragen sein. Auch die leichte Reinigung bei bestehender Inkontinenz ist wesentlich.

▶ Sauberkeit ist auch bei Menschen mit Demenz ein wichtiger Faktor. Es sollte aber nicht übertrieben werden, wenn der Betroffene sich dagegen wehrt.

11.5.4 Ernährung

Mit der Nahrungs- und Flüssigkeitsaufnahme nimmt der Mensch die lebenswichtigsten Grundstoffe zu sich. Das Ess- und Trinkverhalten sowie Tischmanieren sind über Generationen gewachsen, das bedeutet Individualität.

Der Demenzkranke erkennt seine Defizite beim Essen oder Trinken und leidet darunter. Es wird ihm bewusst, dass einfache Handlungen (z. B. Tisch decken, kochen, essen) manchmal nur unter Anleitung möglich sind und später völlige Abhängigkeit bedeuten.

Wenn keine Diät oder sonstige medizinische Begründungen vorliegen (z. B. reduzierte Flüssigkeitsaufnahme, fettarme Diät, kein Salz etc.), kann der Betroffene alles zu sich nehmen, was ihm mundet. Ein generelles Problem des alten Menschen ist das verringerte Durstgefühl. Bei Demenzkranken kommt es häufig vor, dass sie vergessen, reichlich Flüssigkeit zu sich zu nehmen. Gefährlich ist das besonders an heißen Sommertagen, bei Krankheiten mit Begleitsymptomen wie Fieber, Durchfall und Erbrechen.

Um die Flüssigkeitsaufnahme (1,5–2,0l/Tag) zu kontrollieren, sollte ein Trinkplan erstellt und eingehalten werden. Bei dieser Bilanzierung darf Bohnenkaffee nicht mitberechnet werden, da er harntreibend wirkt. Dafür gibt es eine Faustregel, die besagt, dass die getrunkene Menge Kaffee durch doppelt so viel Wasser ersetzt werden sollte. Deshalb wird in einem guten Kaffeehaus immer ein Glas Wasser zum Kaffee gereicht. Es gibt verschiedene Möglichkeiten, die Trinkmenge zu kontrollieren. Mit der Betonung auf kontrollieren, denn der Betroffene könnte auch das eine oder andere Glas durch Ungeschicklichkeit verschütten oder bewusst entsorgen. Bereiten Sie die gewünschte Trinkmenge vor, die abends ausgetrunken sein soll. Es könnte die Bilanzierung auch schriftlich erfolgen, entweder mittels „Stricherlliste" (z. B. pro Glas, à 125 ml, einen Strich machen, bis die gewünschte Menge erreicht ist) oder eine ganz genaue Dokumentation der Milliliter bis zur gewünschten Trinkmenge. Es ist besser, mehrmals am Tag kleine Mengen zum Trinken anzubieten oder den Betroffenen daran zu erinnern. Um zum Trinken zu animieren, sollte immer ein gefülltes Glas in Griffnähe sein. Wenn jemand bei Tag zu wenig Flüssigkeit zu sich nimmt, dann sollte auch nachts reichlich zu trinken angeboten werden. Vergessen Sie aber nicht, dass dadurch ein erhöhter Harndrang nachts entsteht. Trinkt der Betroffene ohne größere Probleme ausreichend, so sollte die Flüssigkeitsaufnahme bis zum Abend hin reduziert werden, um mögliches Einnässen zu verhindern.

Am Beginn der Erkrankung kann der Betroffene seine Wünsche und Abneigungen hinsichtlich seines Ess- und Trinkverhaltens mitteilen. Diese Information ist ein wesentlicher Teil der biografischen Anamnese und könnte zu einem späteren Zeitpunkt ein wichtiger Hinweis auf eine von vielen möglichen Ursachen einer „Nahrungsverweigerung" sein. Je mehr wir vom Betroffenen wissen, desto nachvollziehbarer erscheint uns seine Nahrungsablehnung. Der Geschmacks- und Geruchssinn lässt im Alter nach, daher schmecken oder riechen Speisen und Getränke langweilig oder auch anders.

Zu hinterfragen ist auch, ob der Betroffene Angst hat, vergiftet zu werden. Diese Vergiftungsideen sind zum Beispiel gekennzeichnet durch misstrauische Blicke gegen verschiedene Personen. Der Erkrankte rührt im Essen nur herum, um das Gift zu finden, es zu schmecken oder zu riechen. Die Medikamenteneinnahme wird verweigert, oft mit der Begründung, es wären nicht seine. Er nimmt nur Lebensmittel zu sich, die sich noch in der Originalverpackung befinden oder die vermuten lassen, dass sie niemand vergiften kann (z. B. Bananen, eine Scheibe Brot usw.). Oft isst er auch nur, wenn Speisen und Getränke vor seinen Augen vorbereitet werden oder wenn Angehörige (bzw. der Koch) die Speisen und Getränke zuvor kosten. Dieses Verhalten ist unbedingt von einem Facharzt für Neurologie oder Psychiatrie abzuklären.

„Nicht nur das Auge isst mit!" Durch den Duft sowie das appetitliche Anrichten von Speisen und Getränken stellt sich der gesamte Stoffwechsel auf die bevorstehende Nahrungsaufnahme ein. Dies ist zum Beispiel durch eine vermehrte Speichelproduktion gekennzeichnet, welche zu einer besseren Verstoffwechselung der Nahrung führt.

Gesundes Zahnfleisch, eine intakte Mundschleimhaut und Lippen sowie Zähne sind für eine gesunde Ernährung das wichtigste Werkzeug. Erkrankungen des Mundbereiches (Pilzinfektionen, Herpes simplex, Rhagaden), des Magens oder des übrigen Verdauungsapparates sowie Schmerzen und schlecht sitzende Zahnprothesen (Teil- oder Vollprothese), können die Nahrungsaufnahme bis zur Nahrungsverweigerung erheblich beeinträchtigen. Wichtigstes Gebot ist die Beobachtung und Befragung vorhandener Symptome sowie die Konsultierung eines niedergelassenen praktischen Arztes oder Facharztes im Falle von Krankheiten.

Einige Betroffene benötigen durch die Krankheit mehr Zeit bei der Nahrungsaufnahme. Die Ursache liegt beim langsameren Essen und Kauen oder der leichten Ablenkbarkeit und dem damit verbundenen Unterbrechen der Mahlzeit. Es ist eine wahre Kunst, die Speise richtig temperiert zu servieren, ein Auskühlen zu verhindern und den Betroffenen vor Verbrennungen zu schützen.

Die Esskultur kann mit dem Fortschreiten der Krankheit abnehmen. Versuche, dem Betroffenen Manieren beizubringen, sind zum Scheitern verurteilt. So werden oft verschiedene Speisen in eine große Schüssel zusammengemischt, da sie so leichter gegessen werden können.

Obstipation (Verstopfung) ist häufig ein altersbedingtes Problem, deren Ursache in den Ernährungs- und/oder den mäßigen Trinkgewohnheiten sowie bei der langsameren Verstoffwechselung von Nahrung zu suchen ist. Im Endstadium einer Demenz kann es auch vorkommen, dass die Betroffenen am liebsten mit den Fingern essen und das

Verabreichen von Nahrung („gefüttert werden") verweigern. Hier hilft „finger food", also Nahrung, die man relativ einfach und auch sauber mit den Fingern essen kann. Dies wären kleine Häppchen wie geschnittenes Obst, Törtchen oder kleine Brotstücke mit Butter oder anderem belegt. Flüssigkeit sollte immer in einem Becher herumstehen, da dies zum Trinken anregt.

Bei schwerer Demenz nimmt auch die Fähigkeit, selbstständig Nahrung und Flüssigkeit zu sich zu nehmen, weiter ab. Der Betroffene benötigt mehr Zeit und Hilfsmittel bei der Ernährung. Besonders zu beachten ist die korrekte Körperhaltung bzw. Lagerung beim Essen und Trinken, um eine Aspiration (Eindringen von Speisen und Getränken in die Luftröhre) zu vermeiden.

Im weiteren Verlauf muss die Nahrung verabreicht werden. Der Betroffene kann das Besteck nicht mehr zum Mund führen, da zielgerichtete Bewegungen und der Umgang mit Messer und Gabel beinahe unmöglich scheinen. Die Speisen werden zuerst vor den Augen des Betroffenen mundgerecht zerkleinert. Aus pflegerischer Sicht soll eine sog. geführte Nahrungsaufnahme durchgeführt werden. Dabei legt man die Gabel oder den Löffel in die Hand des Betroffenen und führt das Besteck vom Teller zum Mund. Dasselbe wird beim Trinken durchgeführt. Sogenannte Schnabelbecher benötigt der Betroffene nur, wenn er unter starkem Zittern der Hände leidet. Die rundlich dicke Form des Bechers kann irritierend sein, da der Betroffene bisher aus einem Glas getrunken hat. Dem Erkrankten fehlt die Kraft und Fähigkeit, mit einem Strohhalm zu trinken. Um eine Aspiration zu vermeiden, dicken Sie Flüssigkeiten mit Pulver (modifizierte Maisstärke) ein. Die Flüssigkeit fließt langsamer in den Rachen und kann so gefahrlos getrunken oder gegessen werden. Das Pulver ist absolut geschmacksneutral und kann sowohl in kalte als auch heiße Speisen eingerührt werden. Die Menge des eingerührten Pulvers entscheidet die Konsistenz von Speisen und Getränken. Von leicht zähflüssig bis dick wie Pudding ist alles möglich.

PEG-Sonde

Bei schwerster Demenz ergibt sich manchmal auch die Notwendigkeit einer *PEG-Sonde* (perkutan-endoskopische Gastrostomie). Die Indikation ist gemeinsam mit dem behandelnden Arzt abzuklären. Die Expertenmeinungen hierzu sind unterschiedlich. Mittels einer PEG-Sonde kann eine sog. künstliche Ernährung durchgeführt werden.

In Kurznarkose wird eine Gastroskopie (Magenspiegelung) durchgeführt, dabei erfolgt ein kleiner Schnitt durch die Haut der Bauchdecke. Dadurch ist ein direkter Zugang in den Magen geschaffen, der die Austrittstelle der Sonde bildet. Über den Mund wird die Magensonde (elastischer, dünner, weicher Schlauch) eingefädelt und mit zwei Platten (eine unter- und eine oberhalb der Bauchdecke) befestigt.

Diese Ernährungsform wird notwendig, wenn eine lang andauernde künstliche Ernährung geplant ist, wobei die genaue Indikation vom Arzt festgelegt wird. Dieser Eingriff bedarf der Zustimmung des Patienten oder eines gerichtlich bestellten Vertreters.

Die Angehörigen sollten sich durch den behandelnden Arzt genau aufklären lassen. Wenn mehrere Angehörige Interesse zeigen, so sollten sie gemeinsam zum

Beratungsgespräch gehen und anschließend die erworbenen Kenntnisse ausdiskutieren. Persönliche Konflikte dürfen nicht im Vordergrund stehen, wobei die Meinung von pflegenden Angehörigen vorrangig behandelt werden sollte. Sie sind diejenigen, welche die Entscheidung des Familienrates umsetzen müssen. Umgekehrt sollten Angehörige, die nicht pflegen, in die Entscheidung eingebunden werden, um diese auch besser verstehen zu können. Sie sollten sich über Vor- und mögliche Nachteile sowie mögliche Alternativen genau erkundigen.

Folgende wichtige Fragen sollten Sie beim Beratungsgespräch stellen:

- Wie soll die Ernährung des Betroffenen in Zukunft gesichert werden?
- Welche Ernährungsform wird ausgewählt?
- Mit welchen etwaigen Komplikationen und Problemen ist zu rechnen?
- Ist eine Betreuung zu Hause oder in einer stationären Einrichtung möglich?

Wenn eine PEG-Sonde kategorisch abgelehnt wird:

- Welche alternativen Methoden stehen sonst noch zur Verfügung?
- Ist mit dieser Methode eine Ernährung zu Hause oder in einer Pflegeinstitution möglich?
- Welche Komplikationen und möglichen Probleme sind zu erwarten?
- Ist diese alternative Ernährungsform medizinisch vertretbar oder hat der Arzt Bedenken?

Ist der Betroffene nicht mehr alleine entscheidungsfähig, so ist es notwendig, einen Erwachsenenvertreter zu bestellen. In seltenen Fällen liegt eine vitale Indikation (lebensbedrohlicher Zustand) vor, dann könnte die PEG-Sonde auch so gelegt werden. Außerdem kann eine richterliche Genehmigung eingeholt werden. Die Entscheidung treffen dann ein Richter, ein gerichtlich beeidigter Sachverständiger und ein Patientenanwalt.

Tipps für die Ernährung
Folgende Tipps können für die Ernährung bei Demenz hilfreich sein:

- Den Betroffenen bei der Zubereitung von Speisen und Getränken unterstützen und ihm nicht alles abnehmen. Essen zubereiten schafft auch Appetit.
- Die Selbstständigkeit fördern und nur Anleitungen geben. Nicht ständig nörgeln.
- Die Speisen möglichst vor dem Betroffenen zubereiten und/oder zerkleinern, sollte dies im frühen Stadium schon notwendig sein.
- Das Essen soll schmackhaft und abwechslungsreich sein.
- Gerüche aus der Küche, Gewürze in richtigem Ausmaß, das Riechen von Zitrusfrüchten, aber auch das dekorative Anrichten der Speisen und Getränke regen die

Speichelproduktion an und verbessern den Appetit. Salz nur mäßig einsetzen oder durch Kräutersalz ersetzen.

- Ein kleiner Aperitiv ist ebenfalls appetitanregend.
- Frisches (saisonabhängig), möglichst rohes Obst und Gemüse bevorzugen.
- Fleischliebhaber jedoch nicht zu Vegetariern umerziehen und zum Essen von Rohkost zwingen.
- Schonende Zubereitung von Speisen beachten, damit möglichst wenig Vitamine verloren gehen (z. B. durch Zerkleinern oder bei zu langer Garzeit).
- Speisen immer appetitlich zubereiten.
- Besser mehrmals täglich kleine Portionen zubereiten und auch essen.
- Teller vorwärmen (kurz in heißes Wasser legen oder in ein warmes Backrohr; Verwendung eines Warmhaltetellers).
- Nicht zu heiß servieren. Gefahr von Verbrennungen durch die Speise oder durch den heißen Teller, da der Erkrankte dies nicht mehr rechtzeitig wahrnimmt.
- Ein Pürieren der Speisen ist im frühen Stadium sehr selten notwendig. Falls doch, ist die Ursache meist nicht die Demenz, sondern eine andere Krankheit.
- Weiches Obst und Gemüse können ebenfalls die Verdauung anregen (z. B. Feigen)
- Die gewohnte Esskultur (Biografie) sollte so lange als möglich beibehalten werden (z. B. Salat als Vorspeise oder zum Hauptgericht, Gedeck wie gewohnt aufdecken).
- Erst wenn Probleme auftreten, sollte auf eine einfachere Esskultur zurückgegriffen werden. Das erfordert oft auch ein Umdenken beim Kochen.
- Hilfe bieten auch Teller mit Speiseneinteilung, um ein nicht gewünschtes Vermischen zu vermeiden, oder nach und nach einen Teller nach dem anderen servieren.
- Günstig sind auch Teller mit hohem Rand oder ein aufgesetzter Tellerring.
- Die Kleidung kann man mit Servietten oder einem Esslatz schützen. Motivierend ist es, wenn dies die Betreuer machen und nicht nur der Kranke. Falls gepatzt wird, nicht gleich schimpfen.
- Vorspeise, Hauptspeise und Nachspeise nach Bedarf zeitlich staffeln.
- Blähende Speisen sollten abends vermieden werden.
- Wichtig ist es, einen Trinkplan einhalten.
- Im frühen Stadium der Demenz sollten Speisen nicht mundgerecht vorbereitet werden.
- Bei schwerer Demenz und Patienten mit starkem Bewegungsdrang ist es manchmal notwendig, hochkalorische Zusatznahrung (Trinknahrung mit hohem Energie-, Kalorien- und Eiweißgehalt) nach Bedarf zusätzlich zuzuführen.
- Manche stark bewegungsgestörten Patienten können fast überhaupt nicht ruhig sitzen. Hier ist oft eine „fliegende Versorgung" im Gehen oder Stehen nötig.
- Manchmal wollen Menschen mit schwerer Demenz Nahrung mehr würzen, bzw. sie in grösseren Mengen essen. Dies ist solange kein Problem, solange nicht eine akute Gefährdung eintritt.

Einnahme von Medikamenten

Die Verabreichung von Medikamenten stellt pflegende Angehörige oft vor unlösbare Probleme. Ihre Sorgen und Ängste sind nicht unbegründet, aber manchmal etwas übertrieben. Der Betroffene benötigt am Anfang nur geringe Unterstützung, daher ist fürsorgliches Verhalten kontraproduktiv. Schwieriger ist es, wenn der Betroffene die notwendigen Maßnahmen nicht einsieht.

Experten beraten und unterstützen Angehörige bei allen Fragen zum richtigen Umgang mit Medikamenten, deren Verabreichung und Entsorgung. Medikamente müssen immer mit reichlich Flüssigkeit eingenommen werden. Dann kann der Betroffene sie leichter schlucken, und sie schmecken nicht so bitter. Probleme sind leichter zu lösen, wenn man ihre Ursache kennt.

Einige Probleme und Lösungsbeispiele sind hier angeführt:

- Wenn die Einnahme der Medikamente vergessen wird oder sie doppelt eingenommen werden, hilft es, den Aufbewahrungsort der aktuell zu nehmenden Medikamente gut sichtbar zu gestalten. Medikamente sollten immer am selben Ort aufbewahrt werden. Nutzen Sie die Automatismen des Betroffenen von früher bei der Medikamenteneinnahme. Gefährliche Medikamente sollten im Medikamentenschrank versperrt sein.
- Ein Dispenser hilft, einen besseren Überblick und eine bessere Kontrolle für den Tag oder auch die Woche zu haben. Sie können vom Angehörigen oder auch der diplomierten Gesundheits- und Krankenpflegeperson gerichtet werden.
- Manchmal ist der Betroffene auch mit den Einnahmemodalitäten überfordert. Er nimmt sie nicht nach Vorschrift, sondern nur, wenn er an Beschwerden leidet. Manche Medikamente sollten z. B. 1/2 h vor dem Essen eingenommen werden. Antidepressiva und Antidementiva wirken erst nach Wochen und sollten nicht vorzeitig abgesetzt werden. Oft kommt er auch mit der Handhabung nicht zurecht (Tropfen zählen, Sicherheitsverschluss), oder die Tabletten sind zu groß und können kaum geschluckt werden. Das aktuelle Problem sollte gemeinsam mit dem Hausarzt gelöst werden. Oft hilft eine Therapieumstellung auf ein einfacher zu verabreichendes Präparat. Nicht alle Medikamente können zerkleinert werden. Tabletten mit Einkerbung können geteilt werden. Medikamente mit schützendem Überzug oder Kapseln sollen nicht geöffnet werden. Sie können ihre Wirkung verändern oder auch verlieren. Einige Firmen bieten dasselbe Medikament in unterschiedlichen Verabreichungsformen an (Tropfen, schnell lösliche Tabletten usw.). Medikamente mit Langzeitwirkung (retard) müssen nur einmal am Tag eingenommen werden. Scheuen Sie sich als pflegende Angehörige nicht, nach Medikamenten zu fragen, die leichter verabreicht werden können.
- Subkutane Injektionen (z. B. Insulin, Blutgerinnung): Um eine kontinuierliche Verabreichung zu gewährleisten, sind mobile Dienste empfehlenswert. Pflegende Angehörige sollten sich einschulen lassen. Stellen Sie alle Fragen, die Ihnen einfallen. Der Betroffene soll die Injektion, solange er kann, unter Anleitung selbst vornehmen. Um doppelte Verabreichung oder Vergessen zu vermeiden, ist ein Durchführungsplan

(Datum, Uhrzeit, Unterschrift) zielführend. Injektionen sollten nur kurz vor Verabreichung vom Aufbewahrungsort geholt werden. Kühl gelagerte Ampullen oder Fertigspritzen etwas früher vorbereiten (Raumtemperatur!). Wichtig ist auch die richtige Entsorgung.

- Die Medikamenteneinnahme wird abgelehnt, der Patient sammelt die Medikamente, oder er wirft sie weg. Die Ursache ist in der negativen Grundhaltung gegenüber Medikamenten, Misstrauen, der falschen Interpretation der Therapieempfehlung, einer schlechten Erfahrung oder den Nebenwirkungen (Müdigkeit, Übelkeit etc.) zu suchen. Manchmal tritt dieses Verhalten auch bei der Umstellung auf ein anderes Präparat (Farbe) auf. Vertrauen ist hier die wichtigste Grundvoraussetzung. Die Ursache sollte möglichst konkret erhoben (Befragung, Erfahrungen) und dem Hausarzt mitgeteilt werden. Hier hilft oft ein offenes, nicht vorwurfsvolles oder belehrendes Gespräch gemeinsam mit dem Betroffenen.
- Werden gesteigertes Misstrauen, Vergiftungsideen oder Todeswünsche vom Betroffenen geäußert, sollte unbedingt ein Facharzt zu Rate gezogen werden.

▶   Die Ernährung sollte sich an den Bedürfnissen und Vorlieben des Betroffenen orientieren. Dadurch ergeben sich meist die geringsten Probleme. Auch individuelle Nahrungszusammenstellungen sollten solange kein Problem sein, solange diese nicht gefährlich sind. Medikamente sollten nur auf die unbedingt notwendigen beschränkt sein.

11.5.5 Ausscheidung

Die Kontrolle der Ausscheidung ist für viele Menschen ein wesentlicher Faktor der Identität. Im leichten Stadium einer Demenz treten erste Probleme auf, diese Bereiche zu kontrollieren. Der Betroffene hat oft Angst davor, die Kontrolle über seine Blasen- und/oder Darmfunktion zu verlieren. Er ist sehr ängstlich und enttäuscht, wenn ihm dennoch gelegentlich ein „Unglück" passiert.

Meist tritt zuerst eine Harninkontinenz auf, erst später auch eine Stuhlinkontinenz. Die Ursachen sind vielfältig. Es können sowohl organische als auch psychische Ursachen bzw. eine Kombination aus beiden verantwortlich sein.

Insofern sollte Inkontinenz von einem Arzt abgeklärt werden. Medizinisch unterscheidet man bei *Harninkontinenz* zwischen:

1. Belastungs- oder Stressinkontinenz. Hier kommt es (meist bei Frauen) bei körperlichen Belastungen zu einem unfreiwilligen Entleeren der Harnblase infolge Erschlaffung der Beckenbodenmuskulatur bzw. Sphinkterschwäche.
2. (Motorische oder sensorische) Dranginkontinenz. Dabei kommt es durch Verspannungen der Blasenwandmuskulatur zu einem ständigen Harndrang und

manchmal auch unfreiwilligen Harnabgang. Die Ursache kann psychisch oder organisch sein.

3. Überlaufinkontinenz. Diese ist ein unwillkürlicher Harnabgang bei voller Blase infolge Problemen beim Zurückhalten.

4. Reflexinkontinenz. Ursache dieser Form der Inkontinenz ist die fehlende Kontrolle über die Ausscheidung infolge Hirnleistungsstörungen (Demenz) oder Rückenmarkserkrankungen.

5. Extrauretale Inkontinenz. Hierbei ist der Ausscheidungstrakt, z. B. durch eine Fistel oder Fehlbildung, nicht voll funktionsfähig.

Stuhlinkontinenz tritt entweder infolge von Problemen mit dem Schließmuskel und/oder der zerebralen Kontrolle auf.

Bei einer Demenz sind ebenso organische (meist Reflexinkontinenz) und psychische Faktoren, aber oft auch Umweltfaktoren mit beteiligt. Ein Faktor könnte zum Beispiel der kurze Zeitraum zwischen dem Bewusstwerden des Harn- oder Stuhldranges und dem Zeitpunkt der Entleerung sein. Um die Inkontinenz zu verhindern, geht der Betroffene oft in sehr kurzen Abständen auf die Toilette. Ein gezieltes Toilettentraining kann diese Ängste teilweise verhindern. Der Betroffene benötigt eine Person seines Vertrauens, die ihn beim Training unterstützt und bei der Auswahl des richtigen Inkontinenzhilfsmittels berät.

Im mittleren Stadium vergisst der Betroffene nicht nur, dass er auf die Toilette gehen soll, sondern er kann seine Bauchpresse nicht mehr richtig einsetzen. Er sitzt auf der Toilette, steht ständig auf, erkennt die Toilette nicht oder kann verbal nicht ausdrücken, dass er auf die Toilette gehen muss. Oft wird er dabei zusehends unruhiger und beruhigt sich erst nach der Entleerung wieder. Er kann nur einfache Anweisungen befolgen und hat manchmal auch damit Schwierigkeiten (z. B. zieht die Hose nach oben statt nach unten). Der Bedarf an Unterstützung durch Dritte wird größer.

Im späten Stadium, manchmal auch schon früher, verliert der Betroffene vollkommen die Kontrolle über seine Blasen- und Darmfunktion. Es besteht vollkommene Abhängigkeit und die Pflegekompetenz rückt in den Vordergrund. Der Betroffene kann sich nur mangelhaft oder gar nicht mitteilen. Deshalb sind die Beobachtung der Ausscheidungsmenge und deren Aufzeichnung, sowie die Informationsweitergabe bei Problemen an den Arzt ein wichtiger Teil der Betreuung.

Die Ausscheidungsmenge muss laufend beobachtet werden, damit es zu keinem Harnverhalten oder Darmverschluss kommt. Wenn die Blase nicht mehr vollständig entleert wird, kann es zur Überlaufblase kommen. Die Blase ist gefüllt, kann aber nicht entleert werden, und jene Harnmenge, die dann keinen Platz findet, geht ab. Wird die Blase nur unvollständig entleert, kann es immer wieder zu Harnwegsinfektionen kommen und in weiterer Folge auch zu einer Harnsperre. Der Harn ist übelriechend, stark konzentriert und der Betroffene leidet unter ständigem Harndrang. Eine einfache Harnuntersuchung beim Arzt ist zur genauen Abklärung empfehlenswert.

Die Überprüfung der Mengen erfolgt mittels Bilanzierung, dabei wird die Einfuhr und die Ausfuhr gegenübergestellt. Diese Bilanzierung sollte dem Laien einen groben Überblick verschaffen und, wenn notwendig, von professionellen Helfern genau berechnet werden. Um eine Harnsperre mit Überlaufblase zu verhindern, sollte der Betreuer die Trinkmenge (inkl. Suppe; Bohnenkaffee wird gesondert berechnet) aufschreiben. Wenn alle Möglichkeiten der Harngewinnung ausgeschöpft sind und der Betroffene über einen längeren Zeitraum keinen Harn hat, ist eine Katheterisierung leider unumgänglich.

Im schweren Stadium der Demenz ist der Betroffene oft kognitiv nicht in der Lage, die Blase oder den Darm zu entleeren. Daher ist es notwendig, die Peristaltik (Darmtätigkeit) anzuregen. Das kann durch Massagen und Dunstwickel oder durch Abführmittel (Tabletten, Säfte, Zäpfchen und Einläufe) erfolgen. Ein Übermaß an Abführmitteln bzw. deren nicht verordnete Einnahme ist jedoch zu vermeiden.

Bei der Pflege ist auch auf Hautirritationen, z. B. Rötungen, Pilzinfektionen etc., zu achten.

Pflege bei Inkontinenz

In diesem Abschnitt werden der Verwendungszweck sowie die Vor- und Nachteile der bei Inkontinenz zum Einsatz kommenden Pflegeprodukte beschrieben. Noch genauere Informationen können über die betreuenden Pflegepersonen eingeholt werden.

- *Toilettentraining* hat das Ziel, durch Vorgabe eines Miktionsrhythmus (Ausscheidungsrhythmus) den Lebensrhythmus des Betroffenen dem Blasenrhythmus anzupassen. Dies aber nur dann, wenn nicht durch gezielte Übungen der Blasenrhythmus (Miktionstraining) verändert werden kann.
- Manchmal ist Toilettentraining alleine nicht ausreichend, und es bedarf auch des Einsatzes des einen oder anderen Inkontinenzhilfsmittels. Beim Training ist eine Bezugsperson unbedingt notwendig. Es wird pro Tag ein Plan erstellt (s. Anhang: Abbildung in A1). Dabei ist die Ausscheidung (Harn, Stuhl) für mindestens 1–2 Wochen schriftlich (Tag und Nacht) festzuhalten. In diesem Plan werden die Erfolge (rechzeitig in der Toilette entleert) und Misserfolge (zu spät oder noch zu früh die Toilette aufgesucht) eingetragen. Diese Informationen sind für den nächsten Tag richtungsweisend. Das heißt, dass der Betroffene anfangs stündlich und später alle 2 h auf die Toilette gehen muss. Bei einigen Betroffenen genügt es, sie nur an den Gang auf die Toilette zu erinnern, andere muss man begleiten. War der Zeitpunkt des Trainings optimal und wurde das Einnässen am Tag zuvor verhindert, so behält man den Zeitpunkt des Toilettenbesuchs bei. Wurde zu früh ausgeschieden (in Bett oder Unterwäsche), so sollte der Zeitpunkt um eine 1/2 h vorverlegt werden. So findet man die individuellen Bedürfnisse der Betroffenen heraus und steigert deren Lebensqualität entscheidend.
- In manchen Fällen können nicht immer alle persönlichen Bedürfnisse berücksichtigt werden. Dann ist es einfacher, den Toilettengang in die Tagesstruktur zu integrieren.

Das „Toilettentraining" wird in die Tagesstruktur eingebaut und der Betroffene zu den vorgegebenen Zeitpunkten zur Toilette gebracht. Der Betroffene nimmt dann den Rhythmus der Tagesstruktur an, und der Erfolg stellt sich auch so ein.

- Bei stärkerer Inkontinenz sind auch *Hilfsmittel* notwendig. Beim Kauf der verschiedenen, unten genannten Hilfsmittel sollten die Preise in den umliegenden Sanitätshäusern unbedingt verglichen werden.
- Fragen Sie auch bei Ihren zuständigen mobilen/ambulanten Diensten nach den günstigsten und vorteilhaftesten Produkten. Die optimale Auswahl soll sich an den Bedürfnissen sowie an den Finanzierungsmöglichkeiten des Betroffenen orientieren. Einige dieser Produkte werden von den Krankenkassen bezahlt, andere müssen vom Pflegegeld oder mit Zuzahlung des Betroffenen sowie der Angehörigen finanziert werden. In Österreich gibt es hierbei große Unterschiede zwischen den einzelnen Bundesländern. Der richtige Einsatz sowie Vor- und Nachteile können hier nur exemplarisch dargestellt werden. Eine ausführliche Beratung sowie Anleitung erhalten Sie von Pflegefachkräften in mobilen/ambulanten und stationären Einrichtungen.
- *Matratzenschoner* schützen die Matratze und je nach Größe auch das Spannleintuch. Sie sind in unterschiedlichen Materialien erhältlich. Die Größe ist vom Verwendungszweck abhängig.
- Er kann wie ein Spannleintuch über die Matratze gestülpt werden oder als große Unterlage für die gesamte Matratze unter das Spannleintuch gelegt werden. Die schützende Unterlage (materialabhängig) könnte auch zu starkem Schwitzen beim Schlafen führen. Eine unangenehme Geruchsbelästigung könnte bei unsachgemäßer Reinigung der Unterlage oder Wäschewechsel entstehen. Der Vorteil liegt in der sofortigen Verfügbarkeit von Matratzenschonern und Leintüchern. Der Wechsel des Sitzleintuches ist einfacher und erleichtert die Arbeit beim Beziehen eines Bettes, und das Spannleintuch muss nicht täglich gewechselt werden. Die Unterlage kann zur Reinigung feucht mit einer Seifenlösung abgewischt werden. Verwendet wird der Matratzenschoner v. a. bei leichter nächtlicher Inkontinenz oder bei mittlerer Inkontinenz in Kombination mit anderen Produkten (Vorlage, Netzhose etc.).
- *Kautschukauflagen* werden derzeit immer weniger eingesetzt.
- Wenn andere Produkte, die bei Inkontinenz schützen (Matratzenschoner, Krankenunterlage, Netzhose), richtig eingesetzt werden, ist diese doppelte Absicherung nicht mehr notwendig und verursacht noch stärkeres Schwitzen.
- *Krankenunterlagen* werden direkt unter das Gesäß gelegt. Sie schützen die Bettwäsche und sind als Einweg- oder Mehrwegprodukt (waschbar) im Handel erhältlich.
- Einwegprodukte verursachen mehr Müll, sind aber in der Anschaffung günstiger und erleichtern die Arbeit (keine Wäsche waschen). Mehrwegprodukte sind hautfreundlicher, in der Anschaffung etwas teurer, aber dann kostengünstiger und verursachen keinen Hausmüll. Sie sind je nach Bedarf in verschiedenen Größen (z. B. $40 \times 60\,cm$, $60 \times 60\,cm$) erhältlich und für Männer und Frauen geeignet. Sie sind auch teilweise geruchsbindend, schützen die Bettwäsche und können bei leichter nächtlicher

Inkontinenz als alleiniges Hilfsmittel verwendet werden. Bei starker Inkontinenz kann man sie zusätzlich zur Windelhose verwenden, um das Bett zu schützen.

- *Einlagen bzw. Vorlagen* werden in die Unterhose geklebt. Sie unterscheiden sich aber deutlich im Aufbau von herkömmlichen Slipeinlagen und sind in verschiedenen Größen erhältlich (je größer umso saugfähiger).

- Sie sind geruchsbindend, schützen hauptsächlich die Unterwäsche und können bei leichter Inkontinenz auch nachts eingesetzt werden. Einlagen sind Einwegprodukte und in verschiedenen Größen erhältlich, je nach Inkontinenzgrad (leicht bis mittelschwer). Für Männer und Frauen gibt es verschiedene Ausführungen! Klebestreifen verhindern ein Verrutschen. Sie sind atmungsaktiv und hautfreundlich, weil viel Luft an die Haut kommt, und geben ein sicheres Gefühl. Dieses Produkt ist durch die Kleidung nicht sichtbar. Probleme können sich dadurch ergeben, dass im mittleren Stadium der Erkrankung die Vorlage oft in der Toilette entsorgt wird. Beim Wechseln haben Betroffene manchmal Schwierigkeiten und können sich dabei auch beschmutzen.

- *Netzhosen* werden in Kombination mit verschiedenen Einlagen eingesetzt.

- Die Netzhosen gibt es in verschiedenen Größen, sie fixieren die Einlage. Der Unterschied liegt in der Saugfähigkeit der Einlagen (kleine, schwach saugende bei Tag und große, stark saugende bei Nacht). Die Netzhose wird wie Unterwäsche getragen und ist ein Mehrwegprodukt. Sie kann in der Waschmaschine gewaschen werden, sollte aber immer in ein Wäschenetz gegeben werden, um böse Überraschungen zu vermeiden (verstopft den Abfluss). Wenn der Betroffene die Netzhose als unangenehm empfindet, kann man die Netzhose, welche die Vorlage fixiert, mit einer Unterhose kombinieren. Sie vermittelt mehr Sicherheit und v. a. Wärme. Auch dieses Produkt ist geruchsbindend und schützt bei mittlerer bis schwerer Inkontinenz. Der Schutz ist bei Tag und Nacht gewährleistet. Es gibt sie für Männer und Frauen, mit unterschiedlichem Schwerpunkt der Saugfähigkeit (je nach Anbieter). Sie sind ebenfalls atmungsaktiv und hautfreundlich, geben ein sicheres Gefühl und sind durch die Kleidung kaum sichtbar. Sie machen weniger Müll als Windelhosen. Probleme ergeben sich im Ausnahmefall durch ein Engegefühl im Leistenbereich bei größerem Umfang der Oberschenkel. Der pflegende Angehörige muss die Technik des Wechselns der Einlage beim liegenden Patienten üben. Noch schwieriger wird es bei unruhigen Personen, die nie still stehen wollen oder können. Manchmal hat der Betroffene auch ein ungewohntes und unangenehmes Gefühl, da sich die Netzhose im Tragekomfort deutlich von einer Unterhose unterscheidet. Im mittleren Stadium einer Demenz kann der Betroffene mit diesem Inkontinenzhilfsmittel nicht mehr alleine umgehen.

- *Windelhosen* (Wickelhosen) sind wohl das bekannteste Produkt. Leider kommt die Windelhose manchmal allzu eilig zum Einsatz. Sie soll den Gang auf die Toilette nicht ersetzen, sondern primär Sicherheit geben.

- Der Klebeverschluss kann bei vielen Produkten mehrfach verwendet werden. Das ist v. a. dann wichtig, wenn der Betroffene mehrmals täglich auf die Toilette gebracht wird. Dazu muss der Verschluss der Windelhose geöffnet und wieder geschlossen werden. Beim Kranken im späten Stadium (liegt viel im Bett, wird in den Rollstuhl mobilisiert), ist der Kontrollstreifen zu beobachten. Hat sich dieser verfärbt, erfolgt der Wechsel der Windelhose. Daher ist hier der Einwegverschluss vollkommen ausreichend und ein wenig preisgünstiger. Windelhosen sind geruchsbindend und schützen bei schwerer Inkontinenz sowohl bei Tag als auch in der Nacht. Sie sind ein Einwegprodukt, machen viel Müll, haben aber eine starke Saugeigenschaft. Die Kosten werden zumindest teilweise von der Krankenkasse des Betroffenen übernommen (in Österreich maximal 4 Stück pro Tag bei schwerer Inkontinenz). Als Nachteil ist dieses Produkt zu wenig atmungsaktiv. Der Betroffene schwitzt mehr als bei anderen Produkten. Ebenso kann sie durch die Kleidung kaum kaschiert werden, und manchmal ergeben sich Probleme beim Gehen durch Behinderungen oder Geräusche.

- Es gibt auch *spezielle Windelhosen,* die einer Unterhose gleichen. Diese zeichnen sich durch ihren besonderen Tragekomfort und das elastische Bündchen aus. Das An- und Ausziehen ist für den Betroffenen und pflegenden Angehörigen besonders einfach.
- Diese spezielle Windelhose ist für Menschen mit demenziellen Erkrankungen besonders geeignet. Sie kann bis zum späten Stadium der Erkrankung eingesetzt werden. Sie ist geruchsbindend und für mittlere bis schwere Inkontinenz geeignet. Auch hier gibt es für Männer und Frauen unterschiedliche Produkte. Sie ist besonders atmungsaktiv und besonders hautfreundlich. Als Nachteil ist zu erwähnen, dass sie durch die Kleidung nicht immer kaschiert werden kann. Sie muss vom Betroffenen selbst finanziert werden.
- Das *Urinalkondom* enthält die Wörter „Urin" und „Kondom". Es handelt sich um ein Produkt, das bei Männern eingesetzt wird.
- Ein gleichwertiges Produkt für Frauen hat sich nie richtig durchgesetzt. Das Urinalkondom ist ein wunderbarer Ersatz für einen Blasenverweilkatheter, wenn das Einnässen verhindert werden soll. Der richtige Umgang muss jedoch gelernt werden. Hier helfen Schulungen durch Krankenpflegepersonen.
- Der *Blasenverweilkatheter* sollte immer die letzte Konsequenz sein und ist in vielen Fällen eine primär medizinisch notwendige Maßnahme.
- Es gibt eine Vielzahl von verschiedenen Kathetern, die sich nach der Grunderkrankung im Bereich der ableitenden Harnwege richtet. Als Nachteil dieses Produktes sind immer wieder auftretende Harnwegsinfekte anzusehen. Für die Katheterpflege sollte der pflegende Angehörige durch eine Pflegefachkraft geschult werden. Das geschlossene System ist zu bevorzugen.
- Bei bettlägerigen Patienten können auch eine Bettpfanne (Bettschüssel, Steckbecken, Leibschüssel) oder bei Männern eine Harnflasche eingesetzt werden.
- Ein Leibstuhl hilft dort, wo die Entfernung zur Toilette zu groß ist, aber der Betroffene noch aus dem Bett kann.
- Wenn die Kreislaufsituation es erlaubt, sollte der Betroffene so lange wie möglich auf den Leibstuhl gesetzt werden, um seine Notdurft zu verrichten (je nach Mobilität auch

auf die Toilette). Dies erleichtert den Vorgang des Entleerens der Harnblase und ist der Gabe einer Schüssel im Bett vorzuziehen.

▶ Die Ausscheidung sollte so lange als möglich wie früher erfolgen. Hilfsmittel sollten nur, wenn unbedingt Bedarf ist, eingesetzt werden.

11.5.6 Vitalwerte

Vitalparameter wie Körpertemperatur, Puls, Blutdruck und Atemfrequenz geben Auskunft über die Grundfunktionen des menschlichen Körpers.

Kälte und Wärme fühlt und spürt man. Sie sind wesentliche Faktoren für das Wohlbefinden des Menschen.

Woran erkennt man *Untertemperatur bzw. Unterkühlung*? Wesentliche Merkmale sind:

- ständig kalte Hände und Füße bzw. Nase und Ohren,
- blasse Haut,
- Unwohlsein, Müdigkeit und Schwäche,
- niederer Blutdruck,
- Kreislaufprobleme.

Unterstützung bei Unterkühlung bieten hierbei nach medizinischer Abklärung der Ursache:

- Wärmezufuhr durch ein warmes Bett, eine zusätzliche Decke oder eine Wärmeflasche.
- Bewegung. Dies fördert die Durchblutung. Der Körper kann sich aufwärmen.
- Warme Getränke.
- Mit Lammfell gefütterte Hausschuhe und warme Kleidung.
- Sich Zeit nehmen für den Betroffenen. Körperliche Nähe, Zärtlichkeit, Umarmungen etc. durch den Partner wirken sich positiv aus. Auch ein Haustier kann hier helfen.

Fieber ist nur das Symptom einer Erkrankung, daher ist ein Arztbesuch dringend anzuraten. Im frühen Stadium der Demenz kann der Betroffene seine Symptome noch frei formulieren oder auf Nachfragen wie folgt subjektiv beschreiben:

Er fühlt sich

- matt, schwach oder müde,
- möchte im Bett bleiben und schlafen,
- fühlt sich innerlich unruhig und getrieben,
- klagt über Kältegefühl, Schüttelfrost oder über Hitzewallungen,

- klagt über Kreislaufprobleme wie z. B. „Schwindel",
- klagt über Begleitsymptome wie Übelkeit, Kopfschmerzen, Gliederschmerzen, Appetitlosigkeit etc.

In späteren Stadien der Demenz kann Fieber nicht mehr richtig artikuliert werden. Symptome sind hier:

- Antriebs- und Interesselosigkeit,
- rasche Ermüdbarkeit,
- häufiges Schlafen,
- verlangsamte Bewegungsabläufe,
- Gereiztheit,
- gerötete Wangen, heiße Stirn,
- Schweißausbrüche,
- Schüttelfrost,
- erhöhte Sturzneigung,
- aber auch Unruhe und besondere Betriebsamkeit sowie Begleitsymptome wie Erbrechen, Diarrhoe (Durchfall).

Wichtig ist, auf einen steifen Nacken zu achten. Dieser kann Zeichen einer Gehirnhautentzündung oder auch nur von Verspannung sein.

Sicherheit bringt nur eine objektive Messung des Fiebers. Der Betroffene könnte mit der Handhabung des Thermometers Schwierigkeiten haben, daher sollte eine Bezugsperson bei der Fiebermessung anwesend sein. Nur durch korrekte Handhabung kann man zu einem exakten Messergebnis kommen. Fiebermessen kann auf verschiedene Arten erfolgen. Man unterscheidet die axillare (unter den Achseln), die rektale (im Anus) und die orale (im Mund) Messung. Die beiden letztgenannten sollten möglichst vermieden werden, da die Verletzungsgefahr sehr groß ist. Der Fiebernde könnte auf das Thermometer beißen und sich mit dem Glas verletzen oder eine Quecksilbervergiftung zuziehen. Zu bevorzugen ist die axillare Messung mit einem gewöhnlichen Fieberthermometer. Indikatorstreifen, die auf die Stirn gelegt werden, sind sehr ungenau und ermöglichen nur die Bestimmung, ob jemand Fieber hat oder nicht. Quecksilberthermometer sind die bekannteste Form, sie werden aber immer mehr von elektronischen Messgeräten abgelöst.

Einige Fehler beim Fiebermessen sind hier exemplarisch dargestellt:

- Fieberthermometer nicht richtig eingelegt.
- Zeit der erforderlichen Messung nicht eingehalten.
- Gerät auf seine Betriebstauglichkeit nicht überprüft.
- Quecksilber nicht ins Quecksilberdepot geschüttelt.
- Elektronisches Gerät nicht funktionsfähig (Batterie).
- Thermometer fällt zu Boden.

Bei Fieber sind folgende Maßnahmen wichtig:

- Bettruhe und regelmäßig Fieber messen.
- Zu trinken anbieten. Kühle, aber nicht zu kalte Getränke.
- Bei Fieberanstieg Arzt rufen.
- Bei Schwitzen dünnere Decken verwenden und regelmäßig wechseln. Einen Hitzestau vermeiden.
- Eventuell Wadenwickel (Essigpatschen).
- Fiebersenkender Tee (z. B. Lindenblüten).
- Kühlen Waschlappen auf die Stirn legen.
- Bettwäsche und Leibwäsche regelmäßig wechseln.
- Pneumonieprophylaxe durch spezielle Lagerung, Aufforderung zum Durchatmen und atemstimulierende Einreibung.
- Blutdruck und Puls sind besonders bei vaskulärer Demenz regelmäßig zu kontrollieren.

Der Umgang mit Blutdruckmanschette, Schlauchsystem und Stethoskop erfordert einige Übung. Fachliche Anleitung und Schulung sind für pflegende Angehörige absolut notwendig. Zur Selbstkontrolle werden elektronische Blutdruckmessgeräte angeboten. Sie sind in der Handhabung wesentlich einfacher und können am Handgelenk oder Oberarm angelegt werden. Diese messen auf Knopfdruck in kürzester Zeit Blutdruck und Puls. Um Fehler bei der Messung zu vermeiden, ist eine Schulung durch Fachkräfte zu empfehlen. Fehlerquellen sind:

- Falsches Anlegen der Manschette.
- Die Manschette mit zu viel oder zu wenig Luft aufgepumpt.
- Gerät nicht regelmäßig geeicht.
- Gerät fällt zu Boden.
- Die Batterie bei elektronischen Geräten wird leer.
- Der Betroffene hält die Hand nicht ruhig etc.

▶   Die Erhebung von Vitalwerten sollte sich auf unmittelbar notwendige beschränken, um Stress und Überforderung von Erkrankten und Betreuungspersonen zu vermindern.

11.5.7 Atmung

Im frühen Stadium der Demenz gibt es kaum Probleme mit der Atmung, ausgenommen es bestehen andere Grunderkrankungen. Der Betroffene sollte jedoch regelmäßig zu Atemübungen motiviert werden. Die Lunge wird besser belüftet, der Sauerstoffaustausch und in weiterer Folge der gesamte Stoffwechsel werden angeregt. Je früher man mit prophylaktischen (vorbeugenden) Maßnahmen beginnt, desto leichter kann der Betroffene die Übungsaufgaben nachvollziehen und durchführen. Aspirationen (Eindringen von flüssigen oder festen Stoffen in die Atemwege) werden erst im mittleren bis späten Stadium ein Problem.

Folgende Faktoren sind zu beachten:

- Atemprobleme können lange vom Betroffenen artikuliert werden, insofern sollte man nachfragen, wenn der Verdacht besteht.
- Das Zimmer gut lüften.
- Ausreichend Bewegung an der frischen Luft oder bei geöffnetem Fenster.
- Gezielte Atemgymnastik, z. B. Arme kreisen und durchatmen; Luftballon aufblasen.
- Öfter zum Durchatmen und Abhusten auffordern.
- Atemstimulierende Einreibungen.
- Tragen von atmungsaktiver Kleidung.
- Rauchen ist natürlich ein schädigender Faktor. Wenn es vom Arzt nicht aus medizinischen Gründen verboten wurde, sollte im Rahmen einer Demenz nicht ein überschießendes Gesundheitsbewusstsein entwickelt werden. Beachten Sie jedoch folgende Brandschutzmaßnahmen:
- Lassen Sie den Raucher nicht alleine.
- „Kettenraucher" die Zigaretten vorgeben, ablenken und Ersatzbefriedigung anbieten.
- Lassen Sie Feuerzeug oder Zünder nicht herumliegen.
- Leeren Sie den Aschenbecher erst aus, wenn die Asche ausgekühlt ist.

11.5.8 Krankheitsvorsorge

Gerade Personen mit einer Demenzerkrankung neigen infolge eines verminderten Immunsystems zu einer Vielzahl von Krankheiten, bzw. sind häufiger unfallgefährdet.

Besonders zu achten ist auf

- Infektionserkrankungen,
- Soorprophylaxe (Pilzerkrankungen),
- Pneumonieprophylaxe,
- Kontrakturenprophylaxe,
- Thromboseprophylaxe,
- Dekubitusprophylaxe (wenn auch Immobilität vorliegt),
- Sturzprophylaxe (die Vermeidung von Stürzen durch gezielte Maßnahmen),
- Prophylaxe   vor   Haushaltsunfälle   (Verbrennungen   durch   heiße   Speisen, Warmhalteteller, Herde und Warmwasser),
- Gefährdungen durch das Umfeld (Putzmittel, Gartenarbeit, Unkrautvernichter, verkehrsreiche Straße etc.).

Bei medizinischen Problemen sollte rechtzeitig der Hausarzt aufgesucht werden. Die Nummern der Vergiftungszentrale, des Hausarztes, der Rettung, Polizei, Feuerwehr und andere wichtige Telefonnummern sollten Sie immer zur Hand haben. Die anderen Bereiche wurden bereits in den entsprechenden Abschnitten dargestellt.

Hygienerichtlinien
Krankenhausübliche Hygienemaßnahmen sind zu Hause nicht notwendig.

Bei Infektionserkrankungen sollte man sich in Abhängigkeit von der Erkrankung vom Hausarzt und/oder von mobilen/ambulanten Diensten (Pflegefachkraft, Hygieneschwester) beraten lassen.

Behalten Sie den Körperkontakt bei, wie gewohnt. Demenz ist keine ansteckende Krankheit, und der Betroffene kann in späteren Stadien vieles nur noch über die Haut wahrnehmen. Wenn Sie intakte Hautstellen (Gesicht, Hände, Rücken usw.) eincremen, so benötigen Sie keine Handschuhe. Für die Reinigung und Pflege des Genitalbereiches sowie beim Auftragen von Salben mit medikamentösen Zusätzen sind Handschuhe jedoch unbedingt zu empfehlen.

Verwenden Sie drei verschiedene Waschlappen und Handtücher (Gesicht, Füße und Genitalbereich, sonstige Körperpartie). Unterscheiden Sie diese farblich (z. B. dunkel/ Füße und Genitalbereich, hell/Gesicht usw.), wobei Waschlappen und Handtücher möglichst die gleiche Farbe haben sollten. Wechseln Sie die Handtücher und Waschlappen für den Genital- und Fußbereich öfter.

Informieren Sie sich beim Kauf von Heilbehelfen und diversem Zubehör über die richtige Reinigung. Falscher Einsatz von Putzmitteln könnte die Oberfläche zerstören und Brutstätten für Bakterien sein.

Bewahren Sie Medikamente und Pflegeutensilien entsprechend der angegebenen Lagerungsbestimmungen auf.

11.5.9 Raum und Zeit gestalten

Im frühen Stadium der Demenz sind bei der Tages- und Freizeitgestaltung der Fantasie keine Grenzen gesetzt. Der Tagesablauf sollte gut strukturiert sein, ein gezieltes Trainingsprogramm enthalten und viel Zeit für Spaß lassen. Die Betreuer sind hinsichtlich ihrer Flexibilität und ihres Einfallsreichtums gefordert, dies kann gelegentlich sehr anstrengend werden. Im späteren Stadium ist die Belastbarkeit geringer. Die Tagesverfassung des Betroffenen kann durch Ermüdung, Ablenkbarkeit, Starrsinnigkeit und fehlende Spontaneität entscheidend beeinflusst werden. Suchen Sie nach einer Beschäftigung, die v. a. dem Betroffenen Spaß macht, und stellen Sie nicht das Ergebnis oder den Erfolg in den Vordergrund. Es ist wie bei den Olympischen Spielen, dabei sein ist alles.

Zielführende Beschäftigung
Welche Beschäftigung ist zielführend:

- Welche Tätigkeit hat dem Betroffenen bisher Freude bereitet? Hier hilft die Kenntnis der Biografie.
- Die Beschäftigung oder das Training sollen immer zum selben Zeitpunkt stattfinden und den gleichen Ablauf haben.
- Unterscheiden Sie ein gezieltes Training (z. B. Gedächtnistraining, max. 15–20 min) von einfacher Beschäftigung (z. B. Kartenspiel, so lange es dem Betroffenen Spaß macht).
- Spontaneität ist gefragt. Sollte der Betroffene selbst den Wunsch äußern, etwas zu unternehmen (Spiel, Ausflug, kreative Aufgabe), geben Sie diesem Wunsch nach. Verschiebungen auf später vermindern oft das Interesse.
- Geben Sie dem Betroffenen möglichst lösbare Aufgaben, und vermeiden Sie unrealistische Zielsetzungen.
- Sinnvoll ist es, alle Arbeitsabläufe in Arbeitsschritte zu unterteilen und dann nach und nach die gewählten Tätigkeiten durchführen zu lassen.
- Unterteilen Sie Aufgabenbereiche in:
- ohne fremde Hilfe (evtl. durch Automatismen) möglich,
- unter Beobachtung oder Anleitung möglich,
- durch gezielte Vorbereitung und mit Unterstützung möglich.
- Durch die Einbeziehung in möglichst viele hauswirtschaftliche oder handwerkliche Tätigkeiten werden vorhandene Fähigkeiten lange erhalten.
- Suchen Sie nach neuen, evtl. kreativen Beschäftigungsformen, die das Interesse des Betroffenen wecken könnten.
- Gedächtnistraining sollten wir alle schon vor der Diagnosestellung durchführen. Gezieltes Training ist nur dann sinnvoll, wenn es von Fachkräften (Psychologe, Psychiater, Hausarzt, Ergotherapeutin) zusammengestellt und dann unter fachkundiger Anleitung durchgeführt wird. Die Bezugsperson des Betroffenen kann dieses Medium, nach Rücksprache mit den Fachkräften, sinnvoll und variabel einsetzen. Sie stehen auch für auftretende Fragen immer zur Verfügung. Trainiert werden dabei u. a.:
- Power-Funktionen: Allgemeinwissen, Altgedächtnis, Automatismen sowie lebenspraktische Fertigkeiten erhalten und fördern. Dies geht auch bei schwerer Demenz.
- Speed-Funktionen: Geschwindigkeit, kognitives Tempo, Wortflüssigkeit. Diese Übungen sind eher für Personen mit leichter Demenz geeignet.
- Vereinfachen Sie die Aufgaben, wenn sich der Erfolg nicht einstellt.
- Verkürzen Sie den Zeitfaktor, wenn die Konzentration nachlässt (viele kleine Aufgaben, die schnell zum Erfolg führen).
- Loben Sie den Betroffenen bei erfolgreicher Aufgabenlösung, und seien Sie bei Misserfolgen großzügig. Vermeiden Sie weitgehend Kritik.
- Sorgen Sie für viele Bewegungsmöglichkeiten durch gezielte Gymnastik (wegen möglicher Kontraindikationen sollten Sie dies mit dem Hausarzt besprechen) sowie

Spaziergänge an der frischen Luft. Suchen Sie unbedingt den Hausarzt auf, wenn sich der Bewegungsdrang zu einem unangemessenen (krankhaften) Maße steigert.

- Beenden Sie Aktivitäten, wenn Müdigkeitszeichen, leichte Ablenkbarkeit oder Resignation erkennbar werden.
- Nötigen Sie den Betroffenen nie zu Aktivitäten, die er nicht möchte, versuchen Sie es zu einem späteren Zeitpunkt wieder, oder streichen Sie es aus der Tages- bzw. aus der Wochenstruktur.
- Nutzen Sie Automatismen (Lieder, Spiele, Tiere etc.) für die Beschäftigung von Personen mit schwerer Demenz. Hier gilt kein Leistungsprinzip (richtig/falsch)!

Mögliche Ursachen für das fehlende Interesse sind hier exemplarisch dargestellt:

- Überforderung (zu schwierige Aufgabenstellung, zu lange beschäftigt),
- Unterforderung (zu einfache Aufgabenstellung, zu langweilig gestaltet),
- leichte Ablenkbarkeit, da die Aufmerksamkeit auf etwas anderes gelenkt wird (Störfaktoren v. a. bei gezieltem Training ausschalten),
- schlechte Vorbereitung und unstrukturierter Arbeitsablauf,
- fehlende Motivation (Kritik statt Lob, „Spaß-Faktor" fehlt, die Aktivität hat keinen Aufforderungscharakter),
- fehlendes Selbstbewusstsein des Betroffenen und Angst vor dem Versagen,
- fehlendes Interesse, weil diese Aktivität aufgrund der Biografie schon immer vermieden wurde.

Beschäftigungsmöglichkeiten
Einige Beschäftigungsmöglichkeiten aus dem Alltag, die zur Anregung gedacht sind:

- Kreative Tätigkeiten: Zeichnen, Malen, mit oder ohne Vorlage (z. B. Mandala, Malbücher usw.), Arbeiten mit Plastilin (weniger aufwendig als mit Ton), einfache Bastelarbeiten (Herstellen von Tischdekoration, Fensterschmuck) mit den unterschiedlichsten Materialien, auch aus der Natur.
- Hauswirtschaftliche Tätigkeiten: Schälen sowie Zerkleinern von Obst und Gemüse, Tisch decken, Servietten falten, Schuhe putzen.
- Handwerkliche Tätigkeiten, die gut eintrainiert sind.
- Spaziergänge können mit Sammeln von Bastelmaterial oder Pflücken von Wiesenblumen verbunden werden. Beim Sammeln von Pilzen nicht aus den Augen lassen. Pflanzen oder Tiere sollten benannt und besprochen werden, oder Informationen austauschen, die mit der Entwicklungsgeschichte der Umgebung (Institutionen, Gebäude, Menschen, die dort leben oder gelebt haben) in Zusammenhang stehen etc.
- Musikalische Aktivitäten: gemeinsames singen, Musik hören, tanzen etc.
- Lesen: Zeitungsartikel oder Bücher lesen und danach besprechen oder dem Betroffenen vorlesen. Hörbücher helfen bei Personen, die schlecht sehen. Mit dem

Fortschreiten der Erkrankung sollten die Leseunterlagen nicht zu langatmig sein (kürzere Zeitungsartikel, Kurzgeschichten) und mehr Bilder beinhalten.

- Auch Fernsehen ist erlaubt. Sinnvoll ist die anschließende Kommunikation über das Gesehene, z. B. Tagesgeschehen aus den Nachrichten besprechen.
- Tiere: Haustierhaltung, professionelle Besuchsdienste mit Ausbildung (z. B. Tiere als Therapie), Besuch von Tieren, zu denen der Betroffene einen persönlichen Bezug hat (Hund der Enkelkinder, Katze der Nachbarn usw.). Von unprofessionellen Besuchsdiensten ist dringend abzuraten.
- Regionsbezogene, traditionelle Arbeiten, die evtl. auch im Sitzen durchgeführt werden können (Kürbis putzen, Zwiebel binden, Mais schälen etc.).
- Besuche durchführen: Miteinander reden und Kontakte zu Freunden sollten immer erhalten bleiben!
- Auch das Anlegen eines Biografietagebuches mit Bildern, Erinnerungen etc. kann hilfreich sein.

11.5.10 Kommunizieren

Die Kommunikation wird in Kap. 12 zur Rolle als Angehöriger genauer dargestellt. Wesentlich bei Pflegehandlungen sind einfache klare Sätze, in möglichst klarer, tiefer Stimme, ohne zu schreien. Geben Sie keine langen und komplexen Anweisungen (z. B. öffne die Handtasche und nimm aus der Geldbörse 2 € heraus und wirf diese in die Sparbüchse). Sprechen Sie langsam und deutlich, wenn notwendig, auch im Dialekt. Werden Sie nicht ungeduldig, und wiederholen Sie Gesagtes, auch wenn es bereits das dritte Mal ist. Unterstützen Sie Ihre verbalen Äußerungen durch nonverbale Gesten und Handlungen. Bleiben Sie möglichst empathisch und einfühlsam, auch wenn die Reaktion des Betroffenen nicht nachvollziehbar ist. Unmutsäußerungen sollte man nicht persönlich nehmen. Kritik ist möglichst zu vermeiden. Geben Sie Lob als Anerkennung für richtige Handlungen. Sprechen Sie nicht über den Betroffenen hinweg über ihn oder die Krankheit (er ist immer…), sondern beziehen Sie ihn möglichst ein und machen Sie es für ihn verständlich. Halten Sie Blickkontakt (möglichst auf einer Ebene), evtl. Berühren der Hände oder an der Wange. Achten Sie aber darauf, ob der Betroffene das auch möchte. Verwenden Sie die bei Validation angeführte Art der Kommunikation mit Ansprechen der Gefühle (s. Abschn. 8.2.4), „W-Fragen" (wer, wie, was, wo, wann, wobei; Warum-Fragen sollten vermieden werden) und körperlichen Berührungen.

11.5.11 Sich als Frau oder Mann fühlen und verhalten

Etablierte Rollenmuster können sich bereits im Alter durch die Pensionierung, durch Krankheit und Pflegebedürftigkeit oder auch den Tod des Ehepartners auflösen oder verändern. Ältere Menschen wünschen sich aber oft genauso Zärtlichkeit, Geborgenheit und

Nähe zu einem Partner oder anderen Menschen wie jüngere. Das gilt für zu Hause, aber auch für den stationären Bereich.

Gerade im Verlauf einer Demenz kommt es leicht zu einer *Veränderung der Rollen.* Der Partner/Betreute wird zum Kind, da er genauso viel Unterstützung benötigt. Gerade bei Pflegehandlungen ist jedoch darauf zu achten, dass es sich um einen erwachsenen Menschen am Ende seines Lebens handelt. Seine Biografie und sein „Ich" sind auch erhalten, wenn er sich selbst nicht mehr artikulieren kann. Insofern sollten auch Pflege-handlungen (v. a. im Intimbereich) dies berücksichtigen. Pflegende können aber den Betroffenen bereits durch kleine Gesten zeigen, dass sie ihre Privatsphäre achten, z. B. durch Gespräche, einfühlsame Körperkontakte oder im Heim durch das Anklopfen vor dem Eintreten in das Zimmer.

Ähnlich ist es mit *Sexualität.* Am Anfang einer Demenz ist dieser Wunsch unver-ändert vorhanden (wenn er vorher auch vorhanden war). Aber auch im weiteren Verlauf ist Sexualität keine Seltenheit. Auch wenn das direkte Wissen und die Fähigkeit, darüber zu sprechen, nicht mehr vorhanden sind, können sexuelle Bedürfnisse auftreten. Diese sind auch bei einer Demenz zu wahren, solange andere nicht dadurch gestört werden. So kann es etwa ohne weiteres vorkommen, dass auf einer Demenzstation Männer und Frauen, aber auch gleichgeschlechtliche Personen, Zärtlichkeiten austauschen oder in einem Bett liegen. Das ist oft für Angehörige, aber auch professionelle Betreuer irritierend und kann zu überschießenden Handlungen führen. Vor allem deshalb, da nicht nachgefragt werden kann, ob beide es wollen. Hier sollte man sich von den dabei sicht-baren Gefühlen leiten lassen. Auch wenn ein demenzkranker Mensch sich nicht mehr verbal ausdrücken kann, so ist es ihm doch meist möglich, seinen Unmut kundzutun.

Um Probleme bei den Betreuungspersonen zu vermeiden, ist offene Kommunikation über dieses Thema wichtig. Nur dadurch kann eine Enttabuisierung erfolgen. Oft ist das sexuelle Gefühl das letzte, das erhalten geblieben ist. Sollten wir dies durch Medika-mente ändern?

Anders verhält es sich mit überschießendem und störendem oder selbstverletzendem Sexualverhalten im Verlauf der Erkrankung. Hier muss sicher nach Ausschöpfung aller anderen Maßnahmen (z. B. Eincremen des Intimbereiches) auch eine medizinische Maßnahme gesetzt werden. Wesentlich ist aber auch hier eine genaue Erfassung des Problems. Genauere Informationen hierzu finden Sie in Gatterer (2018, 2019a, b).

▶   Spezifische Pflegemaßnahmen sollten nach Abklärung der Notwendigkeit erfolgen. Wichtig ist immer die Klärung der Rollen.

11.5.12 Sinn am Ende des Lebens

Der Aspekt des Abschiednehmens wurde bereits in Kap. 10 dargestellt. Pflegerische Aspekte, die hier wesentlich sind, betreffen sowohl die Betreuung des Betroffenen, die

Rahmenbedingungen des Sterbens, die Betreuung der Angehörigen und die Versorgung des Verstorbenen.

Hinsichtlich der gesetzten Pflegehandlungen sollte beachtet werden, dass nun alle jene Faktoren, die bei „Heilung", und „Therapie", wichtig waren, nicht mehr im Vordergrund stehen. *Nun ist das Grundprinzip „Lebens- bzw. Sterbequalität".*

Oft werden in diesem Stadium auch verschiedenste Aspekte der Sterbehilfe bei Demenzkranken diskutiert.

Dabei unterscheidet man:

- *Passive Sterbehilfe:* Zielt auf ein menschenwürdiges Sterbenlassen, es werden keine lebensverlängernden Maßnahmen getroffen.
- *Indirekte Sterbehilfe:* bei tödlich Kranken. Ärztlich verordnete Medikamente können als Nebenfolge den Todeseintritt beschleunigen. Dabei erfolgt die Abwägung zwischen Leben erhalten oder Schmerzen lindern.
- *Aktive (direkte) Sterbehilfe:* Gezielte Tötung eines Menschen durch Verabreichung eines bestimmten Präparates. Wird in Österreich strafrechtlich verfolgt und ist nicht mit dem christlichen Verständnis vereinbar.

Das entsprechende Vorgehen sollte in offenen Gesprächen diskutiert werden. Nur dadurch sind überschießende Reaktionen und Wünsche zu vermeiden. Oft entspricht der Wunsch nach aktiver Sterbehilfe für den Betroffenen durch die Angehörigen oder auch Betreuer der eigenen Hilflosigkeit und Überforderung.

Grundprinzipien der Pflegemaßnahmen am Lebensende
- Im Vordergrund der Pflegehandlungen steht das Recht auf einen friedvollen, schmerzfreien und würdevollen Tod.
- Ziel ist es, die körperlichen Beschwerden zu lindern, ohne den Betroffenen durch diese Maßnahmen mehr zu belasten.
- Dies erfordert viel Kreativität, die über die rein medizinisch-pflegerischen Maßnahmen hinausgeht.
- Psychosoziale Maßnahmen (Umgebung, persönlicher Beistand usw.) treten oft in den Vordergrund.
- Nicht die Verlängerung des Lebens ist das Ziel, sondern die Verbesserung der Lebensqualität.
- Bei der Betreuung Sterbender darf das Bewusstsein des Todes nicht verdrängt werden.
- Es gibt kein „Standardprogramm", sondern individuelle, persönliche Strategien.
- Religiöse Bedürfnisse sind dabei wahrzunehmen.

Weitere Unterstützung ist durch die in vielen Gemeinden bereits eingerichteten Hospizeinrichtungen möglich. Scheuen Sie sich als Angehöriger nicht, diese Hilfe in Anspruch zu nehmen.

11.6 Zusammenfassung

Pflegerische Maßnahmen nehmen im Verlauf einer Demenz ständig zu. Grundprinzip aller gesetzten Handlungen ist jedoch, dem Betroffenen möglichst lange zur Selbstständigkeit zu verhelfen. Insofern sollten unterstützende Maßnahmen nur dort und nur in dem Ausmaß eingesetzt werden, wo sie unbedingt notwendig sind. Übermäßige und überschießende Pflegemaßnahmen führen leicht zur Überforderung des Betroffenen und auch der Betreuungspersonen. Verhaltensauffälligkeiten (Aggressionen, Verfolgungsideen etc.) sind sehr oft das Resultat zu gut gemeinter Unterstützung.

Pfleger sollten sich hier als „Partner" bei der Bewältigung eines gemeinsamen Weges sehen (vgl. Validation) und den Betroffenen soweit als möglich als gleichwertig betrachten. Nur dadurch ist es möglich, seine individuellen Wünsche und Bedürfnisse zu erfüllen. Grundvoraussetzung hierfür ist oft auch die Aufgabe des „Normalitätsprinzips". Es ist nicht möglich, einen Demenzkranken auf unser Leben umzutrainieren, sondern pflegerische Maßnahmen müssen sich an seinen Fähigkeiten und Defiziten orientieren. Demenzkranke sind in dieser Hinsicht nicht primär „krank" und müssen „geheilt" werden, sie sind einfach „anders" und müssen „verstanden" werden. Darauf weist besonders auch Prof. Böhm in seinem psychobiografischen Modell hin.

Literatur

Böhm E (2004) Psychobiografisches Pflegemodell nach Böhm, Bd I, 3. Aufl. Wilhelm Maudrich, Wien

Böhm E (2009) Psychobiografisches Pflegemodell nach Böhm, Bd II, 4. Aufl. Wilhelm Maudrich, Wien

Elsevier (Hrsg) (2019) Pflege Heute. Urban & Fischer, München

Elsevier (Hrsg) (2016) Altenpflege Konkret. Urban & Fischer, München

Feil N (2010) Validation. Ein Weg zum Verständnis verwirrter alter Menschen, 9. Aufl. Ernst Reinhardt, München

Fröhlich A, Nydahl P (2007) Basale Stimulation in der Pflege. Pflege heute, 10. Aufl. Elsevier, München

Gatterer G (2018) Liebe, Partnerschaft und Sexualität im Alter. Psychologie in Österreich 4:292–299

Gatterer G (2019a) Bedürfnisorientierte Betreuungsstrukturen für ältere Menschen und mit Demenzerkrankung. Pflege Professionell. https://pflege-professionell.at/beduerfnisorientierte-betreuungsstrukturen-fuer-aeltere-menschen-und-mit-demenzerkrankung. Zugegriffen: 31. Dez. 2019

Gatterer G (2019b) Sexuelle Gesundheit und Demenz. In: Gebhard D, Mir E (Hrsg) Gesundheitsförderung und Prävention für Menschen mit Demenz. Grundlagen und Interventionen. Springer, Heidelberg

Gordon M, Müller-Staub M, Georg J (2005) Pflegediagnosen aktuell. NOVA 4:18–20

Neumann-Ponesch S (2017) Modelle und Theorien in der Pflege. Taschenbuch. Facultas, Wien

Orem DE (1985) Nursing: concepts of practise. McGraw-Hill, New York

Roper N, Logan WW, Tierney A (2009) Das Roper-Logan-Tierney-Modell Basierend auf Lebensaktivitäten, 2. Aufl. Huber, Bern

Die Rolle als Angehöriger im Verlauf der Demenzerkrankung

12

Inhaltsverzeichnis

© Springer-Verlag GmbH Deutschland, ein Teil von Springer Nature 2020
G. Gatterer und A. Croy, *Leben mit Demenz,*
https://doi.org/10.1007/978-3-662-58267-1_12

Für die meisten Menschen kommt die Verantwortung für die Pflege und Betreuung eines an Demenz erkrankten Menschen plötzlich und überraschend. Sie wissen nicht, was die neue Rolle von ihnen erfordert, und wollen möglichst viel an Information erhalten.

Holen Sie sich Rat und die Information, die Sie im Moment brauchen. Schauen Sie nicht auf das mögliche Ende, begleiten Sie den Erkrankten Schritt für Schritt. Eine Demenzerkrankung ist ein Prozess und auch Sie werden mit den Aufgaben wachsen. Lassen Sie sich nicht verunsichern, sorgen Sie dafür, dass Sie Hilfe und Unterstützung durch andere Familienmitglieder oder Freunde und Bekannte erhalten, besprechen Sie Ihre Probleme mit anderen Betroffenen, am besten in einer Selbsthilfe- oder Angehörigengruppe. Fragen Sie Ihren Arzt nach der nächstgelegenen Gruppe. Angehörige haben eine wesentliche Funktion

- bei der Diagnose und dem Therapieprozess,
- als Beobachter und Informant im Krankheitsverlauf,
- bei der Durchführung und Organisation von Therapien,
- bei der Betreuung und praktischen Pflegemaßnahmen,
- bei der Organisation von sozialen Hilfen.

Als Angehöriger spielen Sie zunächst eine wesentliche Rolle im Diagnose- und Therapieprozess. Sie bringen den betroffenen Menschen ja oft gegen seinen Willen das erste Mal zum Arzt, und Sie sind auch der wichtigste Informant des Arztes, da die Betroffenen sich meist nicht krank fühlen und ihre Defizite verleugnen oder nicht wahrhaben wollen.

Auch im Verlauf der Erkrankung sind Sie als Angehöriger der wichtigste Beobachter und Informant des Arztes. Sie tragen die Verantwortung für die Durchführung von Therapien, da Sie es sind, der die Medikamente verabreicht, Arztbesuche und Therapien organisiert und schließlich auch die Betreuung und die notwendigen Pflegemaßnahmen durchführt. Daher ist es so wichtig, dass Sie von Anfang an in die Therapieplanung mit-einbezogen werden und dass auch auf Ihre Bedürfnisse und Belastbarkeit sowie die Ihnen zur Verfügung stehenden Möglichkeiten Rücksicht genommen wird. Der Arzt sollte auch auf Ihre körperliche und seelische Gesundheit sowie auf Anzeichen von Burn-out achten und Ihnen entsprechende Unterstützung anbieten.

Es liegt meist auch an Ihnen, soziale Hilfsangebote ausfindig zu machen und Unter-stützung zu organisieren. Informieren Sie sich über die Angebote der sozialen Dienste in Ihrem Bezirk oder Ihrer Gemeinde, damit Sie wissen, welche Entlastungsmöglich-keiten Ihnen zur Verfügung stehen. Im ambulanten Bereich gibt es eine Vielzahl von Institutionen, die die Angehörigen bei der Pflege zu Hause unterstützen. Diese Viel-falt kann jedoch auch verwirrend sein. Die Betreuung zu Hause sollte durch ein multiprofessionelles Team erfolgen. Dies scheitert oft daran, dass unterschiedliche Interessen der einzelnen Anbieter, der Angehörigen und der Betroffenen aufeinander treffen. Den Angehörigen fällt dann meist die schwierige Aufgabe zu, die einzelnen Dienste zu koordinieren und mit den eigenen Möglichkeiten und Leistungen abzu-stimmen. Ihr Hausarzt kann Ihnen helfen, Kontakt zu den entsprechenden Diensten her-zustellen und die benötigten Maßnahmen in die Wege zu leiten.

Besonders im ländlichen Bereich ist der Hausarzt die wichtigste Person bei der medizinischen Versorgung älterer Menschen. Er stellt die Verbindung zu Hauskranken-pflege, Heimhilfe und Anbietern von sonstigen sozialen Dienstleistungen her.

12.1   Die Diagnose

Die Diagnose einer Demenzerkrankung ist für die meisten Menschen ein Schock und ängstigt und verunsichert sowohl die Patienten als auch die Angehörigen, die nicht genau wissen, was mit dieser Erkrankung auf sie zukommen wird. Eine genaue ärzt-liche Diagnose ist aber auch eine wichtige Hilfe. Sie gibt eine Erklärung für vorhandene Veränderungen und Probleme und bildet die Grundlage für eine gezielte Behandlung. Sie ist der Ausgangspunkt für wichtige Entscheidungen, auch wenn die Gewissheit, an einer irreversiblen Demenzerkrankung zu leiden, einen schmerzhaften Prozess des Akzeptierenlernens einleitet. Dem behandelnden Arzt kommt hierbei eine wichtige Rolle zu, von ihm werden Hilfe, Information, Zeit und Einfühlsamkeit erwartet. In der Realität sieht es leider oft ganz anders aus, und die Mehrzahl der Angehörigen und Betroffenen ist mit der Art, wie die Diagnose mitgeteilt wird, nicht zufrieden.

Zunächst stellt sich die Frage, wie der Betroffene über seine Krankheit aufgeklärt werden soll. Grundsätzlich hat jeder Mensch Anspruch darauf, über seine Diagnose auf-geklärt zu werden, und es ist heute durchaus üblich, dass der Arzt dem Betroffenen die Diagnose einer zu Demenz führenden Krankheit mitteilt. Ebenso hat der Erkrankte aber das Recht, die Diagnose nicht zu erfahren. Oft ist die Situation so, dass er selbst sich seiner Defizite und Schwierigkeiten nicht bewusst ist, diese verleugnet oder bagatellisiert und gar nicht wissen will, ob und an welcher Krankheit er leidet, oder dass die Gefahr besteht, dass er depressiv wird. Bei manchen Personen ist die Krankheit vielleicht schon so weit fortgeschritten, dass sie die Bedeutung der Diagnose nicht mehr verstehen können.

Allerdings hat ein Patient, der die Diagnose kennt und auch versteht, die Möglichkeit, seine Zukunft zu planen, finanzielle Angelegenheiten zu regeln, eine Vorsorgevollmacht zu erstellen um einen oder mehrere von ihm gewählte Vertreter bzw. Vertrauensperson(en) zu bestimmen, die sich später um ihn kümmern und seine finanziellen Angelegenheiten sowie Betreuung und Pflege übernehmen. Für viele Betroffene ist es aber auch eine Erleichterung, zu wissen, dass die Veränderungen, die mit ihnen vorgehen, einer Krankheit zuzuschreiben sind, die behandelt werden kann. Dies führt dazu, dass sie besser mit dem Arzt bzw. den Angehörigen kooperieren, sie wissen, warum sie Tabletten einnehmen müssen, Gedächtnisübungen durchführen und viel Bewegung machen sollen. Es fällt ihnen vielleicht auch leichter, Hilfe anzunehmen. Es gibt ihnen auch die Möglichkeit, Gespräche über ihre Krankheit und die damit verbundenen Ängste und Sorgen zu führen.

Fast immer ist es zweckmäßig, dass der Arzt die Angehörigen in das Aufklärungsgespräch miteinbezieht. Das darf er aber nur, wenn der Betroffene damit einverstanden ist.

Der Patient kann auch vom Arzt verlangen, dass zunächst niemand von seiner Demenzerkrankung erfährt.

Falls Sie die Diagnose erfahren, bevor sie dem Kranken mitgeteilt wird, sprechen Sie mit dem Arzt darüber, ob und wie bzw. durch wen der Betroffene über seine Krankheit aufgeklärt werden soll. Wer immer das Gespräch mit dem Patienten führt, Sie, der Arzt oder mehrere Personen gemeinsam, muss darauf achten, dass der Erkrankte versteht, was ihm mitgeteilt wird, dass genügend Zeit ist, seine Fragen zu beantworten, und dass er emotionale Unterstützung erhält. Lassen Sie den Betroffenen nicht alleine mit seinen Gefühlen von Angst, Unsicherheit, Wut, Verzweiflung oder Trauer, sprechen Sie ausführlich mit ihm und zeigen Sie Verständnis.

Oft ist es sinnvoll, schrittweise vorzugehen. Der Erkrankte hat so mehr Zeit, sich mit den neuen belastenden Tatsachen auseinanderzusetzen.

▶ Zu Beginn der Erkrankung ist der Angehörige ein wesentlicher Partner bei der Diagnosestellung und Bewältigung der Krankheit. Wesentlich sind hier die Akzeptanz von Veränderungen und das Aufgreifen der Möglichkeiten, die sich durch die Therapie bieten. Zu vermeiden sind die Übernahme aller Verantwortung und eine zu große Ängstlichkeit. Wie bereits dargestellt, sind am Beginn der Erkrankung meist keine wesentlichen Gefährdungen gegeben. Zu vermeiden ist auch ein Rollenkonflikt, da nun der sonst eher im Hintergrund agierende Angehörige plötzlich alles besser weiß und den Erkrankten korrigiert.

12.2 Der Verlauf

- Schleichender Beginn,
- langsam fortschreitend,
- individueller Verlauf,
- Einteilung in Stadien.

Die Alzheimer-Krankheit beginnt meist schleichend, was dazu beiträgt, dass eine frühzeitige Diagnose selten gestellt wird. Eine baldmöglichste Behandlung ist aber wichtig und kann helfen, den momentanen Zustand möglichst lange aufrecht zu erhalten. In der Regel schreitet der Krankheitsprozess langsam fort und kann immer wieder über einen längeren Zeitraum stabil bleiben. Die Krankheit verläuft bei jedem Betroffenen individuell unterschiedlich, kann aber generell in drei Stadien eingeteilt werden: Frühstadium, mittleres Stadium, fortgeschrittenes Stadium.

Diese Einteilung hat sich in der Praxis bewährt und ermöglicht den Angehörigen und Betreuungspersonen eine Orientierung („Wo stehen wir jetzt im Krankheitsverlauf, was soll ich vermeiden, was kann ich erwarten?") und hilft, Erwartungen zu reduzieren und einen dem Krankheitsprozess angemessenen, verständnisvollen Umgang mit dem Menschen mit Demenz zu entwickeln.

12.3 Erste Anzeichen – Frühstadium

- Störungen von Gedächtnis, Sprache, Wahrnehmung,
- Schwierigkeiten bei der räumlichen und zeitlichen Orientierung,
- Störung von Handlungsabläufen,
- verringerte Urteilsfähigkeit,
- Veränderung von Stimmung, Verhalten, Persönlichkeit,
- Schwierigkeiten im Alltagsleben.

Die Alzheimer-Krankheit führt zu Störungen von Gedächtnis, Sprache, Orientierung und Wahrnehmung, zu einer Veränderung der Stimmung, des sozialen Verhaltens und der Persönlichkeit des Erkrankten. Zusätzlich kommt es zu einem schrittweisen Verlust der Alltagsfunktionen, wie z. B. Haushaltsführung, Medikamenteneinnahme, Benutzung von öffentlichen Verkehrsmitteln, Autofahren, Durchführung von Amts- und Bankgeschäften, Planung von Urlaubsreisen usw. Diese Aufgaben werden nach und nach, anfangs fast unbemerkt, von den Angehörigen übernommen. Falls Sie eines oder mehrere dieser Anzeichen bemerken, sollten Sie möglichst bald Ihren Hausarzt oder einen Facharzt aufsuchen, da eine Abklärung der Ursache unbedingt notwendig ist und eine entsprechende Therapie möglichst bald eingeleitet werden soll.

12.3.1 Wie reagieren die Betroffenen auf diese Veränderungen und Verluste?

Die Betroffenen bemerken ihre Fehler und schämen sich dafür, sie erleben sich als Versager und fühlen sich wertlos. Als Folge davon versuchen sie, unangenehme Situationen zu vermeiden, wie z. B. Gespräche im Familien- oder Freundeskreis, Teilnahme an Freizeitaktivitäten. Sie brechen Kontakte zu anderen ab und ziehen sich mehr und mehr zurück.

Sie neigen dazu, Probleme und Veränderungen zu bagatellisieren und herunterzuspielen, Schwierigkeiten und Defizite werden ignoriert und abgewehrt. Häufig werden andere Personen für eigene Fehler verantwortlich gemacht. Dieses Verhalten scheint oft unverständlich und führt mitunter zu Streit und Diskussionen zwischen Betroffenen und Angehörigen. Gelingt es Ihnen, diese Verhaltensweisen als Schutz und zur Aufrechterhaltung des Selbstwertgefühls des Erkrankten zu verstehen, werden Sie sich vielleicht weniger ärgern und sinnlose Diskussionen vermeiden.

Eine Demenzerkrankung beeinträchtigt auch das Erleben und Empfinden der Betroffenen. Die Zusammenarbeit einzelner Fähigkeiten und Fertigkeiten geht mit der Zeit verloren, Hemmschwellen fallen und führen zu einem veränderten Verhalten. Obwohl grundlegende Eigenschaften meist erhalten bleiben oder sich auch zuspitzen, kann es durch das Erleben einer eigenen Realität und den Verlust der Kontrolle über eigene Handlungen zu merkbaren Persönlichkeitsveränderungen kommen. Vielen Angehörigen fällt es sehr schwer, diese Veränderungen zu akzeptieren und zu ertragen. Halten Sie sich immer vor Augen, dass diese Störungen durch eine Krankheit hervorgerufen werden und schwierige Verhaltensweisen nicht absichtlich und gegen Sie gerichtet sind.

12.3.2 Was können Sie als Angehöriger tun?

- Medikamente zur Stärkung der Gedächtnisleistung.
- Allgemeinen Gesundheitszustand regelmäßig kontrollieren.
- Körperliche und geistige Aktivierung.
- Selbstständigkeit möglichst lange erhalten.
- Nicht zu viele Aufgaben vorgeben, Misserfolgen vorbeugen, Handlungsabläufe vereinfachen, Entscheidungsalternativen begrenzen.
- Tagesstruktur: erleichtert die Orientierung und gibt Halt und Sicherheit.
- Umgebung: überschaubar, sicher, klar strukturiert.
- Orientierungshilfen: Merkzettel, Pinwand, Kalender, Türen beschriften.
- Familienkonferenz: andere Familienmitglieder miteinbeziehen, Hilfe annehmen, gemeinsam Regelungen für später treffen.
- Keine großen Veränderungen der Rollenstrukturen.

Wenden Sie sich an einen Arzt, ob Hausarzt oder Facharzt, dem Sie und der Erkrankte vertrauen, der auf Ihre Wünsche und Bedürfnisse eingeht und Ihre Sorgen und Ängste ernst nimmt. Wie schon gesagt, sind Sie das wichtigste Bindeglied zwischen Arzt, Therapeuten, professionellen Helfern und dem Patienten. Falls Sie keinen Arzt finden, bei dem Sie sich gut aufgehoben fühlen, holen Sie sich Rat von anderen Betroffenen, oder wenden Sie sich an die nächste Selbsthilfe- oder Angehörigengruppe. Die meisten dieser Gruppen arbeiten eng mit Ärzten zusammen, die sich für die Anliegen der Erkrankten und deren Angehörigen interessieren und im Bereich der Demenz-erkrankungen viel Erfahrung und Kompetenz erworben haben.

Zunächst ist es wichtig, dass ein Mensch mit einer demenziellen Erkrankung eine angemessene medikamentöse Therapie zur Stärkung seiner Gedächtnisleistung und Stabilisierung seiner Alltagsfähigkeiten erhält. Lassen Sie sich nicht abspeisen mit Sätzen, wie „Da kann man nichts machen", „Er/Sie ist halt schon alt", „Medikamente helfen ja doch nichts" und ähnlichen Aussagen. Holen Sie sich so viel Information wie möglich und fordern Sie notfalls eine adäquate Behandlung ein.

Es liegt auch an Ihnen, das Umfeld des Betroffenen möglichst stabil, überschaubar und gemütlich zu gestalten. Passen Sie die Umgebung den Bedürfnissen des Menschen mit Demenz an, nehmen Sie nicht zu viele Veränderungen vor, beziehen Sie ihn so weit als möglich in Ihre Aktivitäten mit ein. Das erhält seine Selbstständigkeit und fördert seine körperlichen und geistigen Fähigkeiten.

Die Demenzkrankheit führt auch zu Schwierigkeiten bei der zeitlichen und örtlichen Orientierung. Das kann den Betroffenen Angst machen, sie wissen oft nicht, welcher Tag oder welche Tageszeit ist, oder sie finden sich in fremder Umgebung, später auch in der eigenen Wohnung nicht zurecht.

Sorgen Sie für einen geregelten Tagesablauf. Durch eine feste Tageseinteilung wird der Tag durch bestimmte Ereignisse eingeteilt, und es entsteht eine gewisse Struktur. Diese Routine gibt Halt und Sicherheit und beugt Angst und Verwirrtheit vor. Ein strukturierter Tagesablauf kann dem Menschen mit Demenz die Bewältigung des Alltags erleichtern. Führen Sie alltägliche Verrichtungen, wie Waschen, Anziehen und das Einnehmen von Mahlzeiten und Medikamenten oder den Besuch eines Tageszentrums, möglichst immer zur gleichen Zeit durch, planen Sie regelmäßig körperliche Aktivitäten, wie Spazier-gänge oder Ausflüge, und geistige Beschäftigung in den Tagesablauf mit ein. Verwenden Sie Orientierungshilfen, wie z. B. eine Uhr, einen Kalender oder die Tageszeitung mit dem aktuellen Datum. Bringen Sie eine Pinwand an gut sichtbarer Stelle an, auf der Sie wichtige Termine, Notizen oder Botschaften für den Kranken festhalten können.

Menschen mit kognitiven Einschränkungen benötigen nun auch mehr Zeit als früher, um alltägliche Aufgaben zu bewältigen. Sie müssen also Ihr eigenes Tempo dem des Erkrankten anpassen: Drängen Sie ihn nicht und besprechen Sie schon vorher mit ihm, was für den Tag geplant ist. Gönnen Sie ihm auch Ruhepausen. Menschen mit einer demenziellen Erkrankung ermüden leicht, sie können ihre Aufmerksamkeit nicht lange aufrechterhalten und werden manchmal ärgerlich und aggressiv, wenn sie sich über-fordert fühlen.

Vermeiden Sie häufige Ortswechsel, in fremder Umgebung können Orientierungsstörungen auftreten. Falls Sie eine Urlaubsreise gemeinsam mit dem erkrankten Angehörigen planen, bitten Sie ein anderes Familienmitglied oder Freunde, Sie zu begleiten. Der Betroffene wird viel Unterstützung brauchen, um sich an einem ungewohnten Ort zurechtzufinden. Wenn die Krankheit fortschreitet, sollte man unnötige Umgebungswechsel vermeiden. Auch die eigene Wohnung ist oft kein vertrauter Ort mehr und die meisten Betroffenen haben auch hier Schwierigkeiten sich zurechtzufinden. Nehmen Sie keine unnötigen Veränderungen vor, und legen Sie vertraute Gegenstände immer an den gleichen Platz. Sorgen Sie für eine gute Beleuchtung, dunkle Ecken und Schatten können Angst verursachen. Lassen Sie auch in der Nacht ein Licht z. B. auf dem Weg zur Toilette brennen. Um dem Kranken die Orientierung zu erleichtern, können Sie Hinweisschilder mit Bildern oder Wörtern an Türen, Schubladen und Kästen anbringen. Das mag Ihnen vielleicht merkwürdig vorkommen, aber für den Betroffenen vermindert es die Angst, die daraus entsteht, dass er nicht mehr weiß, wo er ist, und sich nicht mehr auskennt.

Bei der Bewältigung all dieser Aufgaben brauchen Sie wahrscheinlich sehr viel Geduld und Einfühlungsvermögen, daher ist es auch wichtig, dass Sie auf Ihre eigenen Bedürfnisse und Grenzen achten und sich regelmäßige Pausen gönnen. Holen Sie sich Rat und Unterstützung von anderen Menschen, denen Sie vertrauen, sprechen Sie über Ihre Sorgen und Gefühle und organisieren Sie praktische Hilfe von Anfang an.

Auch der allgemeine Gesundheitszustand des Erkrankten sollte regelmäßig kontrolliert werden. Ein guter Allgemeinzustand erhöht das Wohlbefinden des Patienten, unzureichend oder nicht behandelte körperliche Krankheiten, Schmerzen oder Beschwerden können zu Unruhe und Aggression führen und ziehen eine vermehrte Belastung der Betreuenden nach sich. Verschlechterungen im Verlauf einer Demenzerkrankung können Ausdruck von körperlichen Erkrankungen sein. In einem späteren Krankheitsstadium kann der Betroffene selbst oft nicht mehr mitteilen, dass er sich nicht wohl fühlt oder Schmerzen hat, hier müssen Sie als Betreuungsperson Veränderungen aufmerksam beobachten und ggf. dem Arzt mitteilen. Sie stehen dem Erkankten am nächsten und können seine Äußerungen am besten deuten und interpretieren.

Hilfreiches Verhalten
- Einfühlsamkeit,
- Wertschätzung,
- ruhig und gelassen bleiben,
- Konfrontationen vermeiden, nicht diskutieren, streiten, argumentieren,
- nicht ständig auf Fehler und Defizite hinweisen, behutsam korrigieren,
- Ängste und Sorgen der Betroffenen ernst nehmen,
- Fassade als Schutz und Selbsterhaltungsversuch anerkennen,
- Ablenkung in Problemsituationen.

Zeigen Sie dem Menschen mit Demenz Wertschätzung, betonen Sie seine Stärken, versuchen Sie, seine Schwächen auszugleichen. Schauen Sie nicht nur auf das, was er nicht mehr kann, sondern fördern Sie seine vorhandenen Fähigkeiten. Jeder an Demenz erkrankte Mensch hat Fähigkeiten, die er nutzen will und soll. Unnötige Hilfestellung und Bevormundung führen zu zunehmender Unselbstständigkeit. Nehmen Sie den Erkrankten weiterhin als gleichwertigen Menschen an, helfen Sie ihm, seine Würde und seine Selbstachtung zu bewahren.

Fehler sollten nicht ständig betont werden, Aussagen wie „das habe ich Dir doch schon dreimal gesagt" oder „das hast Du mir heute schon so oft erzählt" beschämen den Menschen mit Demenz und führen zu fruchtlosen Diskussionen. Kritik und das Hervorheben von Wissenslücken verletzen das Selbstwertgefühl und bewirken Depression und Passivität oder Ärger und Aggression. Eigene Unruhe und Hektik steigern die Unruhe und Hilflosigkeit des Erkrankten, er fühlt sich überfordert, und der Umgang mit ihm wird schwieriger. Versuchen Sie, sich in ihn einzufühlen und Gefühle von Angst und Unsicherheit mit ihm gemeinsam auszuhalten. An Demenz erkrankte Menschen leiden besonders unter dem Verlust ihres Selbstwertgefühles und ihrer bisherigen persönlichen Rolle. Sie empfinden sich selbst als weniger wertvoll und erfahren auch in ihrem Umfeld weniger Wertschätzung. Schon am Beginn des Krankheitsprozesses werden sie oft nicht mehr als gleichwertig behandelt und von anderen bevormundet. Oft werden über sie hinweg Entscheidungen getroffen und ihre Wünsche übergangen. Sie fühlen sich anderen Menschen unterlegen.

▶ Wenn es Ihnen gelingt, Ihren erkrankten Angehörigen so zu akzeptieren, wie er ist, ihn als wertvollen Menschen wahrzunehmen trotz Krankheit und Ihnen sonderbar erscheinenden Verhaltens, so wird er sich selbst auch leichter akzeptieren.

12.4 Es wird schwieriger – mittleres Stadium

- Die Verwirrtheit nimmt zu.
- Körperliche Verschlechterung.
- Unterstützung bei Körperpflege, Ankleiden, Essen und Trinken notwendig.
- Schwierigkeiten im Alltag nehmen zu.
- Verändertes Verhalten.
- Wirklichkeitsfremde Überzeugungen.
- Belastung der Angehörigen/Betreuer nimmt zu.

Mit dem Fortschreiten der Erkrankung nimmt die Verwirrtheit zu, der Mensch mit Demenz erlebt sich selbst als zunehmend abhängig und unselbstständig, er orientiert sich an Ihnen als seiner Bezugsperson, er lässt Sie oft nicht aus den Augen und folgt Ihnen auf Schritt und Tritt. Er reagiert mit Angst und Unruhe, wenn er alleine gelassen wird, und akzeptiert keine für ihn fremden Personen. Auch wenn das sehr lästig sein kann, nehmen Sie es ihm nicht übel, Sie geben ihm Sicherheit und sind oft das einzig Vertraute in einer sich ständig verändernden Welt. Das Erleben der eigenen Identität des Kranken verändert sich, wichtige Geschichten und Erfahrungen zur eigenen Person, die das „Ich" ausmachen, können nicht mehr erinnert werden und verschwinden. Das ist für jeden Menschen bedrohlich und führt zu Hilflosigkeit und Angst.

Menschen mit Demenz scheinen auch manchmal, in einer anderen Zeit zu leben und Personen und Ereignisse durcheinanderzubringen. Das liegt daran, dass sich die Zeitstruktur und das Zeitgefühl verändern und Vergangenheit, Gegenwart und Zukunft ineinander übergehen.

12.4.1 Was können Sie als Angehöriger tun?

- Die Beziehungsgestaltung sollte wertschätzend und verständnisvoll sein.
- Lassen Sie den Betroffenen so lange wie möglich in seinen gewohnten Rollen und Aufgaben.
- Vermeiden Sie Überfürsoge und Ängstlichkeit.
- Hilfestellung geben, aber nicht alle Tätigkeiten abnehmen.
- Fordern, aber nicht überfordern.
- Sich selbst und dem Menschen mit Demenz Zeit geben.
- Selbstständigkeit und Würde des Betroffenen wahren.
- Erinnerungsstützen, einfache Erklärungen geben.
- Versuchen, verändertes Verhalten zu verstehen und mögliche Ursachen herauszufinden.
- Kommunikation aufrechterhalten und an die Möglichkeiten des Betroffenen anpassen.
- Erwartungen reduzieren mit dem Fortschreiten der Erkrankung.
- Hilfe annehmen, soziale Dienste kontaktieren.
- Für sich selbst Sorge tragen.

12.4.2 Hilfe im Alltag

Menschen mit einer demenziellen Erkrankung brauchen nun auch zunehmend Hilfe und Unterstützung bei alltäglichen Verrichtungen, wie Körperpflege, Toilettengang, Ankleiden, Essen und Trinken. Das heißt aber nicht, dass sie sich der Notwendigkeit solcher Hilfestellung bewusst sind, diese wird oft vehement abgelehnt. Es kann zu ständigen Auseinandersetzungen kommen, der Erkrankte wehrt sich dagegen, bevormundet zu werden und von anderen abhängig zu sein. Geben Sie nur so viel Anleitung und Hilfestellung wie notwendig, oft reicht es aus, bestimmte Tätigkeiten gemeinsam zu beginnen, der Betroffene kann sie dann meist alleine zu Ende führen.

Menschen mit Demenz verlieren im Verlauf der Erkrankung die Fähigkeit, alltägliche Gegenstände wie eine Zahnbürste, eine Seife oder einen Kamm zu verwenden, sie haben Schwierigkeiten bei der Koordination von Bewegungen und der Handhabung von Gegenständen. Sie vergessen auch die Bedeutung dieser Gegenstände und wissen nicht mehr, wofür man sie braucht. Die Mehrzahl der Kranken verliert das Interesse an Sauberkeit und gepflegtem Aussehen, und es erscheint ihnen nicht wichtig, sich täglich zu waschen, oder sie sind der Meinung, dies schon getan zu haben. Versuchen Sie, die tägliche Körperpflege zu einem angenehmen Erlebnis zu machen; viele Menschen beruhigen und entspannen sich im Bad. Bereiten Sie die benötigten Gegenstände vor, erklären Sie die notwendigen Handlungen und ermuntern Sie den Betroffenen, diese selbst durchzuführen. Sie wissen sicher, ob er gerne ein Bad nimmt oder lieber duscht, behalten Sie alles so bei, wie es der Kranke gewöhnt ist. Nehmen Sie Rücksicht auf seine Würde und seine Intimsphäre, vielen Menschen ist es unangenehm und peinlich, wenn ein anderer Mensch im Bad oder auf der Toilette zugegen ist. Achten Sie auf größtmögliche Sicherheit im Bad, wie z. B. Haltegriffe, rutschfeste Unterlagen und die richtige Wassertemperatur. Verwenden Sie einen Duschsitz oder einen Badewannenlift, wenn Sie oder der Kranke sich unsicher fühlen.

Für die Betroffenen kann es auch schwierig werden, sich richtig anzuziehen. Sie wissen nicht, in welcher Reihenfolge sie die Kleidungsstücke anziehen sollen, oder sie kommen mit Knöpfen und Verschlüssen nicht mehr zurecht. Lassen Sie dem Kranken ausreichend Zeit, um sich anzuziehen, drängen Sie ihn nicht, sondern ermutigen und beruhigen Sie ihn, wenn er es nicht gleich schafft. Viele wehren sich dagegen, die Kleidung zu wechseln, und wollen täglich das Gleiche anziehen. Entfernen Sie schmutzige Kleidung unauffällig, und legen Sie frische Kleidungsstücke in der Reihenfolge zurecht, in der sie angezogen werden sollen. Auch die Schuhe sollten einfach anzuziehen sein, dem Betroffenen Halt geben und eine rutschfeste Sohle haben. In einem fortgeschritteneren Krankheitsstadium kann der Mensch mit Demenz sich trotz aller Hilfestellung nicht mehr selbstständig an- und auskleiden. Viele wehren sich aber dagegen, von einem anderen Menschen an- oder ausgezogen zu werden, und es kann immer wieder zu erheblichen Schwierigkeiten kommen. Bedenken Sie, dass der Kranke versucht, sein Selbstwertgefühl und seine Würde zu bewahren, gehen Sie einfühlsam und behutsam mit ihm um. Begleiten Sie die Tätigkeiten, die Sie mit ihm durchführen mit erklärenden Worten, in einem beruhigenden Tonfall.

12.4.3 Essen und Trinken

Wenn die Krankheit fortschreitet, stellen Sie wahrscheinlich fest, dass für den Menschen mit Demenz das Einnehmen von Mahlzeiten schwieriger wird und er Ihre Unterstützung dabei braucht. Geben Sie Hilfestellung, aber ermutigen Sie ihn auch hier zu Selbstständigkeit. Nehmen Sie die Mahlzeiten möglichst immer im gleichen Raum und zur gleichen Zeit mit ihm gemeinsam ein. Machen Sie die Mahlzeiten zu einem angenehmen Erlebnis und achten Sie nicht zu sehr auf Reinlichkeit und gute Tischmanieren. Verwenden Sie nötigenfalls unzerbrechliches Geschirr, gut zu haltendes Besteck und eine rutschfeste Unterlage. Vermeiden Sie stark gemustertes Geschirr oder Tischtücher, da dies zu

Verwirrung führen könnte. Teller und Tassen sollten sich gut vom Untergrund abheben. Helfen Sie dem Erkrankten bei der Handhabung des Bestecks, oder schneiden Sie das Essen in mundgerechte Stücke. Bieten Sie einen Löffel an, wenn er mit Messer und Gabel nicht mehr zurechtkommt oder bieten Sie Fingerfood an. Ermuntern Sie ihn, selbst zu essen, anstatt ihn zu füttern. Fragen Sie nicht, was er essen möchte, Sie kennen sicher seine Wünsche und Vorlieben, achten Sie aber auf eine ausgewogene Kost. Manche Patienten essen zu viel, weil sie vergessen, dass sie schon gegessen haben, andere wiederum leiden an Appetitlosigkeit und essen zu wenig. Bei starkem Gewichtsverlust ist es ratsam, einen Arzt aufzusuchen, da körperliche Krankheiten oder eine Depression dahinter stecken können. Wenn der Erkrankte Schwierigkeiten beim Schlucken hat, geben Sie ihm zwischendurch zu trinken und erinnern Sie ihn häufig daran, zu schlucken. Achten Sie darauf, dass er aufrecht sitzt und nicht zuviel auf einmal in den Mund nimmt. Bedenken Sie auch, dass schlecht sitzende Zahnprothesen oder verschiedene Medikamente die Ursache für Schwierigkeiten beim Kauen und Schlucken sein können. Bei anhaltenden Schluckschwierigkeiten kann es hilfreich sein, sich von einer Logopädin beraten und sich entsprechende unterstützende Massnahmen zeigen zu lassen.

Sorgen Sie auch dafür, dass der Betroffene, über den Tag verteilt, ausreichend Flüssigkeit zu sich nimmt. Zu wenig Flüssigkeit führt zu Austrocknung und steigert die Verwirrtheit. Stellen Sie Getränke, die er gerne hat, gut sichtbar in seine Reichweite, ermuntern Sie ihn immer wieder, etwas zu trinken, helfen Sie evtl., indem Sie ihm das Glas oder den Becher zum Mund führen. Wird das Trinken abgelehnt, geben Sie Nahrung mit viel Flüssigkeitsgehalt, wie Suppe, Kompott, Obst, Gemüse. Man kann auch Flüssigkeiten eindicken und mit dem Löffel eingeben. Manchmal trinken die Betroffenen automatisch, wenn wir mit den Gläsern anstoßen und „Prost" sagen.

12.4.4 Inkontinenz

Im Verlauf der Erkrankung kommt es irgendwann zunächst zur Harninkontinenz, später auch zur Stuhlinkontinenz. Der Erkrankte kann seine Blase nicht mehr kontrollieren und beeinflussen. Es kann auch sein, dass Menschen mit Demenz an falschen Orten urinieren. Für die Betroffenen ist jede Art der Inkontinenz unangenehm und peinlich. Auch für Sie kann die Inkontinenz zum Problem werden, vielleicht empfinden Sie Ekel oder wissen nicht, wie Sie damit umgehen sollen. Versuchen Sie, kein großes Drama daraus zu machen, sondern die neue Situation möglichst sachlich zu bewältigen. Suchen Sie eine Stelle für Inkontinenzberatung auf oder lassen Sie sich in einem Fachgeschäft über entsprechende Hilfsmittel beraten. Auch in der Angehörigengruppe können Sie zu diesem Thema Rat und praktische Tipps erhalten. Machen Sie sich immer klar, dass die Inkontinenz durch die Krankheit bedingt ist und nicht absichtlich geschieht. Gedächtnisstörungen, Verständigungsschwierigkeiten, Desorientiertheit, eine begleitende körperliche Störung oder auch verschiedene Medikamente können die Ursache der Inkontinenz sein. Der Betroffene hat möglicherweise Probleme, die Toilette rechtzeitig aufzusuchen, oder kann die erforderlichen Handlungen nicht mehr durchführen, er kommt mit seiner Kleidung nicht zurecht, weiß nicht mehr, wie man das Toilettenpapier benutzt, oder traut sich nicht, sich niederzusetzen, weil sein Raumempfinden gestört ist. Unterstützen Sie ihn diskret, ohne sein Schamgefühl zu verletzen. Achten Sie darauf, dass Verschlüsse an der Kleidung leicht zu öffnen sind und dass die Toilette leicht zu finden ist. Bringen Sie evtl. ein Schild an und sorgen Sie für eine ausreichende Beleuchtung. Oft gelingt es durch einen regelmäßigen Toilettengang, etwa alle 3 h oder nach jeder Mahlzeit, vor einem Spaziergang sowie vor dem Zubettgehen, das Problem in den Griff zu bekommen. Sie sollten dabei aber keinen Zwang anwenden, sondern versuchen, einen Rhythmus zu finden, der für den Betroffenen akzeptabel ist und seinen Bedürfnissen entspricht. Auch hier ist Ihrerseits viel Geduld und Nachsicht erforderlich.

12.4.5 Sicherheit zu Hause

Die Diagnose einer Demenzerkrankung bedeutet nicht, dass Sie in Ihrem Haus oder in Ihrer Wohnung sofort vieles verändern müssen. Versuchen Sie zunächst, die vertraute Umgebung und den gewohnten Tagesablauf möglichst lange beizubehalten. Wenn es notwendig wird, Veränderungen vorzunehmen, um die Sicherheit des Erkrankten zu gewährleisten, ist es besser, schrittweise vorzugehen. So kann der betroffene Mensch sich an kleine Veränderungen gewöhnen und hat nicht das Gefühl, sich in einer fremden Umgebung zu befinden. Sorgen Sie dafür, dass das Zuhause ein sicherer Ort ist, an dem sich der Erkrankte ungehindert bewegen kann. Rutschende Teppiche, scharfe Kanten, wackelige Möbelstücke oder Elektrokabel können zu einer Gefahr werden. Bedenken Sie, dass Menschen mit Demenz im Verlauf der Erkrankung weniger sicher auf den Beinen sein werden, sichern Sie Stufen und Treppenaufgänge, bringen Sie, wenn nötig, Handläufe an, besonders im Bad, in der Toilette und im Treppenbereich. Einzelne Stufen können auch mit einem farbigen Band markiert werden, sodass sie sich besser vom Untergrund abheben.

Sorgen Sie für eine gute Beleuchtung, lassen Sie Türen offen, damit sich der Betroffene besser orientieren kann.

Kopieren Sie wichtige Dokumente, und verwahren Sie die Originale sowie Wertgegenstände oder größere Geldbeträge an einem sicheren Ort. Gegenstände, die täglich gebraucht werden, wie Schlüssel und Brille, sollten möglichst immer am gleichen Platz deutlich sichtbar aufbewahrt werden. Falls der Erkrankte diese Dinge ständig verräumt oder verlegt, besorgen Sie Duplikate der Schlüssel und eine Ersatzbrille.

Gefährliche Dinge, wie Reinigungsmittel, scharfe Messer, Werkzeug, Elektrogeräte und Medikamente, sollten sicher verwahrt werden, wenn der Mensch mit Demenz nicht mehr in der Lage ist, diese gefahrlos zu verwenden. Wenn notwendig, müssen auch Gas- oder Elektroherd oder andere Gefahrenquellen gesichert werden.

Bedenken Sie stets, dass jede größere Veränderung den betroffenen Menschen beunruhigen oder verwirren kann. Gehen Sie sehr behutsam vor, damit er sich nicht bevormundet oder kontrolliert fühlt. Nehmen Sie ihm nicht vorzeitig alle Aufgaben und Tätigkeiten ab, die er noch gut bewältigen kann und bei denen er sich kompetent fühlt, auch wenn Sie meinen, dass er diese nicht mehr so gut wie früher erledigen kann.

In diesem Bereich gilt es, möglichst wenige Einschränkungen und größtmögliche Sicherheit miteinander in Einklang zu bringen.

12.4.6 Öffentliche Verkehrsmittel

Menschen mit Demenz haben oft Schwierigkeiten bei der Benutzung öffentlicher Verkehrsmittel. Sie vergessen, eine Fahrkarte zu lösen, wissen nicht mehr, wo sie aussteigen müssen, oder haben überhaupt vergessen, wohin sie fahren wollten. Begleiten Sie den Erkrankten so oft wie möglich, und üben Sie mit ihm Wege ein, die er weiterhin alleine gehen kann. Bitten Sie andere Verwandte oder Freunde, den Betroffenen bei Spaziergängen zu begleiten, damit Sie zeitweise entlastet sind.

Geben Sie dem Betroffenen einen Zettel mit seinem Namen und Ihrer Telefonnummer in die Tasche oder nähen Sie diese in die Kleidung ein, falls er sich verlaufen sollte. Es gibt auch beschriftete oder gravierte Armbänder, die nicht abnehmbar sind. Manche Menschen weigern sich jedoch, ein solches Armband zu tragen.

Denken Sie auch daran, ein aktuelles Foto bei der Hand zu haben, falls Sie Ihren Angehörigen mithilfe der Polizei suchen müssen.

12.4.7 Autofahren

Bei einer Demenzerkrankung ist die Unfallgefahr schon in einem frühen Stadium erhöht. Die Erkrankten sind zwar in der Lage, das Fahrzeug richtig zu bedienen, können aber oft Situationen nicht richtig einschätzen und haben ein verlangsamtes Reaktionsvermögen. Viele haben Schwierigkeiten, an das gewünschte Ziel zu gelangen, übersehen mitunter Verkehrszeichen oder halten sich nicht an die Verkehrsregeln. Dadurch gefährden sie sowohl sich selbst als auch andere Verkehrsteilnehmer. Sollte es zu einem Unfall kommen, so ist die Versicherung bei einer diagnostizierten Demenzkrankheit nicht verpflichtet, die Bezahlung des Schadens zu übernehmen.

Für die meisten Menschen ist das Auto ein Symbol für Selbstständigkeit und Unabhängigkeit. Aus diesem Grund weigern sich auch die Betroffenen über einen langen Zeitraum, das Autofahren aufzugeben, und es kommt oft zu heftigen Auseinandersetzungen. Versuchen Sie zunächst, das Problem in Ruhe zu besprechen, beziehen Sie andere Familienmitglieder oder Freunde mit ein. Falls das nicht zielführend ist, suchen Sie Unterstützung bei Ihrem Arzt, und bitten Sie ihn, das Gespräch zu führen. Versuchen Sie auch, den Betroffenen für andere Verkehrsmittel oder Fahrten mit einem Taxi zu gewinnen. Notfalls müssen Sie die Autoschlüssel wegsperren oder das Auto außer Betrieb setzen oder sogar verkaufen.

12.4.8 Umgang mit Geld

Viele Menschen mit Demenz können nicht mehr richtig mit Geld umgehen oder ihre Finanzen regeln. Beim Einkaufen vergessen Sie vielleicht zu bezahlen oder, dass sie schon bezahlt haben, oder zahlen mit großen Scheinen, da ihnen das Verständnis für die Höhe von Beträgen fehlt.

Begleiten Sie den Menschen mit Demenz häufig beim Einkaufen und unterstützen Sie ihn dabei, oder treffen Sie eine Regelung mit den Geschäften der Umgebung, dass Sie die Einkäufe später bezahlen können. Überlassen Sie ihm kleinere Geldbeträge, wenn er dies wünscht. Dies erhält sein Selbstwertgefühl.

Regelmäßige Zahlungen sollten durch Einziehungsaufträge geregelt werden, da es den meisten Betroffenen schwer fällt, finanzielle Verpflichtungen zu überblicken, Formulare auszufüllen oder Bankgeschäfte zu erledigen.

Sprechen Sie schon frühzeitig mit dem erkrankten Angehörigen über eine Regelung seiner finanziellen Angelegenheiten und die Möglichkeit einer Vollmachtserteilung im Rahmen einer Vorsorgevollmacht an eine oder mehrere Personen seines Vertrauens.

12.4.9 Verändertes Verhalten

Die größte Belastung für die Angehörigen stellen nicht die Gedächtnisstörungen, sondern die Verhaltens- und Persönlichkeitsveränderungen dar, die bei mehr als zwei Drittel aller Patienten auftreten und die Betreuer oft bis an die Grenzen ihrer Leistungsfähigkeit führen. Sie sind auch die häufigste Ursache für eine Übersiedlung in ein Pflegeheim. Sprechen Sie mit dem behandelnden Arzt über eine Behandlung mit entsprechenden Medikamenten. Diese sollten aber erst dann gegeben werden, wenn mögliche umweltbedingte Auslöser überprüft wurden und eine Veränderung dieser Umweltbedingungen keine Besserung ergeben hat.

Versuchen Sie daher zunächst, das ungewohnte Verhalten zu verstehen und mögliche Ursachen herauszufinden. Vielleicht zeigen sich Wege, die auftretenden Probleme in den Griff zu bekommen und zu bewältigen.

Menschen mit Demenz verhalten sich meist nicht so, wie es von ihnen erwartet wird und wie es den gesellschaftlichen Regeln entspricht. Ihr Verhalten wird oft als störend empfunden, sei es zu Hause in der Familie oder im alltäglichen Ablauf einer Kranken- oder Pflegestation. Wenn Sie aber davon ausgehen, dass dieses veränderte Verhalten für den Erkrankten eine ganz bestimmte persönliche Bedeutung hat und Gefühle und Gedanken ausdrückt, die für Sie oft unverständlich sind, fällt es Ihnen vielleicht leichter, dieses zu akzeptieren und nicht zu versuchen, ihn nach den eigenen Vorstellungen zu verändern oder sein Verhalten anzupassen. Es ist besser, ihm seine gegenwärtigen Gefühle und Empfindungen zu gestatten, auch wenn sie sich manchmal gegen Sie richten.

12.4.9.1 Ursachen für problematisches Verhalten

Mögliche *Ursachen für problematisches Verhalten* sind:

- eine beeinträchtigte Kommunikation,
- eine veränderte Wahrnehmung,
- körperliche Erkrankungen, Beschwerden, Schmerzen,
- Sinnesbehinderungen,
- Medikamente,
- die Umwelt,
- andere Personen,
- die Demenzkrankheit selbst.

Menschen mit Demenz haben oft Schwierigkeiten, sich sprachlich auszudrücken, und merken, dass ihre Mitteilungen von anderen nicht verstanden werden. Sie können oft nicht mehr sagen, was sie wollen oder nicht wollen, ob sie sich wohl fühlen oder Schmerzen haben. Sie versuchen das meist durch ihr Verhalten auszudrücken. Sie müssen also lernen, durch Einfühlen und Intuition zu erkennen, was der Betroffene Ihnen mitteilen möchte. Das ist sicher oft sehr schwierig und stellt hohe Anforderungen an Sie. Wenn Sie aber bedenken, dass ein Mensch mit Demenz in einer anderen Welt, einer eigenen Realität lebt, zu der wir nur begrenzt Zugang haben, fällt es Ihnen vielleicht leichter, sein verändertes Verhalten zu ertragen und zu akzeptieren.

Sie als Angehöriger stehen mit dem erkrankten Familienmitglied in einer engen, schon lange dauernden Beziehung und spüren wahrscheinlich, wie er oder sie sich fühlt und was er oder sie Ihnen sagen möchte, auch wenn Ihnen manches oft unverständlich ist. Die Betroffenen sind bemüht, ihrer Wahrnehmung der Realität entsprechende, für sie selbst geeignete Verhaltensweisen zu finden.

Akute oder chronische körperliche Erkrankungen, Zustände wie Hunger, Flüssigkeitsmangel, Harndrang, zu wenig körperliche Aktivität oder Schmerzen, die der Erkrankte nicht identifizieren oder mitteilen kann, führen oft zu Unruhe, Umherwandern oder aggressivem Verhalten.

Sinnesbehinderungen, wie beeinträchtigtes Sehen oder Hören, die oft zur Fehlinterpretation von Gesprochenem oder von Situationen führen, können Misstrauen, Beschuldigungen oder Halluzinationen hervorrufen.

Auch *Medikamente* oder eine zu hohe Dosierung können die Ursache für verändertes Verhalten sein.

Weiter muss man nach möglichen Ursachen in der *Umgebung bzw. dem Umfeld* des betroffenen Menschen suchen, wie:

- zu viele Reize durch Lärm oder Hintergrundgeräusche (Radio, Fernseher, Stimmengewirr),
- zu viele Personen, die dem Erkrankten nicht vertraut sind, oder Menschen, die er ablehnt,

- unübersichtliche Situationen,
- Veränderungen, Umgebungswechsel, keine Orientierungshilfen,
- zu viele Aktivitäten (überfordern den Kranken und machen ihn unruhig und aggressiv),
- zu wenig Aktivitäten (bewirken Langeweile oder Einsamkeit, führen zu suchender Unruhe und fördern den geistigen Abbau),
- Sinnestäuschungen: Dunkelheit, Dämmerung, schlechte Beleuchtung (Schatten werden als Bedrohung erlebt, verursachen Angst und Unruhe),
- unangenehme Temperatur (zu warm, zu kalt),
- Suche nach bekannten Personen,
- Bedürfnis nach Nähe,
- Übertragung von Nervosität, Ungeduld oder Anspannung aus dem Umfeld.

Häufige Verhaltensstörungen
Die am häufigsten auftretenden Verhaltensstörungen sind

- aggressives Verhalten,
- Passivität, Depression,
- Unruhe, Umherwandern, Weglaufen,
- gestörter Tag-Nacht-Rhythmus,
- Misstrauen, Feindseligkeit, Beschuldigungen,
- ständiges Fragen und Wiederholungen,
- Wahn und Halluzinationen.

12.4.9.2 Wie können Sie mit verändertem Verhalten umgehen?
Bei aggressivem Verhalten:

- Aggression und Beschuldigungen nicht persönlich nehmen.
- Ruhig bleiben.
- Konfrontationen und Diskussionen vermeiden.
- Nicht auf Fehler und Defizite hinweisen.
- Ablenken statt korrigieren.
- Ermutigen, etwas zu machen, das er/sie kann.
- Anerkennung für Erreichtes aussprechen.
- Aufhören, wenn er/sie genug hat.
- Nicht zu etwas nötigen, wenn deutlicher Widerstand gezeigt wird.
- Realität der Welt des Erkrankten akzeptieren.
- Recht auf subjektive Wahrheit anerkennen.

Bei Passivität und Depression:

- Interesse anregen durch angenehme Tätigkeiten.
- Ermutigen.

- Verständnis zeigen.
- Kontakte zu anderen Menschen fördern.
- Medikamente gegen Depressionen.

Bei Unruhe und Weglaufen:

- Tag strukturieren, Beschäftigung anbieten, fordern, ohne zu überfordern.
- Sichere Wege einüben.
- Name, Telefonnummer von Angehörigen mitgeben (Zettel in die Tasche stecken, beschriftetes Armband).
- Kleine Geldbeträge mitgeben.
- Umwelt informieren.

Schlafstörungen, gestörter Tag-Nacht-Rhythmus:

- Nickerchen während des Tages beschränken.
- Beschäftigung bei Tag fördern, Besuch eines Tageszentrums.
- Körperlich aktiv sein, wie spazieren gehen oder Bewegungsübungen, frische Luft.
- Keine koffeinhaltigen Getränke.
- Bequemes Bett, richtige Raumtemperatur.
- Einschlafritual einführen, z. B. warme Milch trinken, beruhigende Musik.
- Möglichkeiten schaffen, dass der Kranke in der Nacht herumgehen kann, für Sicherheit in der Wohnung sorgen, einzelne Räume sowie die Wohnungstür zusperren, Beleuchtung auf dem Weg zur Toilette.
- Eventuell getrennte Schlafzimmer, damit Ihre Nachtruhe nicht gestört ist.
- Körperliches Unwohlsein, Schmerzen oder Medikamente können Schlafstörungen verursachen.

Misstrauen, Feindseligkeit, Beschuldigungen:

- Suchen Sie nach möglichen Ursachen im Umfeld des Kranken.
- Versuchen Sie, nicht überzureagieren.
- Versuchen Sie, den Betroffenen abzulenken und zu beruhigen.
- Nehmen Sie Beschuldigungen nicht persönlich, bedenken Sie, dass dieses Verhalten Ausdruck der Krankheit ist.
- Bereiten Sie andere darauf vor, diese Verhaltensweisen nicht persönlich zu nehmen.

Ständiges Fragen und Wiederholen:

- Bewahren Sie Ruhe.
- Versuchen Sie, den Betroffenen abzulenken.
- Geben Sie Orientierungshilfen.
- Vermitteln Sie Sicherheit.

Wahnvorstellungen und Sinnestäuschungen:

- Halten Sie die Überzeugungen des Betroffenen nicht von vornherein für unrichtig.
- Achten Sie auf mögliche Sinnesbehinderungen.
- Gehen Sie möglichen Ursachen nach, und verändern Sie mögliche Auslöser in der Umgebung.
- Versuchen Sie, den Kranken abzulenken.
- Versuchen Sie, zu erklären und zu beruhigen, nehmen Sie ängstliche Gefühle ernst.
- Stellen Sie die Überzeugungen des Kranken nicht infrage, aber bestätigen Sie unrichtige Vorstellungen auch nicht.

12.4.10   Kommunikation im mittleren Stadium der Demenz

In unserem Verständnis von Kommunikation und Sprache können die Kranken oft keine Worte oder logischen Sätze mehr formulieren, dennoch können sie mit uns in Verbindung treten, durch Geräusche, durch den Gesichtsausdruck, Gesten oder Körperhaltung. Ihre Aufgabe ist es herauszufinden, auf welcher Ebene Sie den Menschen mit Demenz erreichen können. Sprechen Sie weiter mit ihm, bestärken Sie ihn darin, mit Ihnen in Verbindung zu bleiben, sprechen Sie seine Gefühle an und bestätigen Sie ihn. Da die Betroffenen oft Schwierigkeiten haben, die richtigen Worte zu finden, müssen Sie versuchen, die Botschaften zu entschlüsseln, und diese mit eigenen Worten ergänzen.

In einem mittleren Stadium der Demenzerkrankung verlieren die Betroffenen:

- die Fähigkeit zur zeitlichen und räumlichen Orientierung (nicht zur eigenen Person),
- das Kurzzeitgedächtnis (teilweise auch das Langzeitgedächtnis), was sich in der Konversation bemerkbar macht,
- die Fähigkeit für abstraktes Denken und Vokabular,
- planerische Fähigkeiten, Konzepte zu erstellen,
- das Erinnerungsvermögen von Namen von nicht so bekannten Personen (Familie wird noch erkannt),
- die Fähigkeit, sich mehr als 3 Dinge zu merken oder 3 Schritte einer Abfolge oder Anordnung,
- die Fähigkeit, Information über längere Zeit zu behalten.

Menschen mit Demenz verstehen nicht mehr:

- schnell Gesprochenes,
- Gespräche in lärmender oder ablenkender Umgebung,
- komplexe oder abstrakte Konversation,
- sarkastische oder ironische Bemerkungen,
- sie selbst können nicht mehr schnell sprechen (vermehrt Pausen und zögerndes Sprechen).

Sie verlieren die Fähigkeit:

- einer Konversation oder einem Gespräch länger als einige Minuten zu folgen (Aufmerksamkeit kann nicht lange aufrechterhalten werden),
- Gelesenes zu verstehen (obwohl die Lesemechanismen erhalten sind),
- bis zu einem gewissen Grad Gesichtsausdrücke zu deuten, während das Verständnis der emotionalen (gefühlsmäßigen) Bedeutung erhalten bleibt.

Sprechen und Sprache sind eingeschränkt:

- Menschen mit Demenz haben weniger Ideen, worüber sie sprechen könnten.
- Sie haben Schwierigkeiten beim Benennen von Dingen (Wortfindungsstörung), verwechseln Begriffe (Salz statt Zucker), verwenden selten abstrakte oder spezielle Wörter.
- Flüssige Konversation ist nicht mehr möglich, sie machen mehr Pausen, denken nach und überlegen, sprechen nur Satzfragmente.
- Sie verlieren die Fähigkeit, sich selbst zu korrigieren.
- Kein kreativer Sprachgebrauch (Verwendung von Füllwörter und Floskeln, Sprache sehr allgemein, oft nicht zum Thema passend).

Im Umgang mit anderen Menschen verringert sich die Fähigkeit:

- Dinge vom Standpunkt eines anderen zu sehen (mehr egozentrisch),
- bei einem Thema zu bleiben,
- Kontrolle über Gefühle zu haben (streiten mehr),
- zu Kreativität (Themen, Sprache),
- zu leichter oder „höflicher" Konversation,
- zu Aufmerksamkeit und Wahrnehmung sozialer Interaktionen und Erwartungen,
- zur Eigeninitiative zu Kommunikation,
- Fragen zu stellen,
- Augenkontakt zu haben,
- sie geben selten die eigene Meinung, eigene Kommentare zu bestimmten Themen ab.

12.4.11 Beschäftigungsangebote im frühen und mittleren Stadium der Demenz

Beschäftigung und geistiges Training unterstützen Menschen mit Demenz darin, ihre Fähigkeiten möglichst lange zu erhalten.

Mit der zunehmenden Einschränkung der geistigen Funktionen nehmen die Leistungsfähigkeit des an Demenz bzw. Alzheimer erkrankten Menschen und seine Fähigkeit, für sich selbst zu sorgen und sich selbst zu beschäftigen, ab.

Trotz der nachlassenden Fähigkeiten sollen die Betroffenen aber nicht als hilflos betrachtet oder wie Kinder behandelt werden. „Fordern, aber nicht überfordern" ist die Devise. Nehmen Sie dem Betroffenen nicht schon frühzeitig alle Aufgaben ab, nur weil sie ihm schwerer fallen als früher und mehr Zeit zur Durchführung benötigt wird. Angehörige und Betreuer müssen sich dem Tempo und den Möglichkeiten des Erkrankten anpassen und seine bisherigen Gewohnheiten und Eigenheiten möglichst unverändert lassen. Da dem Menschen mit Demenz seine Defizite v. a. am Beginn der Erkrankung sehr schmerzlich bewusst sind, sollte man ihn nicht auf seine Fehler hinweisen, sondern ihm vielmehr Erfolgserlebnisse und das Gefühl, nützlich zu sein, vermitteln.

Sie müssen lernen, mit dem Fortschreiten der Erkrankung Ihre Erwartungen zurückzuschrauben, sich den Veränderungen anzupassen und Ihren erkrankten Angehörigen nicht zu überfordern.

Es hat sich aber auch gezeigt, dass es für Menschen mit Demenz besonders wichtig ist, aktiv tätig zu sein und sich zu beschäftigen, weil dadurch ihre Selbstständigkeit und ihr Selbstwertgefühl erhalten bzw. gesteigert werden.

- Beschäftigung und Tätigsein sind für jeden Menschen wichtig, um:
  - sich zu spüren,
  - sich bestätigt zu fühlen,
  - suchende Unruhe zu vermeiden,
  - dem Leben einen Sinn zu geben,
  - Selbstständigkeit und Eigenkompetenz möglichst lange zu erhalten.
- Anknüpfen an die Biografie (Lebensgeschichte) durch:
  - alte Fotos,
  - Geschichten,
  - Musik.
- Tätigkeitsfelder wieder entdecken und erhalten:
  - Haushaltstätigkeiten,
  - einfache Gerichte kochen,
  - telefonieren,
  - Kalender,
  - lesen,
  - anknüpfen an frühere Arbeit und Hobbys.

Hier werden einige Möglichkeiten für eine sinnvolle Beschäftigung aufgezeigt, wobei Sie immer bedenken sollten, dass nicht alle Angebote für jedermann passend sind, und Sie damit rechnen müssen, immer wieder auf Widerstand seitens des Betroffenen zu stoßen. Seine Möglichkeiten und Fähigkeiten sind nicht nur vom Krankheitsstadium, sondern auch von seiner Tagesverfassung, seinem Wohlbefinden und nicht zuletzt auch von der Stimmung und dem Wohlbefinden der Betreuungspersonen abhängig.

Alle Aktivitäten und Anregungen, die Sie Ihrem Angehörigen anbieten, sollten in spielerischer Form und keinesfalls in Form eines Lernprogramms gebracht werden. Offensichtliche Niederlagen für den Betroffenen sollen auch beim Spielen vermieden werden. Als hilfreich und für die meisten Personen annehmbar haben sich (Re-) Orientierungsübungen und die sog. Reminiszenz- oder Biografiearbeit erwiesen.

Erinnerungs- und Orientierungshilfen geben
Geben Sie dem Betroffenen so viele Erinnerungs- und Orientierungshilfen wie möglich. Einige Beispiele:

- Achten Sie darauf, dass die Uhren in Ihrer Wohnung die richtige Zeit anzeigen.
- Markieren Sie das tägliche Datum auf einem gut lesbaren Kalender und sagen Sie schon in der Frühe: „Heute ist der…" Wiederholen Sie das täglich einige Male.
- Bringen Sie ein Brett oder eine Pinwand für Nachrichten an, und machen Sie es zur Gewohnheit, dieses zu benutzen.
- Machen Sie in der Frühe eine Liste mit den täglichen Aktivitäten und lassen Sie den Betroffenen alles abhaken, was erledigt ist.
- Schreiben Sie einen gut lesbaren Zettel, wenn Sie weggehen, auf dem Sie vermerken, wohin Sie gegangen sind und wann Sie zurückkommen; machen Sie daraus eine Routine.
- Bewahren Sie beliebte oder wichtige Gegenstände (Brillen, Schlüssel, Handtasche etc.) an gewohnten Plätzen auf, wo sie auch leicht gesehen und gefunden werden können.
- Beschriften Sie Türen oder Kästen mit deutlich lesbaren Bezeichnungen oder Symbolen in kräftigen Farben, weisen Sie immer wieder darauf hin.
- Sorgen Sie für eine ausreichende Beleuchtung aller Zimmer, Gänge und Treppenhäuser. Auf dem Weg zwischen Schlafzimmer und Toilette oder Bad sollte auch eine Nachtbeleuchtung eingeschaltet sein.
- Halten Sie Reinigungsmittel, Medikamente und andere gefährliche Dinge unter Verschluss, auch gefährliche Elektrogeräte (Bügeleisen, Brotschneidemaschine, Föhn usw.) sollten außer Reichweite der betroffenen Person aufbewahrt werden, wenn sie nicht mehr in der Lage ist, diese gefahrlos zu bedienen.
- Machen Sie täglich zur gleichen Zeit gemeinsame Spaziergänge, gehen Sie möglichst immer den gleichen Weg und weisen Sie auf bestimmte Geschäfte, bekannte Gebäude oder markante Stellen hin (z. B. das ist der Kiosk, hier ist der Arzt, hier wohnt Frau N., da ist das gelbe Haus), machen Sie auch daraus eine Routine. Wenn Ihnen die täglichen Spaziergänge zu mühsam werden, versuchen Sie, eine zweite Person einzuschleusen, wie z. B. Besuchsdienst, freiwillige Helfer oder andere Verwandte.
- Gehen Sie so lange wie möglich gemeinsam einkaufen, machen Sie gemeinsam eine Einkaufsliste und lassen Sie den Betroffenen die gekauften Gegenstände abhaken.
- Üben Sie das Telefonieren, wenn noch möglich, und schreiben Sie wichtige Telefonnummern deutlich auf das Anschlagbrett.

- Machen Sie auch regelmäßig Ausflüge z. B. in den Zoo, in ein Museum, einen botanischen Garten oder einen schönen Park, gehen Sie gemeinsam ins Kaffeehaus oder Restaurant, auch wenn es manchmal peinlich ist. Informieren Sie Nachbarn, Freunde und die Geschäftsleute der Umgebung über die Krankheit Ihres Angehörigen, sie werden verständnisvoller reagieren. Verstecken Sie Ihren Angehörigen nicht zu Hause, Sie brauchen beide soziale Kontakte. Nehmen Sie Hilfe von anderen an.
- Auch wenn die Sprache schon gestört ist, kann das Singen alter vertrauter Lieder noch gut möglich sein, Musik in jeder Form kann zur Verbesserung der Stimmung beitragen und in schwierigen Situationen Ablenkung bieten.
- Lesen Sie Ihrem Angehörigen kurze Geschichten oder Zeitungsartikel vor.
- Schauen Sie mit ihm Zeitschriften mit Bildern, Gartenkataloge oder Tierbilder an.
- Spielen Sie gemeinsam einfache Spiele, wie „Memory", „Mensch ärgere Dich nicht" oder Puzzles.
- Lassen Sie ihn zeichnen oder malen und sprechen Sie mit ihm über seine Bilder, auch wenn Sie Ihnen unverständlich vorkommen.
- Geben Sie ihm Gegenstände zum Fühlen und Betasten, z. B. Ton oder Stofftiere.
- Auch die Beschäftigung mit Kindern oder Tieren macht den Betroffenen oft Freude. Kinder sollten allerdings auf mögliche Probleme vorbereitet werden.

Eines der Hauptprobleme im Laufe der Erkrankung ist das gestörte Kurzzeitgedächtnis. Das Langzeitgedächtnis hingegen bleibt sehr lange erhalten, und ein Mensch mit Demenz scheint oft in einer anderen, längst vergangenen Zeit zu leben. Das ist für ihn die Realität, auch wenn dies für uns unverständlich und oft schmerzlich ist, besonders wenn die nächsten Angehörigen nicht mehr erkannt werden.

Schauen Sie mit dem Betroffenen alte Fotoalben an, stellen Sie diese neu zusammen mit Fotos, Souvenirs und Dokumenten (Kopien) der wichtigsten Ereignisse und Stationen seines Lebens. Suchen Sie Bilder seiner Heimat, seines früheren Wohnortes oder seiner Lieblingsgegend, und stellen Sie so gemeinsam eine Chronik seines Lebens zusammen. Beschriften Sie Fotos von Familienmitgliedern oder guten Freunden mit Namen, z. B. das sind die Enkelkinder N. und N. Bringen Sie auch diese auf einer Pinwand an und schauen Sie sie immer wieder gemeinsam an. Sprechen Sie mit ihm über vergangene Zeiten. Hier kennt er sich meist gut aus und erinnert sich oft an Ereignisse in seiner Jugend oder frühen Erwachsenenzeit, über seine Ausbildung, sein Berufsleben und über seine früheren Hobbys und alles, was ihm Freude bereitet hat. Sie können auch versuchen, mit ihm gemeinsam ein Tagebuch zu führen, mit vielen Bildern, Zeichnungen und Fotos.

Versuchen Sie bei allen diesen Beschäftigungen und Aktivitäten, auf frühere Interessen und Gewohnheiten aufzubauen, passen Sie sich an das Tempo des Erkrankten an und hören Sie auf, wenn er müde wird oder die Freude daran verliert. Noch einmal sei gesagt, dass alle diese Tätigkeiten in spielerischer Form und möglichst lustbetont durchgeführt werden sollten, sodass der Betroffene weder überfordert noch unterfordert wird. Bedenken Sie auch, dass Dinge, die heute noch möglich sind, morgen vielleicht schon nicht mehr gelingen.

▶   Im mittleren Stadium der Erkrankung nehmen die Fähigkeiten meist ab,
         Automatismen bleiben aber lange erhalten und sollten genutzt werden.
         Wichtig sind der möglichst lange Erhalt der Autonomie des erkrankten
         Menschen und der Erhalt seiner Person als Mensch im sozialen Gefüge.
         Insofern steht hier nicht der „Kranke" sondern der Mensch mit Krankheit
         und individuellen Bedürfnissen.

12.5   Die Zeit der Pflege – fortgeschrittenes Stadium

- Hilflosigkeit, Unselbstständigkeit und Abhängigkeit.
- Hilfe ist notwendig beim Essen und Trinken, Anziehen, der Körperpflege und dem
  Toilettengang.
- Inkontinenz (Harn und Stuhlinkontinenz) tritt auf.
- Bewegungs- und Koordinationsstörungen, Gefahr von Stürzen.
- Bettlägerigkeit.
- Gefahr von Druckstellen, Wundliegen.
- Vermehrtes Auftreten von Infektionen.
- Versteifung der Gelenke.
- Zunehmender Rückzug.
- Verlust der Sprache, eingeschränkte Kommunikation.
- Aufnahme in ein Pflegeheim wird vielleicht notwendig.

Wenn die Demenzerkrankung weiter fortschreitet, verändern sich die Bedürfnisse des
Menschen mit Demenz, und auch an Sie werden neue Anforderungen gestellt. Viele
Verhaltensweisen sind nun weniger problematisch, aber die körperliche Pflege wird
intensiver. Der Erkrankte wird zunehmend hilflos und braucht bei allen Tätigkeiten und
Verrichtungen Hilfe von anderen Personen. Er wird körperlich schwächer, verliert möglicherweise an Gewicht, hat Schwierigkeiten beim Essen und Trinken und beim Gehen
und Sitzen.

Zusätzlich zur Harninkontinenz tritt nun auch eine Stuhlinkontinenz auf. Das Fortschreiten der Krankheit führt auch dazu, dass die Gelenke versteifen und dass der
Körper immer starrer wird. Dadurch wird die Nahrungsaufnahme erschwert, und es
kommt zu Gangstörungen, in der Folge davon steigt die Gefahr von Stürzen, der Kranke
wird mit der Zeit bettlägerig. Durch die Bettlägerigkeit wiederum steigt die Gefahr
von Infektionen und von Druckstellen und Wundliegen. Um den Kranken im fortgeschrittenen Stadium weiter pflegen zu können, sind Sie auf fremde Hilfe angewiesen.
Ambulante Pflegedienste können Sie bei dieser schwierigen Aufgabe unterstützen. Es
kann auch hilfreich sein, einen Pflegekurs für pflegende Angehörige zu besuchen. Hier
können Sie lernen, wie man einen Kranken hebt und stützt oder umlagert. Sie erhalten
auch Anleitungen zur richtigen Pflege der Haut, um Druckstellen zu vermeiden und
einem Dekubitus vorzubeugen.

In diesem Stadium ziehen sich die Erkrankten immer mehr in ihre eigene Welt zurück. Viele starren mit leerem Blick vor sich hin, nehmen andere Personen kaum mehr wahr und scheinen durch sie hindurchzusehen. Die Möglichkeit der Verständigung ist schwer beeinträchtigt. Die Erkrankten verstehen den Sinn der meisten Wörter nicht mehr, scheinen nicht mehr zu merken, wenn man mit ihnen spricht, und scheinen auch keinen Wunsch zur Kommunikation zu haben. Die meisten Kranken können sich nicht mehr ausdrücken, sprechen vielleicht eine ganz eigene Sprache oder hören überhaupt auf zu sprechen. Es kommt auch häufig vor, dass sie dasselbe Wort oder denselben Satz ständig wiederholen, ohne damit etwas Bestimmtes ausdrücken zu wollen. In diesem Stadium der Krankheit können Sie mit dem betroffenen Menschen meist nur mehr über Berührungen und Gefühle in Verbindung treten. Halten Sie viel Körperkontakt, berühren und streicheln Sie den Kranken und sprechen Sie beruhigend mit ihm. Meistens spürt man als nächster Angehöriger sehr gut, wie es dem Betroffenen geht, was er braucht und was er empfindet. Sprechen Sie auch weiterhin mit ihm, eine vertraute Stimme und ein ruhiger Tonfall vermitteln bis zum Lebensende ein Gefühl der Sicherheit und werden sehr wohl verstanden. Das erkennt man oft an einem Blick oder am Gesichtsausdruck.

Wir alle wissen nicht wirklich, was in einem Menschen mit Demenz in diesem fortgeschrittenen Stadium vorgeht, ob und was er denkt. Wir können nur versuchen, es zu erahnen und uns auf ihn einstellen. Wir können ihm aber bis zuletzt Gefühle der Liebe und Zuneigung vermitteln. Jeder von uns wird das auf seine Weise tun, und wir können sicher sein, dass diese Gefühle ihn auch erreichen, weil die Verbindung zwischen zwei Menschen eben nicht nur aus Worten besteht.

12.5.1   Was können Sie als Angehöriger tun?

- Bestmögliche Pflege,
- Unterstützung durch professionelle Pflegepersonen,
- auf Anzeichen von Schmerzen oder körperlicher Verschlechterung achten,
- technische Hilfen einsetzen (Krankenbett, Haltegriffe, Duschsitz, Badewannenlift, evtl. Rollstuhl),
- bequeme Kleidung,
- Essen mundgerecht, breiig, viele kleine Mahlzeiten,
- ausreichende Flüssigkeitszufuhr,
- Wahrnehmungsangebote (Düfte, Berührungen, Musik),
- emotionale Verbindung,
- körperliche Zuwendung,
- Entspannung durch angenehme Atmosphäre,
- Entscheidungsfindung über lebensverlängernde Maßnahmen.

Um dem Betroffenen in diesem Stadium die bestmögliche Pflege angedeihen zu lassen, sollten Sie dafür sorgen, professionelle Hilfe zu bekommen. Menschen mit Demenz

brauchen nun viel körperliche Hilfe und Unterstützung beim Gehen, Sitzen und Aufstehen. Achten Sie auf gutes Schuhwerk, räumen Sie mögliche Hindernisse, wie
rutschende Teppiche, wackelige Möbel oder lose Kabel, aus dem Weg und meiden
Sie gefährliche Bereiche in der Wohnung, wie Stufen oder Schwellen. Stützen Sie
den Betroffenen auf beiden Seiten mithilfe einer zweiten Person, um ihm ein wenig
Bewegung zu ermöglichen. Besorgen Sie eine Gehhilfe oder später einen Rollstuhl,
wenn der Kranke die Fähigkeit zu gehen oder aufzustehen verloren hat. Sorgen Sie dafür,
dass er bequem und nicht zu niedrig sitzt, verwenden Sie evtl. ein Sitzkissen oder einen
Sitzring, um Druckstellen zu vermeiden. Achten Sie darauf, dass sein Rücken und sein
Kopf ausreichend gestützt sind.

Achten Sie auf Anzeichen von Schmerzen oder einer Verschlechterung des körperlichen Zustandes. Sie müssen den Kranken aufmerksam beobachten, da er Ihnen wahrscheinlich nicht mehr sagen kann, ob er sich wohl fühlt oder Schmerzen hat. Starke
Unruhe kann ein Hinweis auf eine körperliche Erkrankung oder Schmerzzustände
sein. In diesem fortgeschrittenen Stadium treten häufig Schmerzen aufgrund der ver-
krampften Körperhaltung auf. Auch Verdauungsprobleme oder Infektionen verursachen
Beschwerden und ein Gefühl des Unwohlseins.

Sorgen Sie dafür, dass der Erkrankte ausreichend Flüssigkeit zu sich nimmt, um Austrocknung, Verstopfung und eine Zunahme der Verwirrtheit zu vermeiden. Verwenden
Sie evtl. spezielle Trinkgefäße, um das Trinken zu erleichtern. Sorgen Sie dafür, dass er
aufrecht sitzt und in kleinen Schlucken trinkt. Falls er sich immer wieder verschluckt,
besorgen Sie in der Apotheke ein Mittel, um Flüssigkeiten einzudicken und lassen Sie
sich von einer Logopädin beraten.

Auch das Einnehmen von Mahlzeiten wird mit der Zeit schwieriger. Schneiden Sie
die Nahrung in mundgerechte Stücke oder bieten Sie Nahrung an, die man mit den
Fingern essen kann. Wenn der Erkrankte Schwierigkeiten beim Kauen und Schlucken
hat, müssen Sie die Nahrung pürieren. In diesem Krankheitsstadium kann es auch notwendig werden, ihn zu füttern. Passen Sie die Einnahme der Mahlzeiten den Bedürfnissen der betroffenen Person an, geben Sie mehrere kleine Mahlzeiten über den Tag
verteilt. Lassen Sie ihr beim Essen ausreichend Zeit, erinnern Sie sie immer wieder
daran, zu kauen und zu schlucken. Bei den Mahlzeiten soll der Patient möglichst aufrecht sitzen, geben Sie nicht Nahrung ein, wenn er müde ist oder wenn er liegt, da er sich
sonst verschlucken könnte. Bei anhaltender Appetitlosigkeit oder starkem Gewichtsverlust sollten Sie einen Arzt aufsuchen. Es kann auch notwendig werden, den Erkrankten
mittels einer Magensonde (PEG-Sonde) zu ernähren. Dies kann, nach entsprechender
Einschulung in Handhabung und Pflege, ohne weiteres auch zu Hause durchgeführt
werden. Versuchen Sie zusätzlich, den Mundraum mit in Flüssigkeit (Fruchtsaft oder
Milch) getränkten Schwämmchen oder Wattestäben zu stimulieren.

Auch die Körperpflege erfordert besondere Sorgfalt. Gehen Sie beim Waschen
und der Körperpflege behutsam vor, nehmen Sie sich Zeit und versuchen Sie, eine
angenehme und entspannte Atmosphäre zu schaffen. Achten Sie darauf, dass alle
Körperbereiche gut abgetrocknet sind, cremen Sie die Haut mit einer Pflegelotion ein

und massieren Sie den Kranken vorsichtig, um Verspannungen zu lockern. Besorgen Sie einen Duschsitz oder einen Badewannenlift, um das Waschen und Baden zu erleichtern. Ein warmes Bad und wohlriechende Badezusätze können den Betroffenen helfen, sich wohl zu fühlen und zu entspannen.

In diesem Stadium der Erkrankung sind die meisten Menschen mit Demenz harn- und stuhlinkontinent. Dies stellt für die pflegenden Angehörigen ein sehr belastendes Problem dar und ist eine häufige Ursache für die Übersiedlung des Betroffenen in ein Pflegeheim. Die Erkrankten können nicht mehr selbstständig die Toilette aufsuchen oder sich reinigen. Sie spüren den Drang von Stuhl und Harn nicht mehr und können ihre Ausscheidungen nicht mehr kontrollieren. Viele verrichten ihre „Geschäfte" an anderen Orten, wie z. B. Papierkorb, Blumentopf oder Zimmerecke. Auch für die Menschen mit Demenz bedeutet Inkontinenz den Verlust von Würde und Autonomie. Lassen Sie sich von Fachleuten über die verschiedenen Inkontinenzprodukte beraten. Schützen Sie das Bett und Sitzgelegenheiten mit einer Einlage.

Achten Sie unbedingt auf sorgfältige Reinigung und Hautpflege, da Urin und Stuhl die Haut stark angreifen und Hautrötungen und wunde Stellen verursachen.

Besorgen Sie leicht waschbare und bequeme Kleidung, die einfach anzuziehen ist. Vermeiden Sie komplizierte und unbequeme Verschlüsse. Achten Sie aber darauf, dass die Kleidung dem betroffenen Menschen gefällt und seinen bisherigen Gewohnheiten entspricht. Lassen Sie ihn tagsüber nicht sein Nachtgewand tragen. Schmuck, Schminken sowie eine gepflegte Frisur helfen dem Erkrankten, auch wenn er bettlägerig ist, sein Selbstwertgefühl zu bewahren.

12.5.2 Bettlägerigkeit

Besorgen Sie ein Krankenbett, um die Pflege zu erleichtern, wenn der Kranke bettlägerig wird. Vielleicht ist es angenehmer für Sie, das Bett nicht im Schlafzimmer aufzustellen. Sorgen Sie aber dafür, dass immer jemand in Hörweite ist, benutzen Sie evtl. ein Baby-phon, damit Sie zur Stelle sind, wenn der Kranke Sie braucht. Lassen Sie ihn nicht für längere Zeit alleine. Demenzkranke Menschen brauchen viel körperliche Nähe und emotionale Zuwendung. Versichern Sie dem Erkrankten immer wieder, dass Sie für ihn da sind, sprechen Sie beruhigend mit ihm und umarmen und streicheln Sie ihn. Fördern Sie sein Wahrnehmungsvermögen, indem Sie seine Sinne anregen durch aromatische Düfte, angenehme Musik und Berührungen. Geben Sie ihm etwas Weiches zu halten, damit er sich und seine Umgebung spürt. Sorgen Sie für eine angenehme Raum-temperatur und eine entspannte Atmosphäre.

Menschen, die bettlägerig sind, müssen oft umgelagert und bewegt werden, um Wundliegen zu vermeiden. Die Immunabwehr ist geschwächt, und die Wundheilung ist verringert. Achten Sie auf rote Hautstellen, diese können Anzeichen von Druck-stellen sein. Die Kranken nehmen immer mehr eine gekrümmte, zusammengerollte Haltung ein und leiden unter Kontrakturen, die sehr schmerzhaft sein können. Infolge der Bettlägerigkeit, der Inkontinenz und Problemen bei der Nahrungsaufnahme und beim Schlucken, in Verbindung mit einer Verschlechterung der Immunabwehr, kommt es vermehrt zu Infektionen der Haut, Harnwegsinfekten oder Lungenentzündung. Die Angehörigen stehen dann oft vor schwerwiegenden Entscheidungen über Behandlungsmaßnahmen, die das Leben des Kranken verlängern oder verkürzen können. Soll der Demenzkranke in ein Krankenhaus verlegt werden? Sollen lebensbedrohende Krankheiten oder Infektionen behandelt werden? Soll eine Magensonde gelegt werden? Viele Angehörige haben das Gefühl, dass sie über Leben oder Tod des Erkrankten entscheiden müssen. Für pflegende Angehörige ist es daher hilfreich, solche Fragen schon am Krankheitsbeginn mit dem Betroffenen zu besprechen, falls dieser seine Wünsche nicht in einer Patientenverfügung oder Vorsorgevollmacht dargelegt hat. Ist eine solche Willenserklärung nicht vorhanden und fühlen Sie sich unsicher und überfordert, so suchen Sie Unterstützung und Beratung. Besprechen Sie sich mit anderen Familienmitgliedern, mit Ihrem Arzt, Seelsorger oder anderen Vertrauenspersonen. Entscheiden Sie niemals alleine, sondern teilen Sie die Verantwortung mit anderen Menschen.

12.5.3 Pflegeheim

In diesem fortgeschrittenen Krankheitsstadium ist es oft nicht mehr möglich, den Betroffenen zu Hause zu pflegen, und die Aufnahme in ein Pflegeheim muss vorbereitet werden. In der Regel braucht es viel Zeit, bis Angehörige sich dazu entschließen, diesen Schritt zu tun. Viele leiden unter Schuldgefühlen oder unter dem Gefühl, versagt zu haben. Aber es ist unbedingt notwendig, dass Sie Ihre eigenen Grenzen erkennen und sich eingestehen, dass Sie nicht mehr weiter zu Hause für Ihren Patienten sorgen können. Schon in einem früheren Krankheitsstadium sollte die Möglichkeit einer notwendigen Pflegeheimaufnahme in Erwägung gezogen und besprochen werden. Melden Sie den Betroffenen vorsorglich an, auch wenn Sie glauben, dass eine Aufnahme niemals notwendig sein wird. Geben Sie keine Versprechungen ab, die Sie vielleicht später nicht halten können. Beziehen Sie andere Familienmitglieder in die Entscheidungsfindung mit ein.

Informieren Sie sich so früh wie möglich über die Angebote der verschiedenen Einrichtungen, um entscheiden zu können, welches Heim am besten geeignet ist. Sprechen Sie mit der Heimleitung und mit dem Pflegepersonal, lassen Sie sich die Räumlichkeiten zeigen und achten Sie auf einige wichtige Punkte:

- Wie ist die allgemeine Atmosphäre?
- Sehen die Bewohner zufrieden aus?
- Können sich die Bewohner frei bewegen, wenn sie wollen?
- Sind die Zimmer freundlich eingerichtet, kann man persönliche Möbel oder Gegenstände mitbringen?
- Gibt es private Räume, in die man sich zurückziehen kann?

- Gibt es einen Garten?
- Ist das Personal freundlich und gut geschult?
- Ist auch in der Nacht genügend Personal vorhanden?
- Wird die Würde der Bewohner gewahrt, werden ihre Wünsche und Eigenheiten respektiert?
- Werden die Angehörigen miteinbezogen? Werden auch ihre Anregungen und Wünsche berücksichtigt? Kann man jederzeit zu Besuch kommen?
- Gibt es Beschäftigungsangebote und Bewegungstherapie für die Bewohner?
- Werden gemeinsame Veranstaltungen angeboten und die Bewohner dazu ermuntert, daran teilzunehmen?
- Ist das Heim für Sie gut erreichbar?

Wenn Sie eine Entscheidung getroffen haben, schauen Sie sich das Heim gemeinsam mit dem betroffenen Angehörigen an. Erklären Sie ihm, was geschieht, auch wenn Sie glauben, dass er Sie nicht versteht. Wenn er in das Heim übersiedelt ist, besuchen Sie ihn regelmäßig, damit er sieht, dass Sie ihn nicht verlassen haben und um ihm die Eingewöhnungszeit zu erleichtern. Halten Sie guten Kontakt zum Pflegepersonal, informieren Sie die Betreuer über die Vorlieben und Abneigungen des Betroffenen und über Ihre eigenen Wünsche oder Sorgen.

Die Entscheidung, den erkrankten Menschen in ein Pflegeheim zu übersiedeln, ist für die meisten Angehörigen sehr schwierig und belastend. Viele leiden unter Schuldgefühlen oder unter dem Gefühl, versagt zu haben. Sie haben vielleicht kein Vertrauen, dass andere ihren Angehörigen so gut und liebevoll pflegen können wie Sie selbst, und dass seine Äußerungen nicht verstanden werden. Das ist zum Teil sicher richtig, aber halten Sie sich vor Augen, dass Sie eine aufwendige Pflege rund um die Uhr zu Hause nicht bewältigen können und dass Sie Ihre Entscheidung v. a. zum Wohl des Betroffenen getroffen haben. Besuchen Sie ihn oft, und wirken Sie aktiv an seiner Pflege mit. Sie werden vielleicht auch feststellen, dass sich Ihre Beziehung zu ihm gebessert hat, weil Sie nicht mehr unter so großem Druck stehen und einen Teil der schweren Verantwortung an professionelle Kräfte abgeben können.

▶ Im fortgeschrittenen Stadium der Demenz nehmen die Fähigkeiten des erkrankten Menschen immer mehr ab. Seine emotionalen Wahrnehmungen und Bedürfnisse bleiben aber am längsten erhalten. Insofern ist es besonders wichtig, auf diese zu achten. Tritt Stress auf, so verändert sich meist auch die Emotion. Versuchen Sie Stressoren durch einen möglichst automatischen Tagesablauf, der vom erkrankten Menschen bestimmt wird, zu vermeiden. Nehmen Sie Hilfe an und akzeptieren Sie Dinge, die nun nicht mehr gehen. Achten Sie auch auf Ihr eigenes Wohlbefinden. Da positive Emotionen bei der Krankheitsbewältigung wichtig sind, darf auch Spass gemacht und gelacht werden.

12.6   Die Belastungen der Angehörigen

- Emotionale/psychische Belastungen,
- körperliche Belastung,
- finanzielle Belastung,
- soziale Isolation,
- keine Freizeit, kein Urlaub.

Am Beginn der Erkrankung erleben Sie als Angehöriger vielleicht die gleichen Gefühle, wie der erkrankte Mensch selbst. Sie sind verunsichert und hilflos, auch Sie wollen die Krankheitssymptome nicht wahrhaben und reagieren mit Unsicherheit und Unverständnis. Und wer selbst verunsichert ist, kann einem Verunsicherten nicht helfen.

Im oft jahrelang dauernden Krankheitsprozess durchleben Sie sicher auch Gefühle von Angst und Verzweiflung, Ärger und Ungeduld. Vielleicht belasten Sie auch Gefühle der Unzulänglichkeit oder Schuldgefühle. Sie fragen sich vielleicht: „Warum passiert das gerade uns? Mache ich alles richtig? Was haben wir versäumt? Wie lange kann ich das noch durchstehen?" Diese Reaktionen sind ganz normal, und es ist wichtig, dass Sie mit anderen Personen über Ihre Sorgen sprechen, entweder mit Familienangehörigen oder Freunden oder mit anderen Betroffenen, Therapeuten oder Ihrem Arzt.

Angehörige von Menschen mit Demenz müssen lernen, ihre Zeit genau einzuteilen, dem Betroffenen eine gewisse Regelmäßigkeit, einen strukturierten Tagesablauf zu ermöglichen und nebenbei noch die alltäglichen Aufgaben zu erledigen. Der Haushalt muss geführt, Geschäftliches erledigt werden, die Aufgaben des Partners müssen zusätzlich übernommen werden. Darüber hinaus müssen auch noch die praktischen pflegerischen Aufgaben bewältigt werden, die zu einer körperlichen Überanstrengung führen. Auch eine gestörte Nachtruhe kann körperliche und seelische Erschöpfungszustände zur Folge haben.

Auch in finanzieller Hinsicht tragen die Angehörigen die Hauptlast. Durch ihre unentgeltliche Betreuungs- und Pflegeleistung sind sie die kostengünstigsten Leistungsträger im Gesundheitswesen. Jedes soziale System würde ohne die Leistungen der Familien zusammenbrechen. Die Familien tragen die Kosten für Heilbehelfe und Therapien sowie für soziale Hilfen, wie Heimhilfen, Besuchsdienst, Tageszentren, Kurzzeitpflege usw. Auch das gewährte „Pflegegeld" reicht meist nicht aus, um die benötigte Unterstützung zu finanzieren.

Pflegende Angehörige müssen finanzielle Beeinträchtigungen hinnehmen und sind teilweise in ihrer Berufstätigkeit eingeschränkt, da sie, wenn sie neben ihrer Berufstätigkeit die Pflege eines demenzkranken Familienmitgliedes übernehmen, vielleicht auf Teilzeitarbeit umsteigen oder frühzeitig in Pension gehen müssen und so auf einen Teil ihres Einkommens verzichten.

So wie die Menschen mit Demenz geraten auch die meisten pflegenden Angehörigen in eine zunehmende Isolation. Da sich die Erkrankten immer mehr zurückziehen, werden auch die Angehörigen immer einsamer, nur den wenigsten gelingt es, den alten

Freundes- und Bekanntenkreis zu erhalten. Viele Menschen mit Demenz zeigen Verhaltensweisen, die der Betreuungsperson peinlich sind, und man will sich dann nicht mehr in der Öffentlichkeit sehen lassen, wie z. B. in ein Restaurant gehen, ein Theater besuchen oder Einladungen von Freunden annehmen. Die Umwelt reagiert ja meist auch verständnislos oder hilflos auf das veränderte Verhalten des Erkrankten. Freunde und Bekannte ziehen sich ihrerseits zurück.

Die meisten Angehörigen verzichten auch auf Freizeit und eigene Interessen, diese werden oft gar nicht mehr wahrgenommen, und viele hatten seit Jahren keinen Urlaub mehr.

Diese Belastungen haben mit der Zeit natürlich Auswirkungen auf die körperliche und seelische Gesundheit der Betreuer. In 30–50 % haben pflegende Angehörige Schlafstörungen, körperliche Beschwerden und depressive Verstimmungen und laufen Gefahr, selbst an einer klinischen Depression zu erkranken. Sie benötigen im Vergleich zu einer Kontrollgruppe 46 % mehr Arztbesuche und über 70 % mehr Medikamente.

12.6.1 Burn-out

Das Burn-out-Syndrom ist das Ergebnis andauernder und wiederholter physischer und psychischer Belastungen. Der Burn-out-Prozess beginnt mit übermäßigem Stress, hinzu kommen Faktoren, wie überhöhte Ansprüche an die eigene Leistungsfähigkeit, Unzufriedenheit sowie Gefühle der Machtlosigkeit und Überforderung. Die langen Jahre der Betreuung und Pflege sowie die häufig auftretenden Verhaltensprobleme des Erkrankten sind oft die Ursache für ein Burn-out der Pflegenden, für Überlastungssymptome, für körperliche und seelische Erkrankungen. Daher ist es umso wichtiger, den richtigen Umgang mit einem demenzkranken Menschen zu erlernen und mit anderen Menschen darüber zu sprechen. Holen Sie sich Rat und Unterstützung von anderen Betroffenen oder in einer Selbsthilfegruppe. Es ist wichtig, erste Anzeichen eines Burn-out zu erkennen, suchen Sie Hilfe bei Ihrem Arzt, bei Psychologen oder Psychotherapeuten.

Warnzeichen für ein *drohendes Burn-out-Syndrom:*

- Schlaflosigkeit,
- depressive Verstimmung, Erschöpfung,
- Gewichtsverlust,
- verbale und physische Aggressionen dem Patienten gegenüber,
- Alkohol- oder Medikamentenmissbrauch,
- Pflegen aus Pflichtgefühl,
- sozialer Rückzug,
- psychosomatische Symptome,
- Selbstmordgedanken.

12.7   Entlastung und Hilfe

Um eine weitere Zuspitzung der Situation zu verhindern, sollte möglichst bald professionelle Hilfe in Anspruch genommen werden, was vielen Angehörigen jedoch sehr schwer fällt. Das Geheimnis einer erfolgreichen Pflege besteht jedoch darin, Hilfe zu suchen, bevor eine Krise da ist. Man muss seine eigenen Grenzen kennen und spüren und sich nicht schuldig fühlen, wenn man Hilfe braucht.

Wichtige Entlastungsmaßnahmen sind:

- Die bestmögliche Therapie für den Patienten.
- Achten auf die eigene Gesundheit; lassen Sie sich regelmäßig untersuchen.
- Aufteilung der Betreuung und Pflege auf mehrere Betreuungspersonen.
- Copingstrategien gegen Stress entwickeln.
- Entlastung durch soziale Dienste.
- Inanspruchnahme eines Tageszentrums oder eines Kurzzeitpflegeplatzes.
- Teilnahme an einer Selbsthilfe- oder Angehörigengruppe (Erfahrungsaustausch mit anderen Betroffenen).
- Soziale Kontakte aufbauen und erhalten.
- Spezielle Trainingsseminare.
- Eigene Bedürfnisse wahrnehmen, Entspannung (s. Anhang 2).
- Psychologische oder psychotherapeutische Begleitung.

12.7.1   Entlastungsmöglichkeiten durch soziale Dienste

Die sozialen Dienste der Gemeinden bieten eine Vielzahl von ambulanten Angeboten, um den Angehörigen die Pflege zu Hause zu erleichtern und für die Betroffenen eine angemessene Betreuung zu gewährleisten. Leider werden nicht alle diese Dienste flächendeckend angeboten und besonders im ländlichen Raum ist noch Aufbauarbeit zu leisten. Die Grundversorgung ist zwar gewährleistet, aber oft orientieren sich die gebotenen Dienstleistungen nicht an den Bedürfnissen der Patienten und deren Familien, sondern an den organisatorischen Möglichkeiten der Institutionen.

Hauskrankenpflege
Diplomierte Gesundheits- und Krankenpflegepersonen betreuen und pflegen kranke und behinderte Personen. Sie verabreichen Injektionen, versorgen Wunden, helfen bei der Sondenernährung und helfen bei der Mobilisation der Kranken.

Sie führen die Grundpflege durch und beraten und unterweisen Betroffene und pflegende Angehörige. Sie stehen in engem Kontakt mit dem behandelnden Arzt.

Heimhilfe
Eine ausgebildete Heimhilfe unterstützt die Kranken und deren Familien bei der täglichen Lebensführung. Sie hilft bei der Körperpflege, bei der Essenszubereitung und im Haushalt und betreut die Patienten im Krankheitsfall.

Essen auf Rädern
Verschiedene Organisationen bieten Mahlzeiten und deren Zustellung für zu Hause an. Man kann aus unterschiedlichen Menüs wählen. Je nach Anbieter steht frisch zubereitetes oder tiefgekühltes Essen zur Verfügung.

Besuchsdienste
Besuchsdienste begleiten alte oder kranke Menschen bei Einkäufen und Besorgungen oder erledigen diese für sie. Es gehört ebenfalls zur Aufgabe der Besucher, die Patienten zu beschäftigen und mit ihnen Gespräche zu führen.
   In einigen Bezirken bzw. Gemeinden werden auch zusätzlich Reinigungsdienste und Wäschepflegedienste sowie Inkontinenzberatung angeboten.

Mobile diplomierte Ergotherapeuten
Ergotherapeuten beraten bei der Auswahl von Hilfsmitteln oder bei einem notwendigen Umbau der Wohnung. Sie unterstützen die Kranken beim Training alltäglicher Verrichtungen, wie An- und Auskleiden und Körperpflege, sowie auch beim Training von Orientierung, Konzentration und praktischen Fertigkeiten. Eine ärztliche Verordnung ist notwendig, die Krankenkassen übernehmen die Kosten.

Tageszentren
Tageszentren bieten die Möglichkeit, einmal oder mehrmals in der Woche gemeinsam mit anderen Menschen den Tag zu verbringen und zu gestalten. Geboten wird ein strukturiertes Tagesprogramm mit gemeinsamen Mahlzeiten, Bewegungsübungen, handwerklichen Tätigkeiten, Musik und Gesprächsrunden. Meist wird zusätzlich ein Fahrtendienst für die Besucher angeboten.

Urlaubsbetreuung
Urlaubsbetreuung ist das Angebot einer stationären Betreuung eines pflegebedürftigen Menschen und dient der Entlastung und Erholung pflegender Angehöriger. Sie wird von öffentlichen und privaten Pflegeheimen angeboten und ist zeitlich begrenzt.

Kurzzeitpflege
Kurzzeitpflege ist eine zeitlich begrenzte stationäre Betreuung pflegebedürftiger Menschen und dient der Rehabilitation nach Krankheit oder Unfällen.

12.7.2 Nehmen Sie sich Zeit für sich selbst

Um mit der Pflegerolle klar zu kommen, ist es notwendig, dass Sie auf sich selbst achten, sich fit halten und sich regelmäßig freie Zeit für sich selbst nehmen. Beziehen Sie andere Familienmitglieder, Freunde oder Bekannte in die Pflege mit ein. Bitten Sie diese, in Ihrer Abwesenheit den Kranken zu betreuen. Sie haben auch die Möglichkeit, professionelle Hilfe in Anspruch zu nehmen, wie Heimhilfen, Besuchsdienst, Tageszentrum oder Kurzzeitpflege. Genaue Information über das Angebot in Ihrem Bezirk bzw. Ihrer Gemeinde erhalten Sie beim nächsten sozialen Stützpunkt oder Sozialsprengel. Auch Ihre Angehörigengruppe kann Sie darüber beraten, welche Hilfsmöglichkeiten es gibt und an wen Sie sich wenden können.

Sie sollten den Menschen mit Demenz schon in einem frühen Stadium daran gewöhnen, dass sich verschiedene Personen um ihn kümmern. Auch wenn dies oft abgelehnt wird, ist es doch wichtig, dass Sie sich durchsetzen und keinesfalls auf Ihre Freizeit und Erholungsmöglichkeiten verzichten. Nur so werden Sie die Kraft haben, Ihren Angehörigen möglichst lange zu Hause zu betreuen.

Achten Sie auch auf Ihre eigene Gesundheit, verschieben Sie notwendige Arztbesuche oder Therapien nicht immer wieder auf einen späteren Zeitpunkt.

Schauen Sie, dass Sie an die frische Luft kommen, verschaffen Sie sich Bewegung und betreiben Sie Sport, wenn Sie gerne wollen. Das hilft Ihnen, körperlich gesund zu bleiben.

Lernen Sie, mit Stress umzugehen und sich zu entspannen. Legen Sie bewusst Pausen ein, wenn Sie das Gefühl haben, dass Ihnen alles zu viel wird. Überlegen Sie, womit Sie sich selbst etwas Gutes tun und wieder Kräfte sammeln können, wie z. B. einen Spaziergang machen, ins Kaffeehaus gehen oder einen Einkaufsbummel machen oder einfach ein entspannendes Bad nehmen. Auch spezielle Entspannungstechniken, wie autogenes Training, Yoga, Aromatherapie, Massage, oder andere moderne Therapien können Sie dabei unterstützen, Ihr eigenes Wohlbefinden zu erhalten.

12.7.3 Bleiben Sie in Kontakt mit Freunden und für Sie wichtigen Personen

Nutzen Sie Ihre Freizeit auch dazu, mit anderen Menschen in Kontakt zu bleiben oder neue Kontakte aufzubauen. Vielleicht haben sich einige Personen aus Ihrer Familie oder Ihrem Freundeskreis zurückgezogen. Viele Menschen wissen nicht, wie sie mit Menschen mit Demenz umgehen sollen, und scheuen sich vielleicht davor, mit Ihnen darüber zu sprechen, andere wiederum fühlen sich unsicher und hilflos und ziehen sich aus diesem Grund zurück. Sprechen Sie das Thema von sich aus an und informieren Sie Menschen, die Ihnen wichtig sind, über die Krankheit, ihre Auswirkungen und über das vielleicht veränderte Verhalten des Betroffenen. Und auch darüber, wie wichtig es für Sie ist, aus Ihrer Isolation herauszukommen.

Gehen Sie früheren Interessen wieder nach, geben Sie Ihre Hobbys nicht auf. Die Teilnahme an Kursen, in Vereinen, Sport in Gemeinschaft, Theaterbesuchen usw. gibt Ihnen die Möglichkeit, andere Menschen zu treffen. Auch die Selbsthilfe- oder Angehörigengruppe bietet oft die Möglichkeit, einen neuen Freundeskreis zu gewinnen und gemeinsame Aktivitäten mit den Betroffenen zu unternehmen. Sie könnten weiterhin Gäste zu sich einladen und auch mit dem Kranken ein Restaurant besuchen. Viele Restaurants haben eine ruhige Ecke, die Sie im Voraus reservieren können, falls der Betroffene Schwierigkeiten beim Essen hat. Beziehen Sie den Menschen mit Demenz, so lange es ihm Freude macht, in Ihre Aktivitäten mit ein, auch wenn es für Sie vielleicht manchmal peinlich ist. Demenz ist die Folge einer Krankheit und nicht etwas, dessen man sich schämen muss.

12.7.4 Persönliche Beziehung

Sie spüren wahrscheinlich, dass sich die Persönlichkeit des erkrankten Menschen und damit auch Ihre Beziehung zu ihm durch die Krankheit verändert haben. Die Interessen des Betroffenen haben sich verändert oder gehen verloren, Erinnerungen und gemeinsam Erlebtes können nicht mehr miteinander geteilt werden, und Sie fühlen sich allein und im Stich gelassen. Die gewohnte Welt und das bisherige Leben verändern sich, und es heißt auch Abschied nehmen von einer gemeinsam geplanten Zukunft. Die Beziehung ist von Verlusten geprägt, und Sie haben vielleicht mitunter das Gefühl, mit einem fremden Menschen zusammenzuleben. Ungewohntes und schwieriges Verhalten, wie Misstrauen, Aggressivität oder Wahnvorstellungen, belasten zusätzlich die Beziehung.

Die zunehmende Unselbstständigkeit und Abhängigkeit des Erkrankten ziehen auch einen Wandel in den Rollenbeziehungen innerhalb der Familie nach sich. Die Krankheit bedeutet ja zusätzlich auch den Verlust der bisherigen partnerschaftlichen oder elterlichen Beziehung. Eltern werden zu Kindern, die Partnerschaft ist nicht mehr gleichwertig, die Verantwortung liegt bei einem alleine, eine neue Rolle, die des/der Pflegenden, muss übernommen werden. Für viele Menschen sind diese Verschiebungen in der Familie kaum zu ertragen. Daher ziehen sich einzelne Familienmitglieder oft völlig zurück und brechen sogar jeden Kontakt ab, was wiederum zur zunehmenden Vereinsamung des Betreuers führt.

Meist ist die Situation umso schwieriger, je näher die Angehörigen dem Menschen mit Demenz stehen, sowohl räumlich als auch emotional. Es ist schwer, mit einem kranken Menschen Tag für Tag und Jahr für Jahr eine Wohnung zu teilen. Es ist oft schon eine große Belastung, eine Betreuung stundenweise durchzuführen, die Pflege von demenzkranken Menschen erfordert aber Hilfestellung rund um die Uhr, an 7 Tagen in der Woche.

Versuchen Sie, die Veränderungen Ihrer Beziehung zu akzeptieren und sich anzupassen, denken Sie immer daran, dass die Veränderungen, die Sie an Ihrem Angehörigen wahrnehmen, durch eine schreckliche Krankheit verursacht werden. Er leidet wahrscheinlich ebenso darunter wie Sie. Versuchen Sie sich, wenn möglich gemeinsam, an schöne Zeiten zu erinnern. Schauen Sie auf die positiven Seiten der Veränderungen, auf das, was Sie miteinander erleben. Wenn es Ihnen gelingt, sich mit den Veränderungen abzufinden, sehen Sie vielleicht neue Eigenschaften und Fähigkeiten bei sich selbst, auf die Sie stolz sein können und die Sie sich nie zugetraut hätten, und lernen vielleicht Seiten der Persönlichkeit des Kranken kennen, die bisher verborgen waren.

12.7.5 Sexualität

Viele Menschen mit Demenz haben nach wie vor ein sexuelles Verlangen. Dieses kann gegenüber früher sogar gesteigert sein. Für die gesunden Partner kann Sexualität zu einer Belastung werden, besonders dann, wenn sich die Persönlichkeit des Kranken stark verändert hat oder wenn Sie zeitweise vom Kranken nicht erkannt oder mit einer anderen Person verwechselt werden. Bei vielen Paaren ist die Sexualität aber auch bei einer Demenzerkrankung noch relativ lange einer der Bereiche, in dem sie ihre Zusammengehörigkeit körperlich und emotional erleben. Meist sind aber Umarmungen, Küsse oder Streicheln wichtiger als Geschlechtsverkehr. Der Betroffene kann seine Empfindungen oft nicht mehr mit Worten mitteilen, und körperliche Zuwendung ist für ihn eine Möglichkeit, Gefühle auszudrücken.

Menschen mit Demenz reagieren manchmal mit eifersüchtigem Verhalten auf nicht erfüllte, körperliche und emotionale Bedürfnisse. Dieses Verhalten kann in Ärger und Aggression umschlagen, wenn der Betroffene meint, dass seine Gefühle nicht erwidert und andere Personen ihm vorgezogen werden.

In einem fortgeschrittenen Krankheitsstadium ist Geschlechtsverkehr nicht mehr möglich, weil der Kranke diese Handlung nicht mehr durchführen kann. Weiterbestehende und unerfüllte Wünsche der gesunden Partner können dann für diese ein Problem darstellen.

12.7.6 Kommunikation mit Menschen mit Demenz

Kommunikation heißt, mit einem oder mehreren anderen Menschen in Verbindung zu treten. Dies geschieht absichtsvoll und ist mit bestimmten Erwartungen verbunden.

Der Austausch und die Verständigung mit Anderen sind ein menschliches Grundbedürfnis. Bekannt ist der Ausspruch von Martin Buber: „Ohne Du kein Ich" (Buber 1999). Der Sinn der gegenseitigen Verständigung ist neben dem Austausch von Information auch das Herstellen einer Beziehung zueinander – aus dem DU und ICH wird ein WIR.

Motive zur Kommunikation sind in erster Linie verbunden mit dem Bedürfnis etwas mitzuteilen, sich zu verständigen, Entscheidungen zu treffen, Probleme zu lösen, Spannungen abzubauen, die eigene Identität darzustellen usw. Es sollte eine Beziehung zwischen den Partnern bestehen, die Bereitschaft, sich auszutauschen, ist erforderlich, Zeichen und Sprache sollten verstanden werden und es sollte auch etwas zurückkommen – eine Antwort oder ein Zeichen des Verstehens. Hier zeigt sich schon, warum die Kommunikation mit Menschen mit Demenz oft so schwierig ist: Worte und Zeichen werden nicht verstanden, und wir erhalten oft keine Antwort.

Die Erkrankten verstehen vieles nicht mehr und sind auf das Verständnis und das Einfühlungsvermögen ihrer Angehörigen und Betreuer angewiesen. Oft kommt es auf beiden Seiten zu Ungeduld, Aggression oder Verzweiflung und Resignation. Viele Verhaltensprobleme, die ja von den Familien als besonders belastend empfunden werden, werden durch die Unfähigkeit, sich mitzuteilen und verstanden zu werden, ausgelöst oder verstärkt. Für die Angehörigen ist das Leben mit einem an Demenz erkrankten Menschen eine große Herausforderung. Sie sind rund um die Uhr, 7 Tage in der Woche mit dem betroffenen Familienmitglied zusammen und können nicht immer Geduld und Verständnis aufbringen.

In einer Familie/Partnerschaft bestehen ja schon langjährige bzw. lebenslange Kommunikationsmuster. Diese passen oder funktionieren auf einmal nicht mehr. Daher gilt es, neue Wege und Möglichkeiten der Verständigung mit dem betroffenen Menschen zu finden und zu erproben. Innerhalb der Familie verändern sich die Rollen und das gesamte System (z. B. Tochter muss Vater bzw. Mutter dazu bringen, Medikamente einzunehmen, sich zu waschen etc., Ehefrau-Ehemann-Beziehung nicht mehr partnerschaftlich, Aufgaben des anderen müssen übernommen werden).

Um dem Anderen etwas mitzuteilen, brauchen wir eine Vermittlungsinstanz, ein Medium. Dieses Medium sind bei Menschen und Tieren die Sinnesorgane (Hören, Sehen, Fühlen, Riechen, Schmecken).

Bei uns Menschen wird Kommunikation meistens durch sprachliche, mimische und gestische Ausdrücke übermittelt. Sie geschieht jedoch großteils nonverbal, also nicht sprachlich.

Nonverbale Botschaften spielen, wie gesagt, gerade im Umgang mit Menschen mit kognitiven Störungen eine wesentliche Rolle. Die Stimme kann laut oder leise, schrill oder angenehm sein, der Tonfall ungeduldig, gereizt, gelangweilt, oder freundlich und einfühlsam. Bemühen wir uns um eine deutliche Aussprache, oder reden wir sehr schnell und undeutlich. Die schon erwähnte Mimik, d. h., der Gesichtsausdruck und die begleitenden Gesten, aber auch die Körperhaltung sagen viel aus. Befinden wir uns auf gleicher Höhe oder von oben herab, ist die Haltung abweisend oder drückt sie Zuwendung aus. In vielen Kulturen ist körperlicher Kontakt vielleicht üblicher als bei uns.

Auch die Kleidung z. B. kann viel aussagen. Menschen, die einen Krieg erlebt haben, ängstigen sich vielleicht vor Uniformen. Arzt- oder Pflegefachkraftkleidung signalisieren die Zugehörigkeit zu einer bestimmten Berufsgruppe.

Auch Zuwendung, Zuhören und emotionale Anteilnahme sind Aspekte der Kommunikation. Wir senden also ständig Botschaften aus.

Von Paul Watzlawick stammt die bekannte Aussage: „Man kann nicht nicht kommunizieren" (1969, S. 53). Auch wenn man nichts sagt, teilt man dem Anderen etwas mit ob man will oder nicht.

Durch nonverbale Botschaften kann die Kommunikation verbessert oder gestört werden. Sprachliche und nichtsprachliche Botschaften können übereinstimmen oder einander widersprechen. Bei Nichtübereinstimmung entsteht Unsicherheit, Unbehagen und Verwirrung.

Beispiel: Die positive Aussage „ich helfe Ihnen" kann durch eine ablehnende Körperhaltung (z. B. die Aussage erfolgt beim Hinausgehen oder man beschäftigt sich weiter mit etwas anderem) umgekehrt werden. Häufig zeigt man so unbewusst seine wahren Gefühle.

Die Fähigkeit nonverbale Botschaften zu verstehen, zu interpretieren und zu nutzen, erleichtert die Verständigung mit dem Menschen mit Demenz.

Da die Sinnesorgane eine so wichtige Rolle spielen, ist es ganz besonders notwendig, das Seh- und Hörvermögen der betroffenen Menschen zu überprüfen, also möglichst frühzeitig zum Augenarzt und zum Hörtest zu gehen, so lange sie noch Auskunft über ihren Zustand geben können. Die meisten älteren Menschen haben ja Probleme mit dem Sehen oder dem Hören, dadurch kommt es oft zu falschem Verhalten und zu Missverständnissen. Ein gut angepasstes Hörgerät oder die richtige Brille (also nicht die Brille von der Nachbarin oder eine schmutzige, trübe Brille oder eine Brille, die gar nicht getragen wird) können oft Fehler vermeiden helfen und die Kommunikation mit dem Kranken erleichtern. Beeinträchtigtes Sehen verschlimmert oft die genannten Orientierungsprobleme. Grauer Star oder andere Erkrankungen beeinträchtigen einen Menschen mit Demenz besonders, er sieht nicht, mit wem er spricht, er sieht nicht den Gesichtsausdruck oder die Gesten des Gesprächspartners. Wir verständigen uns nicht nur mit der Stimme bzw. der Sprache, sondern, wie bereits erwähnt, auch mit unserer Mimik, unseren Gesten und unserer Körperhaltung. Bei Menschen mit Demenz, die schlecht hören oder den Sinn von Sprache nicht mehr verstehen können, ist diese nonverbale Kommunikation ganz besonders wichtig. Sie kann die sprachliche Kommunikation verstärken, wiederholen, ersetzen oder dieser auch widersprechen. Nonverbale Kommunikation ist bestimmt durch unsere Kultur, unsere Familie und unsere Persönlichkeit.

Mit dem Fortschreiten der Erkrankung wird es für Menschen mit Demenz zunehmend schwieriger, sich sprachlich auszudrücken, da das Sprachzentrum im Gehirn von der Krankheit beeinträchtigt ist, und zwar einerseits, was das Verstehen von Wörtern oder Begriffen betrifft (die Wörter haben keine Bedeutung mehr, es ist, als ob man eine fremde Sprache spricht), andererseits auch, was das Sprechen betrifft. Eine sog. Wortfindungsstörung wird als besonders belastend empfunden, da der Erkrankte sich dem anderen nicht mehr verständlich machen kann. Er weiss, was er sagen will, und kann es nicht aussprechen. Dies führt häufig zu Ungeduld bei den Angehörigen oder Betreuern und zu Aggressionen, Zorn oder Verzweiflung bei den Betroffenen. Viele Verhaltensstörungen werden durch diese Unfähigkeit, sich mitzuteilen und verstanden zu werden, ausgelöst oder verstärkt.

Auch verschiedene Medikamente können das Sprechen erschweren, z. B. Tranquilizer, Schlafmittel, Schmerzmittel, Psychopharmaka (verursachen oft Mundtrockenheit, Benommenheit, schwere Zunge).

Schlecht sitzende oder fehlende Zahnprothesen können ebenfalls Probleme beim Sprechen und beim Verstandenwerden verursachen.

Ganz besonders wichtig ist von Ihrer Seite Geduld, Sie müssen dem Betroffenen Zeit lassen, zu verstehen, was Sie von ihm wollen, und ihm auch Zeit für eine evtl. Antwort geben.

Bestärken Sie ihn in seiner Identität, in seinem Selbst, das ihm ja immer mehr entgleitet, korrigieren Sie ihn nicht, widersprechen Sie ihm nicht, streiten und argumentieren Sie nicht mit ihm. Er versteht es ja meistens nicht. Rationale, logische Erklärungen sind sinnlos und kosten Sie nur Energie.

Besser ist es, ihn zu bestätigen, ihm zu verstehen zu geben, dass er in Ordnung ist, so wie er ist, dass er ein wertvoller Mensch ist, dass Sie ihn verstehen. Er erlebt sich ja selbst jetzt anders, er ist unsicher und oft hilflos und braucht sehr viel Halt. Wenn Sie ihn nicht unterstützen, wird er noch verwirrter und ratloser. Er lebt in seiner eigenen Realität, und er erlebt auch Sie anders. Er glaubt vielleicht, Sie sind seine Mutter oder sein Vater. Das ist oft sehr kränkend, v. a., wenn man schon lange verheiratet ist oder wenn man als Sohn oder Tochter plötzlich in eine andere Rolle – Mutter oder Vater – gestellt wird.

Auch in einem *fortgeschrittenen Stadium* der Demenz ist es wichtig, weiterhin mit dem betroffenen Menschen zu sprechen, zu versuchen seine Botschaften (sprachlich oder nichtsprachlich) zu entschlüsseln, ihn zu bestätigen, ihm zu verstehen geben, dass er in Ordnung ist, so wie er ist, dass er ein wertvoller Mensch ist und dass er verstanden und unterstützt wird.

Gerade als Angehöriger kann man die Vertrautheit miteinander nutzen (eigene Sprache, Ausdrücke, Erinnerungen usw.), man muss dem Betroffenen mehr Zeit lassen, ihn nicht ständig korrigieren oder auf seine Fehler hinweisen. Auch rationale und logische Erklärungen sollten vermieden werden, da sie nicht mehr verstanden werden und beide Seiten Energie kosten. Tätigkeiten sollen mit erklärenden Worten begleitet werden. Sprechen Sie mit dem betroffenen Menschen, nicht über ihn oder über ihn hinweg.

Die *nonverbale Kommunikation* und der *emotionale Zugang* zu den Betroffenen werden immer wichtiger, je weiter die Krankheit fortschreitet. In einem späteren Stadium der Erkrankung ist oft keine Kommunikation im herkömmlichen Sinn mehr möglich. Als Angehöriger kann man vielleicht nur mehr über Berührungen und Gefühle mit dem Kranken in Verbindung treten. Der direkte Körperkontakt wird immer wichtiger. Von Geburt an sind Berührungen für den Menschen lebenswichtig. Die Sprache der Berührung ist unsere erste Sprache, durch die wir mit der Umwelt in Kontakt treten, und sie ist meist auch die letzte Sprache.

Als Angehöriger sollte man seinen Gefühlen vertrauen und darauf, dass man das Richtige tut. Man spürt meist sehr gut, wie es dem Kranken geht und was er braucht. Eine vertraute Stimme und ein ruhiger Tonfall vermitteln bis zum Schluss ein Gefühl der Sicherheit und Geborgenheit und werden sehr wohl verstanden. Als nächster Angehöriger kann man bis zuletzt Liebe und Zuneigung vermitteln und auch sicher sein, dass diese Gefühle den Kranken auch erreichen.

12.7.6.1 Praktische Hinweise zur Umsetzung personenzentrierter Kommunikation

Carl Rogers, der Begründer der personzentrierten Psychotherapie, betont in seinen Schriften (Rogers 1987)

> dass Wirklichsein oder Echtheit oder Kongruenz eine bedeutsame Basis für Kommunikation im besten Sinn des Wortes ist.

Rogers Ansatz beruht auf den Grundhaltungen Echtheit, Empathie, und Akzeptanz und Wertschätzung.

Diese Haltungen sind erforderlich, um in Austausch und in Beziehung treten zu können. Sie lassen jene Kommunikation entstehen, die auf Echtheit, Akzeptanz und empathischem Verstehen aufbaut. Erforderlich ist, dass diese Haltungen vom Gesprächspartner auch bis zu einem gewissen Grad erfahren werden können. Dabei bildet sich ein wechselseitiges förderliches Klima, in dem sich beide Gesprächspartner weiterentwickeln können.

Bei dieser Art der Kommunikation steht die Beziehung im Vordergrund! Dabei wird versucht, auf sich und auf den anderen einzugehen und zu verstehen, „was in seiner Welt vor sich geht".

Dies erfordert Respekt vor den Erfahrungen anderer. Ein Kennzeichen dafür kann beispielsweise sein, dass nicht versucht wird, die Geschichten und Erzählungen des anderen zu interpretieren, sondern zu verstehen, was er meint.

Wenn aktives und echtes Interesse am Gegenüber einerseits erlebt, andererseits auch vermittelt wird, kann eine Beziehung entstehen, in der die Grundbedürfnisse nach Angenommen Sein und Austausch befriedigt werden können.

12.7.6.2 Personenzentrierter Umgang mit Menschen mit einer Demenzerkrankung

Neben der Kommunikation ist auch der generelle Umgang mit Menschen mit Demenz bedeutsam. Marlies Pörtner (2003, 2005, 2008), eine bekannte Schweizer personzentrierte Psychotherapeutin, die sich intensiv mit dem Erleben von Menschen mit intellektueller Behinderung, von alten Menschen und Menschen mit Demenz beschäftigt hat, stellt einige Grundsätze im Umgang mit diesen Personengruppen dar:

- Entscheidend ist nicht was fehlt, sondern was da ist.
- Entwicklung ist ein lebenslanger Prozess.
- Selbstverantwortung hat existenzielle Bedeutung.

- Die Person ist mehr als ihr gegenwärtiger Zustand.
- Es gibt nicht nur (m)eine Realität.
- Die „kleinen Schritte" sind wichtig.
- Vertrauen auf Entwicklungsmöglichkeiten.

Fördern heißt:

- Bedingungen schaffen, in denen Menschen Entwicklungsschritte machen können, aber nicht müssen.
- Der Eigenständigkeit Raum geben und Menschen dabei unterstützen, diese Eigenständigkeit auf für sie konstruktive Weise zu leben.
- Menschen in IHREM Tempo auf IHREM Weg begleiten und ihnen dort, wo sie es brauchen und wollen, Hilfestellung bieten.
- Anderen etwas zutrauen.
- Erfahrungen ermöglichen – mit der Realität, mit sich selbst, mit anderen.
- Grenzen erkennen und respektieren – die eigenen, die des anderen und die der Rahmenbedingungen.

12.7.6.3 In Kontakt treten durch Prä-Therapie

Mit Menschen, die sich in einem späteren Stadium der Demenzerkrankung befinden, ist es oft schwierig, in Kontakt zu kommen. Der amerikanische Psychologe G. Prouty (1936–2009) hat zur Hilfestellung in solchen Situationen die „Prä-Therapie", eine Möglichkeit zur Kontaktaufnahme, entwickelt. Prouty war durch sein Schicksal persönlich betroffen – er lebte mit seinem intellektuell schwer behinderten Bruder in sehr schwierigen Familienverhältnissen. An diese Zeit erinnerte er sich zurück, als er begann mit Menschen, denen es schwer fällt mit anderen in Kontakt zu treten, zu arbeiten (Prouty et al. 2009).

Bei der Anwendung dieser Art der Kontaktaufnahme ist es erforderlich, sich „in die Welt seines Gegenübers" hineinzuversetzen. Das bedeutet, dass es wesentlich ist, den betroffenen Menschen genau zu beobachten und sich ganz auf ihn zu konzentrieren.

Dann wird mit sog. Reflexionen – das sind genaue Beschreibungen – versucht, das Gegenüber möglichst genau und ohne zu werten, zu beschreiben:

- Wie seine Körperhaltung ist (diese kann auch selbst eingenommen werden).
- Wie sein Gesichtsausdruck ist (auch dieser kann eingenommen werden).
- Wie die Umgebung ist, in der er/sie sich gerade befindet (welche Farben, Töne, Möbel usw. vorhanden sind).
- In welchen Situationen der betroffene Mensch schon gemeinsam mit dem Angehörigen gewesen ist.
- Häufig ist es für Menschen mit Demenz auch entlastend, wenn die Betreuungsperson sich bemüht, die Wörter oder Silben, die sie versteht, zu wiederholen.

Durch diesen Versuch fühlt sich der erkrankte Mensch verstanden und es ist für ihn einfacher, seinen Körper, seine Gefühle und die Situation, in der er sich befindet, wahrzunehmen.

12.7.6.4 Ratschläge zur Verbesserung der Kommunikation mit Menschen mit Demenz

- Achten Sie auf Seh- oder Hörprobleme.
- Gespräche sollten nicht vor Hintergrundgeräuschen geführt werden. Radio und Fernseher leise stellen oder ausschalten, Türen schließen, Unterbrechungen durch andere Personen vermeiden.
- Sitzen Sie dem Betroffenen gegenüber und stellen Sie Augenkontakt her, um seine Aufmerksamkeit zu erlangen, halten Sie evtl. seine Hand oder berühren Sie ihn leicht und sagen Sie seinen Namen.
- Sprechen Sie langsam und deutlich und in kurzen Sätzen.
- Stellen Sie nur einfache Fragen und vermeiden Sie die Worte „warum, wieso, wann, wer".
- Achten Sie darauf, dass der Tonfall Ihrer Stimme, Ihr Gesichtsausdruck und Ihre Gesten dem Inhalt Ihres Gespräches entsprechen.
- Geben Sie dem Menschen mit Demenz Zeit, zu antworten, fallen Sie ihm nicht ins Wort, anerkennen Sie seine Bemühungen, sich mitzuteilen, verstärken Sie seine nonverbalen Antworten (z. B. Händedruck, mit dem Finger auf etwas zeigen, direkte Blicke).
- Planen Sie Ihre Gespräche mit dem Betroffenen für Zeiten ein, zu denen er gut ausgeruht und nicht hungrig ist und sich allgemein wohl fühlt.
- Fördern Sie Kommunikation und Aktivitäten mit anderen Menschen, Mangel an Kommunikation fördert die Isolation.
- Sprechen Sie in seiner Gegenwart mit anderen Menschen nicht über ihn, sondern mit ihm.

▶   Zusammenfassend lässt sich sagen, dass es in jedem Stadium einer Demenzerkrankung erforderlich ist, die Art der Kommunikation an die Bedürfnisse des betroffenen Menschen anzupassen. Wenn dies gelingt und der Betreuende den Erkrankten und seine Verhaltensweisen dadurch besser verstehen kann, wird die Pflege auch für die Betreuungspersonen befriedigender. Das Gefühl, den betroffenen Menschen „nicht mehr spüren zu können" wird gemindert und die Kommunikation wird für beide Seiten befriedigender.

12.7.7 Selbsthilfegruppen für Angehörige

Die Alzheimer-Selbsthilfegruppen haben zum Ziel, Menschen mit Demenz und deren Angehörigen eine gute Beratung und wirksame Unterstützung zukommen zu lassen, ihnen frühzeitig viel Information und Verständnis für die Krankheit zu vermitteln und mit ihnen entsprechend ihrer familiären Situation nach Hilfsmöglichkeiten zu suchen. Sie bieten den Familien viel Zeit für persönliche Gespräche, regelmäßige Treffen mit Vorträgen, Erfahrungsaustausch und emotionaler Unterstützung. Die Gruppen stehen in engem Kontakt mit Fachkräften und professionellen Hilfsorganisationen und bemühen sich, in der Bevölkerung Verständnis für die besondere Situation der betroffenen Familien zu wecken.

In den vergangenen Jahren sind Selbsthilfegruppen zu einem wesentlichen und unverzichtbaren Bestandteil des Gesundheitswesens geworden.

12.7.7.1 Angebot der Selbsthilfegruppen

- Information,
- Hilfe beim Aufbau eines Helfernetzes,
- Beratung in finanziellen, rechtlichen und ethischen Fragen,
- Erfahrungsaustausch, Aussprachemöglichkeit,
- emotionale Unterstützung,
- Schulung der Angehörigen.

Information und Wissensvermittlung
Die Angehörigen erhalten Information über zu einer Demenz führende Erkrankungen, über Therapiemöglichkeiten, den Verlauf der Erkrankung und welche Probleme in den verschiedenen Stadien auftreten können. Das gibt den Angehörigen mehr Klarheit, sie wissen, dass sonderbare Verhaltensweisen der Krankheit zuzuschreiben sind und sich nicht gegen sie persönlich richten. Sie sind besser auf Veränderungen vorbereitet und können leichter damit umgehen.

Hilfe beim Aufbau eines Helfernetzes
Die Selbsthilfegruppe bietet den Angehörigen auch praktische Unterstützung: Sie unterstützt die Familien beim Aufbau eines Helfernetzes und stellt Kontakte zu Hilfsorganisationen und gemeindenahen Einrichtungen her. Sie vermittelt praxisbezogene Hinweise für die Betreuung und Pflege, Sicherheit und Schutz vor Gefährdungen innerhalb und außerhalb der Wohnung, Struktur des Tagesablaufes, Ernährungs- und Inkontinenzberatung.

Die Gruppe bietet auch *Beratung* bei finanziellen und rechtlichen Problemen, wie z. B. Erwachsenenvertretung, Unterhaltspflicht, Vorsorgevollmacht und Patientenverfügung, Lenken eines Kraftfahrzeuges, Anspruch auf Pflegegeld und andere finanzielle Unterstützungen.

In einem fortgeschrittenen Krankheitsstadium brauchen die Angehörigen oft Unterstützung und Beratung bei der Entscheidungsfindung über die Unterbringung in einem Pflegeheim und bei ethischen Fragen (medizinische Behandlung, Ernährung, lebensverlängernde Maßnahmen). Die Erkrankten sind nicht mehr in der Lage, ihre Wünsche mitzuteilen, und die Angehörigen müssen die Verantwortung für schwerwiegende Entscheidungen übernehmen.

Psychische Unterstützung

Neben der Vermittlung von Informationen haben die Angehörigen Gelegenheit zu Gesprächen und Erfahrungsaustausch mit anderen Betroffenen über die alltäglichen Probleme und Belastungen sowie deren Bewältigung. In der Gruppe erfahren sie Anerkennung für ihre Leistungen und die Möglichkeit der Kommunikation mit anderen Menschen, die ihre Anliegen verstehen. Die persönlichen Gespräche in der Gruppe können helfen, der zunehmenden Isolation entgegenzuwirken und einen neuen Freundeskreis und Gesprächspartner zu finden. Oft entwickeln sich gemeinsame Aktivitäten und private Kontakte.

Die Angehörigen erhalten seelische Unterstützung in belastenden Situationen und beim Verarbeiten von negativen Gefühlen.

Viele Angehörige und Familien sind jahrelang mit der Selbsthilfegruppe in Kontakt, oft brauchen sie auch nach dem Tod des Kranken Gespräche mit anderen Betroffenen und die Beziehung zu Menschen, mit denen sie ihre Sorgen und Erfahrungen über eine lange Zeit geteilt haben.

Viele Gruppen bieten spezielle Schulungs- oder Trainingsseminare für pflegende Angehörige an. In diesen Seminaren können Angehörige im Kreise von anderen Betroffenen notwendige Maßnahmen und Lösungsstrategien erlernen, um ihrer neuen Situation und den neuen Aufgaben gewachsen zu sein. Es werden auch praktische Anleitungen zur Pflege und Betreuung vermittelt. Information, Training und Ausbildung der Angehörigen haben besonders positive Auswirkungen nicht nur für den Patienten, sondern auch für den Betreuenden und andere Familienmitglieder. Es kommt zu:

- einer Verbesserung der Qualität der Pflege,
- einer Verminderung von Stresssituationen,
- einer späteren Institutionalisierung der Betroffenen, weil die Betreuungsperson sich besser an die neue Situation anpasst,
- einer Verbesserung der Lebensqualität des Menschen mit Demenz und seines Angehörigen.

Information, Training und Schulung der Angehörigen und Betreuungspersonen sind die Grundlage einer Strategie, die entwickelt wurde, um die Verantwortung, die auf den Familien lastet, zu erleichtern.

12.7.7.2 Merkmale von Selbsthilfegruppen

Das entscheidende Merkmal von Selbsthilfegruppen ist, dass sie in eigener Sache handeln. Die Teilnehmer gehen nicht in die Gruppe, um anderen zu helfen, sondern primär, um sich selbst zu helfen. Sie bringen sich selbst als Betroffene ein und handeln nach ihren eigenen Bedürfnissen. Selbsthilfegruppen arbeiten nach einem ganzheitlichen

Ansatz, man beschäftigt sich nicht nur mit der Krankheit, sondern versucht auch, soziale und psychische Probleme positiv zu beeinflussen und die belastenden Bedingungen zu verändern.

Alle Gruppenteilnehmer sind gleichgestellt, jeder bestimmt über sich selbst und auch über die Teilnahme an der Gruppe. Jeder nimmt für sich selbst an der Gruppe teil, die Gruppe handelt und entscheidet eigenverantwortlich. Ziel ist es, die eigenen Probleme und Konflikte gemeinsam zu bearbeiten, aus den Erfahrungen der anderen zu lernen, Informationen zu erhalten und auszutauschen, sich gegenseitig zu stützen, seine Gefühle ausdrücken und mit anderen Betroffenen teilen zu können und zu erleben, dass man mit seinem Schicksal nicht alleine ist.

Nahe Angehörige, die völlig in der Pflege und Betreuung aufgehen, wünschen sich eine Resonanz auf ihre Gefühle und Bemühungen, sie wollen alles richtig machen und immer da sein. Sie haben kein Vertrauen, dass andere Personen „ihren" Patienten genauso gut und liebevoll pflegen können. Aus diesem Grund wird Hilfe von außen oft abgelehnt. Viele fühlen sich einerseits verpflichtet, Schwierigkeiten alleine zu bewältigen, manchmal sogar so weit, dass andere Familienmitglieder nicht mitein- bezogen werden. Andererseits fühlen sie sich dann auch allein und im Stich gelassen. Die Mehrzahl der Angehörigen ist nicht in der Lage, sich Entlastungen oder Hilfen zu schaffen und diese anzunehmen. Die Teilnahme an einer Selbsthilfegruppe ist oft der erste Schritt nach außen und kann weitere Schritte der Entlastung nach sich ziehen. Die Angehörigen lernen, sich ihre Überbelastung einzugestehen und zu überblicken, was noch alles auf sie zukommen kann. Sie glauben oft nicht daran, dass es für sie Hilfe gibt, und sind nicht ausreichend darüber informiert, was es an Hilfsangeboten gibt und was ihnen gesetzlich zusteht. Sie werden sich in der Angehörigengruppe ihrer Belastungen oft erst richtig bewusst und lernen, ihre Situation als eine Vielzahl zusammenhängender Einzelprobleme zu begreifen. Damit ist ein wichtiger Schritt in Richtung Problemlösung getan.

Veränderungen im Verlauf der Erkrankung werden als schmerzvoll erlebt, besonders dann, wenn die Angehörigen von den Menschen mit Demenz nicht mehr erkannt werden. Sie brauchen dann nicht nur Rat und Trost, sondern auch Anerkennung ihrer Leistungen von Außenstehenden.

Unterstützung und emotionale Hilfe in der Selbsthilfegruppe sind aber kein ein- maliger Vorgang, sondern gelten als permanentes Angebot. Die Angehörigen bedürfen einer einfühlsamen Begleitung während des gesamten Krankheitsverlaufes und brauchen ein stabiles, soziales Umfeld. Sie müssen darin bestärkt werden, persönliche Bedürf- nisse wieder wahrzunehmen und auf ihre eigene körperliche und psychische Gesund- heit zu achten. Das Treffen in der Gruppe gibt den Teilnehmenden die Möglichkeit zum Gedanken- und Erfahrungsaustausch und zum Lernen neuer Verhaltensweisen. Da der Austausch unter Gleichbetroffenen stattfindet, fühlen sich die Teilnehmer ernst genommen und erhalten für ihre Tätigkeit Anerkennung und Wertschätzung. Schließlich erlauben diese Gruppentreffen es den Pflegenden, sich auch wieder als Teil einer Gemeinschaft zu fühlen und nicht nur über ihre Pflegetätigkeit definiert zu werden.

Auswirkungen auf die Angehörigen

- Akzeptieren der Krankheit,
- bessere Versorgung des betroffenen Familienmitgliedes,
- mehr Verständnis im Umgang mit den Betroffenen,
- Lernen, auf sich selbst zu achten und Hilfe anzunehmen,
- Verbesserung der körperlichen und psychischen Gesundheit,
- erhöhte Lebensqualität.

Untersuchungen über die Wirksamkeit von Selbsthilfegruppen auf Angehörige von Alzheimer-Kranken haben gezeigt, dass diese besser über die Krankheit, den Krankheitsverlauf, den Umgang mit den Kranken und deren Pflege Bescheid wissen, sie können mit ihrer individuellen Situation besser umgehen und ziehen auch andere Familienmitglieder zur Mithilfe heran. Sie sind weniger sozial isoliert und leiden nicht so häufig an Depressionen wie Pflegende ohne Unterstützungssysteme. Aus diesem Grund haben sie auch die Kraft, länger für ihre kranken Familienmitglieder sorgen zu können.

Auswirkungen auf Menschen mit Demenz

- Verbesserte Pflege und Betreuung,
- weniger Verhaltensstörungen,
- erhöhte Lebensqualität,
- längere Verweildauer in der gewohnten häuslichen Umgebung.

12.8   Rechtliche und finanzielle Aspekte (für Österreich)

Als Angehöriger eines Menschen mit Demenz steht man während des gesamten Krankheitsverlaufes, besonders aber in fortgeschrittenen Stadien der Erkrankung, immer wieder vor schwerwiegenden Entscheidungen, auch vor solchen, die vielleicht über Leben oder Tod des Kranken entscheiden. Zunächst geht es oft darum, den Betroffenen zu Arztbesuchen und Untersuchungen zu überreden, die er ablehnt. Man bestimmt seinen Tagesablauf und lässt ihn oft auch gegen seinen Willen von fremden Personen zu Hause oder in einem Tageszentrum betreuen. Angehörige müssen zunehmend die Aufgaben der betroffenen Person übernehmen. In einem fortgeschrittenen Krankheitsstadium müssen die Angehörigen über die Unterbringung in einem Pflegeheim und medizinische Maßnahmen (medikamentöse Behandlung, Sondenernährung, lebensverlängernde Maßnahmen) entscheiden. Menschen mit Demenz werden zunehmend hilflos und unselbstständig und sind nicht mehr in der Lage, ihre Wünsche mitzuteilen, die Verantwortung für alle wichtigen Entscheidungen liegt bei den Angehörigen. Viele fühlen sich überfordert und unsicher.

Für den Bereich der Demenz sind folgende gesetzliche Regelungen von Bedeutung:

- das Erwachsenenschutzgesetz,
- die Vorsorgevollmacht,
- die Patientenverfügung,
- das Unterbringungsgesetz,
- die Patientenrechte,
- das Heimvertragsgesetz und das Heimaufenthaltsgesetz,
- Suche durch die Polizei bei Abgängigkeit (Sicherheitspolizeigesetz),
- Entzug des Führerscheines (Führerscheingesetz),
- das Pflegegeldgesetz,
- Befreiung von Gebühren,
- Pensionsversicherung für pflegende Angehörige in der Sozialversicherung.

12.8.1 Die Vorsorgevollmacht

Die Erteilung einer Vorsorgevollmacht kann für den Fall vorgenommen werden, dass es zu einem späteren Zeitpunkt zu einem Verlust der Handlungsfähigkeit kommen sollte. Zum Zeitpunkt einer gültigen Vollmachtserteilung muss volle Handlungsfähigkeit vorliegen.

Die Vorsorgevollmacht ist schriftlich zu erteilen und bedarf in bestimmten Angelegenheiten der notariellen bzw. bankinternen Beglaubigungen (Grundbuchangelegenheiten, Bankgeschäfte).

Eine oder mehrere bestimmte Personen, welche bereit sind, die übertragenen Angelegenheiten wahrzunehmen, müssen angeführt werden. Eine Ersatzperson sollte namhaft gemacht werden.

Anführung der eigenen Vorstellungen und Wünsche (Was ist mir besonders wichtig? Was will ich vermeiden? Was strebe ich an?).

Es muss angeführt werden, für welche Aufgabenbereiche die Vollmacht gelten soll (Verwaltung des Vermögens, Vertretung in Rechtsangelegenheiten, Abschluss von Verträgen, Organisation von Hilfen, Patientenverfügung etc.).

Der/die Bevollmächtigten soll bei Eintritt der Geschäftsunfähigkeit die Tätigkeit aufnehmen.

Das Original der Vorsorgevollmacht muss in die Hände des/der Bevollmächtigten gelangen und im zentralen Register eingetragen werden. Kopien sollten zweckmäßigerweise auch an andere Personen, insbesondere den Hausarzt, gegeben werden.

Die Vollmacht kann jederzeit abgeändert oder widerrufen werden.

Die Vorsorgevollmacht gibt den Angehörigen von Menschen mit Demenz Rechtssicherheit.

12.8.2 Das Erwachsenenschutzgesetz

Das Erwachsenenschutzgesetz trat am 01.07.2018 in Kraft und beruht auf 4 Säulen:

1. Vorsorgevollmacht.
2. Gewählte Erwachsenenvertretung – vom Betroffenen gewählte Person(en).
3. Gesetzliche Erwachsenenvertretung – durch bestimmte nahe Angehörige.
4. Gerichtliche Erwachsenenvertretung – durch eine gerichtlich bestellte Person.

Quelle zum Herunterladen (auch in leichter Sprache): https://www.justiz.gv.at/web2013/home/justiz/erwachsenenschutz.

12.8.3 Das Unterbringungsgesetz

Ziel des Unterbringungsgesetzes ist, den Schutz der Persönlichkeitsrechte psychisch Kranker zu gewährleisten. Das Gesetz regelt die Voraussetzungen der Zwangseinweisung in eine psychiatrische Abteilung und des Freiheitsentzuges.

Voraussetzung für eine Unterbringung sind das Vorliegen einer psychischen Erkrankung in Verbindung mit einer Gefährdung für sich oder andere sowie das Fehlen einer Behandlungs- oder Betreuungsinitiative. Die Anstalt hat weitgehende Beschränkungen der Bewegung sowie des Kontaktes mit der Außenwelt dem Patientenanwalt zu melden, der zur weiteren Überprüfung das Gericht anrufen kann. Der Patientenanwalt wird über die Unterbringung ohne Verlangen, also der Zwangseinweisung, verständigt. Weiter regelt das Unterbringungsgesetz die Zulässigkeit von Behandlungen und Operationen. Behandlungen dürfen nur nach den Grundsätzen und anerkannten Methoden der Wissenschaft vorgenommen werden.

Gegen Gerichtsbeschlüsse, mit denen die Unterbringung für zulässig erklärt wird, können der Kranke, sein Vertreter oder bestimmte Verwandte Rekurs erheben. Wird die Unterbringung nicht spätestens mit Ablauf der festgesetzten Frist aufgehoben, so hat das Gericht jeweils neu zu entscheiden.

12.8.4 Die Patientenrechte

Diese sind gesetzlich geregelt und können über die Patientenanwälte und den Verein für Sachwalterschaft erfragt werden.

12.8.5 Heimvertragsgesetz und Heimaufenthaltsgesetz

Das Heimvertragsgesetz regelt Verträge zwischen Heimträgern und Heimbewohnern.

Das Heimaufenthaltsgesetz dient dem Schutz der persönlichen Freiheit der Bewohner. Es regelt die Voraussetzungen für die Zulässigkeit einer Beschränkung der persönlichen Freiheit von Menschen in Alten- und Pflegeheimen.

12.8.6 Suche durch die Polizei bei Abgängigkeit (Sicherheitspolizeigesetz)

Nach welchen Personen im Falle der Abgängigkeit Suchmaßnahmen eingeleitet werden, ergibt sich aus § 24 des Sicherheitspolizeigesetzes. Nach dieser Bestimmung ist u. a. nach einer Person zu suchen, die aufgrund einer psychischen Behinderung hilflos ist oder Leben oder Gesundheit anderer ernstlich gefährdet. Eine psychische Behinderung sollte glaubhaft gemacht werden. Das Hauptaugenmerk ist auf den Begriff „Hilflosigkeit mit möglicher Gefährdung" zu legen – und gilt daher auch für Menschen mit Demenz.

12.8.7 Entzug des Führerscheines (Führerscheingesetz)

Eine ärztliche Feststellung über das Vorliegen einer Demenz führt nicht zur Einleitung eines Verfahrens zur Entziehung der Lenkerberechtigung. Diesbezüglich werden Maßnahmen ergriffen, wenn

- sich eine Person im Verkehr als auffällig erweist,
- bei einer Person ein auffälliges Verhalten (in anderer Beziehung) festgestellt wird,
- Anzeige über den Verdacht der Fahruntauglichkeit durch andere Personen (Verwandte) erstattet wird.

12.8.8 Pflegegeldgesetz

Das Bundespflegegeldgesetz ist seit 01.07.1993 in Kraft. Das Pflegegeld ist ein pauschalierter Beitrag für pflegebedingte Mehraufwendungen und wird unabhängig von der Höhe des Einkommens und Vermögens und unabhängig von der Ursache der Pflegebedürftigkeit gewährt. Der Beginn des Anspruchs ist der auf die Antragstellung folgende Monat. Es gebührt 12-mal jährlich und unterliegt nicht der Einkommens- bzw. Lohnsteuer. Die Höhe des Pflegegeldes richtet sich nach dem Ausmaß der Pflegebedürftigkeit und wird in sieben Stufen geleistet. *Anspruchsvoraussetzungen* sind:

- Gewöhnlicher Aufenthalt in Österreich – gilt auch für Ausländer (Transfer des Pflegegeldes in das EU-Ausland bzw. in den EWR ist unter bestimmten Voraussetzungen vorgesehen).

- Ständiger Pflegebedarf aufgrund einer körperlichen, geistigen, psychischen Behinderung oder einer Sinnesbehinderung.
- Pflegebedarf von mehr als 50 h monatlich für voraussichtlich mindestens 6 Monate.

Zuständigkeiten

Zuständig für Entscheidungen über das Pflegegeld ist jene Stelle, die auch die Pension auszahlt. Ist der Betroffene berufstätig, mitversicherter Angehöriger, Bezieher einer Sozialhilfe oder Bezieher einer Beamtenpension eines Landes oder einer Gemeinde ist die jeweilige Bezirkshauptmannschaft bzw. der Magistrat zuständig.

Der Antrag ist bei dem Leistungsträger einzubringen, der die Pension (Rente) auszahlt bzw. bei Magistrat oder Bezirkshauptmannschaft. Ein Antrag auf Zuerkennung oder – falls sich der Gesundheitszustand verschlechtert – auf Erhöhung des Pflegegeldes kann formlos auch durch Familienmitglieder oder Haushaltsangehörige ohne Nachweis einer Bevollmächtigung gestellt werden (§ 25/2 BPGG). Auf Wunsch des Pflegebedürftigen oder seines gesetzlichen Vertreters ist bei der Untersuchung die Anwesenheit und Anhörung einer Vertrauensperson zu ermöglichen (§ 25a/1 BPGG).

Ab dem zweiten Tag eines stationären Aufenthaltes in einem Krankenhaus oder während eines Kuraufenthaltes ruht das Pflegegeld. Ausnahmen sind vorgesehen.

Förderung der 24-h-Betreuung

Besteht bei Anspruch auf Pflegegeld mind. *Stufe 3* die Begründung eines Dienstverhältnisses für unselbstständige Betreuer oder Vorliegen eines Werkvertrages bei selbstständigen Betreuern. Nachzuweisen ist eine theoretische Ausbildung entsprechend der einer Heimhilfe.

Der Antrag kann beim Sozialministeriumservice (www.sozialministeriumservice.at) gestellt werden.

Unterstützung für pflegende Angehörige

Ein naher Angehöriger eines Pflegebedürftigen kann *ab Pflegegeldstufe 3* (bei Demenz Stufe 1) nach dem Bundespflegegeldgesetz Förderung aus dem Unterstützungsfonds für Menschen mit Behinderung erhalten, wenn er/sie den/die Betroffene seit mind. 1 Jahr überwiegend pflegt und *wegen Krankheit, Urlaub, Auszeit, Fortbildung oder sonstigen wichtigen Gründen* an der Pflege verhindert ist (Kosten für Ersatzpflege).

Der Antrag ist beim Sozialministeriumservice (www.sozialministeriumservice.at) zu stellen.

Der Behindertenpass

Ein Behindertenpass wird auf Antrag bei Zutreffen der Voraussetzungen von der zuständigen Landesstelle des Sozialministeriumservice ausgestellt. Je nach Ausmaß der Behinderung und bei bestimmten Zusatzeintragungen sind mit dem Ausweis diverse Begünstigungen verbunden (www.sozialministeriumservice.at).

Familienhospizkarenz
Arbeitnehmer können sterbende Angehörige über einen bestimmten Zeitraum begleiten. Es kann die Herabsetzung der Arbeitszeit, Änderung der Arbeitszeit und die gänzliche Freistellung von der Arbeitsleistung gegen Entfall des Entgeltes gewählt werden. Bei Inanspruchnahme von Pflegekarenz, Pflegeteilzeit bzw. Familienhospizkarenz ist bei Zutreffen der Voraussetzungen der Bezug von Pflegekarenzgeld vorgesehen.
Informationen sind erhältlich:

- Bundesministerium für Arbeit, Soziales und Konsumentenschutz, Pflegetelefon: 0800 20 16 22.
- Bundesministerium für Wirtschaft, Familie und Jugend, Familienservicetelefon: 0800 240 262.

12.8.9 Befreiung von Gebühren

Eine Befreiung von der Rundfunk- und Fernsehgebühr für Pflegegeldbezieher wird nur dann bewilligt, wenn das Haushaltsnettoeinkommen insgesamt den um 12 % erhöhten Ausgleichszulagenrichtsatz nicht übersteigt. Die Befreiung von der Fernsprechgrundgebühr ist, unabhängig vom Einkommen, für alle Pflegegeldbezieher aufrecht. Auf Antrag haben Bezieher von Pflegegeld die oben genannten Vergünstigungen, wenn sie einen ordentlichen Wohnsitz im Inland haben und wenn die Geräte auf ihren Namen angemeldet sind.
Ermäßigungen bei der ÖBB (Österreichische Bundesbahnen) sind möglich.

12.8.10 Pensionsversicherung für pflegende Angehörige in der Sozialversicherung

Für pflegende nahe Angehörige (Ehepartner, Verwandte in auf- und absteigender Linie, Stief- oder Pflegekinder, Lebensgefährten etc.) besteht die Möglichkeit einer begünstigten Weiterversicherung in der Pensionsversicherung. Seit 01.09.2002 steht eine solche Versicherung Personen offen, die Pflegegeldbezieher der Stufen 3–7 betreuen. Die weiteren Voraussetzungen erfragen Sie bitte bei Ihrem zuständigen Träger der Pensionsversicherung.

Literatur

Buber, M (1999) Das dialogische Prinzip: Ich und Du. Zwiesprache. Die Frage an den Einzelnen. Elemente des Zwischenmenschlichen. Zur Geschichte des dialogischen Prinzips (14. Aufl.) Gütersloher Verlagshaus, München

Pörtner M (2003) Brücken bauen. Klett-Cotta, Stuttgart

Pörtner M (2005) Alt sein ist anders. Klett-Cotta, Stuttgart

Pörtner M (2008) Ernstnehmen, Zutrauen, Verstehen, 6. Aufl. Klett-Cotta, Stuttgart

Prouty G, Pörtner M, Van Werde D (1998/2009) Prä-Therapie. Klett-Cotta, Stuttgart

Rogers CR (1987). Eine Theorie der Psychotherapie, der Persönlichkeit und der zwischenmensch-
    lichen Beziehung. Entwickelt im klientenzentrierten Ansatz. GwG, Köln (Erstveröffentlichung
    1959)

Watzlawick P, Beavin JH, Jackson DD (1969) Menschliche Kommunikation. Huber, Bern

Kommunikation und Kontaktaufbau mit Menschen mit Demenz

13

Inhaltsverzeichnis

13.1   Allgemeine Aspekte der Kommunikation

Der Austausch und die Verständigung mit anderen sind ein menschliches Grundbedürfnis (Watzlawick 2011). Schon Martin Buber prägte den Begriff: „Ohne DU kein ICH" (Buber 1999). Der Sinn einer gegenseitigen Verständigung ist neben dem Austausch von Information auch das Herstellen einer Beziehung zueinander – aus dem DU und ICH wird ein WIR. Voraussetzung dafür ist, dass die Zeichen bzw. die Symbolisierungen in der Sprache vom anderen verstanden werden und das Gegenüber als Zeichen des Verstehens eine Antwort oder Reaktion zurückgibt. Bei Menschen, die an einer Demenz erkrankt sind, sind diese Zeichen des Verstehens in späteren Stadien häufig nicht mehr in dem Maß gegeben. Die Verständigung und der Austausch – und damit auch die Kommunikation – sind daher erschwert.

Der Begriff Kommunikation stammt von dem lateinischen Wort „communicare": mitteilen, teilen, vereinigen, gemeinsam machen. In diesem Begriff enthalten sind bereits die wesentlichen Bedingungen für eine gelungene Kommunikation: Es werden mehrere Menschen miteinbezogen, der damit verbundene Beziehungsaspekt ist daher wesentlich.

© Springer-Verlag GmbH Deutschland, ein Teil von Springer Nature 2020
G. Gatterer und A. Croy, *Leben mit Demenz*,
https://doi.org/10.1007/978-3-662-58267-1_13

Häufig ist damit ein Austausch von Informationen, Wissen, Erkenntnis und Erfahrung verbunden. Das bedeutet, dass Kommunikation in den meisten Fällen absichtsvoll geschieht und mit bestimmten Erwartungen verbunden ist.

Beim Misslingen der Kommunikation, wenn keine Verständigung und kein befriedigender Austausch möglich sind, entsteht bei den Gesprächspartnern das Gefühl von Ungeduld, Ärger, Aggression, Verzweiflung, Resignation. Das Bedürfnis wahrgenommen und verstanden zu werden, gilt als eines der ersten Bedürfnisse, die den Aufbau eines Selbst bereits im Kindesaltern fördern.

13.1.1 Verbale Sprache

Die häufigste Form der Kommunikation erfolgt über Sprache. Bei Kindern lässt sich eine parallele Entwicklung von Motorik und Lautbildung sehen. In der vorsprachlichen Phase zw. 6 und 8 Monaten beginnt das Kind mit rhythmischen Handbewegungen. Gleichzeitig, meist auch im gleichen Takt, gibt es wiederholt Laute wie „da-da-da" u. Ä. von sich. Mit 8–10 Monaten zeigt das Kind auf der motorischen Ebene Gesten mit klarer Bedeutung, z. B. auf etwas zeigen, winken. Auf sprachlicher Ebene bildet es erstmals Laute, die Bedeutung haben. In der Folge werden neue Handlungen imitiert und neue Worte bewusst nachgesprochen. Mit 11–13 Monaten entsteht bereits eine enge Verbindung zwischen Bewegung und Lautbildung. Diese führt zum Zusammenspiel von Handlungsfähigkeit und Sprache. Bei dem, was das Kind durch Gesten wiedergibt, und dem, was es benennt, handelt es sich weitgehend um die gleichen Gegenstände bzw. Handlungen. Wenn sich die Sprachkompetenz entwickelt, werden Gebrauchsgesten seltener. In weiterer Folge ersetzt und verdrängt die Sprache Schritt für Schritt die Gestik. Gesten bleiben jedoch lebenslang „Begleitmusik" der Sprache. Mit ca. 2–2,5 Jahren beginnt das Kind beim Spielen aus Einzelobjekten Türme oder Konstruktionen zu bauen – auf der sprachlichen Ebene werden Worte zu Sätzen zusammengesetzt (Hellrung 2012).

Sprache heißt daher auch, mit anderen interagieren können und wiedergeben, was dabei gefühlt wird. Sie kann sich beim Kind nur entwickeln, wenn ihm zwischenmenschliche Beziehungen Handlungs- und Interaktionserfahrungen geboten werden. Ohne zwischenmenschliche Beziehungen fehlt eine der notwendigen Voraussetzungen, um Sprache zu entwickeln.

13.1.2 Körpersprache

Das Bedürfnis danach, in einer Beziehung wahrgenommen zu werden, kann allerdings nicht nur über Sprache gestillt werden. Auch Gesten, Blicke – ein Blick, eine Geste sagen mehr als 1000 Worte – können das Gefühl von Verstehen und Wahrnehmen vermitteln. Grundlage aller menschlichen Verständigung ist die Körpersprache. Sie vermittelt Information über die innere Haltung, die wahren Gefühle und die instinktiven Reaktionen eines Menschen.

Die Kenntnis dieser Signale der Körpersprache ist eine wichtige Voraussetzung zum gegenseitigen Verständnis, für Begegnungen und Gespräche. Sie kann je nach Kulturkreis unterschiedlich sein – daher ist es häufig schwierig, mit Menschen eines anderen Kulturkreises, die nonverbal kommunizieren, über Gesten und Körpersprache zu kommunizieren, da diese eine andere Bedeutung haben können.

Diese Signale des Körpers sind auch die Grundlage der Resonanzphänomene (Bauer 2006). Diese werden sichtbar durch verschiedene Arten der Körpersprache wie Mimik, Gesten, Haltungen und führen zu einer intuitiven Übertragung von Gefühlen oder körperlichen Gesten. Diese sind meist spontane (unwillkürliche) und unbewusste Imitationen von bewussten oder unbewussten Wahrnehmungen z. B. Lächeln erwidern, gleiche Körperhaltung einnehmen wie das Gegenüber und haben damit eine große Bedeutung für unser Erleben und Zusammenleben. Die Phänomene der Gefühlsübertragung erscheinen als selbstverständlich, wie z. B. das Nachempfinden von Schmerz in der Erzählung einer Situation, die Schmerz verursacht. Die Reaktion wird so empfunden, als ob man den Schmerz selbst erlebt hat. Resonanzphänomene erscheinen im Zusammenleben als unwillkürlich und selbstverständlich. Sie fallen erst auf, wenn sie ausbleiben. (Bauer 2006). Dies ist beispielsweise bei Menschen mit einer schweren psychischen Erkrankung – wie einer schweren Depression, einer Katatonie usw. – aber auch bei Menschen mit einer Demenzerkrankung der Fall. Die Bezugsperson kommuniziert, hat aber keine Resonanz – kein Feedback – darüber, ob ihre Anregungen verstanden werden oder nicht. Dies kann für kurze Zeit mit anderen Formen der Kommunikation überbrückt werden. Fehlt aber diese Resonanz zur Gänze, ist es nur sehr bedingt möglich Kontakt aufzunehmen und eine Beziehung aufzubauen. In diesem Fall ist es hilfreich, auf andere Möglichkeiten der Kontaktaufnahme zurückzugreifen – wie der in Abschn. 13.2.1 beschriebenen prä-therapeutischen Kontaktaufnahme.

13.1.3 Resonanzphänomene

Wie schon angedeutet, sind die Resonanzphänomene zu einem großen Teil auf die Spiegelneuronen zurückzuführen. Diese können in diesem Rahmen nur kurz gestreift werden. Auch wenn gegenwärtig in wissenschaftlichen Kreisen eine rege Diskussion über den Stellenwert der Spiegelneuronen herrscht, gelten sie als eine der neuronalen Ursachen für die menschliche Empathiefähigkeit.

Die Fähigkeit zu emotionalem Verständnis und Empathie beruht darauf, dass sozial verbindende Vorstellungen untereinander ausgetauscht und im Gehirn des Empfängers aktiviert und spürbar werden. Dadurch entsteht die Fähigkeit, durch Beobachtung von körperlichen Bewegungen von anderen Menschen ohne Nachdenken intuitiv Gewissheiten über Absichten und weiteres Geschehen von Handlungsabläufen zu gewinnen. Das ist beispielsweise in Gefahrensituationen von Bedeutung. Eine weitere Folge der

Empathiefähigkeit ist, dass auch unausgesprochene Gefühle, Absichten verstanden werden – häufig ohne Worte bzw. entgegen dem, was gesagt wird – z. B. Gefühl, dass bei Kindern oder Partner „etwas nicht stimmt" (Bauer 2006).

Bei Menschen, bei denen es schwierig ist, von ihrer Miene und ihrer Körpersprache auf ihre Emotionen zu schließen, ist es sehr herausfordernd, sich empathisch in ihre Gefühlswelt hineinzuversetzen. Das macht den betroffenen Menschen einerseits noch einsamer – er kann sein Gefühlsleben nur schwer mit anderen teilen. Andererseits ist es auch für die betreuende Person schwierig zu verstehen, warum das Gegenüber so reagiert, wie es reagiert. Es bedarf ständiger Auseinandersetzung, Reflexion und Arbeit an den eigenen „Antennen", um zumindest erahnen zu können, was z. B. die Ursache eines herausfordernden Verhaltens sein kann.

In diesem Zusammenhang stehen auch die Krankheitsbilder der Aphasie und Apraxie. Dank der Spiegelzellsysteme ist es möglich, Handlungen auch ohne Sprache intuitiv zu verstehen. Allerdings ist Sprache ohne Handlungsvorstellungen nicht möglich.

Personen mit Apraxie können Handlungsfolgen nicht (oder nicht mehr) planen und ausführen. Sie leiden immer auch, obwohl ihr Sprechorgan intakt ist, an einer Aphasie (= Beeinträchtigung des sprachlichen Ausdrucksvermögens). Umgekehrt kann bei Menschen mit Aphasie das Handlungsverständnis (Praxie) voll erhalten sein.

Durch Sprache ausgelöste Spiegelphänomene können Handlungsideen und Handlungsvorstellungen aktiveren und in großem Ausmaß auch Körpergefühle hervorrufen. Worte können daher eine starke suggestive Wirkung entfalten und das Befinden des Gegenübers positiv oder negativ beeinflussen.

Zusammenfassend lässt sich sagen, dass die Vermittlungsinstanzen der Kommunikation die Sinne sind. Übermittelt werden Botschaften einerseits durch die Sprache. Andererseits erfolgt die sog. nonverbale Kommunikation über

- Stimme, Betonung, Aussprache,
- Mimik,
- Gestik,
- Berührungen,
- Körperhaltung,
- Körperkontakt,
- Verhalten,
- Objekte (Kleidung).

Laut Schultz von Thun (2005) besteht ein hoher Prozentsatz der Kommunikation aus nonverbaler Kommunikation. Aber auch in der sprachlichen Kommunikation sind nonverbale Anteile enthalten. Diese können die verbalen Botschaften

- verstärken,
- betonen,
- unterstützen,
- aber auch stören!

13.2 Person(en)zentrierte Kommunikation

„Ich habe jedoch die Erfahrung gemacht, dass Wirklichsein oder Echtheit oder Kongruenz – wie auch immer Sie es nennen wollen – eine bedeutsame Basis für Kommunikation im besten Sinn des Wortes ist" (Rogers 1980/2012, S. 25).

Kommunikation ist, wie in Abschn. 13.1 erläutert, erforderlich, um in Austausch und in Beziehung treten zu können. Eine Art der Kommunikation, die von Motschnig und Kykl (2009) entwickelt wurde, ist die „personenzentrierte Kommunikation." Sie ist jene Kommunikation, die auf den Grundhaltungen Echtheit, Akzeptanz und empathisches Verstehen aufbaut. Erforderlich ist, dass diese vom Gesprächspartner auch bis zu einem gewissen Grad erfahren werden können. Dabei bildet sich ein wechselseitiges förderliches Klima, in dem sich beide Personen weiterentwickeln können.

Bei dieser Art der Kommunikation steht die Beziehung im Vordergrund! Dabei wird versucht, auf sich und auf den anderen einzugehen und zu verstehen, „was in seiner Welt vor sich geht".

Dies erfordert Respekt vor den Erfahrungen anderer. Ein Kennzeichen dafür kann beispielsweise sein, dass nicht versucht wird, seine Erzählungen zu interpretieren, sondern zu verstehen, was er meint. Das erfordert allerdings von beiden Gesprächsteilnehmern ein größtmögliches Maß an Transparenz und Vertrauen. Nur wenn es möglich ist, sich auf den anderen zu verlassen und darauf zu vertrauen, nicht interpretiert zu werden, kann sich diese Offenheit entwickeln.

Wenn aktives und echtes Interesse am Gegenüber einerseits erlebt, andererseits auch vermittelt wird, kann eine Beziehung entstehen, in der die Grundbedürfnisse nach Angenommensein und Austausch befriedigt werden können.

13.2.1 Prä-Therapie und personenzentrierter Kontaktaufbau

In Abschn. 13.1 haben wir uns v. a. mit den Merkmalen der Kommunikation mit Menschen beschäftigt, mit denen ein Kontaktaufbau möglich ist. Jetzt möchten wir uns dem Kontaktaufbau mit jenen Menschen zuwenden, mit denen es schwierig ist, in Kontakt zu treten, weil sie beispielsweise krankheitsbedingt oder infolge einer Behinderung eingeschränkt kommunizieren können. Menschen, die an einer Demenzerkrankung leiden, reagieren oft mit für die Bezugspersonen unverständlichen Äußerungen oder Verhaltensweisen. Eine kognitive Klärung der Ursachen ist in den meisten Fällen nicht möglich. Häufig werden sie infolgedessen so von ihren Verhaltensmustern eingenommen, dass sie auf äußere Reize nicht mehr zu reagieren scheinen. Sie scheinen sich „in ihrer eigenen Welt" zu befinden – mit der Umwelt oder sie betreuenden Menschen in Kontakt zu kommen, ist in vielen Fällen nur sehr begrenzt möglich. Besonders in späteren Stadien der Demenz, wenn die Kontaktaufnahme durch eine scheinbare Versunkenheit der Kranken in sich selbst, noch schwieriger wird und nur Reaktionen, die schwer wahrnehmbar sind, bestehen, ist eine Kontaktaufnahme mit den „üblichen Mitteln" nicht möglich. Dennoch wurde in Abschn. 13.1 aufgezeigt, wie wesentlich es für jeden Menschen ist, in Kontakt zu sein und Beziehungen zu leben (Kitwood 2008). Um diesem Grundbedürfnis nachkommen zu können, müssen andere Wege zur Kontaktaufnahme beschritten werden. Einer davon kann die Prä-Therapie und der personenzentrierte Kontaktaufbau sein.

Die Prä-Therapie wurde von dem amerikanischen Psychologen Garry Prouty (1936–2009) entwickelt. Prouty war durch sein Schicksal persönlich betroffen. Er lebte mit seinem intellektuell behinderten Bruder in sehr schwierigen Familienverhältnissen. Das Erleben von Gewalt war „an der Tagesordnung", ebenso das Nichteingehen auf die Bedürfnisse das anderen. Prouty merkte, wie sehr sein Bruder darunter litt, sich nicht ausdrücken zu können und nicht verstanden zu werden. Bei ihm stellte sich ein Gefühl der Traurigkeit ein, das ihn lange Zeit begleitete. Nach seiner Ausbildung in klientenzentrierter/erlebensorientierter Psychotherapie begann er in einer Werkstätte für Menschen mit intellektueller Behinderung und psychischer Erkrankung zu arbeiten. Auch hier wurde er wieder mit den schwierigen Bedingungen behinderter Menschen, einen Kontakt aufzubauen, konfrontiert. Diese Erlebnisse und Erfahrungen führten dazu, dass er das Konzept der Prä-Therapie entwickelte. Es sollte eine einfach anwendbare und für jede Betreuungsperson handhabbare Möglichkeit sein, Menschen mit Schwierig-keiten im Kontaktaufbau näher kommen zu können (Prouty et al. 2009).

Der Kontaktaufbau besteht demnach aus den

- Kontaktreflexionen seitens des Therapeuten,
- den Kontaktfunktionen des Klienten und
- dem Kontaktverhalten, das messbar ist.

Bei dem prä-therapeutischen Kontaktaufbau werden die Zeichen des Gegenübers aufgegriffen, „die gerade da sind" – man kann auch sagen, dass „mit dem konkreten, wahrnehmbaren, unmittelbaren Erleben" gearbeitet wird. Ziel ist die Förderung der Ent-wicklung von einem prä-expressiven zu einem expressiven Zustand, d. h. von einem Zustand der Ausdruckslosigkeit hin zu einem Zustand, in dem Ausdruck in welcher Form auch immer möglich wird. Prouty et al. nehmen in jedem Menschen einen Anteil an, der sich ausdrücken kann und möchte. Erlebnisse mit seinem behinderten Bruder zeigten ihm, dass „da noch jemand ist" (Prouty et al. 2009).

Kontaktfunktionen
Prouty et al. (2009) führen aus, dass bei Menschen, die in der Kontaktaufnahme beein-trächtigt sind, die Kontaktfunktionen wiederhergestellt werden müssen. Diese Kontakt-funktionen gliedern sich in drei Bereiche: den Kontakt zur Realität – Realitätskontakt, zu sich selbst – affektiver Kontakt und zu anderen – kommunikativer Kontakt.

1. *Realitätskontakt:*
   Dieser bezeichnet die Wahrnehmung von „der Welt". Die Betroffenen nehmen Menschen, Orte, Dinge, aber auch Ereignisse nicht oder in anderer Form wahr. Ihre Form der Wahrnehmung kann beispielsweise von Erinnerungen überflutet sein, die ängstigen oder ein Gefühl der Vertrautheit vermitteln. In diesen Situationen befinden sich die betroffenen Menschen „in ihrer eigenen Welt", sie erkennen die Umgebung nicht, wähnen sich woanders oder unter anderen Menschen. Sehnsüchte aber auch Ängste aus vergangenen Situationen können unter diesen Bedingungen wieder aktualisiert werden.
2. *Affektiver Kontakt:*
   Dieser bezeichnet die Wahrnehmung von Stimmungen, Gefühlen und Emotionen.
3. Um eigene Gefühle und Emotionen wahrnehmen und einschätzen zu können, muss Kontakt zu sich selber bestehen. Vielen Menschen, die an einer Demenzerkrankung leiden, können diesen Kontakt zu sich selber und ihrer Gefühlswelt nicht mehr herstellen. Vielmehr werden sie häufig von Gefühlen gleichsam überschwemmt, die sie selber nicht mehr regulieren können. Die Folge sind häufig Affektdurchbrüche, die für die Bezugs- und Betreuungspersonen in ihrer Intensität nur schwer nachvollziehbar sind.
4. *Kommunikativer Kontakt:*
   Dieser ist gekennzeichnet durch die Symbolisierung von Realität und Affekt für andere durch Worte oder Sätze. Dies betrifft nicht nur Vermittlung von Informationen, sondern auch das sinngemäße zum Ausdruck bringen der Welt und des Selbst.

Wie in Abschn. 13.1 über die Kommunikation bereits dargestellt, ist gerade dieses zum Ausdruck bringen für an Demenz erkrankte Menschen schwierig. Neben den Problemen mit der Kontaktaufnahme und der Erfassung der eignen Emotionen kommen häufig noch Probleme mit der Symbolisierung in Form von Neologismen oder Wortfindungsstörungen. Diese machen ein Nachvollziehen der Bedeutungen schwierig und erfordern in manchen Situationen eine Interpretation, die möglicherweise den Wünschen des Gegenübers nicht immer gerecht wird.

In diesem Sinn führen Prouty et al. das Konzept des „prä-expessiven Selbst" ein. Dies stellt einen Zustand vor der Ausdrucksmöglichkeit – „prä-expressiv" – dar. Sie bezeichnen diesen als einen Aspekt der Aktualisierungstendenz, jener Wachstumstendenz, die laut C. Rogers in jedem Menschen die treibende Kraft darstellt. Die betroffenen Menschen ringen darum, aus dem vorsprachlichen Zustand herauszukommen und in Kommunikation mit anderen zu treten. Prouty et al. (2009) beschreiben das prä-expressive Selbst als metapsychologisches Konzept, das eine Neigung bezeichnet, Erleben zum Ausdruck zu bringen, das erst noch integriert werden muss. Diese Neigung kann als Aspekt der Selbstbestimmungstendenz (Rogers 1978) betrachtet werden.

Ziel ist, dass die Sprache mancher Menschen, die ohne Bedeutungszusammenhang oder Realitätsbezug aus Denkfragmenten, Satzteilen, einzelnen Wörtern, Neologismen etc. besteht, konkreter und für die anderen nachvollziehbarer wird. Der sprachliche Ausdruck wird nach wiederholten Kontaktreflexionen deutlicher, das Mitteilen wird besser möglich. Eine Voraussetzung ist empathisches Einfühlen der Bezugspersonen in die Welt des Gegenübers und Bemühen der Betroffenen, sich vom prä-expressiven zu einem expressiven Zustand zu bewegen.

In den meisten Begegnungen mit Menschen, die den Kontakt zu anderen nur schwer herstellen können, gibt es aber kein „schwarz-weiß" – keinen „Nichtkontakt" und in der Folge einen stetigen Kontakt. Vielmehr wechseln sich in diesen Begegnungen Phasen, in denen kein Kontakt besteht, mit Phasen, in denen der Kontaktaufbau möglich ist, ab. Dieses Phänomen wird von Prouty als „Grauzone" bezeichnet. In dieser befinden sich Menschen, die sich zwischen prä-expressiven und expressiven Zuständen hin und her bewegen, das bedeutet, die zwischen Phasen des Kontaktes und Phasen der – mehr oder weniger intensiven – Kontaktlosigkeit hin und her pendeln. Es ist nicht immer einfach einzuschätzen, auf welcher Funktionsebene sich die Betroffenen gerade bewegen. Häufig erfordert es viel Geduld und die Bereitschaft, sich auch in kleinste Gefühlsregungen hineinversetzen zu wollen. Je nach den aktuellen Bedürfnissen erfolgt die Kommunikation demnach „regulär" oder unter zu Hilfenahme der prä-therapeutischen Interventionsmöglichkeiten.

Kontaktreflexionen
Diese Interventionsmöglichkeiten – die Kontaktreflexionen – dürfen in keinem Fall zu einem Nachäffen der Ausdrucksfragmente der Betroffenen werden, sondern bedeuten eine „existenzielle Einfühlung" in die „Welt des anderen" Sie sollen den Betroffenen ermöglichen, sich durch das Verstanden werden vom Gegenüber auch selber besser zu verstehen und infolgedessen besser in Kontakt zu kommen. Das Anwenden der Reflexionen bedeutet, dass die Situation, die Körpersprache, der Gesichtsausdruck des Gegenübers, seine Worte und vergangene Begegnungen so genau und einfühlsam als möglich beschrieben oder selbst eingenommen werden. In Reflexion zu sein, erfordert demnach eine genaue Beobachtung nicht nur der äußeren Situation, sondern auch der feinen Veränderungen von Mimik und Gestik. Sie sollen den Betroffenen vermitteln, dass jemand hier ist, der zumindest versucht, zu verstehen, wie es ihm gerade geht, der versucht, ihn wieder „zurückzuholen". In diesem Sinn bleibt jedes Nachahmen ohne den Versuch einer Einfühlung ohne Erfolg und führt nur zu einer weiteren Isolierung.

Kontaktreflexionen stellen sich konkret wie folgt dar (Prouty et al. 2009):

- *Situationsreflexionen (SR):*
  Bei diesen Reflexionen wird möglichst genau und konkret versucht, die Situation, in der sich die betroffene Person befindet, anzusprechen. Der Raum, die Geräusche, Farben, Möbel, … alles, das kann beschreiben werden, um den Kontakt mit der Realität wiederherzustellen. Dies ist v. a. bei Personen von Bedeutung, die sich „in ihrer

eigenen Welt" befinden, deren Realität eine andere ist, als die der Betreuungsperson und die möglicherweise Ängste oder Unsicherheiten hervorruft.

Aufgreifen der Körperhaltung. Diese unterteilt sich in mehrere Möglichkeiten der Reflexion:

- *Körperreflexionen (KR):*
  Um dem Betroffenen den Kontakt zu sich selbst und zum eigenen Körper zu ermöglichen, kann die Bezugsperson die Körperhaltung entweder genau beschreiben oder aber Wiedergeben, indem sie diese Haltung selbst einnimmt. Das Einnehmen der Körperhaltung ermöglicht in den meisten Fällen ein genaueres Hineinfühlen in die Emotionen des anderen. Gefühle und Stimmungen werden häufig durch die Körperhaltung gespiegelt – z. B. Verspannungen unter Stress. Durch das Hineinfühlen in diese eingenommene Haltung wird das Verstehen des anderen häufig einfacher.

- *Gesichtsausdrucksreflexion (GR):*
  Aber nicht nur die Reflexionen der Körperwahrnehmungen, auch die Reflexionen des Gesichtsausdruckes ermöglichen durch das Ansprechen oder Einnehmen ein besseres Verstehen der Gefühlswelt des anderen. Vor allem dann, wenn vermutete Emotionen nur sehr achtsam angesprochen werden und sich die Bezugspersonen der Gefahren durch Interpretationen bewusst sind, können diese Reflexionen den Betroffenen einen besseren Zugang zu ihrer Gefühlswelt ermöglichen.

- *Wort-für-Wort-Reflexion (WWR):*
  Diese Reflexion ähnelt der Kontaktaufnahme mit Kleinkindern, die zu einem großen Teil über Silben kommunizieren. Die Bezugspersonen wiederholen das, was sie vom Kind verstanden haben, die Kindern antworten in möglicherweise abgeänderter Form, die Bezugspersonen wiederholen wieder – ein Dialog entsteht. Auch bei dieser Reflexion soll das, was die Betreuungsperson verstanden hat, wiederholt werden. Auch wenn es nur Teile von Wörtern oder Satzfragmente sind – wichtig ist der Versuch, zu verstehen, und das auch zu kommunizieren. Durch dieses Aufgreifen von Wörtern oder Satzfragmenten wird der Betroffene ermutigt, mehr zu symbolisieren – dadurch kann ebenfalls ein Dialog entstehen.

- *Wiederaufgreifende Reflexion (WR):*
  Wenn Situationen, die gemeinsam erlebt wurden, angesprochen werden, entsteht beim Betroffenen das Gefühl der Verbundenheit. Es gibt eine gemeinsame Geschichte, gemeinsame Erfahrungen, die schon geteilt wurden. Die Gefühle der Isolation und Einsamkeit weichen dem Gefühl der erlebten Gemeinschaft.

- *Kontaktmilieu:*
  Durch die Anwendung der Prä-Therapie von allen Betreuungspersonen im Alltag entsteht ein Kontaktmilieu, in dem die Wiederherstellung und Festigung von Kontakt der Leitgedanke ist!

▶ Eines der menschlichen Grundbedürfnisse ist das Bedürfnis nach Austausch und in Kontakt zu kommen. Dieses Bedürfnis ist bei jedem Menschen vorhanden – auch bei Menschen mit einer Demenzerkrankung. Um auf dieses

Bedürfnis einzugehen, muss die Person in ihrer „Welt" abgeholt werden. Für viele Menschen ist eine Kommunikation „auf Augenhöhe", bei der auf ihre Bedürfnisse eingegangen wird und das Gegenüber versucht, sie zu verstehen, hinreichend. In einem späteren Stadium der Demenzerkrankung ist es erforderlich, zuerst den Kontakt herzustellen. Dies kann beispielsweise über den prä-therapeutischen Ansatz von G. Prouty geschehen.

Literatur

Bauer J (2006) Warum ich fühle, was du fühlst: Intuitive Kommunikation und das Geheimnis der Spiegelneurone. Herder, Freiburg

Buber, M (1999) Das dialogische Prinzip: Ich und Du. Zwiesprache. Die Frage an den Einzelnen. Elemente des Zwischenmenschlichen. Zur Geschichte des dialogischen Prinzips. 14. Aufl. Gütersloher Verlagshaus, München

Hellrung U (2012) Sprachentwicklung und Sprachförderung. Herder, Freiburg

Kitwood, T (2000/2008) Demenz. Der person-zentrierte Ansatz im Umgang mit verwirrten Menschen, 5. Aufl. Huber, Bern

Motschnig R, Nykl L (2009) Konstruktive Kommunikation: Sich und andere verstehen durch personenzentrierte Interaktion (Konzepte der Humanwissenschaften). Klett-Cotta, Stuttgart

Prouty, G, Pörtner, M, Van Werde, D (1998/2009) Prä-Therapie. Klett-Cotta, Stuttgart

Rogers, CR (1980/2012) Der neue Mensch. Stuttgart: Klett-Cotta

von Schultz Thun Friedemann (2005) Miteinander reden 1. Störungen und Klärungen. Rowohlt Taschenbuch, Hamburg

Watzlawick P (2011) Man kann nicht nicht kommunizieren. Huber, Bern

Hilfen für Betroffene

14

Inhaltsverzeichnis

14.1 Leben mit der Diagnose einer demenziellen Erkrankung – Tipps für Menschen mit Vergesslichkeit und kognitiven Einschränkungen

„In meinem Kopf dreht sich alles im Kreis. Ich weiß manchmal nicht, was mit mir los ist und was ich tun soll. Ich bin froh, dass ich mit Ihnen darüber reden kann. Ich möchte keinesfalls meine Tochter damit belasten, sie hat es im Moment selbst schwer. Ich möchte ihr auch in Zukunft nicht zur Last fallen. Sie hat zwar schon bemerkt, dass mir manchmal die richtigen Worte nicht einfallen und dass ich einiges durcheinander bringe, aber wenn ich mich anstrenge, kann ich es vor ihr verbergen. Meiner Schwester ist auch noch nicht aufgefallen, dass es mir schlecht geht und dass ich mit einigen Aufgaben nicht zurechtkomme. Die Ärztin hat mir Tabletten verschrieben, aber ich merke keine Besserung. Ich habe Angst vor der Zukunft. Wie wird das mit mir weitergehen?" berichtet Frau F. Sie ist 72 Jahre alt und lebt alleine in ihrer Wohnung. Sie kommt im Alltag noch gut zurecht, aber einige Tätigkeiten im Haushalt schafft sie nicht mehr so gut wie früher. Mit ihrer Tochter und ihrem Enkel ist sie zwar regelmäßig in Kontakt, aber beide sind berufstätig und haben wenig Zeit.

Geht es Ihnen auch manchmal so wie Frau F.? Haben Sie auch Sorge, dass mit Ihrem Gedächtnis etwas „nicht in Ordnung" ist?

Bemerken Sie ein Nachlassen der Merkfähigkeit und der geistigen Beweglichkeit? Fällt das Denken und Erinnern manchmal schwer, sind gewohnte Fähigkeiten und Fertigkeiten teilweise oder zeitweise beeinträchtigt oder sind der Alltag und gewohnte Tätigkeiten schwieriger zu bewältigen?

Auf emotionaler Ebene bemerken Sie vielleicht Stimmungsschwankungen und Unsicherheit. Spüren Sie Angst und Hilflosigkeit oder auch Ärger und Traurigkeit? Leiden Sie vielleicht unter depressiven oder gereizten Verstimmungen und kommt es mitunter zu Konflikten und Diskussionen mit dem Ehepartner oder Kindern oder anderen nahestehenden Personen?

Vielleicht beginnen Sie, bestimmten Situationen aus dem Weg zu gehen, um Fehler zu vermeiden. Namen von guten Freunden und Bekannten fallen Ihnen manchmal nicht ein. Sie bemerken, dass Sie Geschichten mehrmals erzählen und häufig die gleichen Fragen stellen. Es gibt aber oft auch länger andauernde gute Phasen, es gibt wieder Hoffnung, dass es doch nicht so schlimm ist, dass man eben eine schlechte Phase hat, unter Stress steht oder einfach erschöpft oder überfordert ist.

Die erwähnten Zeichen können Hinweise auf eine beginnende demenzielle Erkrankung sein. Eine Abklärung durch den Hausarzt oder Facharzt oder in einer Spezialambulanz für Gedächtnisstörungen bzw. einer Memory-Klinik sollte der nächste Schritt sein. Es gibt zahlreiche Erkrankungen oder Störungen, die durch eine entsprechende Behandlung erfolgreich behandelt werden können.

Sollte die Diagnose aber „Alzheimer" oder „Demenz" lauten, ist dies wahrscheinlich zunächst ein Schock für Sie. In der Folge treten oft damit verbundene psychische Reaktionen auf. Häufig werden Hinweise auf eine solche Erkrankung verdrängt oder verleugnet. Sie wollen Befunde und Diagnose vielleicht zunächst weglegen oder verstecken, niemand soll davon wissen, vielleicht nicht einmal die nächsten Angehörigen. Dies ist ein Recht, das Sie haben und einfordern können. Sprechen Sie mit Ihrem Arzt darüber, ob und wie bzw. durch wen Ihr Angehöriger von Ihrer Diagnose erfahren und über die Folgen der Krankheit aufgeklärt werden soll. Sie haben ein Anrecht auf ausführliche Gespräche und Beratung.

Scheuen Sie sich daher nicht, ärztlichen Rat einzuholen und auf einer Abklärung der Symptome zu bestehen.

Sicher tauchen in diesem Zusammenhang viele Fragen auf. Sie machen sich Sorgen und haben vielleicht Angst, was jetzt auf Sie zukommen könnte. Vielleicht brauchen Sie nun Zeit mit dieser Diagnose fertig zu werden, oder Sie wollen die Erkrankung zunächst nicht wahrhaben. Oder aber Sie sind erleichtert, dass die Veränderungen, die Sie bemerkt haben, nun einen Namen haben. Die Diagnose ist ein wichtiger Schritt. Sie bedeutet nicht nur eine Erklärung für Probleme und Veränderungen, sie ist auch Ausgangspunkt für wichtige Entscheidungen und Grundlage für eine gezielte Behandlung.

Je früher eine Diagnose gestellt wird, desto eher kann mit einer entsprechenden Behandlung begonnen werden, desto eher kann eine Besserung der Symptomatik stattfinden bzw. ein Stillstand im Verlauf erzielt werden.

Holen Sie sich die Information und Unterstützung, die Sie momentan brauchen, um mit der neuen Situation umgehen zu können und sich auf das Leben mit der Krankheit einzustellen. Sie können für die Zukunft Vorsorge treffen und Ihr Leben nach Ihren Wünschen gestalten.

Trotz der Veränderungen durch die beginnende Gedächtnisstörung ist eine positive Einstellung zum zukünftigen Leben mit der Krankheit wichtig. Richten Sie den Blick mehr auf das, was Ihnen leicht fällt und möglich ist, als auf das, was schwer fällt und Ihnen negativ erscheint. Vieles ist auch trotz der Einschränkungen möglich und macht das Leben lebenswert. Diese positive Einstellung stellt einen wichtigen Faktor der Krankheitsbewältigung dar.

Leben Sie weiter ein aktives Leben. Nutzen Sie alle Ihre Fähigkeiten und Ressourcen, widmen Sie sich weiterhin Ihren Hobbys und gehen Sie Ihren Interessen nach. Ziehen Sie sich nicht zurück, bleiben Sie weiter in Kontakt mit Ihnen wichtigen und vertrauten Menschen! Treffen Sie Bekannte, Freunde und Familienmitglieder. Behalten Sie Ihren gewohnten Tagesablauf und gewohnte Tätigkeiten bei. Beschäftigung und geistiges Training unterstützen Sie darin, Ihre Fähigkeiten zu erhalten und an die Situation anzupassen.

Viele Menschen sind nach Erhalt einer Diagnose erleichtert, zu wissen, dass die Veränderungen, die in Ihnen vorgehen, einer Krankheit zuzuschreiben sind, die behandelt werden kann. Sie wissen, dass es Teil der Therapie ist, Tabletten einzunehmen, ihr Gedächtnis zu trainieren, sich gesund zu ernähren und körperliche Bewegung zu machen.

Es fällt ihnen vielleicht auch leichter, Hilfe zu suchen und anzunehmen.

Diese Hilfe finden Sie sicher bei Ihrer Familie und Ihnen nahe stehenden Personen.

Zusätzlich bieten auch *Selbsthilfegruppen für Menschen mit kognitiven Einschränkungen* Hilfe und Unterstützung. Durch Gespräche mit anderen Betroffenen können offene Fragen und Anliegen leichter geklärt werden. Außerdem hat man in der Gruppe das Gefühl, mit den eigenen Ängsten und Sorgen nicht alleine zu sein. Sie können offen über die Erkrankung sprechen und auf Information und Wissen anderer Betroffener zurückgreifen. Der Austausch von Erfahrungen hilft, mit der neuen Situation besser fertig zu werden, auftretende Gefühle, wie Angst, Unsicherheit, Ärger, Verzweiflung oder Trauer, können besprochen werden und stoßen auf Verständnis. Die Gruppentreffen und gemeinsame Unternehmungen und Projekte machen auch Freude und Spaß, bringen Anregung und Unterhaltung. Neue soziale Kontakte und gemeinsame Aktivitäten verhindern Einsamkeit und Isolation.

Zur Bewältigung der neuen Situation und Herausforderungen und zur Bearbeitung psychischer Belastungen und Krisen können Gespräche mit einer Psychotherapeutin oder einer Psychologin wertvolle Unterstützung bieten.

Zahlreiche Studien haben gezeigt, dass es für Sie als Betroffene/n, wie eigentlich für alle Menschen, besonders wichtig ist, aktiv tätig zu sein und sich zu beschäftigen, um Selbständigkeit und Eigenkompetenz zu erhalten. Ganz nach dem Motto: „Wer rastet, der rostet"!

Tipps zur aktiven Lebensgestaltung
Knüpfen Sie bei Aufgaben und Aktivitäten an Ihre Lebensgeschichte, frühere Arbeit und
Hobbys an:

- Nutzen Sie Fotos und vertraute Gegenstände.
- Erzählen Sie Geschichten aus Ihrem Leben, frischen Sie Erinnerungen auf.
- Genießen Sie Musik, sie hat positive Auswirkungen auf das Gedächtnis und das
  Wohlbefinden.

Nehmen Sie Tätigkeiten wieder auf, um Alltagsfunktionen zu erhalten:

- Haushaltstätigkeiten,
- Basteln,
- kleinere Reparaturen durchführen,
- einfache Gerichte kochen,
- telefonieren,
- lesen,
- am Computer arbeiten,
- Briefe oder E-mails schreiben,
- wenn gewohnt, Spiele spielen (Schach, Kartenspiele usw.),
- musizieren, singen, tanzen,
- Sport und Bewegung einplanen.

Schaffen Sie sich Orientierungshilfen:

- Kalender,
- Uhr (evtl. mit digitaler Anzeige),
- Pinwand für Nachrichten, Fotos, wichtige Termine,
- Liste von wichtigen Telefonnummern,
- Notizzettel, Erinnerungszettel,
- Notizbuch,
- Tagebuch,
- Kennzeichnung von Türen, Schränken,
- fester Platz für Ablage von Schlüssel, Brille, Geldbörse, Mobiltelefon, Ausweis und
  anderen wichtigen Gegenständen.

Unterhalten Sie sich mit anderen Menschen über unterschiedliche Themen wie das
Tagesgeschehen, die Politik, falls Sie daran Interesse haben, das Wetter, Hobbys und
persönliche Anliegen.

Besuchen Sie ein Museum, den Tiergarten, einen schönen Park, Sehenswürdigkeiten.

Machen Sie täglich Bewegung, halten Sie sich fit (spazieren gehen, walken,
schwimmen, Gymnastik, Rad fahren).

Pflegen Sie Kontakte zu anderen Menschen, sprechen Sie über Ihre Gefühle, lachen Sie gemeinsam!

Das Leben wird vielleicht anders, aber es geht weiter. Sie werden trotz der Veränderungen an vielem Freude haben. Nützen Sie Ihre Möglichkeiten!

Weitere Tipps und Information finden Sie im Internet unter www.alzheimer-selbsthilfe.at oder Sie erreichen uns telefonisch unter der Telefonnummer 01 332 51 66.

14.2   Menschen mit Vergesslichkeit – Betroffene helfen sich selbst

Demenzerkrankungen werden heute in zunehmendem Maß schon am Beginn einer kognitiven Veränderung diagnostiziert. Somit rücken Menschen in den Anfangsstadien dieser Krankheitsbilder stärker in den Blickpunkt. Die Betroffenen entsprechen zunehmend nicht mehr dem herkömmlichen Bild der Menschen, die in erster Linie Versorgung und Pflege brauchen, sondern sind über lange Zeit in der Lage, Entscheidungen zu treffen, ihre Bedürfnisse mitzuteilen und ein weitgehend selbstbestimmtes Leben zu führen. Für sie geht es darum, Fähigkeiten zu erhalten, die Teilnahme am sozialen Leben zu fördern und den Wunsch nach Selbstbestimmung anzuerkennen.

In vielen europäischen Ländern sowie in den USA und Australien werden Menschen mit kognitiven Beeinträchtigungen bereits in Fragen der sie betreffenden Gesundheits- und Sozialpolitik eingebunden, wie z. B. bei der Erstellung von nationalen Demenzplänen und Angeboten der demenzfreundlichen Gemeinden und Initiativen. Diese Entwicklung führt auch zu neuen Konzepten in Diagnostik, Therapie und psychosozialer Begleitung.

Helga Rohra, Demenzbetroffene und Aktivistin aus München, ist als eine prominente Vertreterin von Menschen mit einer demenziellen Erkrankung international bekannt. Mit Unterstützung der Alzheimer Gesellschaft München wurde 2007 die Selbsthilfegruppe „Trotzdem" gegründet. Sie organisierte den Austausch der Betroffenen, die dadurch gestärkt, auch in der Öffentlichkeit auftraten. Diese Gruppe versammelte junge Demenzbetroffene, darunter viele in der Lebensmitte, die oft erst über eine Burnout-Diagnose und Behandlung zur Diagnose einer demenziellen Erkrankung kamen und dadurch auch aus dem Berufsleben ausscheiden mussten.

In ihren Büchern *Aus dem Schatten treten – Warum ich mich für unsere Rechte als Demenzbetroffene einsetze* und *Ja zum Leben trotz Demenz! Warum ich kämpfe* berichtet Helga Rohra von ihren Erfahrungen mit der Diagnose Demenz im Alltag. Sie spricht die Herausforderungen an, legt aber auch dar, was Betroffenen alles können und was ein gutes Leben trotz Demenz fördert. Besonders Menschen mit Vergesslichkeit oder einer Diagnose Demenz möchte sie Mut machen. Mut, die Veränderungen anzusprechen, und Mut, wo es nötig ist, Hilfe oder Unterstützung anzunehmen. Heute sagt sie: „Die Diagnose war für mich der Anfang eines neuen Lebens."

Zahlreiche betroffene Menschen wurden zu Sprechern für andere Betroffene, sie geben Menschen mit kognitiven Beeinträchtigungen eine Stimme. Sie treten für eine Anerkennung der Ressourcen und Ansprüche von Menschen mit kognitiven Störungen ein sowie deren Teilhabe an allen Lebensbereichen.

2012 lud Alzheimer Europe Menschen mit einer Demenzdiagnose aus 12 Ländern nach Glasgow (Schottland) ein. Das Ergebnis war die Gründung der European Working Group of People with Dementia nach dem Vorbild der weltweit ersten Gruppe dieser Art in Schottland. Die Gruppe trifft sich 2–3 Mal pro Jahr in Brüssel oder Luxemburg. Sie erarbeitet Strategien und Empfehlungen für Alzheimer Europe. Betroffene Menschen sind bei allen Treffen und Kongressen auf europäischer und internationaler Ebene dabei, wie z. B. bei Alzheimer's Disease International und auch beim Treffen der G-7-Staaten, und setzen sich für die Anliegen der Menschen mit einer Demenzdiagnose ein. Menschen mit Demenz sprechen für sich selbst und fordern Inklusion auf nationaler Ebene. Sie werden immer öfter gehört und in Projekte einbezogen. Ihr Motto lautet: „Nothing about us without us" (Nichts über uns, ohne uns).

Europaweit haben die Alzheimer-Gesellschaften der jeweiligen Länder diese Entwicklung aufgegriffen und bieten Menschen, die mit dem Vergessen leben, Mitsprache und Gruppentreffen an. In diesem Rahmen werden die Menschen in ihrer Selbstvertretungskompetenz gestärkt und haben die Möglichkeit, Erfahrungen auszutauschen und gemeinsame Anliegen zu formulieren. Sie wirken mit an unterschiedlichen Projekten und Initiativen, und werden in Entscheidungen zu künftigen Planungen um ihre Meinung und Zustimmung gefragt.

Diese Information soll Ihnen Mut machen, sich an eine der Selbsthilfegruppen in Ihrer Nähe zu wenden und sich im Rahmen Ihrer ganz persönlichen Möglichkeiten zum Thema Demenz zu äußern oder zu engagieren. Erste Informationen können Sie über eine Peer-to-Peer-Beratung erhalten. Bei diesem Angebot sprechen Sie mit anderen, ähnlich Betroffenen in einem Einzelgespräch in vertraulichem Rahmen über Ihre Sorgen und Fragen. In den Gruppenangeboten erfahren Sie die Unterstützung und Stärkung durch andere Teilnehmer und erleben miteinander Freude, Humor, Unterhaltung und gemeinsame Erfahrungen.

„Die gegenseitige Hilfe, das ist das Schönste", sagt Helmut, ein Betroffener und Ina, eine andere Teilnehmerin, meint, „man kann sich und anderen eine Freude machen" und „durch die Gruppe bin ich wieder in die Welt hinausgegangen".

▶   Die Diagnose Demenz ist keine Todesnachricht, sondern sollte sowohl die betroffenen Menschen selbst als auch deren Angehörige und professionelle Helfer motivieren, gemeinsam das Leben zu meistern!

Wichtige Internetseiten
- Österreich: www.alzheimer-selbsthilfe.at oder telefonisch unter 01 332 51 66
- Website von Alzheimer Austria: https://www.alzheimer-selbsthilfe.at/leben-mit-demenz/nach-der-diagnose.

- Deutschland: www.deutsche-alzheimer.de/menschen-mit-demenz.html.
- Schweiz: http://www.alz.ch.

Weiterführende Literatur

Bryden C (2011) Mein Tanz mit der Demenz. Trotzdem positiv leben. Huber, Bern

Demenz Support Stuttgart (2017) Beteiligtsein von Menschen mit Demenz. Praxisbeispiele und Impulse. Mabuse-Verlag, Frankfurt a. M.

Deutsche Alzheimer Gesellschaft e. V. (Hrsg) (2016) Was kann ich tun, Tipps und Informationen für Menschen mit beginnender Demenz. Meta Druck, Berlin

Rohra H (2011) Aus dem Schatten treten. Warum ich mich für die Rechte als Demenzbetroffene einsetze. Mabuse-Verlag, Frankfurt a. M.

Rohra H (2016) Ja zum Leben trotz Demenz. Warum ich kämpfe. Medhochzwei Verlag, Heidelberg

Swaffer K (2017) Was zum Teufel geschieht in meinem Hirn? Ein Leben jenseits der Demenz. Hogrefe, Göttingen

Taylor R (2011) Alzheimer und Ich. Leben mit Dr. Alzheimer im Kopf. Huber, Bern

Whitehouse PJ, George D (2009) Mythos Alzheimer. Was Sie schon immer über Alzheimer wissen wollten, Ihnen aber nicht gesagt wurde. Huber, Bern

Zimmermann C, Wißmann P (2014) Auf dem Weg mit Alzheimer. Wie sich mit einer Demenz leben lässt. 2. Aufl. Mabuse-Verlag, Frankfurt a. M.

Demenzerkrankungen in der Zukunft

Trotz aller Bemühungen ist es in den letzten Jahren nicht gelungen, den biologischen Mechanismus der Alzheimer-Demenz zu klären. Genetische Langzeitstudien bei sog. Alzheimer-Familien versuchen hier Klarheit zu bringen. Insofern ist entsprechend internationaler Schätzungen bis zum Jahr 2050 mit einem drastischen Anstieg der Erkrankungen infolge Zunahme der Lebenserwartung zu rechnen. Neue Studien zeigen aber auch, dass möglicherweise durch einen gesünderen Lebenswandel und ein aktiveres Leben dieser Anstieg nicht so dramatisch ausfallen könnte. Neue Probleme ergeben sich jedoch durch das immer geringere Alter der erkrankten Personen sowie durch die Demenzerkrankungen bei Menschen mit Migrationshintergrund (Matthillas et al. 2011).

Gerade im Bereich der Alzheimer-Demenz wird international viel geforscht. Für die Zukunft bedeutet dies eine noch frühere Diagnostik und eine damit verbundene Behandlung der ersten Symptome. Im Bereich der Diagnostik werden insbesondere biochemische Parameter und bildgebende Verfahren noch stärkere Bedeutung gewinnen. Auch psychologische Tests, v. a. computerunterstützt, werden vermehrt zum Einsatz kommen (Deutsche Alzheimer Gesellschaft 2012).

Vermehrte Forschung betrifft auch den Bereich der Vorbeugung einer Demenzerkrankung. Hier wird Medikamenten, Ernährungsfaktoren und kognitivem Training eine große Bedeutung zugewiesen. Wesentlich sind hier auch Studien zu „mild cognitive impairment", also der leichten Vergesslichkeit. In den letzten Jahren berichten immer öfter meist jüngere Menschen mit beginnender Demenz in der Öffentlichkeit über ihre Erkrankung. Sie formulieren ihre Wünsche und Bedürfnisse und wie wichtig es beispielsweise für sie ist, sich jenseits ihrer Diagnose weiterhin vielfältig einbringen zu können und Anerkennung für ihre Leistungen zu bekommen. Sie möchten ihr Leben trotz ihrer Einschränkungen möglichst normal weiterführen und wollen hierbei Unterstützung. Sie bringen sich auch immer mehr in die Beratung von Experten zum „Leben mit Demenz" ein. Insofern gibt es hier ein Umdenken bei der Behandlung von Menschen

G. Gatterer und A. Croy, *Leben mit Demenz,*
https://doi.org/10.1007/978-3-662-58267-1_15

mit Demenz, um diese mehr in diesen Prozess mit einzubeziehen (Dementia Alliance International, https://www.dementiaallianceinternational.org/).

Langzeituntersuchungen sollen Klarheit darüber geben, inwieweit die Symptomatik des „mild cognitive impairment" als Vorstadium einer Demenz zu werten ist.

In der Behandlung der leichten bis mittelgradigen Alzheimer-Demenz haben sich die sog. Acetylcholinesterasehemmer durchgesetzt. Sie blockieren den Abbau des „aktivierenden" Nervenbotenstoffs Acetylcholin im Gehirn. In den vergangenen Jahren kam zu dem Konzept der Acetylcholinesterasehemmer jenes der Einwirkung in den Glutamatstoffwechsel des Gehirns hinzu. Die Substanz Memantin wird hier bei mittelschwerer bis schwerer Alzheimer-Demenz verabreicht und zeigt eine positive Wirkung. Eine ebenfalls gut wirksame Substanz ist Ginkgo biloba. Mit diesen Medikamenten lässt sich der Fortschritt der Erkrankung bremsen. Laut Studien kann bei Betroffenen damit im Durchschnitt die Zeit bis zur Aufnahme in ein Pflegeheim um 21 Monate hinausgezögert werden, was für die Betroffenen und ihre Angehörigen eine enorme Verbesserung der Lebensqualität bedeutet.

Neueste wissenschaftliche Studien beweisen, dass eine Kombination von Acetylcholinesterasehemmern mit Memantin eine noch bessere belegbare Wirkung hat. Hier werden in Zukunft vermehrt neue Medikamente mit verschiedensten Wirkungsspektren geprüft.

Eine kurzfristig sehr positive Wirkung zeigten aktive Impfungen, die eine Immunreaktion gegen das bei Alzheimer-Patienten falsch gebildete und im Gehirn abgelagerte Beta-Amyloid hervorrufen. Diese im Tierversuch effiziente Therapie hatte in klinischen Studien bei Menschen jedoch erhebliche Nebenwirkungen. Es wird nun versucht, neue Impfstrategien zu entwickeln. Eine „passive Impfung" mit Antikörpern gegen das Beta-Amyloid-Protein befindet sich im Tierversuch. Ebenfalls im Tierversuch getestet werden Strategien, bei denen man die Bildung der Alzheimer-Ablagerungen (Plaques) im Gehirn verhindern will.

Die DIAN-Studie wurde im Jahr 2008 in den USA begonnen, um die genetisch bedingten Formen der Alzheimer-Erkrankung besser zu erforschen. DIAN steht für „Dominantly Inherited Alzheimer's Network", also „Netzwerk zur Erforschung der dominant vererbten Alzheimer-Krankheit". Rund 0,5 % aller Fälle von Alzheimer sind auf Veränderungen (Mutationen) an einem von drei Genen zurückzuführen. Bei Betroffenen treten die typischen Zeichen der Alzheimer-Krankheit, wie Vergesslichkeit und Orientierungsstörungen, schon sehr jung auf, häufig vor dem 60. Lebensjahr, in einzelnen Fällen schon um das 30. Lebensjahr (https://www.deutsche-alzheimer.de/unser-service/archiv-alzheimer-info/dian-eine-studie-ueber-die-erbliche-variante-der-alzheimer-krankheit.html).

Ginkgo biloba wird derzeit in den USA in einer großen Studie auch zur Prävention der Demenz geprüft. Studien zur Effektivität von nervenzellwachstumsfördernden Substanzen wie Cerebrolysin sind ebenfalls im Gange. Weiter untersucht man, ob die Einnahme von Cholesterinsenkern, den Statinen, oder Radikalfängern vor Morbus Alzheimer schützen könnte. Leider haben kontrollierte klinische Studien hier bisher aber keinen Effekt ergeben. Auch nichtsteroidale Antirheumatika („herkömmliche Rheuma-medikamente") werden getestet. Sie sollen die chronisch entzündlichen Prozesse, die sich im Gehirn bei Morbus Alzheimer abspielen, dämpfen.

Zusätzlich zu diesen medikamentösen Maßnahmen werden auch vermehrt Trainings-programme hinsichtlich deren präventiver, aber auch therapeutischer Effizienz getestet. Ebenso werden Apps getestet, um das Gedächtnis und seine Funktionen besser zu erforschen   (https://www.dzne.de/aktuelles/presse-und-oeffentlichkeitsarbeit/pressemit-teilungen/presse/gedaechtnisforschung-per-app/).

Das Hauptproblem der Therapie liegt jedoch nach Meinung von Experten in dem noch immer zu geringen Einsatz der derzeit vorhandenen Substanzen. In Österreich bekommen nur 8–10 % der Alzheimer-Patienten eine moderne und wirksame Therapie. In Amerika ist dieser Anteil signifikant höher. Das liegt v. a. daran, dass die Betroffenen viel zu selten und zu spät zum Facharzt kommen, der diese Medikamente anfangs ver-schreiben darf. Auch hier wäre für die Zukunft noch vermehrte Aufklärung und eine Ver-besserung der Situation zu wünschen.

Einen weiteren Punkt stellt die Verbesserung der Versorgung und Betreuung der Betroffenen dar. Hier müsste das Betreuungsnetzwerk zwischen Allgemeinmedizinern, Fachärzten, Psychologen und den Pflegeorganisationen ausgebaut werden. Vor allem die Zahl spezialisierter „Demenzstationen" ist zu erhöhen. Auch die Transparenz der Angebote in den Heimen und die Ausbildung des Personals sind noch zu verbessern.

Da sicher auch in Zukunft ein Großteil der Betreuung durch die Familien, v. a. die Ehepartner, erfolgen wird, ist dieser Bereich ebenso weiter auszubauen. Hilfe für die Helfer sowie deren soziale Absicherung sind wichtige Zukunftsaspekte.

Am wichtigsten ist aber eine frühzeitige Diagnose, damit Menschen mit Alzheimer-Demenz nach dem modernen Stand der Wissenschaft behandelt werden können. Denn je früher eine Therapie beginnt, umso besser sind auch die Erfolge. Inso-fern sind Langzeitstudien sehr wichtig (Matthews et al. 2013; Qiu et al. 2013; Rocca et al. 2011; Sekita et al. 2010).

Das bedarf jedoch eines Umdenkens in der Gesellschaft und Politik. Prävention, Therapie und Rehabilitation, aber auch die Betreuung von schwer demenzkranken Menschen müssen einen höheren Stellenwert bekommen, ebenso die Betreuung sehr alter Menschen und sehr junger Menschen mit Demenz, die unterschiedliche Bedürf-nisse haben (Christensen et al. 2013). Hier werden vermehrt auch technologische Hilfen eingesetzt werden. Beispiele finden sich auf der Homepage von Welfaretech (https://www.welfaretech.dk/arrangementer/materiale-fra-arrangementer/2017/oktober/trends-in-dementia-research-and-technology-based-care). Es werden unterschiedliche Betreuungs-strukturen und Hilfen für zu Hause, aber auch die Konzepte demenzfreundlicher Krankenhäuser vorgestellt. Damit verbunden sind aber auch die Zur-Verfügung-Stellung der entsprechenden finanziellen Mittel und differenzierte Betreuungsstrukturen.

Im Jahr 2030 wird es in Deutschland etwa 1,7 Mio. Menschen mit Demenz-erkrankung geben. In Österreich schätzt man die Zahl auf etwa 168.000 (Wancata 2003).

Hierbei handelt es sich jedoch nicht um die bereits jetzt erkrankten Menschen, sondern um die jetzt 40- bis 50-jährigen Menschen.

Insofern geht Demenz alle an!

Literatur

Christensen K et al. (2013) Physical and cognitive functioning of people older then 90 years: a comparison of two Danish cohorts born 10 years apart. Lancet 382:9903

Deutsche Alzheimer Gesellschaft (2012) Das Wichtigste 1. Die Epidemiologie der Demenzen. https://alzheimer-mv.de/wp-content/uploads/2018/11/die-epidemiologie-der-demenz.pdf. Zugegriffen: 02. Jan. 2020

Matthews FE et al (2013) A two-decade comparison of prevalence of dementia in individuals aged 65 years and older from three geographical areas of England: results of the Cognitive Function and Ageing Study I and II. Lancet. https://www.thelancet.com/journals/lancet/article/PIIS0140-6736(13)61570-6/fulltext Zugegriffen: 02. Jan. 2020

Matthillas et al (2011) Increasing prevalence of dementia among very old people. Age & Ageing 40:243–249

Qiu C et al (2013) Twenty-year changes in dementia occurrence suggest decreasing incidence in central Stockholm, Sweden. Neurology 80:1888–1894

Rocca WA et al (2011) Trends in the incidence and prevalence of Alzheimer's disease, dementia, and cognitive impairment in the United States. Alzheimers & Dementia 7:80–93

Sekita A et al (2010) Trends in the prevalence of Alzheimer's disease and vascular dementia in a Japanese community: the Hisayama Study. Acta Psychiatrica Scandinavica 122:319–325

Wancata J, Meise U, Marksteiner J (2003) GrauZone. Die Versorgung älterer psychischer Kranker. VIP-Verlag, Innsbruck

Anhang 1

Beckenbodentraining (Beispiele)

Übungen gegen „Blasenschwäche" oder Harninkontinenz

Es ist ein unangenehme Gefühl, ständig auf die Toilette zu müssen. Sogar in alltäglichen Situationen, etwa beim Niesen, Lachen oder bei körperlichen Belastungen, kann man ungewollt Harn verlieren. Der Grund hierfür ist oft eine Schwächung der Beckenbodenmuskulatur.

Ursache von ungewolltem Harnabgang kann auch eine Verspannung der Blasenmuskulatur sein. Hier hilft eine gezielte medikamentöse Behandlung mit dem von Ihrem Arzt verordneten Medikament.

Daneben können Sie aber auch selbst aktiv dazu beitragen, Ihre Blase wieder „in den Griff" zu bekommen. Mit speziellen gymnastischen Übungen, welche die Beckenbodenmuskulatur stärken, unterstützen Sie die medikamentöse Behandlung. Lassen Sie eine bestehende Inkontinenz jedoch zuvor medizinisch abklären! Kurse zur Beckenbodengymnastik werden auch von Physiotherapeuten und in verschiedenen Instituten angeboten.

Nehmen Sie sich für die folgenden Übungen Zeit. Regelmäßiges Üben ist das A und O für den Erfolg. Überfordern Sie sich aber nicht! Die Wirkung liegt in der Regelmäßigkeit, nicht im Ausmaß. Beginnen Sie mit der 1. Übung und steigern Sie langsam.

Ihr Beckenbodentraining sollte ein fester Bestandteil Ihres Tagesablaufs werden. Umfangreiche Vorbereitungen brauchen Sie nicht. Suchen Sie sich einen ausreichend großen Platz, legen Sie eine Decke auf den Boden, und schon kann es losgehen! Üben kann man überall.

Gelegenheiten, für Ihre Beckenbodenmuskulatur aktiv zu werden und sie zu unterstützen, gibt es viele. Nicht nur zu Hause, wenn Sie Ihre Übungen machen. Schon beim Sitzen können Sie, unbemerkt für Ihre Umwelt, genau das Richtige tun: Gewöhnen Sie sich einfach an, immer gerade zu sitzen. Das heißt, Sie rücken mit dem Becken nach hinten in den Sitz und stellen Ihre Beine entspannt nebeneinander auf den Boden.

© Springer-Verlag GmbH Deutschland, ein Teil von Springer Nature 2020
G. Gatterer und A. Croy, *Leben mit Demenz,*
https://doi.org/10.1007/978-3-662-58267-1

Auch beim Stehen können Sie ganz unauffällig trainieren. Stellen Sie sich etwas breitbeinig hin, gehen Sie leicht in die Knie, und verlagern Sie Ihr Gewicht im Wechsel vom rechten auf das linke Bein und umgekehrt. Oder wippen Sie von der Ferse auf die Zehen und zurück.

Schwere Gegenstände sollten Sie nur rückenschonend heben.

Das geht so: Stellen Sie sich mit gestrecktem Rücken darüber, und heben Sie die Last beim Ausatmen hoch.

Bestimmt finden Sie noch weitere Möglichkeiten, Ihre Beckenbodenmuskulatur zu trainieren. Und mit Geduld und Ausdauer werden Sie Ihre Blase in den Griff bekommen.

Übungen im Liegen

1. Flache Rückenlage
Beckenbodenmuskulatur während der langsamen Ausatmung anspannen (als verschließe man After und Vagina), dabei Gesäßbacken leicht anheben. Dann einige Atemzüge lang entspannen und die Übung etwa 4- bis 5-mal wiederholen.

2. Strecken Sie sich zur Decke!
Legen Sie sich auf den Rücken und strecken Sie erst Ihre Arme und dann die Beine gerade nach oben in die Luft. Halten Sie diese Stellung etwa 1 min und atmen Sie ganz bewusst in den Bauch. Dadurch fließt das Blut aus Armen und Beinen ins Becken und fördert die Durchblutung der Beckenbodenmuskulatur.

3. Rückenlage mit aufgestellten Knien
Während der Ausatmung das Kreuz auf die Unterlage drücken. Gesäß- und Beckenbodenmuskulatur anspannen und das Gesäß anheben. Danach entspannen und die Übung wiederholen.

4. Knie nach rechts und li nks drehen
Rückenlage. Kopf und Oberkörper liegen flach auf, die Beine sind leicht angewinkelt. Die Beine zu einer Seite fallen lassen. Während der Ausatmung Beckenbodenmuskulatur und Gesäß anspannen und die Knie auf die andere Seite drehen. Entspannen und die Übung zur anderen Seite wiederholen.

Übungen im Knien

5. Machen Sie eine „Brücke"!
Knien Sie sich hin, die Füße ausgestreckt, und stützen Sie sich auf die Hände oder die Fäuste. Jetzt heben Sie langsam beide Knie vom Boden ab und atmen kräftig aus. Danach senken Sie die Knie langsam wieder. Sie spannen bei dieser Übung automatisch Ihre Bauchmuskulatur an, das stimuliert und kräftigt den Beckenboden.

Diese Übung sollten Sie 4- bis 5-mal, oder wenn Sie trainierter sind, auch öfter durchführen.

6. Entspannung!

Knien Sie sich hin, und stützen Sie sich auf Ihre Ellbogen. Ihr Kopf ruht auf den Händen. Entspannen Sie sich, lassen Sie Ihren Bauch locker, und atmen Sie ruhig weiter.

Übungen im Sitzen

7. Sitzen Sie richtig?

Setzen Sie sich mit leicht gespreizten Beinen auf einen Hocker. Achten Sie darauf, dass Ihr Oberkörper gerade ist. Er sollte mit Ihren Oberschenkeln einen rechten Winkel bilden. Diese Übung kann man überall durchführen.

8. Sitzen am Boden

Sitzen mit leicht geöffneten Beinen, mit den Armen abstützen. Füße in gleichmäßigem Rhythmus nach innen drehen und wieder nach außen.

9. Bauchübung 1

Setzen Sie sich, wie in Übung 8 beschrieben. Fassen Sie Ihr rechtes Knie mit beiden Händen, ziehen Sie es leicht an den Körper, und halten Sie diese Stellung für einige Sekunden. Dann lassen Sie das Knie plötzlich los und nehmen beide Arme in „Siegerpose" seitlich an den Kopf. Danach führen Sie die Übung mit dem linken Knie durch. Diese Übung kräftigt die Bauchmuskulatur und den Beckenboden. Wiederholen Sie die Übung 5-mal abwechselnd mit beiden Knien.

10. Bauchübung 2

Flache Rückenlage. Beine anziehen und die Knie mit beiden Händen umfassen. Dann Beckenbodenmuskulatur anspannen und versuchen, sich aufzusetzen. Dabei spannen sich die Bauchmuskeln an. Anschließend wieder in die Rückenlage und die Beckenbodenmuskulatur entspannen. Die Übung sollte in einem gleichmäßigen Rhythmus von Anspannung und Entspannung durchgeführt werden.

Miktionsprotokoll – Anleitung zur Verwendung

Um bei einer Blasenschwäche beurteilen zu können, wann therapeutische Maßnahmen sinnvoll sind, bzw. ob eine Therapie erfolgreich ist, ist es wichtig, ein Miktionsprotokoll zu führen. Dieses hilft dem Arzt oder der Pflegeperson, die entsprechenden Maßnahmen zu treffen.

Das Ausfüllen ist ganz einfach! Das Miktionsprotokoll (Abb. A1.1) reicht über eine Dauer von 7 Tagen, und jeder Tag enthält 5 Spalten. Tragen Sie Ihre Angaben am besten

7-Tage-Miktionsprotokoll   von   bis   Name

Bitte zum nächsten Arzttermin mitbringen!

Uhrzeit	1. Tag Trinkmenge (ml)	1. Tag Urinmenge (ml oder Symbol*)	1. Tag Dranggefühl	1. Tag Toilettengang	1. Tag Einnässen	2. Tag Trinkmenge (ml)	2. Tag Urinmenge (ml oder Symbol*)	2. Tag Dranggefühl	2. Tag Toilettengang	2. Tag Einnässen	3. Tag Trinkmenge (ml)	3. Tag Urinmenge (ml oder Symbol*)	3. Tag Dranggefühl	3. Tag Toilettengang	3. Tag Einnässen	4. Tag Trinkmenge (ml)	4. Tag Urinmenge (ml oder Symbol*)	4. Tag Dranggefühl	4. Tag Toilettengang	4. Tag Einnässen	5. Tag Trinkmenge (ml)	5. Tag Urinmenge (ml oder Symbol*)	5. Tag Dranggefühl	5. Tag Toilettengang	5. Tag Einnässen	6. Tag Trinkmenge (ml)	6. Tag Urinmenge (ml oder Symbol*)	6. Tag Dranggefühl	6. Tag Toilettengang	6. Tag Einnässen	7. Tag Trinkmenge (ml)	7. Tag Urinmenge (ml oder Symbol*)	7. Tag Dranggefühl	7. Tag Toilettengang	7. Tag Einnässen
			×	×	×			×	×	×			×	×	×			×	×	×			×	×	×			×	×	×			×	×	×
01.00																																			
02.00																																			
03.00																																			
04.00																																			
05.00																																			
06.00																																			
07.00																																			
08.00																																			
09.00																																			
10.00																																			
11.00																																			
12.00																																			
13.00																																			
14.00																																			
15.00																																			
16.00																																			
17.00																																			
18.00																																			
19.00																																			
20.00																																			
21.00																																			
22.00																																			
23.00																																			
24.00																																			

*Symbole: x = wenig, xx = mittel, xxx = viel

Abb. A1.1 7-Tage-Miktionsprotokoll

immer sofort unter der entsprechenden Uhrzeit und der jeweiligen Spalte ein. Mit einem Kreuz (X) vermerken Sie, ob Sie zur Toilette gegangen sind (Toilettengang) und ob Sie Probleme mit dem Wasserlassen (Einnässen, Dranggefühl) hatten.

Bei der Urinmenge empfiehlt es sich, die Symbole (x für wenig, xx für mittel, xxx für viel) zu verwenden. Sie können mithilfe dieser Symbole vermerken, ob Sie lediglich einige Tropfen Wasser gelassen haben oder viel Urin abgegangen ist.

In der Spalte „Trinkmenge" sollten Sie nach jedem Getränk, das Sie zu sich nehmen, die entsprechende Menge in Millilitern notieren. Damit Sie die Menge wissen, können Sie Ihre „Lieblingstrinkgefäße" (Kaffeetasse, Wasserglas, Becher) mit Leitungswasser füllen, anschließend jeweils in einen Messbecher umfüllen und die einzelnen Mengen ablesen.

Denken Sie daran, das Miktionsprotokoll bei Arztterminen mitzunehmen, bzw. die Ergebnisse mit einer Pflegeperson zu besprechen.

Diese können anhand Ihres Protokolls besser beurteilen, wie stark die Blasenschwäche ausgeprägt ist, ob die Therapie erfolgreich verläuft oder ob zusätzliche Maßnahmen erforderlich sind.

Anhang 2

Entspannungstrainingsprogramme

1. Autogenes Training

- Grundprinzip: Mentale Entspannung durch „gedankliches" Vorsprechen von Formeln.
- Übungshaltung: Entspanntes Sitzen, Beine leicht geöffnet, Augen geschlossen, Arme auf Oberschenkeln aufruhend.
- Übungen (Formeln)
  - Ich bin ganz ruhig (1 ×).
  - (Mein rechter Arm ist) Arme angenehm schwer (6 ×).
  - Ich bin ganz ruhig (1 ×).
  - (Mein rechter Arm ist) Arme strömend warm (6 ×).
  - Ich bin ganz ruhig (1 ×).
  - Es atmet mich (6 ×).
  - Ich bin ganz ruhig (1 ×).
  - Mein Herz schlägt ruhig und gleichmäßig (6 ×).
  - Ich bin ganz ruhig (1 ×).
  - Mein Sonnengeflecht ist strömend warm (6 ×).
  - Ich bin ganz ruhig (1 ×).
  - Stirn angenehm kühl (6 ×).
  - Ich bin ganz ruhig (1 ×).
- Zurücknehmen: Tief einatmen, Arme anwinkeln, strecken, ausatmen, Augen öffnen. Abends nicht notwendig.
  Nichts erzwingen. Annehmen, was man spürt. Gedanken ziehen lassen.

2. Progressive Muskelentspannung nach Jacobson

1. Übungshaltung: Entspanntes Sitzen, Beine leicht geöffnet, Arme ruhen auf den Oberschenkeln auf. Augen geschlossen.

2. Übungsablauf: Kurzes (ca. 3–5 sec) Anspannen der entsprechenden Bereiche, daran anschließend ca. 15 sec locker lassen und auf die Entspannung achten. Die einzelnen Muskelpartien langsam durchgehen. Jede Übung wird 3-mal hintereinander gemacht. Mindesten 3-mal pro Tag zum lernen üben!
3. Übungen
   - Faust machen, auf die Spannung achten, locker lassen und die Finger einzeln durchgehen.
   - Arme zum Körper ziehen (anwinkeln), locker fallen lassen und entspannen (Unterarm, Oberarm).
   - Schultern hochziehen, locker fallen lassen und entspannen.
   - Kopf nach vorne, zurück, rechts und links. In der Mitte einpendeln und dort verbleiben, wo es am angenehmsten ist.
   - Stirn runzeln, entspannen.
   - Augen zusammenpressen, locker lassen.
   - Lippen zusammenpressen, locker lassen.
   - Tief ausatmen, tief einatmen, Atmung anhalten (ca. 3–5 sec), ausatmen und weiteratmen, wie es sich ergibt.
   - Schulterblätter zusammendrücken, locker lassen.
   - Bauch herausdrücken, Spannung halten und locker lassen.
   - Pobacken (Beckenboden) zusammenpressen, locker lassen.
   - Beine (Ferse) gegen den Boden drücken, locker lassen.
   - Zehenspitzen gegen den Boden drücken, locker lassen.
4. Beenden der Übung (Zurücknehmen): Tief einatmen, Arme anwinkeln, ausatmen und strecken, Augen öffnen (am Abend nicht nötig, da anschließend Schlaf).

Nichts erzwingen, regelmäßig üben.
Viel Erfolg!

Anhang 3

Beispiele für psychologische Tests

Im folgenden Abschnitt werden einige psychologische Tests exemplarisch dargestellt. Diese sollten jedoch nur von ausgebildeten Personen (Psychologen, Ärzte) durchgeführt und ausgewertet werden. Die Tests sind bei verschiedenen Anbietern erhältlich und urheberrechtlich geschützt.

Einen Überblick findet man z. B. in CIPS (Internationale Skalen für Psychiatrie 1996) und dem Testkatalog (2004/2005).

RDS-Test[1] (Rapid Dementia Screening Test, Schnelltest für Gedächtnisleistungen; Kalbe et al. 2003: https://www.researchgate.net/publication/9077261)

Durchführung und Auswertung

- Supermarktaufgabe:
  Es sollen in einer Minute so viele Dinge wie möglich genannt werden, die man in einem Supermarkt kaufen kann.
- Zahlen umwandeln:
  Es sollen Ziffern in Worte und die Worte in Ziffern umgewandelt werden: z. B. 25 → fünfundzwanzig oder dreihundertachtzig → 380. Jede korrekte Umwandlung wird gewertet. Einzelne Rechtschreibfehler und leichte Wortentstellungen (z. B. hunert, fünzig) werden trotzdem als richtig gewertet. Bei allen anderen Fehlern wird die Umwandlung nicht gewertet, wie z. B. die Verwendung des falschen Zahlensystems (z. B. 209 → 2hundert9), schrittweise Verarbeitung (z. B. sechshunderteinundachtzig → 60081) oder Auslassungen (z. B. 209 → zweihundert).
- Auswertung

---

[1]Kalbe et al. (2003) The Rapid Dementia Screening Test (RDST): A New Economic Tool for Detecting Possible Patients with Dementia. Dement Geriatr Cogn Disord 16:193–199.

© Springer-Verlag GmbH Deutschland, ein Teil von Springer Nature 2020
G. Gatterer und A. Croy, *Leben mit Demenz*,
https://doi.org/10.1007/978-3-662-58267-1

9–12 Punkte	Altersgemäße kognitive Leistung	
5–8 Punkte	Leichte kognitive Beeinträchtigung	Weitere diagnostische Abklärung empfohlen
≤ 4 Punkte	Demenzverdacht	Weitere diagnostische Abklärung empfohlen, Therapie einleiten

DemTect[2] (zur Unterstützung der Demenz-Diagnostik; Kessler et al. 2000)

Der DemTect soll mithelfen, geistige Beeinträchtigungen bei Patienten zu erkennen und auch den Verlauf des geistigen Abbaus zu beschreiben. Der DemTect ist ein Screening-Verfahren und erhebt nicht den Anspruch, eine ausführliche neuro-psychologische Untersuchung zu ersetzen. Er ist ein Verfahren, das zu einer ersten Demenzdiagnostik herangezogen werden kann, ersetzt aber auf keinen Fall andere Verfahren, die üblicherweise zur Absicherung der Diagnose verwendet werden.

Der DemTect ist ökonomisch (Zeitaufwand etwa 8 min), objektiv durchzuführen und auszuwerten. Das Testverfahren besteht aus fünf Einzelaufgaben:

- Insgesamt drei Gedächtnistests für Wörter und Zahlen,
- eine Zahlenumwandlungsaufgabe, bei der Ziffern zu Zahlwörtern und Zahlwörter zu Ziffern umgeschrieben werden müssen,
- eine verbale Flüssigkeitsaufgabe, bei der 1 min lang Gegenstände genannt werden müssen, die es in einem Supermarkt zu kaufen gibt.

Da die Testleistungen im DemTect zum Teil alterssensitiv sind, wird eine separate Auswertung für 60-Jährige und Ältere sowie für unter 60-Jährige vorgenommen. Die Ergebnisse der Einzelaufgaben werden in Punkte umgerechnet. Die Summe der Punkte (max. 18) ergibt entweder Hinweise auf einen Demenzverdacht oder aber weist darauf hin, dass altersentsprechende Leistungen vorliegen. Patienten unter 40 Jahren sollten mit DemTect nicht getestet werden.

Instruktionen zur Durchführung des DemTec

- Wortliste:
  10 Worte werden 2 Mal vorgelesen und sollen anschließend wiederholt werden. Die Reihenfolge ist unwesentlich. Gewertet wird die Summe der beiden Durchgänge (max. 20 Punkte).

---

[2] Kessler T J, Calabrese P, Kalbe E, Berger F (2000) DemTect: Ein neues Screening-Verfahren zur Unterstützung der Demenzdiagnostik. Psycho, 26: 343–347

- Zahlen-Umwandeln:

  s. RDS (max. 4 Punkte)

  209 =_____

  4054 =_____

  sechshunderteinundachtzig =_____

  zweitausendsiebenundzwanzig =_____

- Supermarktaufgabe:

  s. RDS (max. 30 Punkte)

- Zahlenfolge rückwärts:

  Eine Zahlenreihe soll rückwärts wiedergegeben werden Die Länge beginnt mit 2 und wächst mit jedem richtigen Durchgang bis auf 6 an. Gewertet wird die Anzahl der Zahlen in der längsten, richtig rückwärts wiederholten Folge (max. 6 Punkte).

- Erneute Abfrage der Wortliste (max. 10 Punkte)

- Auswertung und Interpretation: Die Ergebnisse aus den einzelnen Aufgaben werden – unter Berücksichtigung des Alters – in Punkte umgerechnet („transformiert").

Punktzahl	Diagnose	Handlungsempfehlung
13–18	Altersgemäße kognitive Leistung	Nach 12 Monaten bzw. bei Auftreten von Problemen erneut testen
9–12	Leichte kognitive Beeinträchtigung	Nach 6 Monaten erneut testen – Verlauf beobachten
≤ 8	Demenzverdacht	Weitere diagnostische Abklärung, Therapie einleiten

Brief Assessment Interview – Short Version (modifiziert n. Weyrer et al.[3])

I. Demenzbeurteilung

1. Proband weiß sein Alter nicht	1
2. Proband weiß sein Geburtsjahr nicht	1
3. Proband weiß nicht, wo er sich befindet	1
4. Erinnert sich nicht an den Namen des Interviewers	1
5. Erinnert sich nicht an den Namen des Bundeskanzlers	1
6. Proband weiß den Monat nicht	1
7. Proband weiß das Jahr nicht	1
8. Proband macht Fehler beim Hand-Ohr-Test	1

---

[3]© **Arbeitsgruppe Assessment GZW; Gatterer G 2002.**

(Anweisung: „Bitte greifen Sie mit Ihrer rechten Hand an Ihr linkes Ohr." Ein Punkt wird nur dann vergeben, wenn der Fehler durch eine kognitive Störung bedingt ist und nicht etwa durch eine körperliche Beeinträchtigung!)

Bewertung:

0–2 Punkte keine wesentliche kognitive Beeinträchtigung
3–4 Punkte leichte kognitive Beeinträchtigung
5–6 Punkte mittelgradige kognitive Beeinträchtigung
7–8 Punkte schwere kognitive Beeinträchtigung

Score Demenz

II. Depressionsbeurteilung

1. Proband gibt Sorge ohne weiteres Nachfragen an	1
2. Proband war während des letzten Monats traurig und deprimiert	1
3. Proband hat das Gefühl, das Leben sei nicht mehr lebenswert	1
4. Proband hat sich in den letzten Monaten nicht glücklich gefühlt	1
5. Proband war durch Einsamkeit gestört oder deprimiert	1
6. Schlechter Appetit ohne medizinischen Grund oder Übelkeit	1
7. Proband hat das Gefühl, dass seine Bewegungen langsamer sind als vor 1 Jahr	1
8. Proband ist im Allgemeinen nicht glücklich	1

Score Depression

Bei einer Punktzahl >4 Punkten besteht der Verdacht auf eine Depression. In diesem Fall sollte eine weitere Abklärung der Diagnose erfolgen.

Fragebogen zur Erfassung von Orientierungsstörungen[4]

Name:
    Institution:
    Datum:

---

[4]**Erstellt von G. Gatterer 2004.**

Personale Orientierung

1. Wie heißen Sie mit dem Vornamen?	2 1 0 ......
2. Wann sind Sie geboren?	2 1 0 ......
3. Wie alt sind Sie jetzt?	2 1 0 ......
4. Wie ist Ihr Familienstand?	2 1 0 ......
5. Welche Augenfarbe haben Sie?	2 1 0 ...... Score

Örtliche Orientierung

1. Wo wohnen Sie?	2 1 0 ......
2. Wo sind Sie jetzt hier?	2 1 0 ......
3. In welcher Stadt sind Sie hier?	2 1 0 ......
4. In welchem Bezirk?	2 1 0 ......
5. In welchem Staat (Land)?	2 1 0 Score

Situative Orientierung

1. Was machen Sie hier?	2 1 0 ......
2. Welche Krankheit haben Sie?	2 1 0 ......
3. Nennen Sie mir bitte Ihren behandelnden Arzt.	2 1 0 ......
4. Nennen Sie mir meinen Namen.	2 1 0 ......
5. Wie spät ist es?	2 1 0 ...... Score

Zeitliche Orientierung
Welches Datum haben wir heute?

1. Jahr	2 1 0 ......
2. Monat	2 1 0 ......
3. Tag	2 1 0 ......
4. Welcher Wochentag ist heute?	2 1 0 ......
5. Welche Jahreszeit haben wir?	2 1 0 ...... Score

Jede richtige Antwort ergibt 2 Punkte, eine teilrichtige Antwort (nach Korrektur) oder Antwort mit Hilfe 1 Punkt, eine falsche oder keine Antwort 0 Punkte.

	Subtests		Gesamt	
Keine Störung	9–10	Punkte	39–40	Punkte
Leichte Störung	7–8	Punkte	34–38	Punkte
Mittelgradige Störung	5–6	Punkte	24–33	Punkte
Schwere Störung	3–4	Punkte	10–23	Punkte

Mini Mental Status[5]

Name des Patienten:	Datum:	Durchgeführt am: Von:

0 oder 1 Punkt

1.	Zeitliche Orientierung	Welcher Wochentag ist heute? (z. B. Montag) Welches Jahr haben wir? Welche Jahreszeit? (z. B. Frühling) Welchen Monat? (z. B. Januar) Welches Datum?
2.	Örtliche Orientierung	Wo sind wir hier? In welchem Stockwerk? In welcher Ortschaft? In welchem Bundesland? In welchem Land?
3.	Wörter wiederholen	„Zitrone" „Schlüssel" „Ball"
4.	Rechnen	„Können Sie von der Zahl 100 jeweils 7 abziehen?" (93) (86) (79) (72) (65)
5.	Gedächtnis	„Welche 3 Wörter haben Sie vorher nachgesprochen?" (Zitrone) (Schlüssel) (Ball)
6.	Benennen	„Was ist das?" (Bleistift vorzeigen) „Was ist das?" (Armbanduhr vorzeigen)

---

[5]**Modifiziert nach Gatterer (2004).**

7.	Nachsprechen	Sagen Sie dem Patienten: Sprechen Sie mir nach: „keine wenns unds oder abers".
8.	Drei-Punkte-Befehl	Legen Sie ein Blatt Papier auf den Tisch und sagen Sie zusammenhängend: „Nehmen Sie das Blatt Papier mit Ihrer rechten Hand, falten Sie es in der Mitte und lassen Sie es auf den Boden fallen!"
9.	Schriftliche Aufforderung	Zeigen Sie dem Patienten die schriftliche Aufforderung: „Bitte schließen Sie Ihre Augen" und sagen Sie: „Lesen Sie dies laut vor und führen Sie es aus!"
10.	Satz schreiben	Lassen Sie den Patienten spontan einen Satz schreiben.
11.	Figur abzeichnen	Legen Sie dem Patienten die Vorlage mit zwei Fünfecken vor (Skizzenblatt) und geben Sie folgende Instruktionen: „Zeichnen Sie bitte diese Figur ab!"
Total MMS	Maximum = 30 Punkte, Minimum = 0 Punkte Fragliche Demenz (27) 26–24, leichte Demenz 23–18, mittelgradige Demenz 17–10, schwere Demenz < 10	

Cornell-Depressions-Fragebogen

Name: _____

Datum: _____

a = keine Angabe möglich

0 = nicht vorhanden

1 = leicht oder intermittierend

2 = schwer

Es sollte nur der Zeitraum einer Woche vor dem Interview zur Bewertung herangezogen werden. Keine Bewertung, wenn die Symptome Ergebnis einer somatischen Erkrankung sind.

A. Stimmungsveränderte Zeichen

1.	Angst (ängstlicher Ausdruck, sich sorgen)	a	0	1	2
2.	Traurigkeit (trauriger Ausdruck, den Tränen nahe)	a	0	1	2
3.	Verlust der Freude (an angenehmen Ereignissen)	a	0	1	2
4.	Irritierbarkeit (leicht beleidigt, aufbrausend)	a	0	1	2

B. Störungen im Verhalten

5.	Agitiertheit (Unruhe, Händeringen, Haareraufen)	a	0	1	2
6.	Verlangsamung (verlangsamte Bewegungen, Sprache, Reaktionen)	a	0	1	2
7.	Physische Beschwerden	a	0	1	2
8.	Interessenverlust (nimmt nicht an Aktivitäten teil)	a	0	1	2

C. Vegetative Störungen

9.	Appetitverlust (isst weniger als gewöhnlich)	a	0	1	2
10.	Gewichtsverlust	a	0	1	2
11.	Energieverlust (schnelle Ermüdbarkeit, kein Durchhaltevermögen)	a	0	1	2

D. Störungen der zirkadianen rhythmik

12.	Stimmungsschwankungen (Symptome morgens stärker)	a	0	1	2
13.	Einschlafstörungen	a	0	1	2
14.	Durchschlafstörungen	a	0	1	2
15.	Frühes, morgendliches Aufwachen	a	0	1	2

E. Andere Störungen

16.	Suizidalität (Verlust der Lebensfreude, Selbstmordgedanken, versuch)	a	0	1	2
17.	Niedriges Selbstwertgefühl (Selbstbeschuldigungen, Gefühl, Fehler gemacht zu haben)	a	0	1	2
18.	Pessimismus (Erwartung des Schlimmsten)	a	0	1	2
19.	Stimmungskorrelierter Wahn (Krankheits-, Verlustwahn)	a	0	1	2

Uhrentest[6]

Patient:	Durchgeführt am:
Geb.-Datum:	Von:

Patient soll eine Uhr zeichnen, die z. B. 2:40 Uhr zeigt.

Bewertung

Zahl „12" korrekt platziert	(2)
Genau 12 Zahlen	(1)
2 Zeiger unterscheidbar	(2)
Geschriebene = gezeichnete Zeit	(2)
Verdacht auf Störungen bei Punktzahl	<6

---

[6]**Version nach Monsch et al. 1997.**

Barthel-Index (Hamburger Einstufungsmanual[7])

1. Essen

10 Punkte:	Wenn das Essen in Reichweite steht, nimmt der Patient die Speisen und Getränke komplett selbständig vom Tablett oder Tisch ein. Er nutzt sachgerecht sein Besteck, streicht sein Brot und schneidet das Essen. Alle diese Tätigkeiten führt er in angemessener Zeit aus. Ggf. ernährt er sich über eine selbst versorgte Magensonde/ PEG-Sonde komplett selbständig
5 Punkte:	Es ist Hilfe bei vorbereitenden Handlungen nötig (z. B. Brot streichen, Essen zerkleinern, Getränk einschenken), der Patient führt Speisen und Getränke aber selbst zum Mund und nimmt sie selbständig ein, oder der Patient benötigt Hilfe bei der Ernährung über seine Magensonde/PEG- Sonde
0 Punkte:	Speisen und Getränke werden vom Patienten nicht selbständig bzw. nicht ohne Aufforderung zum Mund geführt oder eingenommen und er wird nicht über eine Magensonde/PEG-Sonde ernährt

2. Aufsetzen und Umsetzen

15 Punkte:	Der Patient transferiert sich komplett unabhängig aus einer liegenden Position in einen Stuhl/Rollstuhl und umgekehrt. Der Patient kommt aus dem Liegen zu einer sitzenden Position an der Bettkante (positioniert ggf. den Rollstuhl korrekt) und transferiert sich sicher auf den Stuhl/Rollstuhl. Umgekehrt führt er (nachdem er ggf. den Rollstuhl korrekt positioniert, die Bremsen betätigt und die Fußrasten angehoben hat) den Transfer vom Stuhl/Rollstuhl zum Bett sicher durch und legt sich aus der sitzenden Position an der Bettkante hin
10 Punkte:	Der Patient benötigt beim Aufrichten in den Sitz an die Bettkante und/ oder beim Transfer Bettkante zu Stuhl/Rollstuhl und zurück Aufsicht oder geringe Hilfe (ungeschulte Laienhilfe)
5 Punkte:	Der Patient benötigt beim Aufrichten in den Sitz an die Bettkante und/ oder beim Transfer Bettkante-Stuhl/Rollstuhl und zurück erhebliche Hilfe (geschulte Laienhilfe oder professionelle Hilfe)
0 Punkte:	Der Patient wird aufgrund seiner körperlichen oder sonstigen Befindlichkeit nicht aus dem Bett transferiert

---

[7]**Erarbeitet von der Arbeitsgruppe „Barthel-Index" der RAG Hamburg der BAG.**

3. Sich Waschen

5 Punkte:	Wenn die Utensilien in greifbarer Nähe sind, wäscht sich der Patient am Waschplatz ohne Aufsicht oder zusätzliche Hilfe selbständig Hände und Gesicht, putzt die Zähne/Zahnprothesen, kämmt seine Haare und rasiert sich gegebenenfalls. Auch hierzu notwendige vor- und nachbereitende Handlungen führt er selbst durch
0 Punkte:	Der Patient erfüllt eine dieser Voraussetzungen nicht

4. Toilettenbenutzung

10 Punkte:	Wenn der Patient sich am Toilettenplatz befindet (sitzend oder stehend), benutzt er die Toilette oder den Toilettenstuhl komplett selbständig *inkl.* Spülung/Reinigung. Er zieht hierbei die Kleidung selbständig aus und an und reinigt sich nach der Toilettenbenutzung selbständig mit Toilettenpapier. Wandhandgriffe oder andere Haltegriffe können, falls erforderlich, benutzt werden.
5 Punkte:	Der Patient benötigt, wenn er sich am Toilettenplatz befindet, bei der Toiletten- oder Toilettenstuhlbenutzung oder der Spülung/Reinigung von Toilette/Toilettenstuhl *Aufsicht oder Hilfe* (z. B. wegen des fehlenden Gleichgewichts oder beim Umgang mit der Kleidung oder bei der Benutzung des Toilettenpapiers).
0 Punkte:	Der Patient *benutzt weder Toilette noch Toilettenstuhl.*

5. Baden/Duschen

5 Punkte	Wenn der Patient sich entkleidet vor der Badewanne oder Dusche befindet, nimmt er ohne Aufsicht oder zusätzliche Hilfe ein Vollbad *oder* Duschbad. Er besteigt und verlässt die Wanne/Dusche, reinigt sich und trocknet sich ab
0 Punkte	Der Patient erfüllt diese Voraussetzung nicht

6. Aufstehen und Gehen

15 Punkte	Der Patient kommt ohne Aufsicht oder zusätzliche personelle Hilfe vom Sitzen in den Stand und geht selbständig mindestens 50 m ohne Gehwagen. Er kann einen Stock oder Unterarmgehstützen benutzen, muss diese Hilfsmittel aber selbständig in die richtige Position für die Benutzung bringen und sie nach dem Hinsetzen zur Seite stellen können
10 Punkte	Der Patient kommt ohne Aufsicht oder zusätzliche personelle Hilfe vom Sitzen in den Stand und geht selbständig mindestens 50 m mithilfe eines Gehwagens.
5 Punkte	Der Patient kommt – ggf. mit Laienhilfe – vom Sitzen in den Stand und bewältigt Strecken im Wohnbereich mit Laienhilfe oder am Gehwagen gehend. Alternativ: Er bewältigt Strecken im Wohnbereich komplett selbständig im Rollstuhl.
0 Punkte	Der Patient erfüllt diese Voraussetzungen nicht.

7. Treppensteigen

10 Punkte	Der Patient steigt ohne Aufsicht oder zusätzliche personelle Hilfe Treppen über mindestens 1 Stockwerk (ggf. inkl. seiner Stöcke/Gehstützen) hinauf und hinunter, wobei er den Handlauf benutzen kann
5 Punkte	Der Patient steigt mit Aufsicht oder Laienhilfe Treppen über mind. 1 Stockwerk hinauf und hinunter
0 Punkte	Der Patient erfüllt diese Voraussetzungen nicht

8. An- und Auskleiden

10 Punkte:	Wenn die Utensilien in greifbarer Nähe sind, zieht sich der Patient in angemessener Zeit komplett selbständig an und aus, inkl. seiner Strümpfe, Schuhe und ggf. benötigter Hilfsmittel (Korsett, Antithrombosestrümpfe, Prothesen etc.), Anziehhilfen oder angepasste Kleidung dürfen verwendet werden.
5 Punkte:	Wenn die Utensilien in greifbarer Nähe sind, kleidet der Patient mindestens seinen Oberkörper in angemessener Zeit selbständig an und aus. Anziehhilfen oder angepasste Kleidung dürfen verwendet werden.
0 Punkte:	Der Patient erfüllt diese Voraussetzungen nicht.

9. Stuhlkontinenz

10 Punkte:	Der Patient ist stuhlkontinent und führt hierzu ggf. notwendige rektale Abführmaßnahmen selbständig durch. Ein Anus praeter wird ggf. komplett selbständig versorgt.
5 Punkte:	Der Patient ist durchschnittlich nicht mehr als 1 x/Woche stuhlinkontinent oder benötigt Hilfe bei rektalen Abführmaßnahmen oder seiner Anus-praeter-Versorgung.
0 Punkte:	Der Patient ist durchschnittlich mehr als 1 x/Woche stuhlinkontinent.

10. Harnkontinenz

10 Punkte:	Der Patient ist harnkontinent oder kompensiert seine Harninkontinenz selbständig und mit Erfolg (kein Einnässen von Kleidung oder Bettwäsche). Ein Harnkathetersystem wird ggf. komplett selbständig versorgt.
5 Punkte:	Der Patient kompensiert seine Harninkontinenz selbständig und mit überwiegendem Erfolg (durchschnittlich nicht mehr als 1 ×/Tag Einnässen von Kleidung oder Bettwäsche) oder benötigt Hilfe bei der Versorgung eines Harnkathetersystems.
0 Punkte:	Der Patient ist durchschnittlich mehr als 1 ×/Tag harninkontinent.

Fragen der geriatrische Depressionsskala (GDS)

1.	Sind Sie grundsätzlich mit Ihrem Leben zufrieden?*	Ja/Nein
2.	Haben Sie viele Ihrer Aktivitäten und Interessen aufgegeben?	Ja/Nein
3.	Haben Sie das Gefühl, dass Ihr Leben leer ist?	Ja/Nein
4.	Sind Sie oft gelangweilt?	Ja/Nein
5.	Sind Sie im Hinblick auf die Zukunft voller Hoffnung?*	Ja/Nein
6.	Sind Sie über Gedanken wütend, die Ihnen nicht aus dem Kopfgehen wollen?	Ja/Nein
7.	Sind Sie die meiste Zeit guten Mutes?*	Ja/Nein
8.	Haben Sie manchmal Angst, dass Ihnen etwas Schlechtes zustößt?	Ja/Nein
9.	Fühlen Sie sich die meiste Zeit glücklich?*	Ja/Nein
10.	Fühlen Sie sich oft hilflos?	Ja/Nein
11.	Werden Sie oft rastlos und zappelig?	Ja/Nein
12.	Ziehen Sie es vor, zu Hause zu bleiben, anstatt auszugehen und neue Dinge zu tun?	Ja/Nein
13.	Machen Sie sich oft Sorgen um die Zukunft?	Ja/Nein
14.	Haben Sie das Gefühl, mit dem Gedächtnis in letzter Zeit mehr	Ja/Nein
	Probleme zu haben als sonst?	Ja/Nein
15.	Haben Sie den Eindruck, dass es schön ist, jetzt in dieser Zeit zu leben?*	Ja/Nein
16.	Fühlen Sie sich oft niedergeschlagen und hoffnungslos?	Ja/Nein
17.	Fühlen Sie sich ziemlich wertlos, so wie Sie im Augenblick sind?	Ja/Nein
18.	Machen Sie sich viel Gedanken über die Vergangenheit?	Ja/Nein
19.	Finden Sie das Leben sehr aufregend und interessant?*	Ja/Nein
20.	Macht es Ihnen Mühe, neue Pläne zu machen oder neue Unternehmungen zu beginnen?	Ja/Nein
21.	Fühlen Sie sich voller Energie?*	Ja/Nein
22.	Haben Sie den Eindruck, dass Ihre Situation hoffnungslos ist?	Ja/Nein
23.	Haben Sie den Eindruck, dass es den meisten Leuten besser geht als Ihnen?	Ja/Nein
24.	Regen Sie sich oft über Kleinigkeiten auf?	Ja/Nein
25.	Haben Sie oft das Gefühl, dass Sie am liebsten schreien möchten?	Ja/Nein
26.	Haben Sie Schwierigkeiten, sich zu konzentrieren?	Ja/Nein
27.	Freuen Sie sich, am Morgen aufzustehen?*	Ja/Nein
28.	Vermeiden Sie gesellige Zusammenkünfte?	Ja/Nein
29.	Ist es für Sie einfach, Entscheidungen zu treffen?*	Ja/Nein
30.	Ist Ihr Gedächtnis so klar wie früher?	Ja/Nein

Jede Ja-Antwort = 1 Punkt. Mit (*) bezeichnete Fragen sind umgekehrt zu verrechnen.

Für die *30-Fragen-Version*: 0–10 Punkte: normale, ältere Personen. 11 und mehr Punkte sprechen für zunehmend schwere Depressionen. Schwer depressive Alterspatienten: durchschnittlich 23 Punkte.

Für die *15-Fragen-Version (Kurzform)* liegen noch keine Normwerte vor, es werden vorläufig folgende Zahlen angenommen: 0–5 Punkte: normale, ältere Personen.

Werte von 6 und mehr Punkten weisen auf eine zunehmend schwere Depression hin.

Lebenspraktisches Demenzscreening[8]

Dieses Demenzscreening (Abb. A3.1) soll helfen, möglichst rasch für sich selbst oder im Rahmen des diagnostischen Prozesses einen Eindruck von der kognitiven Leistungsfähigkeit zu erhalten. Dies ist jedoch nur eine grobe Zuordnung. Bei Verdacht wäre eine weitere Abklärung bei einem Psychologen oder beim Facharzt zielführend.

Skala zur Erfassung von Bedürfnissen[9]

Bedürfnisse stellen im Leben von Menschen zentrale Grundfaktoren dar. Bei Menschen mit kognitiven und/oder psychischen Problemen ist es jedoch nicht immer einfach, diese zu erfassen, v. a. wenn der Betroffene diese nicht direkt formulieren kann. Trotzdem sind diese Bedürfnisse oft aus dem Verhalten des Betroffenen abzuleiten, bzw. empathisch zu spüren. Schwierigkeiten ergeben sich jedoch durch das gleichzeitige Auftreten von Problemen durch diese Bedürfnisse, sodass diese auch leicht als Verhaltensstörung wahrgenommen werden.

Der vorliegende Bedürfnisfragebogen (Abb. A3.2) wurde in einer wissenschaftlichen Untersuchung entwickelt und validiert. Grundlage sind die Grundbedürfnisse von Menschen (vgl. Maslow). Ziel ist es, die Grundbedürfnisse von Menschen mit Demenz zu erfassen und mit den Möglichkeiten der Betreuer zu vergleichen. Dadurch ist es möglich, Probleme aufzudecken, die sich durch eine Diskrepanz ergeben. Diskutieren Sie die Ergebnisse in den Teamsitzungen und vergleichen Sie auch die Ergebnisse unterschiedlicher Mitarbeiter.

Versuchen Sie die Grundbedürfnisse anhand des beobachteten Verhaltens einzuschätzen. Die Hypothese des Fragebogens ist: Das Verhalten von Menschen zeigt dessen Bedürfnis.

---

[8]**Lebenspraktisches-Demenz-Screening. Erstellt von G. Gatterer (2007).**
[9]**Gatterer (2018) Bedürfnisskala. In: Süß E Bedürfnisse bei Menschen mit Demenz im stationären Setting. Masterarbeit. Sigmund Freud Privatuniversität, Wien**

Name: ....   Datum: ....

Alter: ....

1. Zeitliche Orientierung

- Datum

    – Jahr   0   1   2

    – Monat   0   1   2

    – Tag   0   1   2

    – Wochentag   0   1   2

Bewertung:

2 Punkte: völlig spontan richtig.

1 Punkt: Fehler mit Korrektur nach Hinweis bzw. Abweichung von 1 Tag.

0 Punkte: falsche oder keine Antwort.

- Letzter Arztbesuch   0   1   2

Bewertung:

2 Punkte: genaue Angabe.

1 Punkt: globale Antwort z. B. vor 3–4 Tagen, vor 2 Wochen, die nachvollziehbar ist.

0 Punkte: keine Antwort bzw. unspezifische Antwort z. B. vor einigen Wochen.

2. Gedächtnis

- 3 aktuelle Ereignisse   0   1   2   3

    (je 1 Punkt)

- aktuelle Medikamente   0   1   2   3

Bewertung:

3 Punkte: Namen und Dosis richtig.

2 Punkte: Namen und teilweise Dosis.

1 Punkt: fragmentarisch richtig, z. B. einige Namen.

0 Punkte: falsch bzw. keine Kenntnis.

Gesamtwert (max. 16): ....

Auswertung

12–16 normal, 8–11 Grenzwert, < 8 Demenzverdacht.

Abb. A3.1 Lebenspraktisches Demenzscreening

Instruktion zum Fragebogen und zur Untersuchung

Im Folgenden möchten wir eine kurze Instruktion zum Fragebogen geben.

Dieser besteht im *ersten Teil* aus Bedürfnissen, die beurteilt werden sollen.

Schätzen Sie entsprechend der unten angegeben Bedürfnisse die Grundbedürfnisse des/der Bewohners/in anhand seines/ihres Verhaltens ein.

Das Bedürfnis nach ... (s. unten) ist:

0 = Nicht vorhanden, 1 = kaum vorhanden, 2 = gering vorhanden, 3 =manchmal vorhanden, 4 =situationsangepasst, 5 = stärker vorhanden, 6 = ausgeprägt vorhanden, 7 = sehr stark ausgeprägt.

Beispiel: Eine Person braucht oft Kommunikation, soziale Nähe und viel Geborgenheit. Das zeigt sich im Verhalten dadurch, dass sie Betreuer ständig mit Fragen und Kontaktaufnahme belästigt. Sonst liegt sie gern im Bett, isst und trinkt gerne und ist dadurch auch schon übergewichtig. Sie hat auch gern Kontakt zum anderen Geschlecht, ohne jedoch hier direkt sexuelle Bedürfnisse zu zeigen. Das Rating dieser Person könnte folgendermaßen aussehen.

Bedürfnisse: Wie stark sind sie vorhanden?	0	1	2	3	4	5	6	7
Kommunikation							X	
Sicherheit/Geborgenheit							X	
Freiheit/Autonomie		X						
Sozialer Interaktion							X	
Essen								X
Nähe/Intimität							X	
Trinken								X
Schlaf/Ruhe							X	
Motorischer Bewegung		X						
Beschäftigung		X						
Sexualität				X				
Liebe					X			
Struktur		X						
Ich-Identität/individuelle Bedürfnisse (bitte angeben)		X						
Sauberkeit		X						

Im *zweiten Teil* sollen Sie bewerten, wie einfach es für Sie als Person ist, diesen Bedürfnissen zu entsprechen, bzw. sie zu befriedigen. Dazu sollen Sie ebenfalls diesen Fragebogen mit der folgenden Fragestellung auszufüllen.

Wie gut können Sie auf dieses Bedürfnis eingehen? Kreuzen Sie bitte zusätzlich die Ziffer 8 an, wenn das Bedürfnis aus irgendeinem Grund stört. Bitte geben Sie dann auch den Grund (im Freiraum neben dem Bedürfnis) an.

Abb. A3.2 Bedürfnisfragebogen mit Instruktion und Auswertung

Legende: 0 = nicht erfüllbar, 1 = kaum, 2 = selten, 3 = manchmal, 4 = so weit wie möglich, 5 = oft, 6 = meistens, 7 = immer erfüllt, 8 = Bedürfnis stört.

Beispiel: Bei obigem Fall ist es so, dass das Bedürfnis nach Nähe, Geborgenheit und Kommunikation so gut als möglich erfüllt wird. Es ist jedoch zeitweise störend. Das Essensbedürfnis kann nur schwer erfült weren. Trinken ist kein Problem. Die Pflege hätte gern mehr Sauberkeit. Die sonstigen Bedürfnisse sind gut erfüllbar.

Bedürfnisse: Wie gut kann ich darauf eingehen? Stört es?	0	1	2	3	4	5	6	7	8
Kommunikation					x				x
Sicherheit/Geborgenheit					x				x
Freiheit/Autonomie						x			
Sozialer Interaktion					x				x
Essen					x				x
Nähe/Intimität			x						x
Trinken						x			
Schlaf/Ruhe						x			
Motorischer Bewegung					x				
Beschäftigung					x				
Sexualität	x								
Liebe				x					
Struktur					x				
Ich-Identität/individuelle Bedürfnisse (bitte angeben)					x				
Sauberkeit					x				x

Bewerten Sie nun noch den körperlichen, kognitiven und psychischen Zustands der/des Beurteilten.

Körperlicher Status: selbstständig / leichte Beeinträchtigung / mittlere Beeinträchtigung / schwere Beeinträchtigung / schwerste Beeinträchtigung.

Kognitiver Status: normal / leichte Beeinträchtigung / mittlere Beeinträchtigung / schwere Beeinträchtigung / schwerste Beeinträchtigung.

Psychischer Status:

- Depressivität nicht / leicht / mittel / stark;
- Aggressivität nicht / leicht / mittel / stark;
- Verhaltensstörung keine / leicht / mittel / stark.

Bedürfnisfragebogen

Code: Einrichtung ...... Nummer Proband/in: .... Beurteiler/in: 1 2 Alter Proband/in: ....

Datum: .... Probleme:..

1. Schätzen Sie die *globale Lebenszufriedenheit* des/der Bewohner/in. ein: 0 1 2 3 4 5 6 7 (0 = nicht zufrieden ... 7 = sehr zufrieden).
2. Schätzen Sie entsprechend der unten angegeben Bedürfnisse die *Grundbedürfnisse* des/der Bewohners/in anhand seines/ihres Verhaltens ein. Das Bedürfnis nach ... (s. unten) ist:

   0 = Nicht vorhanden, 1 = kaum vorhanden, 2 = gering vorhanden, 3 = manchmal vorhanden, 4 = situationsangepasst, 5 = stärker vorhanden, 6 = ausgeprägt vorhanden, 7 = sehr stark ausgeprägt.

Abb. A3.2 (Fortsetzung)

Bedürfnisse: Wie stark sind sie vorhanden?	0	1	2	3	4	5	6	7
Kommunikation								
Sicherheit/Geborgenheit								
Freiheit/Autonomie								
Sozialer Interaktion								
Essen								
Nähe/Intimität								
Trinken								
Schlaf/Ruhe								
Motorischer Bewegung								
Beschäftigung								
Sexualität								
Liebe								
Struktur								
Ich-Identität/individuelle Bedürfnisse (bitte angeben)								
Sauberkeit								

3. Wie gut können Sie *auf dieses Bedürfnis eingehen*? Kreuzen Sie bitte zusätzlich 8 an, wenn das Bedürfnis aus irgend einem Grund stört. Bitte geben sie dann auch den Grund (im Freiraum neben dem Bedürfnis) an.

    Legende: 0 = nicht erfüllbar; 1 = kaum; 2 = selten; 3 = manchmal; 4 = so weit wie möglich; 5 = oft, 6 = meistens; 7 = immer erfüllt, 8 = Bedürfnis stört.

Abb. A3.2   (Fortsetzung)

Bedürfnisse: Wie gut kann ich darauf eingehen? Stört es?	0	1	2	3	4	5	6	7	8
Kommunikation									
Sicherheit/Geborgenheit									
Freiheit/Autonomie									
Sozialer Interaktion									
Essen									
Nähe/Intimität									
Trinken									
Schlaf/Ruhe									
Motorischer Bewegung									
Beschäftigung									
Sexualität									
Liebe									
Struktur									
Ich-Identität/individuelle Bedürfnisse (bitte angeben)									
Sauberkeit									

Sonstige Bedürfnisse:

....

....

....

Körperlicher Status: selbstständig / leichte Beeinträchtigung / mittlere Beeinträchtigung / schwere Beeinträchtigung / schwerste Beeinträchtigung.

Kognitiver Status: normal / leichte Beeinträchtigung / mittlere Beeinträchtigung / schwere Beeinträchtigung / schwerste Beeinträchtigung.

Psychischer Status:

- – Depressivität nicht / leicht / mittel / stark;
- – Aggressivität nicht / leicht / mittel / stark;
- – Verhaltensstörung keine / leicht / mittel / stark.

Auswertung

- • Die Einschätzung der globalen Lebenszufriedenheit (Frage 1) stellt einen Faktor für die „Betreuungsqualität" dar. Er bildet ab, wie wohl sich ein Mensch fühlt.
- • Frage 2 (Grundbedürfnisse) gibt an, welche Faktoren bei einem Menschen zur Erreichung von Lebensqualität und Wohlbefinden nötig sind.
- • Frage 3 hilft abzuklären, wie die aktuelle Lebenszufriedenheit entsteht. Sie ist das Zusammenspiel von Grundbedürfnissen und den Möglichkeiten der Betreuung. Schwierige Betreuungssituationen (Bedürfnis stört) entstehen oft durch eine starke Diskrepanz zwischen den Grundbedürfnissen und den Betreuungsmöglichkeiten.
- • Hier sollte eine individuelle Pflegeplanung zu diesem Grundbedürfnis erfolgen, z. B. Angebote zur Kommunikation. Nach etwa einem Monat sollte eine Evaluation durch eine neuerliche Durchführung der Fragebögen erfolgen.
- • Die Einstufung des körperlichen, geistigen und psychischen Zustandsbildes ermöglicht eine kurze Evaluation des Ist-Zustandes und möglicher Veränderungen durch eine Berücksichtigung der Grundbedürfnisse, z. B. Verbesserung der Stimmung.

Abb. A3.2   (Fortsetzung)

Anhang 4

Standardisiertes Realitätsorientierungstraining für 24 Einheiten

Allgemeiner Ablauf

1. Begrüßung,
2. konstanter Beginn mit Aufgaben zur personalen, örtlichen, zeitlichen und situativen Orientierung,
3. spielerische realitätsnahe Erarbeitung spezifischer Funktionen (Gedächtnis, Sprache, Rechnen etc.),
4. Motivation durch Spiele, Musik, gemeinsames Essen und Trinken, Turnen etc.,
5. Wiederholung der Inhalte,
6. Verabschiedung,
7. einzeln oder in Gruppen (bis 6 Personen).

Bei Gruppen Verwendung einer Realitätsorientierungstafel (Pinnwand).

Übungen
1. Einheit

- Begrüßung
  - Jeder nennt seinen Namen, sonst Hilfestellung durch Vorgabe von 3 Alternativen, in denen auch die Namen der Teilnehmer enthalten sind.
  - Nach Möglichkeit sollten die Teilnehmer ihren Namen auf Kärtchen selber aufschreiben; falls nicht möglich, macht es der Betreuer.
- Personale Orientierung
  - Namen durch Ballspiel eintrainieren: „Ich bin die/der (Name) und wer sind Sie?"
  - Aus einem Pool von Fotos soll jeder seines heraussuchen.
  - Jeder sollte versuchen, die vorher beschrifteten Namenskärtchen zu lesen und sie, wenn möglich, der dazugehörigen Person zuzuordnen.

© Springer-Verlag GmbH Deutschland, ein Teil von Springer Nature 2020
G. Gatterer und A. Croy, *Leben mit Demenz,*
https://doi.org/10.1007/978-3-662-58267-1

- Wiederholung
  - Jeder sollte mit den Worten „Ich bin die X und rolle den Ball zur Y" den Ball weiterrollen.
  - Falls nicht möglich, sollte zumindest der eigene Name genannt werden, und der Betreuer sollte die entsprechende Person fragen:
  - „Und wie heißen Sie?"
- Wiederholung
  Der Betreuer hält nacheinander ein Foto der Teilnehmer in die Höhe und fragt in die Gruppe, wer darauf abgebildet ist. Falls immer dieselben Personen antworten, sollte der Betreuer die ruhigeren Teilnehmer direkt ansprechen.
- Abschluss
  Die Teilnehmer verabschieden sich mit Namen.
- Material
  - Kärtchen, Ball, Stifte,
  - Fotos der Teilnehmer.

2. Einheit

- Begrüßung
  - Jeder nennt seinen eigenen Namen.
  - Jeder sucht sein eigenes Namenskärtchen heraus und sollte anschließend sein eigenes Gesicht draufzeichnen.
- Wiederholung
  Mit dem Ballspiel der 1. Einheit wird der eigene Vor- und Zuname eintrainiert.
- Personale Orientierung
  - Mit jedem Teilnehmer einzeln sollten Alter und Geburtsdatum erarbeitet werden. Wenn keine spontan richtige Antworten gegeben werden, sollte der Betreuer die Personen durch Vorgabe von Alternativen unterstützen.
  - Mit den Teilnehmern sollten die früheren Berufe erarbeitet werden: „Was waren Sie früher von Beruf?"
- Abschluss
  Jeder wiederholt den eigenen Namen und versucht, den der anderen Teilnehmer zu wiederholen.
- Verabschiedung
- Material
  - Kärtchen, Stifte, Ball,
  - Bilder von Berufen,
  - Bilder von berufstypischen Gegenständen.

3. Einheit

- Begrüßung
  - Jeder sucht seinen Platz und sein Namenskärtchen heraus.
  - Wenn alle sitzen, sollte der Betreuer auffordern:
  - „Könnten Sie bitte die Dame/den Herrn da drüben begrüßen?"
  - Falls nicht möglich, sollte der Name der betreffenden Person evtl. durch die anderen Teilnehmer genannt werden.
  - Falls auch nicht möglich, sollte die betreffende Person selbst ihren Namen nennen, der Betreuer die befragte Person aber abschließend noch auffordern: „Könnten Sie bitte Frau/Herrn X nun begrüßen?"
  - Mit jedem Teilnehmer das eigene Alter und Geburtsdatum wiederholen (darauf hinweisen, dass auf dem Namenskärtchen das Geburtsdatum steht!).
- Orientierung zur Zeit
  - „Was haben wir heute für ein Datum?" – mit der gesamten Gruppe erarbeiten.
  - Hilfen:
    Auf einem Kalender nachsehen lassen.
    Aus dem Fenster sehen lassen: „Ist es draußen eher warm oder kalt?"
    „Was waren in letzter Zeit schon für Feiertage bzw. Feste?"
    Evtl. den Teilnehmer auch Auswahlmöglichkeiten vorgeben.
    Wer es weiß, darf das Datum auf die Pinnwand kleben.
- Örtliche Orientierung
  - „Wo sind wir hier gerade?" – mit der gesamten Gruppe erarbeiten.
  - Hilfen:
    Auf einer vorher aufgehängten Landkarte zeigen lassen, bzw. zeigen.
    Bilder von der betreffenden Ortschaft herzeigen.
    Bilder vom Wohnhaus/Heim zeigen.
    Bekannte Lieder der Gegend vorspielen.
- Abschluss
  Jeder sollte sich von seinem Nachbarn namentlich verabschieden.
- Material
  - Namenskärtchen,
  - Jahreszeitenkalender,
  - Pinnwandzahlen,
  - Bilder (Ansichtskarten) von der Gegend, Bilder vom Haus/Heim,
  - Landkarte von Österreich und evtl. vom Ort,
  - CD mit Liedern der betreffenden Gegend.

4. Einheit

- Begrüßung
  - Namen wiederholen durch Begrüßung des Nachbarn oder von einem anderen Teilnehmer seiner Wahl.
  - Das eigene Alter und Geburtsdatum wiederholen.
  - Das aktuelle Datum erarbeiten und auf die Pinnwand kleben lassen.
- Situative Orientierung
  - Das Wetter gemeinsam erarbeiten:
    Aus dem Fenster sehen.
    „Wie sieht es draußen aus?"
    „Wie kann das Wetter noch sein?"
    Dazu entsprechende Wettersymbole zeigen und das für das aktuelle Wetter bezeichnende Symbol an die Pinnwand kleben lassen.
  - Die Jahreszeiten erarbeiten:
    „Welche Jahreszeiten gibt es?"
    Fotos von Tätigkeiten bzw. spezifischen Ereignissen zeigen und die Teilnehmer befragen: „In welcher Jahreszeit macht man das?"; „In welcher Jahreszeit passiert das?"
    Gezeigte Bilder z. B.: Baden, Skifahren, Ernten, Weihnachten, Osterhase u. ä.
- Gedächtnis
  - „Welche Fotos haben Sie zuerst gesehen?"
  - Wer es weiß, darf das Foto zu sich nehmen. Wer die meisten Fotos hat, hat gewonnen.
- Abschluss
  Name, Datum, Wetter, Ort, Zeit wiederholen.
- Material
  - Datum für Pinnwand,
  - Wettersymbole für Pinnwand,
  - Fotos von jahreszeitspezifischen Tätigkeiten.

5. Einheit

- Begrüßung
  - Jeder sagt eigenen Namen und Alter (bei Problemen durch Hilfe der Karte).
  - Namenswürfel: Die Teilnehmer würfeln einzeln und sollen anschließend die Person, deren Name gewürfelt wurde, suchen und das eigene Alter nennen.
  - Als Alternative zum Würfeln mit dem Namenswürfel kann auch jeder Teilnehmer eine Namenskarte ziehen. Anschließend Aufgabe wie oben.
  - Datum und Wetter erarbeiten und auf die Pinnwand kleben lassen.
  - „Wo sind wir?" mit den Teilnehmern wiederholen.

- Situative Orientierung/Wortfindung
  - Jahreszeiten:
    „Was passiert im … (aktuelle Jahreszeit)?"
    „Wie ist das Wetter?"
    „Wie sieht die Natur aus?"
    „Welche Kleidung trägt man dann?" usw.
  - Verstärkend sollen Bilder und Gegenstände dazu gezeigt und benannt werden.
- Gedächtnis
  Die zuvor benannten Bilder sollen erinnert werden. Gruppe befragen: „Welche Bilder haben Sie gerade gesehen?"
- Abschluss
  - Wenn zeitlich möglich: Wiederholen der Basisinformationen.
  - Teilnehmer sollen sich voneinander mit Namen verabschieden.
  - Nach Möglichkeit sollte jeder jeden einzeln verabschieden.
- Material
  - Namenskärtchen, Namenswürfel,
  - für Pinnwand: Datum und Wettersymbole,
  - Jahreszeitspezifische Bilder von Wetter, Natur, Kleidung und Tätigkeiten.

6. Einheit

- Begrüßung
  - Namen der Teilnehmer, Wetter, Ort, Datum und Jahreszeit erarbeiten.
  - Jeder, der etwas weiß, darf es auf die Pinnwand kleben.
  - Ballspiel zum Einüben der Namen: „Ich bin die X und rolle den Ball zur Y."
- Situative Orientierung/Wortfindung
  - Wiederholung: Die in der vorhergegangenen Einheit besprochene Jahreszeit zusammen mit der Gruppe wiederholen.
  - Dann weitere Jahreszeit erarbeiten.
    „Welche Jahreszeiten gibt es noch?"
    „Welche Monate gehören zu welcher Jahreszeit?"
    Bilder eines Landschaftskalenders auf der Pinnwand den jeweiligen Jahreszeiten zuordnen.
    Mit den Teilnehmern Assoziationen zu den jeweiligen Jahreszeiten sammeln bezüglich:
    Wetter in den jeweiligen Jahreszeiten,
    für die Jahreszeiten übliche Kleidung,
    Natur in den jeweiligen Jahreszeiten,
    Unterstützung durch Bilder, Musik etc.
  - Jede Person, die etwas weiß, erhält ein Bild davon (z. B. Badeanzug, Schneemann, blühende Blumen).

- Logisches Denken
  Jedem einzelnen Teilnehmer werden 4 für eine bestimmte Jahreszeit typische Bilder vorgelegt. Er soll herausfinden, welches logisch betrachtet nicht dazu passt. Hilfe durch Zusatzinformationen: z. B. das gehört zum Winter, Sommer, …
- Abschluss
  Zusammen mit der Gruppe Basisinformationen kurz wiederholen (s. oben).
- Material
  - Ball,
  - Bilder eines Jahreszeitkalenders, jahreszeittypische Bilder oder
  - Frühling, Sommer, Herbst und Winter nur auf Schilder geschrieben.

7. Einheit

- Begrüßung
  - Jeder soll seinen gewohnten Platz suchen und seinen Namen sagen
  - Jeder soll aus einem Pool von Fotos ein Foto ziehen, die darauf abgebildete Person benennen und ihr das Foto überreichen. „Wer ist das?"
  - Datum, Ort, Wetter, Jahreszeit gemeinsam wiederholen und an Pinnwand sichtbar machen.
- Örtliche Orientierung
  - Bekannte Stadt: Assoziationen mit der Gruppe sammeln und nach Möglichkeit durch Bilder verstärken.
  - Bilder von Gebäuden und Plätzen zeigen und benennen lassen (jeder sollte ca. 2 Bilder benennen).
- Gedächtnis
  - Jedem Teilnehmer wird eines der oben erwähnten Bilder vorgelegt. Dieses soll er benennen.
  - Dann wird es ihm noch 10 weitere Sekunden dargeboten und anschließend verdeckt. Frage: „Was haben Sie gerade gesehen?"
  - Bei Versagen kann jedes Bild mehrere Male gezeigt werden.
  - Daran anschließend: Die Gruppe wird befragt: „Welche Bilder haben Sie gesehen?"
  - Wer es weiß, darf das Bild an die Pinnwand kleben.
  - Bilder, die nicht erinnert wurden, werden im Anschluss mit jeweils 3 Ablenkern (nicht gezeigte Bilder) der Gruppe dargeboten. „Welches Bild war dabei?"
- Abschluss
  Wenn zeitlich möglich, werden die Basisinformationen mit der Gruppe wiederholt.
- Material
  - Bilder (Ansichtskarten) von bekannten Städten und Sehenswürdigkeiten,
  - Fotos der Teilnehmer,
  - Pinnwandsymbole für Basisinformation.

8. Einheit

- Begrüßung
  - Mit dem Namenswürfel würfelt jeder Teilnehmer einen Vornamen, sucht den Betreffenden und gibt ihm vom Würfel sein Namenskärtchen herunter.
  - Dieser soll dann seinen Familiennamen sagen und soll dann selbst weiterwürfeln.
  - Gemeinsames Erarbeiten von Ort, Zeit, Wetter, Jahreszeit etc.
  - Kärtchen an der Pinnwand befestigen.
- Gedächtnis
  - Mit der Gruppe werden die Sehenswürdigkeiten der Vorstunde wiederholt. Wer etwas weiß, darf es auf die Pinnwand kleben.
  - Kommunikation zum Thema. „Was gibt's noch in …?" (was keine Sehenswürdigkeiten sind).
  - Wenn vorhanden, durch mitgebrachte Bilder verstärken.
  - Oder Teilnehmer sollen die übrigen von uns vorhandenen Bilder benennen, z. B. für Wien: Lipizzaner, Fiaker, Sachertorte, Heuriger, Straßenbahn, Wiener Schnitzel, Walzer tanzendes Pärchen.
- Motivation
  - Bekannte Lieder vorspielen und evtl. zum Mitsingen motivieren. z. B. „Wien, Wien nur du allein …", „Mein Muaterl war a Weanerin …", „Im Prater blüh'n wieder die Bäume …" u. ä.
- Gedächtnis
  Die Teilnehmer sollen die gezeigten Bilder wiederholen oder aus einer Ansammlung heraussuchen, wobei richtig genannte vom Betreuer durch die Vorgabe der Bilder verstärkt werden.
- Abschluss
  Basisinformation kurz mit der Gruppe wiederholen.
- Material
  - Namenswürfel,
  - Basisinfos für Pinnwand,
  - Bilder von Sehenswürdigkeiten,
  - CD mit typischen Liedern,
  - Bilder von örtlichen Spezialitäten,
  - Bilder von nicht spezifischen Dingen.

9. Einheit
- Begrüßung
  Name, Alter, Ort, Datum, Wetter wiederholen.
- Örtliche Orientierung (Heimatland).
  Diese Übung ist entsprechend dem Heimatland zu modifizieren. Beispielsweise Österreich:

- Karte von Österreich herzeigen und die Teilnehmer fragen:
- „Wo wohnen Sie denn?"
- „Wo haben Sie schon Urlaub gemacht?" etc.
- Auf Karte zeigen lassen bzw., wenn nicht möglich, selbst zeigen.
- Bilder von österreichischen Landschaften sollen gezeigt werden: Wald, Steppe, See, Wiese, Gebirge, Hügel, …
- Jeweils passende Lieder sollen dazu vorgespielt werden: z. B. „In die Berg bin i gern …", „Im Wald und auf der Heide …", „Häschen auf der Wiese …"
- Teilnehmer sollen sie benennen.
- Sollen sagen, in welcher Jahreszeit die Landschaften abgebildet sind.
- Sollen auf Bildern abgebildete Tätigkeiten den einzelnen Gegenden zuordnen:
- Tätigkeiten, z. B. Schwimmen, Bergsteigen, Wandern, …
- Frage: „Was kann man wo unternehmen?"
- Unter Umständen kann man die Aufgabe auch durch genannte Tätigkeiten ergänzen.
- Logisches Denken
  Ein Landschaftsbild wird an die Pinnwand geklebt. 4 Bilder von Tätigkeiten werden dazu geklebt, wovon eines für die jeweilige Landschaft nicht passt.
  Die gesamte Gruppe soll dazu angesprochen werden. „Wer weiß, was nicht passt?"
- Abschluss
  Wenn zeitlich möglich, Wiederholung der Basisinformation.
- Material
  - Landkarte des entsprechenden Landes,
  - Bilder von Wald, Steppe, Wiese, Hügel, See, Gebirge etc.,
  - Bilder von gegendspezifischen Tätigkeiten: z. B. Radfahren, Blumen pflücken, Wandern, Skifahren u. ä.,
  - Basisinfo für Pinnwand.

10. Einheit

- Begrüßung
  - Name, Alter, Ort, Datum,
  - Wetter sollen mit der Gruppe erarbeitet und auf der Pinnwand festgehalten werden.
- Örtliche Orientierung (Bundesländer/Regionen des entsprechenden Landes)
  Mit der Gruppe soll erarbeitet werden, welche Bundesländer es gibt.
  Dabei soll auf einer Landkarte gezeigt werden, wo sie liegen.
- Örtliche Orientierung (andere Länder)
  Bilder von ländertypischen Orten und Sehenswürdigkeiten sollen den einzelnen Ländern auf der Pinnwand zugeordnet werden.
  - Italien: Stiefel auf der Landkarte, Papst, Spaghetti, Venedig, Pizza, Strand, schiefer Turm von Pisa, etc.

- Frankreich: Eiffelturm, Moulin Rouge, Franzose mit Pullman-Kappe (Basken-mütze), Champagner.
- England: Königin Elisabeth, Tower-Bridge, Charles und Lady Diana, Bobby, Doppeldeckerbus.
- Österreich: Bilder (s. Einheit 9) auf Pinnwand zuordnen.
• Abschluss
Bundeshymne vorspielen und die Gruppe soll mitsingen. Verabschieden mit Namen.
• Material
- Landkarten bzw. Europakarte,
- länderspezifische Bilder (s. dort),
- Bundeshymne(n) auf CD,
- Basisinfo für Pinnwand.

11. Einheit

• Begrüßung (wie immer)
• Spiele
- Domino mit Bildern.
- Sprichwörter ergänzen (wenn es nicht funktioniert, 2 Alternativen vorgeben.). Beispiele z. B. in Geistig fit ins Alter oder dem heiteren Gedächtnistraining von Stengel.
- Geräusche erraten.
• Abschluss
Basisinformationen wiederholen.
• Material
- Domino mit Bildern,
- Sprichwörter,
- normale Geräusche auf CD,
- Basisinfo für Pinnwand.
12. Einheit

• Begrüßung (wie immer)
• Spiele
- Kontura mit Haus benennen.
- Babyeinwurfkasten.
- Kontrastspiel mit Bildern (groß-klein, dick-dünn, …).
- Zusätzlich Fragen an die Gruppenmitglieder: „Was ist groß?, Wie ist das?, Was ist das Gegenteil davon?" etc.
- Zusätzlich mit passenden Bildern verstärken.
• Abschluss
• Basisinformationen mit der Gruppe wiederholen. Kommunikation über die Spiele.

- Material
  - Kontura-Puzzle, Babyeinwurfkasten, Kontrastspiel,
  - Basisinfo für Pinnwand.

13. Einheit

- Begrüßung
  (wie immer) und Kommunikation über Inhalte der letzten Stunde.
- Wortfindung/Gedächtnis
  - Tiere aufzählen: Die Teilnehmer werden gefragt, welche Tiere ihnen einfallen.
  - Auf Fotos abgebildete Tiere benennen und nach Möglichkeit die dazugehörigen Tierlaute imitieren. Unterstützung durch Betreuer.
  - 20 Tiere:

Kuh	Kuckuck	Fisch	Löwe
Huhn	Papagei	Grille	Schwein
Hahn	Möwe	Schaf	Ente
Pferd	Ziege	Amsel	Katze
Hund	Elefant	Frosch	Esel

  - Tierlaute auf CD vorspielen und gesamte Gruppe nach jedem Laut raten lassen, zu welchem Tier er gehört. Bei falschen bzw. keinen Antworten soll der Betreuer die Teilnehmer schrittweise zur richtigen Lösung führen, z. B. beim Löwenlaut: „Das Tier lebt in Afrika", „Es ist gefährlich", „Es brüllt".
- Abschluss
  Basisinformationen mit der Gruppe wiederholen. Welche Tiere haben Sie sich denn noch gemerkt.
- Material
  - Tierbilder,
  - CD mit Tiergeräuschen,
  - Basisinfo für Pinnwand.

14. Einheit

- Begrüßung (wie immer)
- Langzeitgedächtnis
  Die Gruppe soll gemeinsam wiederholen, welche Tiere das letzte Mal durchgenommen wurden. Hilfe durch Bilder, die ausgesucht werden können.
- Konzentration 1

- Den Teilnehmern wird eine CD mit mehreren unspezifischen Geräuschen vorgespielt, unter denen ein bestimmter Tierlaut „versteckt" ist (z. B. von einer Katze).
- Die Teilnehmer sollen nun dazu angehalten werden, sich zu melden, sobald sie den Tierlaut ausnehmen können. „Sagen Sie es mir, wenn Sie ein Tier hören!"
- Konzentration 2
  - Aufgabe wie oben, nur wird den Teilnehmern eine CD vorgespielt, auf der unter den Geräuschen mehrere Tierlaute „versteckt" sind, welche die Teilnehmer heraussuchen sollen.
  - Jeder, der etwas richtig hat, bekommt einen Punkt. Beide Aufnahmen sollten nicht länger als 5 min dauern.
  - Der Betreuer sollte die einzelne Aufgabe abbrechen, wenn kein Teilnehmer mehr etwas sagt, und sich merken, ab wann die Gruppe überfordert war.
  - Jeder Teilnehmer bekommt 2–3 Tierbilder, die er benennen und den beiden Gruppen
  Tiere vom Bauernhof und
  Tiere vom Zoo
  zuordnen soll. Bei richtiger Antwort darf er die Karte auf der Pinnwand zu der richtigen Gruppe dazukleben.
  Folgende Tierbilder können hierfür verwendet werden:

Bauernhof:	Kuh	Schwein	Esel
	Pferd	Maus	Schaf
	Katze	Ziege	Gans
	Hund	Kaninchen	Küken
	Hahn	Truthahn	Ente
Zoo:	Schlange	Löwe	Pelikan
	Krokodil	Kamel	Papagei
	Nashorn	Zebra	Eisbär
	Elefant	Affe	Pinguin
	Giraffe	Büffel	Hai

- Abschluss
  Wiederholen der Basisinformation. Evtl. Lieder von Tieren vorspielen.
- Material
  - Geräusch-CD mit einem Tier und mit mehreren Tieren,
  - Bilder von a) Tieren vom Bauernhof und b) Tieren vom Zoo (s. oben),
  - Basisinfo für Pinnwand.

15. Einheit

- Begrüßung (wie immer)
- Langzeitgedächtnis
  Tierlaute: Den Teilnehmern wird die Tierlaut-CD vorgespielt, wobei nach jedem Tier-laut eine Pause gemacht wird und die Gruppe gefragt wird, um welches Tier es sich handelt. Wer es weiß, bekommt das Bild von diesem Tier.
- Konzentration 3
  – Die Teilnehmer sollen von einer CD mit unterschiedlichen Tierlauten einen bestimmten Laut herausfinden, z. B. „Wo ist die Kuh?"
  – Die vorgespielten Sequenzen sollen nicht länger als eine 0,5 min dauern. Die gesamte Spielsequenz sollte nicht länger als 5 min sein.
  – Abbruch der Aufgabe, wenn vonseiten der Teilnehmer keine Antworten mehr erfolgen. Jeder, der etwas weiß, bekommt einen Punkt oder ein Sternchen.
- Assoziatives Gedächtnis
  Tierlieder: Die Gruppe fragen, ob ihnen Tierlieder einfallen. Assoziationen sammeln. Falls nichts mehr kommt, soll der Betreuer folgende Tierbilder vorlegen die zu Liedern anregen sollen.
  – Fuchs und Gans: „Fuchs, du hast die Gans gestohlen, …"
  – Enten: „Alle meine Entlein …"
  – Kuckuck: „Kuckuck, Kuckuck ruft's aus dem Wald …"
  – Hund: „Ein Hund kam in die Küche …"
  – Hase: „Häschen in der Grube …"
- Abschluss
  Die Gruppe wiederholt gemeinsam die Basisinformation. Jeder verabschiedet sich von jedem einzeln mit Namen.
- Material
  – CD mit mehreren Tierlauten,
  – Bilder zu den Tierliedern: Fuchs, Gans, Ente, Kuckuck, Esel, Hund und Hase,
  – Basisinfo für Pinnwand.

16. Einheit

- Begrüßung
  – Namenswürfelspiel: s. Einheit 8.
  – Die Gruppe erarbeitet zusammen Zeit, Datum, Ort und Wetter und hält sie an der Pinnwand fest.
- Alltagsfähigkeiten
  Kleidung:
  a) Die Teilnehmer sollen einzeln gefragt werden: „Was haben Sie alles an?" Wenn etwas vergessen wird, erfolgt eine hinführende Hilfe des Betreuers.
  b) Die Teilnehmer sollen die Farben ihrer Kleidungsstücke dazunennen.

c) Die Gruppe soll gefragt werden: „Was gibt es noch zum Anziehen?" Nach
   Möglichkeit mit realen Dingen erleichtern (z. B. Wäschesack mit Kleidungsstücken).
d) Die Teilnehmer sollen die Kleidungsstücke nach zwei Kriterien einteilen:
   kann ich anziehen/kann ich nicht anziehen (Puppen- oder Kinderkleider vs.
   Erwachsenenkleider),
   ist für warmes/kaltes Wetter.

Die Teilnehmer sollen die Sachen selbst anprobieren:

z. B.	Hut	Mantel	Kleid
	Haube	Hemd	Hose
	Schal	T-Shirt	Rock
	Schuhe	Handschuhe	Pullover
	Schürze	Jacke	Krawatte

Jeder Teilnehmer bekommt 2 Kleidungsstücke, zu denen er befragt wird: „Was ist das?",
„Wozu ist das?", „Wo und wie zieht man das an?" Anschließend soll er es anziehen.

* Abschluss
  Alle wiederholen zusammen die Basisinformation. Die Teilnehmer verabschieden
  sich voneinander mit Namen.
* Material
  – Kleidungsstück a) für warmes/kaltes Wetter, b) für Menschen/Puppen,
  – Namenswürfel,
  – Basisinfo für Pinnwand.

17. Einheit

* Begrüßung
  (wie immer) und Wiederholung der Inhalte der Vorstunde.
* Körper
  – Clown oder zerlegbare Puppe (z. B. Puzzle): Die Teilnehmer sollen die einzelnen
    Körperteile des Clowns/der Puppe benennen.
  – Anschließend sollen sie benennen, was er/sie anhat.
  – Der Clown/die Puppe wird auseinandergenommen und jeder bekommt nach
    Möglichkeit einen Körperteil.
  – In der Folge sollen die Teilnehmer den Clown/die Puppe wieder richtig zusammen-
    setzen.
  – Jeder Teilnehmer bekommt 2 Puppen- bzw. Kinderkleider aus folgendem Haufen:
    Jeder Teilnehmer soll diese Kleidungsstücke benennen.

Die Teilnehmer sollen nacheinander die Puppe mit den Kleidungsstücken anziehen und dabei auch die Körperteile der Puppe benennen.

Unterhose	Bluse	Schal
Unterhemd	Rock	2 Schuhe
2 Socken	Jacke	2 Fäustlinge
Haube	Sonnenbrille	Hose

- Gedächtnis
  Die Puppe wird weggegeben, und die Gruppe wird gefragt:
  „Was hat die Puppe alles an?" Wenn jemandem etwas einfällt, bekommt er ein Bild von diesem Kleidungsstück (oder Kärtchen mit dem Namen des Kleidungsstückes).
  Das Wort dafür wird auf die Pinnwand geklebt.
  Wenn niemand mehr etw
  as weiß, gibt der Betreuer hinführende Hinweise.
- Abschluss
  Wiederholen der Basisinfos. Die Teilnehmer verabschieden sich voneinander mit Namen, und der Betreuer soll anschließend noch fragen, ob jemand weiß, wann sich die Gruppe wieder trifft.
- Material
  - Clown/Puppe (zerlegbar),
  - Puppen- oder Kinderkleider und Bilder davon,
  - Puppe zum Anziehen,
  - Basisinfo für Pinnwand.

18. Einheit

- Begrüßung (wie immer)
- Logisches Denken
  - Der Gruppe werden bildliche Sinnwidrigkeiten vorgelegt,
    z. B. aus „Stengel", aus den Eltern, Pussy Bär oder Dias von den Betreuern selbst, wo etwas nicht stimmt, oder Sinnwidrigkeiten vorsagen (z. B. aus Geistig fit ins Alter):
    Tannenbaum mit Frucht,
    Meer mit Auto,
    Katze mit Flügel,
    Elefant mit Menschenohren,
    Männerkörper mit Frauengesicht,
    Königin mit Schlapphut,
    Wasserhahn mit Feuer raus,
    Giraffe am Berg,
    Flugzeug auf Blume.

- Dann wird spielerisch und mit viel Kommunikation erarbeitet, was nicht stimmt.
- Gegenstände zur Pflege herzeigen:

Seife	Zahnbürste	Nagelfeile
Kamm	Waschlappen	Schwamm
Schere	Rasierer	Creme-Dose
Bürste	Deodorant	Wattebausch

- Die Gruppe soll die Gegenstände benennen und sagen, was man damit machen kann.
- Jeder soll die Sachen angreifen und sie evtl. auch benutzen.
- Jeweils 4 Dinge werden in eine Schüssel gelegt. Über diese wird ein Tuch gelegt, und jeder Teilnehmer hat nun die Aufgabe, einen ganz bestimmten Gegenstand zu erfühlen, z. B. „Suchen Sie bitte den Kamm".
- Bei Schwierigkeiten hinführende Hilfestellung des Betreuers: z. B. „Überlegen Sie einmal, wie ist denn ein Kamm?"
- Gedächtnis
  - Die Gruppe wird gefragt: „Was ist in der Schüssel alles drin gewesen?"
  - Bei richtigen Antworten wird der jeweilige Gegenstand hergezeigt und auf den Tisch gelegt.
- Abschluss
  - Wiederholen der Basisinformationen. Eventuell Verwendung von Cremen, Parfum etc.
- Material
  - Bildliche Sinnwidrigkeiten,
  - Gegenstände zur Pflege (s. oben),
  - Schüssel mit Tuch,
  - Basisinfo für Pinnwand.

19. Einheit

- Begrüßung (wie immer)
- Wortfindung/Wahrnehmung
  - Getränke: Die Teilnehmer sollen die Getränke, die sie kennen, aufzählen und, wenn vorhanden, sollen diese auch dargeboten werden.
  - Jeder Teilnehmer soll von den folgenden Getränken einmal kosten:
    Apfelsaft, Zitronensaft, Pfefferminztee, Orangensaft, Wasser.
    Milch, Kaffee, Wein, Himbeersaft, Cola.
  - Dabei sollen die dazugehörigen Behälter gut erkennbar auf dem Tisch stehen.
  - Jeder Teilnehmer bekommt im Anschluss eines dieser Getränke vorgesetzt und soll erraten, was es ist. Insgesamt bekommt jeder 3 Getränkekostproben.

– Trinkgefäße: Die Gruppe wird gefragt: „Woraus kann man z. B. trinken?"
Anschließend werden verschiedene Gegenstände dargeboten und die Gruppe
befragt:
„Was ist das?"
„Kann man daraus trinken?" Wenn ja, soll es versucht werden.
Wenn ja: „Was trinkt man daraus?"

Häferl	Gießkanne
Limonadenglas	Flasche
Römer-Weinglas	Vase
Teller	Topf
Plastikbecher	Kaffeetasse
Sieb	Gläserner Aschenbecher

- Abschluss
Jeder prostet jedem mit Namen zu und verabschiedet sich.
- Material
  - Fotos der Teilnehmer,
  - Getränke und Trinkbehälter (s. oben),
  - Basisinfo für Pinnwand.

20. Einheit

- Begrüßung
  - Ein Teilnehmer nennt seinen Namen und sein Lieblingsgetränk und fragt dann
    seinen Nachbarn nach seinem Lieblingsgetränk: „Ich heiße X und trinke am
    liebsten Orangensaft. Frau Y, was trinken Sie am liebsten?"
  - Die Gruppe wiederholt gemeinsam Zeit, Ort, Datum und Wetter und hält es an der
    Pinnwand fest.
- Langzeitgedächtnis
Getränke wiederholen, indem die Gruppe befragt wird:
  - „An welche Getränke können Sie sich erinnern?"
  - „Welche Trinkgefäße fallen Ihnen noch ein?'"
- Motivation
Bekannte und ortsübliche Trinklieder vorspielen und die Teilnehmer zum Mitsingen
anregen:
  - z. B. „Trink, trink, Brüderlein, trink …", „Eisgekühltes Coca-Cola …", „Ein Prosit
    der Gemütlichkeit".
- Alltagsaktivitäten
Mit der Gruppe gemeinsam Zitronensaft zubereiten.

Jeder Teilnehmer soll eine Zitrone auspressen und den Saft in das Glas vor ihm leeren. Anschließend soll er das Glas mit Wasser aus einem bereitgestellten Krug anfüllen und den Saft je nach Geschmack zuckern.

Das gemeinsame Trinken schließlich wird mit dem Spiel verbunden:

„Und wer im Jänner (Februar, …) geboren ist, steht auf, steht auf, …".

Dabei sollen nur Monate genannt werden, die bei den Geburtsdaten der Teilnehmer vorkommen.

- Abschluss

  Die Gruppe wiederholt gemeinsam die Basisinformation. Die Teilnehmer prosten einander mit Namen zu.

- Material

  – CD mit Trinkliedern,

  – Zitronensaft, Presse, pro Teilnehmer ein Glas, Zucker, Krug mit Wasser,

  – Basisinfo für Pinnwand.

21. Einheit

- Begrüßung

  – Ein Teilnehmer bekommt den Ball, soll seinen Namen und sein Alter nennen und ihn dann zu einem anderen Teilnehmer weiterrollen, der auch wieder seinen Namen und sein Alter nennen soll usw.

  – Die Gruppe wiederholt gemeinsam Zeit, Datum, Ort und Wetter.

  – Sie hält die Basisinformationen an der Pinnwand fest.

- Zeitliche Orientierung

  Uhrzeit: Der Betreuer stellt auf einer Uhr einige Male jeweils eine bestimmte Zeit ein und fragt jeden Teilnehmer insgesamt 3-mal nach der darauf erkennbaren Uhrzeit.

  Dabei soll jedem Teilnehmer eine ganze, eine halbe und eine viertel Stunde vorgelegt werden.

  Der Betreuer klebt 3 markante Uhrzeiten auf die Pinnwand und fragt die Gruppe: „Was macht man

  1. am Tag,

  2. in der Nacht."

     Hier soll einfach frei erzählt werden. Rückmeldungen und Nachfragen durch den Betreuer.

  3. Was macht man um diese Uhrzeit?

     7 Uhr früh (Aufstehen), 7 Uhr abends (Abendessen)

     9 Uhr Vormittag (Jausnen), 9 Uhr abends (Schlafengehen)

     12 Uhr (Mittagessen), 12 Uhr nachts (Schlafen).

     Hilfe: Jeder Teilnehmer soll aus einem Stoß mit Bildern von diesen Tätigkeiten eines ziehen und der richtigen Uhrzeit (Tages- oder Nachtzeit) zuordnen.

  4. Frühstück

  5. Der Betreuer stellt auf einer Uhr 7.30 h ein und fragt:

„Was macht man normalerweise zu dieser Zeit?"

„Was kann man alles zum Frühstück essen?"

„Was kann man alles trinken?"

Wenn möglich, sollten die genannten Speisen und Getränke mit Bildern auf der Pinnwand festgehalten werden.

- Motivation
  Unter Mithilfe der Gruppe Kaffee kochen und gemeinsam trinken.
- Abschluss
  Basisinformationen gemeinsam wiederholen. Einige Teilnehmer einzeln befragen: „Wann (Wochentag und Uhrzeit) treffen wir uns wieder?"
- Material
  - Ball,
  - Bilder von obigen Tätigkeiten,
  - Bilder von Frühstücksspeisen und Getränken,
  - Basisinfo für Pinnwand.

22. Einheit

- Begrüßung
  - Ein Teilnehmer zieht ein Foto, benennt den darauf abgebildeten Teilnehmer und fragt ihn nach seiner Lieblingsspeise. Dieser nennt sie und zieht dann auch ein Foto usw.
  - „Ich heiße X und esse am liebsten …!"
  - „Frau/Herr Y, was essen Sie am liebsten?"
  - Die Gruppe erarbeitet zusammen Zeit, Ort, Datum und Wetter und hält das an der Pinnwand fest.
- Zeitliche Orientierung
  Wiederholung: Der Betreuer wiederholt mit der Gruppe, was man um die markanten Uhrzeiten 7 Uhr, 9 Uhr und 12 Uhr tags- und nachtsüber tut.
  Mittagessen: Der Betreuer fragt die Teilnehmer:
  - „Was bekommt man alles zum Mittagessen?" (Suppe, Hauptspeise, Nachspeise, Getränke, …).
  - „Was kann man alles als Hauptspeise essen?"
  - Wenn möglich, sollten auch hier einige Speisen durch Bilder unterstützt werden.
  - Der Betreuer klebt einige andere Bilder mit Speisen an die Pinnwand und lässt sie benennen.
- Alltagsfunktionen
  - Tisch decken: „Was braucht man zum Essen?"
  - Alle genannten Dinge sammeln und auf Pinnwand aufschreiben.

- Die genannten und andere Utensilien herzeigen, von der Gruppe benennen lassen und die Gruppe nach deren Funktion fragen: Messer, Gabel, Tortengabel, Kaffeelöffel, Löffel.
- Jeder Teilnehmer soll seinen Platz decken, nachdem er vorher aus einem Haufen das benötigte Besteck selber herausgesucht hat.
- Motivation
Kleine Mahlzeit zu sich nehmen.
- Abschluss
(Verabschiedung mit Namen)
- Material
  - Uhr, Fotos der Teilnehmer,
  - Essutensilien,
  - Bilder von Speisen und Mittagessen, Kuchen etc.,
  - Basisinfo für Pinnwand.

23. Einheit

- Begrüßung
  - Jeder sagt, wie er heißt, und begrüßt seinen Nachbarn mit Namen.
  - Jeder Teilnehmer bekommt eine Uhrzeit vorgelegt und wird gefragt:
    „Wie spät ist es auf dieser Uhr?"
    „Ist es jetzt so spät?"
    „Ist es jetzt früher oder später?"
  - Tag, Wetter und Ort erarbeiten und auf der Pinnwand festhalten.
- Alltagsfunktionen
  - Jause: Betreuer stellt auf der Uhr 15 h ein, fragt die Gruppe, was man zu dieser Zeit normalerweise tut, und fragt sie anschließend:
    „Was kann man zur Jause essen?"
    „Was kann man zur Jause trinken?"
  - Durch reale Dinge oder Bilder verstärken und Obst als Alternative angeben.
  - Obst: Die Teilnehmer sollen sagen, welche Früchte sie kennen. Wenn möglich mit realen Früchten verstärken!
  - Jeder Teilnehmer bekommt 3 Bilder mit Früchten, die er benennen soll.
- Gedächtnis
Der gesamten Gruppe werden 3 Obststücke insgesamt 10 sec gezeigt. Anschließend wird unsichtbar eines weggenommen und die Gruppe befragt: „Was fehlt?" Wenn dies gut geht, werden 4, 5, 6 … Früchte gezeigt (Gruppe nicht überfordern!).
Dabei soll die ganze Gruppe angesprochen werden. Falls einzelne Teilnehmer nie antworten, soll sie der Betreuer direkt ansprechen. Wer es errät, bekommt die Frucht.
- Motivation
Gemeinsam Fruchtsalat machen.
- Abschluss und Verabschiedung

- Material
  - Uhr,
  - reale Dinge für Jause,
  - Bilder von Speisen und Getränken zur Jause,
  - viele reale Früchte oder Bilder davon,
  - Basisinfo für Pinnwand.

24. Einheit

- Begrüßung
  (wie immer) und Kommunikation über letzte Stunde.
- Zeitliche Orientierung
  Der Betreuer erarbeitet mit der gesamten Gruppe an der Pinnwand die 7 Wochentage:
  - Fragen:
    „Mit welchem Tag beginnt die Woche?"
    „Mit welchem Tag endet sie?"
    „Wann geht man in die Kirche?" „Wann isst man Fisch?"
    „Wann isst man Spinat?"
    „Welcher Tag ist in der Mitte der Woche?"
  - Wiederholung der Monate und Jahreszeiten: Die Jahreszeiten werden mit der Gruppe wiederholt und auf der Pinnwand in Bildern festgehalten. Anschließend wird die Gruppe gefragt:
    „Welche Monate gibt es?"
    „Zu welcher Jahreszeit gehören sie?"
  - Anschließend zeigt der Betreuer der Gruppe 12 Kalenderbilder (zufällig geordnet) mit für den Monat typischen Landschaften und fragt:
    „Von welchem Monat könnte dieses Bild sein?"
    „Zu welcher Jahreszeit gehört dieser Monat?"
  - Diese werden an der Pinnwand zu der entsprechenden Jahreszeit gehängt (auch Überschneidungen!).
  - Wiederholung Früchte: Jeder sagt eine Frucht, sucht sie aus dem Bilderpool heraus und klebt sie zur entsprechenden Jahreszeit an die Pinnwand.
- Motivation
  Die Gruppe produziert gemeinsam einen Fruchtsalat und isst ihn auch gleich auf.
- Abschluss
  Falls das Programm hier endet: Abschlussfeier!
  Das Programm kann jedoch mit neuen (oder auch bereits durchgearbeiteten) Inhalten beliebig fortgesetzt werden.
  Die Gruppe wiederholt Datum, Ort und Wetter. Jeder verabschiedet sich von jedem mit Namen und Handschlag!

- Material
  - Pinnwandschilder für Wochentage und Jahreszeiten,
  - Kalenderbilder mit Landschaften, Bilder von Früchten,
  - Zutaten für Fruchtsalat,
  - Basisinfo für Pinnwand.

Lösungen der Aufgaben (aus Kap. 5)

Logisches Denken

Die richtige Lösung zu jeder der 4 Aufgaben ist unterstrichen.

Lösungen der Aufgaben

Logisches Denken

1.	ac : ce = rt : ?	rs	st	<u>tv</u>	sv	tz
2.	bl : cm = dn : ?	cm	en	em	<u>eo</u>	ek
3.	♠♣ : ♣♦ = ♥♦ : ?	♠♦	<u>♦♠</u>	♥♣	♦♥	♠♣
4.	♠♦ : ♦♥ = ♦♠ : ?	<u>♠♦</u>	♦♠	♥♣	♦♣	♠♥

Lösungen Sprichwörter

Der Apfel fällt nicht weit vom Stamm. – Vererbung ähnlicher Eigenschaften in der Familie.

Wer im Glashaus sitzt, soll nicht mit Steinen werfen. – Auf seine eigenen Fehler achten.

Was Hänschen nicht lernt, lernt Hans nimmermehr. – In der Kindheit wird alles gelernt.

Morgenstund hat Gold im Mund. – Man sollte früh zu arbeiten beginnen.

Wer anderen eine Grube gräbt, fällt selbst hinein. – Anderen Schaden zufügen, kann einem selbst schaden.